ANGEBORENE HERZFEHLER
AUSKULTATION · PHONOKARDIOGRAPHIE DIFFERENTIALDIAGNOSE

VON

DIETER MICHEL
DR. MED., APL. PROFESSOR DER INNEREN MEDIZIN
AN DER UNIVERSITÄT MÜNCHEN

MIT EINEM GELEITWORT VON

PROFESSOR DR. H. SCHWIEGK

MIT 52 ABBILDUNGEN

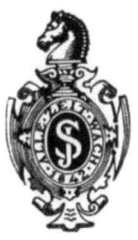

SPRINGER-VERLAG
BERLIN · GÖTTINGEN · HEIDELBERG
1964

ISBN 978-3-642-85599-3   ISBN 978-3-642-85598-6 (eBook)
DOI 10.1007/978-3-642-85598-6

Alle Rechte, insbesondere das der Übersetzung in fremde Sprachen, vorbehalten

Ohne ausdrückliche Genehmigung des Verlages ist es auch nicht gestattet, dieses Buch oder Teile daraus auf photomechanischem Wege (Photokopie, Mikrokopie) oder auf andere Art zu vervielfältigen

© by Springer-Verlag OHG. Berlin · Göttingen · Heidelberg 1964

Softcover reprint of the hardcover 1st edition 1964

Library of Congress Catalog Card Number 12 30 63

Die Wiedergabe von Gebrauchsnamen, Handelsnamen, Warenbezeichnungen usw. in diesem Werk berechtigt auch ohne besondere Kennzeichnung nicht zu der Annahme, daß solche Namen im Sinn der Warenzeichen- und Markenschutz-Gesetzgebung als frei zu betrachten wären und daher von jedermann benutzt werden dürften

MEINER FRAU ZUGEEIGNET

Geleitwort

Die Operation angeborener und erworbener Herzfehler hat zur Voraussetzung, daß bei der internistischen Voruntersuchung die Diagnose des Herzfehlers und seiner hämodynamischen Auswirkungen so exakt und umfassend wie möglich gestellt wird. Hierfür hat neben dem Herzkatheterismus und der Angiokardiographie auch die Phonokardiographie eine immer zunehmende Bedeutung gewonnen. Der Vergleich dieser kardiologischen Untersuchungsmethoden miteinander und die Kontrolle der erhobenen Befunde durch die Operation haben gezeigt, daß die Registrierung und moderne Auswertung der Herzschallphänomene für sich bereits weitgehende diagnostische Schlüsse erlauben, wie sie mittels der klassischen Auskultation allein nicht zu gewinnen waren. Insbesondere bei den häufig vorkommenden und nicht mit komplexen Fehlbildungen einhergehenden Anomalien ermöglicht es schon die Phonokardiographie allein oder in Kombination mit den üblichen klinischen Untersuchungsmethoden, oft nicht nur die Diagnose mit großer Sicherheit zu stellen, sondern auch die hämodynamische Situation (geringe oder starke Volumenbelastung, vasculäre Widerstandserhöhung, Ausmaß von Stenosen) abzuschätzen. Gerade die genaue zeitliche Zuordnung von Geräuschen, Spaltung von Herztönen, Auftreten von Extratönen erleichtert die Diagnose ganz erheblich. Als Ergänzung und Erweiterung der Auskultation ist die Herzschallregistrierung aber nicht nur für die präoperative Diagnostik, sondern auch für die kardiologische Diagnostik ganz allgemein von zunehmender Bedeutung geworden. Sie wird daher nicht nur für den Internisten, sondern auch für den praktischen Arzt zu einer immer unentbehrlicher werdenden Untersuchungsmethode werden. Auch der Student muß bereits mit der Anwendung dieser Methode eingehend bekannt gemacht werden.

Ich begrüße es daher, daß Prof. MICHEL in diesem Buch auf Grund seiner Erfahrungen an mehr als 2000 Untersuchungen an congenitalen und erworbenen Herzfehlern an der Medizinischen Klinik in Leipzig und der I. Medizinischen Klinik in München eine systematische Differentialdiagnose der Herzschallphänomene der angeborenen Herzfehler vorlegt, die besonders auch die Beziehungen zwischen Hämodynamik und akustischem Befund berücksichtigt. Die exakte Anwendung dieser Methode setzt eine genaue Kenntnis ihrer Auswertung voraus, die durch das vorliegende Buch in didaktisch und wissenschaftlich gleich hochwertiger Weise vermittelt wird.

H. SCHWIEGK

Vorwort

MACKENZIE (1908): "I sometimes wonder, wether the use of auscultation has not been the means of doing harm than good."

BUTTERWORTH und REPPERT (1960): Einer Reihe von Ärzten einschließlich Kardiologen wurden typische Auskultationsbefunde verschiedener Vitien akustisch und optisch (Phonokardiogramm) mit dem Ersuchen um Diagnosestellung vorgelegt. Die Zahl der Fehldiagnosen war erheblich.

Der Test von BUTTERWORTH und REPPERT scheint die vor über 50 Jahren geäußerten Befürchtungen MACKENZIEs zu bestätigen. Eine solche Feststellung ist um so betrüblicher, wenn man bedenkt, daß Auskultation und Phonokardiogramm — das Hören mit dem Ohr und dem Auge — ein Kernstück der Diagnostik, und zwar der Diagnostik im weitesten ärztlichen Bereich, darstellen und, Übung und Erfahrung vorausgesetzt, nicht allein bei den meist besser zu übersehenden erworbenen Angiokardiopathien, sondern auch bei den angeborenen Herzgefäßmißbildungen mit häufig erstaunlicher Präzision die Diagnose und Abschätzung der funktionellen Situation erlauben und Wesentliches zur Differentialdiagnose beitragen. Die Zeiten, da man sich mit der allgemein gehaltenen Feststellung eines ,,Vitium congenitum" begnügte, sind schon im Hinblick auf die modernen chirurgischen Konsequenzen vorüber. Wenn auch für die exakte Differenzierung verschiedener kongenitaler Fehlbildungen spezielle, aufwendige und meist belastende Untersuchungsverfahren nicht zu umgehen sind, so kann doch ein großer Teil der angeborenen Angiokardiopathien mit bereits einfachen klinischen Mitteln, unter denen der Herzschall (Auskultation und Phonokardiographie) eine führende, wenn nicht *die* führende Stellung einnimmt, erkannt werden. Das vorliegende Buch will nicht lediglich die den einzelnen Fehlbildungen zugeordneten Schallbesonderheiten aufzeigen, sondern sie vor allem aus ihrer hämodynamischen Ursache erklären, da gerade bei den angeborenen Herzgefäßmißbildungen der hämodynamischen Situation für die akustischen Erscheinungen eine ausschlaggebende Rolle zufällt, der Herzschall damit nicht allein zum diagnostischen Wegweiser, sondern zum Kriterium für klinische Bedeutung, Prognose und letztlich auch für die einzuschlagende Therapie wird oder werden kann.

Ich konnte wiederholt die Feststellung machen, daß die akustischen Phänomene der erworbenen Angiokardiopathien weder das Verständnis für die Schallerscheinungen bei kongenitalen Fehlern, noch für die Ursache der einzelnen Töne und Geräusche überhaupt zu eröffnen vermögen, daß aber, wurden die Schallerscheinungen der angeborenen Mißbildungen erst einmal erfaßt und in ihrer Wertigkeit richtig erkannt und eingeordnet, die Beurteilung der akustischen Erscheinungen erworbener Herzerkrankungen weder in diagnostischer noch in funktioneller Hinsicht mehr Schwierigkeiten bereitete.

,,Felix qui potuit rerum cognoscere causas." (Vergil).

Dieses Buch war nur möglich durch die bewußte und unbewußte Hilfe vieler ungenannter Mitarbeiter in der Leipziger und Münchener Medizinischen Universitäts-Klinik. Ihnen allen gilt mein Dank. Zu besonderem Dank bin ich schließlich dem Springer-Verlag, allen voran Herrn Dr. GÖTZE, für stetes Entgegenkommen, guten Rat und helfende Kritik verpflichtet.

D. MICHEL

München 1963

Inhaltsverzeichnis

Allgemeiner Teil

I. Herzschall, Herztöne und -geräusche.................... 1
II. Das sogenannte harmlose oder akzidentelle systolische Geräusch 9

Spezieller Teil

I. Aortenstenose 15
    a) Anatomie...................................... 15
    b) Herzschall 16
    c) Kombination einer kongenitalen Aortenstenose mit zusätzlichen Anomalien 22
    d) Postoperative Befunde 23
    e) Bedeutung der Hämodynamik für die Schallbefunde 24
    f) Anhang: Aorta bicuspida 28
II. Aortenatresie....................................... 29
    a) Anatomie...................................... 29
    b) Herzschall 30
III. Aortenisthmusstenose............................... 31
    a) Anatomie...................................... 31
    b) Herzschall bei typischer Lokalisation der Stenose............. 32
    c) Herzschall bei atypischer Lokalisation der Stenose 40
        1. Stenose proximal vom Isthmus 40
        2. Stenose im Bereich der Aorta thoracica, distal vom Isthmus 41
        3. Stenose der Aorta abdominalis................. 41
    d) Kombinationen einer Aortenisthmusstenose mit anderen Anomalien .. 41
    e) Postoperative Befunde 42
    f) Bedeutung der Hämodynamik für die Schallbefunde 43
IV. Anomalien des Aortenbogens 48
    a) Anatomie...................................... 48
    b) Herzschall 49
V. Pulmonalstenose mit intaktem Ventrikelseptum.............. 51
    a) Anatomie...................................... 51
    b) Herzschall 52
    c) Kombinationen mit anderen Angiokardiopathien 58
    d) Postoperative Befunde 59
    e) Bedeutung der Hämodynamik für die Schallbefunde 62
VI. Pulmonalstenose mit Ventrikelseptumdefekt 67
    Fallotsche Tetra- und Pentalogie 67
    a) Anatomie...................................... 67
    b) Herzschall 70
    c) Sonderformen der Fallotschen Tetralogie 73
        1. Pulmonalatresie 73
        2. Verschluß einer Pulmonalarterie 75
        3. Abgang beider großen Gefäße aus dem rechten Ventrikel 75
        4. Fehlen der Pulmonalklappen 75
        5. Pulmonalstenose mit Ventrikelseptumdefekt und Links-Rechts-Shunt 76
    d) Kombinationen mit anderen Anomalien 77
    e) Postoperative Befunde 80
    f) Bedeutung der Hämodynamik für die Schallbefunde 83
VII. Pulmonalklappenfehlbildungen 88
    a) Anatomie...................................... 88
    b) Herzschall 88

VIII. Aplasie und Hypoplasie einer Art. pulmonalis 90
    a) Anatomie 90
    b) Herzschall 91

IX. Idiopathische Pulmonaldilatation 92
    a) Anatomie 92
    b) Herzschall 92

X. Pulmonalarterienstenose 94
    a) Anatomie 94
    b) Herzschall 95

XI. Anomalien mit Links-Rechts-Shunt auf Vorhofebene 97
  A. Vorhofseptumdefekt im Bereich des Sinus venosus und Ostium secundum . 97
    a) Anatomie 97
    b) Herzschall 98
    c) Kombination eines Vorhofseptumdefektes mit anderen Angiokardiopathien 105
    d) Postoperative Befunde 106
    e) Bedeutung der Hämodynamik für die Schallbefunde 107
  B. Pulmonalvenentransposition 114
    a) Anatomie 114
    b) Hämodynamik 114
    c) Herzschall 115
  C. Lutembacher-Syndrom 116
    a) Anatomie und Hämodynamik 116
    b) Herzschall 117
    c) Diagnose 119
  D. Septum primum-Defekt — Canalis atrioventricularis communis 120
    a) Anatomie und Hämodynamik 120
    b) Herzschall 121

XII. Ventrikelseptumdefekt 124
    a) Anatomie 124
    b) Herzschall 125
    c) Kombinationen eines Ventrikelseptumdefektes mit anderen Angiokardiopathien 129
    d) Postoperative Schallbefunde 134
    e) Bedeutung der Hämodynamik für die Herzschallbefunde 135
    f) Die Eisenmenger-Reaktion 138
    g) Anhang: Der ventriculoatriale Septumdefekt 144

XIII. Kongenitale Fehlbildungen der Mitralklappe 145
  A. Mitralstenose 145
    a) Anatomie 145
    b) Herzschall 145
    c) Kombination einer kongenitalen Mitralstenose mit anderen angeborenen Herzgefäßfehlbildungen 147
      1. Kongenitale Mitralstenose und offener Ductus Botalli 147
      2. Kongenitale Mitralstenose und Aortenisthmusstenose 148
  B. Mitralklappenatresie 149
    a) Anatomie 149
    b) Herzschall 150
  C. Mitralinsuffizienz 150
    a) Anatomie 150
    b) Herzschall 151

XIV. Cor triatriatum 152
    a) Anatomie 152
    b) Herzschall 152
    c) Postoperative Befunde 154
    d) Bedeutung der Hämodynamik für die Schallbefunde 154
    e) Anhang: Pulmonalvenenstenose 156

XV. Ebstein-Syndrom 156
    a) Anatomie 156
    b) Herzschall 157
    c) Bedeutung der Hämodynamik für die Schallbefunde 159

Inhaltsverzeichnis

XVI. Tricuspidalstenose und Hypoplasie der rechten Kammer 163
    a) Anatomie 163
    b) Herzschall 164

XVII. Tricuspidalinsuffizienz 165
    a) Anatomie 165
    b) Herzschall 165

XVIII. Tricuspidalatresie 166
    a) Anatomie 166
    b) Herzschall 166
    c) Postoperative Befunde 168
    d) Bedeutung der Hämodynamik für die Schallbefunde 169

XIX. Transposition der großen Gefäße 171
    a) Anatomie 171
    b) Herzschall 172
    c) Postoperative Befunde 176
    d) Bedeutung der Hämodynamik für die Schallbefunde 176

XX. Truncus arteriosus communis 179
    a) Anatomie 179
    b) Herzschall 180
    c) Bedeutung der Hämodynamik für die Schallbefunde 183

XXI. Abnorme Ventrikelzahl 184
    a) Anatomie und Hämodynamik 184
    b) Herzschall 185
    c) Postoperative Befunde 187

XXII. Ductus Botalli apertus 188
    a) Anatomie 188
    b) Herzschall 188
    c) Postoperative Befunde 194
    d) Bedeutung der Hämodynamik für die Schallbefunde 195

XXIII. Aortopulmonale Fistel 203
    a) Anatomie 203
    b) Herzschall 203
    c) Postoperative Befunde 205
    d) Bedeutung der Hämodynamik für die Schallbefunde 205
    e) Anhang: Abgang einer Pulmonalarterie von der Aorta 206

XXIV. Aortokardiale Fistel 207
    A. Aneurysma des Sinus Valsalvae 207
        a) Anatomie 207
        b) Herzschall 208
        c) Postoperative Befunde 210
        d) Bedeutung der Hämodynamik für die Schallbefunde 210
    B. Arteriovenöse Coronarfistel 213
        a) Anatomie 213
        b) Herzschall 213
        c) Bedeutung der Hämodynamik für die Schallbefunde 215

XXV. Pulmonale arteriovenöse Fistel 216
    a) Anatomie 216
    b) Herzschall 217
    c) Postoperative Befunde 219
    d) Bedeutung der Hämodynamik für die Schallbefunde 220

XXVI. Anomalien der Coronargefäßabgänge 221
    a) Anatomie 221
    b) Herzschall 221

XXVII. Anomalien der großen Körpervenen 223
    a) Anatomie 223
    b) Herzschall 224

XXVIII. Herzwanddivertikel 225
    a) Anatomie. 225
    b) Herzschall 225

Differentialdiagnostische Tabellen

I. Systolische Geräusche 227
    a) Geräusche mit punctum maximum über der Aorta 227
    b) Geräusche mit punctum maximum über der Art. pulmonalis 227
    c) Geräusche mit punctum maximum über Herzmitte 230
    d) Geräusche mit punctum maximum in der Spitzenregion 231
    e) Geräusche mit atypischer Lokalisation 236

II. Diastolische Geräusche 236
    a) Geräusche mit punctum maximum über der Aorta 236
    b) Geräusche mit punctum maximum über der Art. pulmonalis 237
    c) Geräusche mit punctum maximum über Herzmitte 237
    d) Geräusche mit punctum maximum über der Spitze 244

III. Kontinuierliche Geräusche 245

IV. Fehlen nennenswerter Geräusche 274

Literatur 277

Sachverzeichnis 300

Allgemeiner Teil

I. Herzschall, Herztöne und -geräusche

Dieses Buch beschäftigt sich mit den speziellen auskultatorisch und phonokardiographisch wahrnehmbaren Herzschallerscheinungen bei den kongenitalen Angiokardiopathien. Da es also bewußt kein Lehrbuch der Phonokardiographie schlechthin sein will, werden elementare Kenntnisse vorausgesetzt. Aus dem gleichen Grunde wird auf eine Erörterung technischer, methodischer und apparativer Fragen und Probleme verzichtet. Interessenten seien auf die Lehrbücher von WEBER, HOLLDACK und WOLF, sowie auf die Arbeiten von MAASS verwiesen.

Wenn auch die von der Industrie hergestellten Phonokardiographen bzw. Herzschallkanäle der Elektrokardiographen noch nicht das Optimum dessen darstellen, was man sich wünschen kann, so hat die technische Vervollkommnung doch einen Grad erreicht, der sowohl bezüglich Handhabung als auch Auswertung eine Anwendung der Phonokardiographie auf breitester Basis, also im Routinebetrieb, gestattet. Mit den gebräuchlichen Apparaten (Direktschreiber, Lichtpunktschreiber) angefertigte Herzschallkurven sind miteinander vergleichbar, womit eine wesentliche Vorbedingung für die Verständigung und einheitliche Interpretation gegeben ist. Da zudem auch eine, wenn freilich noch nicht vollkommene internationale Normierung erreicht worden ist, steht in der Herzschallkurve in gleicher Weise wie im Elektrokardiogramm oder im Röntgenbild ein Dokument zur Verfügung, welches, da es überall gelesen und verstanden werden kann, diagnostische Annahmen beweisen, Krankheitsverläufe kontrollieren und den mit dem Ohr aufgenommenen akustischen Eindruck objektivieren läßt. Berücksichtigt man weiterhin, in welch unkontrollierbarer Weise die Auslegung mit dem Ohr oder Stethoskop wahrgenommener Herzschallerscheinungen der Subjektivität unterworfen ist — siehe die oben zitierte Mitteilung von BUTTERWORTH und REPPERT —, so wird die Forderung, der Phonokardiograph sollte zur normalen apparativen Ausrüstung des Internisten und Pädiaters gehören (72), verständlich.

Es bedarf wohl kaum des Hinweises, daß in gleicher Weise wie das technisch unzureichende Röntgenbild auch das technisch unzulängliche Phonokardiogramm seinen Wert verliert. Derartige Unzulänglichkeiten sind aber nicht der Methode, sondern der Anfertigung bzw. dem Untersucher zur Last zu legen.

Obwohl dieses Buch also kein Lehrbuch der Herzschallschreibung sein will und phonokardiographische Kenntnisse voraussetzt, so erscheint es mir doch im Hinblick auf das weitere und bessere Verständnis angebracht, der Darstellung der auskultatorischen und phonokardiographischen Phänomene der kongenitalen Angiokardiopathien einmal eine kurze Besprechung der einzelnen Herzschallerscheinungen und zum anderen einen Abschnitt über die sog. akzidentellen oder „harmlosen" systolischen Geräusche, die ja gerade im Kindesalter ungemein häufig sind und Anlaß zu Verwechslungen mit angeborenen Herzfehlern geben können, vorauszuschicken.

Grundsätzlich ist zu sagen, daß die Phonokardiographie die Auskultation nicht ersetzt, sondern ergänzt. Jeder Herzschallschreibung hat die subtile Auskultation vorauszugehen. Sie allein ist der Garant, daß bei der Herzschallschreibung auch jene akustischen Erscheinungen erfaßt werden, auf die es ankommt. Da bestimmte und diagnostisch wichtige Schallphänomene nur zu oft auf kleinen und circumscripten Bezirken, die von Fall zu Fall, mitunter sogar von Zeit zu Zeit variieren können, beschränkt sind, kann die Phonokardiographie nicht wie die Elektrokardiographie mit standardisierten Ableitungspunkten arbeiten. Nicht ein international einheitliches Programm, sondern die Lokalisation der Schallphänomene bestimmt im Routinebetrieb den Ort der Ableitungen. Wenn auch meist entsprechend den Hauptpunkten der Auskultation Schallkurven von den Projektionsstellen der Herzspitze, der Aorten-, Pulmonal- und Tricuspidalklappen, dem Erbschen Punkt und der Carotis registriert werden, so müssen, ganz besonders bei kongenitalen Angiokardiopathien, nur zu häufig Phonokardiogramme auch oder allein an davon abweichenden Stellen geschrieben werden, wobei insbesondere parakardiale, laterale und dorsale Partien Berücksichtigung finden müssen. Mit Nachdruck sei hervorgehoben, daß *die jeweils in Betracht kommenden Ableitungspunkte bei jedem Fall gesucht werden müssen.* Das kann aber allein mit Hilfe des Stethoskops oder des bloßen Ohres geschehen, soweit nicht, wie wir es in der Absicht, eine Topographie der akustischen Erscheinungen bei den kongenitalen Angiokardiopathien aufzustellen, an über 600 Fällen getan haben, die gesamte Brustwand mit dem Mikrophon (Körperschallmikrophon) systematisch abgetastet wird.

Da es sich bei den Patienten mit kongenitalen Angiokardiopathien sehr oft um Säuglinge oder Kleinstkinder handelt, kann die Anfertigung verwendbarer Schallkurven häufig recht große Schwierigkeiten bereiten, weil durch Schreien oder schnaufende Atmung dem Mikrophon herzfremde Geräusche mitgeteilt werden, die wegen ihrer Lautheit die Herztöne und -geräusche übertönen oder entstellen. Man kann unter diesen Umständen den Herzschall in oberflächlicher Narkose registrieren. Nach meiner Erfahrung führt aber in diesen Fällen Geduld besser zum Ziel als ein Narkoticum. Eine Narkose verhindert zwar, daß die kleinen Patienten schreien, sie bewirkt aber nur zu häufig eine schnaufende Atmung, welche bei der nahezu regelmäßig bestehenden Tachypnoe auch keine gute Schallkurve zustande kommen läßt. Wenn man sich die Zeit nimmt, gelingt es auch ohne Narkose fast stets, die kleinen Patienten durch bestimmte Manipulationen (Anzünden eines Lichtes, Bewegung einer Puppe u. ä.) soweit von der Untersuchung abzulenken, daß die Anfertigung einer — und wie gesagt, meist besseren — Herzschallkurve möglich wird. Die Verabreichung einer kleinen Dosis eines Sedativums eine Stunde vor der Herztonschreibung kann angebracht sein.

Bei den in der Praxis verwandten Registrierverfahren sind Töne und Geräusche charakterisiert durch ihre Schwingungsfrequenz, ihre Schwingungsamplitude, -dauer und die Zuordnung zu den einzelnen Phasen der Herzrevolution, wobei als Bezugspunkt das simultan geschriebene Elektrokardiogramm dient.

Der Frequenzgehalt eines Schallphänomens bestimmt dessen Tonhöhe. Schallerscheinungen über 600 Hz treten beim Menschen unter physiologischen und pathologischen Bedingungen nur ausnahmsweise auf. Schallerscheinungen im subaudiblen Bereich (16—20 Hz) kommen zwar vor, besitzen aber, soweit bisher zu übersehen, offenbar keine besondere diagnostische Bedeutung. Die modernen Phonokardiographen sind mit Frequenzfiltern bestückt, die eine für praktische Zwecke ausreichende „fraktionierte" oder „differenzierte", d. h. die Frequenzcharakteristik berücksichtigende Herzschallschreibung ermöglichen. Folgende Filter finden Verwendung, wobei die Hz-Angaben (Nennfrequenz), vereinfacht ausgedrückt, angenähert der mittleren Frequenzempfindlichkeit des jeweiligen Filters entsprechen:

1. $t = \text{tief} = 35 \text{ Hz}$;
2. $m_1 = \text{mittel}_1 = 70 \text{ Hz}$;
3. $m_2 = \text{mittel}_2 = 140 \text{ Hz}$;
4. $h_1 = \text{hoch}_1 = 250 \text{ Hz}$;
5. $h_2 = \text{hoch}_2 = 400 \text{ Hz}$.

Die mitunter besonders aufgeführte gehörsähnliche (g) Darstellung ist durch eine Verstärkung höherer und Abschwächung tieferer Frequenzen gekennzeichnet.

Die Amplitude stellt ein relatives Maß der Lautstärke dar. Je kleiner die Amplitude, desto leiser der Ton oder das Geräusch. Da bei der Registrierung aus technischen Gründen mit zunehmender Frequenz (also Tonhöhe) ein Amplitudenverlust resultiert, die Empfindlichkeit unseres Ohres demgegenüber mit steigender Frequenz zunimmt, sind auskultierte und registrierte Lautstärke nicht ohne weiteres miteinander vergleichbar. Sowohl mit dem Ohr als auch mit dem Herzschallmikrophon erfassen wir an der Körperoberfläche nur noch einen Rest der ursprünglichen Schallintensität. Er beträgt lediglich 5–30% der tatsächlich erzeugten Flächenleistung (*44, 49*).

Da eine Eichung der Herzschallkurve nur sehr bedingt möglich ist, die Empfindlichkeit des registrierenden Gerätes vielmehr jedem einzelnen Fall angepaßt werden muß, da weiterhin Unterschiede der Abnahmestelle von weniger als 1 cm bereits erhebliche Lautstärkedifferenzen zur Folge haben können, ist mit der Amplitude und damit mit Angaben der Lautstärke einzelner Schallphänomene im intraindividuellen Vergleich nicht viel anzufangen. Auch bei interindividuellem Vergleich sind Aussagen nur mit beträchtlichen Vorbehalten möglich, da hier zu den genannten Einschränkungen u. a. noch der Einfluß der unterschiedlichen Brustwanddicke und damit unterschiedlicher Leitungsbedingungen hinzukommt.

Die genaue Bestimmung der Dauer einer Schallerscheinung und ihre zuverlässige Einordnung in den Herzcyclus stellen die Domäne der Herzschallschreibung dar. Hier liegt ihr unbestreitbarer Vorteil gegenüber der Auskultation. Das menschliche Ohr vermag, auch bei großer Übung, rasch aufeinanderfolgende distinkte Schalleindrücke nicht oder nur unsicher zu unterscheiden und zu beurteilen. Dieser Mangel muß sich besonders beim Vorhandensein sog. Extra- oder überzähliger Töne und bei Tachykardie bemerkbar machen. Er hat nur zu oft zumindest eine erhebliche diagnostische Unsicherheit zur Folge, die um so größer wird, je unerfahrener, also ungeschulter das Ohr ist. Hier dient die Phonokardiographie nicht allein der Ergänzung und Objektivierung der Auskultation, hier ist sie ihr überlegen und erlaubt häufig allein eine diagnostische Aussage.

Die einzelnen Schallerscheinungen (Abb. 1)

Erster Herzton. Der erste Herzton fällt in den Anfang der Systole. Formal lassen sich phonokardiographisch häufig ein niederfrequentes und leises Vor- und Nachsegment und ein höher- oder hochfrequentes großamplitudiges Haupt- oder Tonsegment unterscheiden (*13, 30, 35, 55, 79*). Die Abgrenzung des Beginns des Vor- und des Endes des Nachsegmentes kann noch Schwierigkeiten bereiten. Dagegen ist der Beginn des Hauptsegmentes fast stets gut markiert (in der Regel zum Zeitpunkt der Spitze der R-Zacke des Elektrokardiogramms oder kurz danach). Die Gesamtdauer des ersten Herztones soll unter normalen Bedingungen 0,1″ nicht überschreiten (*13, 26, 30*).

Diagnostisch wesentlich bedeutsamer als die Abgrenzung eines Vor- und/oder Nachsegmentes ist eine häufige, nicht selten mit einer Verbreiterung des ersten Herztones einhergehende Aufteilung in zwei (*12, 60, 75, 79*), drei oder vier (*74, 76*) Schwingungsgruppen.

Zwei Schwingungsgruppen innerhalb des Tonsegmentes, getrennt durch ein Intervall von 0,02–0,03 sec, gehen auf den asynchronen Schluß der Atrioventricularklappen zurück und führen dementsprechend die Bezeichnung Mitral- und Tricuspidalklappenschlußton. In der Regel geht der Mitralklappenschlußton dem Tricuspidalklappenschlußton voraus (*59, 61, 76*). Er hat sein punctum maximum (hinfort: p.m.) im Spitzenbereich, der Tricuspidalklappenschlußton dagegen über Herzmitte bzw. gar zur Basis zu. Nach neueren Untersuchungen von HEINTZEN scheint jedoch gesichert, daß in manchen Fällen auch der Tricuspidalschlußton dem

Mitralschlußton vorausgehen kann. Die Spaltung in die beiden Atrioventricularklappenschlußtöne ist meist im Exspirium besser hörbar.

Den beiden Hauptkomponenten folgen mitunter noch ein oder zwei weitere Schwingungsgruppen, welche 0,05–0,07. sec, seltener bis 0,14 sec nach der Initialschwingung des Hauptsegmentes einfallen. Sie sind häufig besonders, mitunter sogar allein über der Basis (2. Intercostalraum = ICR) hör- und registrierbar. Schwingungen mit kürzerem Intervall zum 1. Herzton werden auf die Öffnung der Aorten- und/oder Pulmonalklappen, Schwingungen mit längerem Intervall auf die Dehnung der Aorta oder Art. pulm. durch das Schlagvolumen bezogen (*13, 30, 45, 79*).

Unter pathologischen Bedingungen (Klappenstenose, Dilatation der Aorta oder Pulmonalarterie, Gefäßsklerose) erfährt dieser Ton eine Lautstärkezunahme und imponiert als Klick (frühsystolischer Klick = ejection click im anglo-amerikanischen Sprachbereich).

Da ein derartiger frühsystolischer Klick allein unter pathologischen Bedingungen auftritt, kann ihm große diagnostische Bedeutung zufallen. Im Gegensatz zur einfachen Spaltung des ersten Herztones verschwindet ein pathologischer frühsystolischer Klick im Stehen nicht (*77*).

Der aortale ejection click hat sein p.m. gewöhnlich im Spitzenbereich, am linken unteren Sternalrand und über Sternummitte, der pulmonale ejection click über der Art. pulmonalis selbst. Die Lautstärke des pulmonalen ejection click nimmt häufig während des Exspiriums zu (*63*). Sein Intervall kann respiratorische Schwankungen zeigen.

Der frühsystolische Klick ist fast stets gut zu hören. Verwechslungen mit dem ersten Herzton sind wegen seiner Lautstärke deshalb wiederholt vorgekommen.

Die Intensität des ersten Herztons unterliegt erheblichen Unterschieden (*12*) in Abhängigkeit vom Alter und Geschlecht. Sie nimmt mit steigender Herzfrequenz bzw. kürzerer Diastolendauer zu (*54, 57, 68*). Die Maximalfrequenz schwankt je nach der Meßmethode unter physiologischen Bedingungen zwischen 100 und 250 Hz (*13, 26, 29, 37, 49, 50, 67, 80*).

Zweiter Herzton. Der zweite Herzton, zeitlich bei Berücksichtigung der Pulswellenlaufzeit der Incisur der Carotispulskurve entsprechend, beginnt fast stets ohne Vorsegment abrupt mit dem Tonsegment, das über der Basis größere Amplitude aufzuweisen pflegt als der erste Herzton.

Mit großer Regelmäßigkeit lassen sich zwei Schwingungsgruppen voneinander trennen oder durch Inspiration provozieren, von denen, soweit keine pathologischen Bedingungen herrschen, die erste sowohl durch die höheren Frequenzen als auch die größere Amplitude gekennzeichnet ist (*56*). Die zweite Schwingungsgruppe hat ihr Lautstärkemaximum über der Art. pulmonalis. Hier läßt sie sich sowohl phonokardiographisch als auch auskultatorisch am besten von der ersten Schwingungsgruppe isolieren. Die beiden Anteile des 2. Herztons werden durch die Asynchronie des Aorten- und Pulmonalklappenschlusses hervorgerufen. Der erste Anteil entspricht, von gewissen pathologischen Ausnahmen abgesehen, dem Aortenklappenschluß (II_A), der 2. dem Pulmonalklappenschluß (II_P). Das Intervall zwischen beiden Komponenten ist atmungsabhängig. Im Exspirium kann eine Spaltung völlig fehlen, oder es ist ein Intervall bis zu 0,03 sec vorhanden. Im Inspirium vergrößert sich dieses Intervall unter gleichzeitiger Lautstärkezunahme von II_P. In Ausnahmefällen kann das Intervall unter physiologischen Verhältnissen 0,08 sec erreichen, in der Regel erweitert es sich aber nur auf 0,04–0,06 sec. Fälle, bei denen auch auf der Höhe des Inspiriums keine Spaltung nachweisbar ist, sind zwar selten, kommen aber, ohne daß ein krankhafter Prozeß vorliegen muß, vor.

Ein abnormes Verhalten des 2. Herztons liegt in der Regel dann vor, wenn eine weite Spaltung, eine erhebliche Lautstärkezu- oder -abnahme vorhanden ist, oder wenn er völlig fehlt (86). Sein Fehlen kann Abhandensein oder Schlußunfähigkeit der Semilunarklappen, seine Lautstärkenzunahme Drucksteigerung im zugehörigen Kreislaufabschnitt oder Sklerosierung der Klappen anzeigen. Abnorme Spaltungen finden sich bei vermehrter diastolischer Füllung des rechten Ventrikels oder verlängerter rechtsventrikulärer Systole als Folge einer Druckbelastung (Inspirium, intrakardiale Defekte mit Links-Rechts-Shunt, Pulmonalstenose), bei Elastizitätsverlust der Art. pulmonalis als Folge einer Dilatation (81) und bei Rechtsschenkelblock.

Physiologische Spaltungen verschwinden mitunter beim Aufrichten, pathologische Spaltungen sollen dagegen unter diesen Bedingungen stets bestehen bleiben (38). Umgekehrt verlängert passives Heben der Beine das Spaltungsintervall (56). Auch hieran läßt sich der Einfluß der diastolischen Füllung demonstrieren.

Der respiratorischen Verschieblichkeit liegen unterschiedliche Systolendauern beider Ventrikel in Abhängigkeit von unterschiedlichen Füllungsvolumina während In- und Exspirium zugrunde. Die Systolendauer des linken Ventrikels verkürzt sich im Inspirium

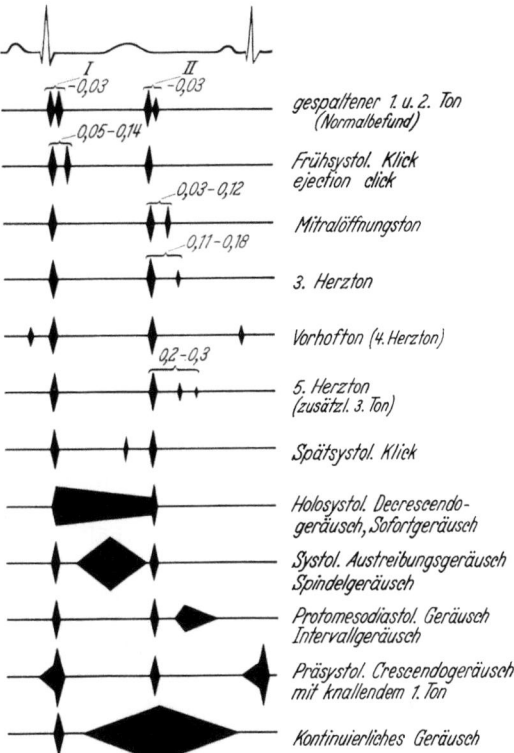

Abb. 1. Schematische Darstellung der normalen Herztöne, Extratöne und Geräusche. Die eingezeichneten Zahlenangaben entsprechen den durchschnittlichen zeitlichen Intervallen

und verlängert sich während des Exspiriums. Der rechte Ventrikel verhält sich genau umgekehrt (Abb. 111). Aus diesem Verhalten erklärt sich ohne weiteres die inspiratorische Zu- und exspiratorische Abnahme des Spaltungsintervalls.

Unter gewissen Umständen läßt das Spaltungsintervall eine gerade gegensinnige respiratorische Verschieblichkeit erkennen. In diesen Fällen — paradoxe Spaltung — liegt bei erhaltener normaler respiratorischer Veränderung der Systolendauer beider Ventrikel primär eine abnorm lange Systolendauer des linken oder abnorm kurze Systolendauer des rechten Ventrikels vor, so daß im Exspirium der Pulmonalklappenschluß dem Aortenklappenschluß vorauseilt.

Dritter Herzton. Es handelt sich um eine protodiastolische Schallerscheinung von vorwiegend dumpfem Charakter und p.m. über der Spitze oder medial davon, die dem 2. Herzton nach 0,11–0,18 sec folgt. Bei Säuglingen kann das Intervall auf 0,09 sec verkürzt sein (53). Der dritte Herzton besteht meist aus ein bis drei Schwingungen mit einer Gesamtdauer von 0,04–0,06 sec. Normalerweise setzt er sich lediglich aus niederen Frequenzen zusammen — daher sein dumpfer Klang und seine mitunter schlechte Hörbarkeit — (78, 84), ausnahmsweise können aber Frequenzen bis 200 Hz vorhanden sein (46, 58).

Die Ursache des dritten Herztons ist noch umstritten. Im Kindesalter wird er häufig gehört, beim Erwachsenen stellt er fast stets ein Pathologicum dar. Unter krankhaften Verhältnissen nehmen Lautstärke und Frequenzgehalt des dritten Herztons zu (*40*). Der dritte Herzton wird also heller und in der Regel leichter hörbar (protodiastolischer Galopp). Er ist dann meist Ausdruck abnormer Dehnungsverhältnisse der Kammermuskulatur und zeigt oder kündigt eine myokardiale Insuffizienz an. Kopftieflage und Anheben der Beine (*83*), Pressen (*70*) verstärken den dritten Herzton oder lassen ihn überhaupt erst hervortreten, aufrechte Körperhaltung und Druck auf das Epigastrium dicht unterhalb des Schwertfortsatzes (*89*) bringen ihn zum Verschwinden. Es erscheint recht fraglich, ob sich hierbei physiologische und pathologische dritte Herztöne different verhalten, wenn auch RODIN u. Mitarb. davon überzeugt sind, daß ein pathologischer dritter Herzton im Gegensatz zum physiologischen im Stehen unverändert nachweisbar bleibt.

Vierter Herzton. Der vierte Herzton steht, wie vor langer Zeit schon von CLARK nachgewiesen wurde, mit der Aktion der Vorhöfe im Zusammenhang.

CLARK hörte bei einem Hingerichteten 90 min nach der Exekution noch Herztöne. Nach Eröffnung des Thorax zeigte sich, daß die Ventrikel keinerlei Bewegungen mehr ausführten, der rechte Vorhof aber noch mit 80/min schlug.

Der Vorhofton folgt dem Beginn der P-Zacke in einem zeitlichen Abstand zwischen 0,04–0,23 sec. Bei präkordialer Schallregistrierung besteht der u. U. unter physiologischen Verhältnissen (insbesondere wiederum im Kindesalter) hör- und registrierbare Vorhofton nur aus niederfrequenten Schwingungen geringer Lautstärke. Bei intra- und epikardialer sowie oesophagealer Schallableitung besitzt er größere Lautstärke und enthält höhere Frequenzen.

Von der Thoraxoberfläche abgeleitete laute und hochfrequente 4. Herztöne (präsystolischer Galopp) gelten, insbesondere beim Erwachsenen, als pathologisch (*30*), und zwar als Ausdruck eines erhöhten Vorhofdrucks als Folge einer enddiastolischen Ventrikeldrucksteigerung oder eines Herzversagens. Hierbei soll das Intervall zum P-Beginn Beziehungen zum Funktionszustand des Herzmuskels aufweisen. Verschlimmerung der Herzfunktion verkleinert das Intervall P-Beginn – 4. Herzton, Besserung vergrößert es (*34*). Analoge hämodynamische Veränderungen scheinen für das Verschwinden des 4. Herztons oder die Verlängerung seines Intervalls zu P im Stehen (*77*) verantwortlich zu sein.

Wie insbesondere auch intrakardiale Schallregistrierungen nahegelegt haben, entsteht der 4. Herzton entweder durch die Kontraktion des Vorhofes oder durch Schwingungen der Kammerwand als Folge des durch die Vorhofkontraktion ausgelösten Bluteinstroms in die oder den Ventrikel (*30, 42, 47, 51, 64, 73, 74, 85*).

Bei tachykarder Herzaktion können der 3. Herzton des protodiastolischen Galopps und der 4. Herzton des präsystolischen Galopps zusammenfallen. Man spricht dann von einem Summationsgalopp.

Fünfter Herzton. Unter dem 5. Herzton wird eine leise und niederfrequente Schwingung verstanden, die 0,2–0,3 sec nach Beginn des 2. Herztons meist in Kombination mit einem 3. Herzton auftritt (*4, 65*). Er ist sehr selten und soll lediglich im Kindesalter häufiger zu beobachten sein (*12*). Seine Ursache und Bedeutung sind unklar.

Meso- und spätsystolischer Klick. Im Gegensatz zu dem immer relevante pathologische Verhältnisse anzeigenden frühsystolischen Klick kommt klickartigen Extratönen in der Mitte oder 2. Hälfte der Systole keine sichere pathologische Bedeutung zu. Sie lassen häufig keine festen zeitlichen Beziehungen zum ersten und zweiten Herzton erkennen (gleitender Einfall).

Meso- und spätsystolischen Klicks wird eine extrakardiale Genese zugeschrieben, insbesondere wird ihr perikardialer und pleuroperikardialer Ursprung herausgestrichen. Bei kongenitalen Angiokardiopathien ist deshalb insbesondere nach Operationen, bei denen der Herzbeutel eröffnet wurde, mit derartigen Klicks zu rechnen.

Mitralöffnungston. Sowohl von den beiden physiologischen Anteilen des 2. Herztons als auch vom 3. Herzton ist der Mitralöffnungston abzugrenzen. Nachdem vielfach nicht die unterschiedliche Genese, sondern die zeitlichen Beziehungen zum ersten Anteil des 2. Herztons in den Mittelpunkt der Betrachtungen gerückt worden sind und bei kurzem Intervall von einer Spaltung, bei längerem Intervall von einer Doppelung des 2. Herztons gesprochen wurde, andererseits aber durch zeitliche Versetzung des Taschenklappenschlusses eine weite Spaltung und durch Drucksteigerung im linken Vorhof ein enges Intervall zwischen zweitem Herzton und Mitralöffnungston vorkommen können, hat die terminologische Verwirrung nahezu babylonische Ausmaße erreicht. Mißverständnisse scheinen fast nur noch vermeidbar, wenn man auf den Begriff der Doppelung völlig verzichtet und sich lediglich der Bezeichnung Mitralöffnungston bedient.

Der Mitralöffnungston, der zusammen mit dem ersten und zweiten Herzton den akustischen Eindruck des „Wachtelschlags" vermittelt, ist eines der wesentlichsten diagnostischen Kriterien der Mitralstenose. Er wird wohl durch die plötzliche Abbremsung der ventrikelwärts gerichteten Mitralklappenbewegung als Folge der Stenose am Beginn der Diastole hervorgerufen (55) und steht in Beziehung zur Schwingungsfähigkeit der Klappensegel (insbesondere des aortalen Segels). Seine Lautstärke wechselt von Fall zu Fall. sein p.m. liegt meist im Spitzenbereich oder lateral, seltener medial davon. Er kann über dem gesamten Herzen hör- und registrierbar sein. Das zeitliche Intervall zwischen Aortenklappenschlußton und Mitralöffnungston gestattet unter normalen arteriellen Druckverhältnissen Rückschlüsse auf den Druck im linken Vorhof. Hoher atrioventrikulärer Druckgradient, hohes Füllungsvolumen, kurze Diastolendauer, körperliche Belastung, horizontale Körperlage, Schrumpfung der Klappensegelfläche, niedriger diastolischer Aortendruck verkürzen, kleiner atrioventrikulärer Druckgradient, vermindertes Füllungsvolumen, lange Diastolendauer, aufrechte Körperhaltung, Pressen, Herzglykoside und hoher diastolischer Aortendruck verlängern das Intervall (*3, 36, 43, 52, 71, 82, 87, 88*).

Geräusche. In der Medizin wird entgegen der physikalischen Definition im allgemeinen dann von einem Geräusch gesprochen, wenn eine Schallerscheinung länger als 0,1 sec andauert. Neben Tonhöhe und Zugehörigkeit zur Systole oder Diastole sind bei der Beschreibung von Geräuschen deren Lautstärke, Lautstärkeänderungen und Dauer zu berücksichtigen. Ein gut geschultes Ohr vermag hier zwar Erstaunliches zu leisten, nicht zu selten aber versagt es ganz oder teilweise. Selbst die anscheinend so simple Entscheidung, ob es sich um ein systolisches oder diastolisches Geräusch handelt, kann mitunter auch bei Anwendung aller Kunstkniffe nur vermutungsweise, nicht aber mit der für diagnostische Zwecke unentbehrlichen Sicherheit gefällt werden. Das Phonokardiogramm erlaubt eine derartige zeitliche Zuordnung ohne Schwierigkeiten. Zur genauen Festlegung der zeitlichen Lokalisation und Dauer von Geräuschen teilt man Systole und Diastole etwas willkürlich in 3 annähernd gleichlange Perioden ein: Erstes Drittel = Protosystole oder -diastole, zweites Drittel = Mesosystole oder -diastole, drittes Drittel = Prädiastole bzw. Telesystole oder Präsystole. Ein protomesodiastolisches Geräusch reicht bis in die Mitte der Diastole, ein protosystolisches Geräusch füllt nur den Anfangsteil der Systole aus. Geräusche, die während der gesamten Systole oder Diastole vorhanden sind, werden holo- oder pansystolisch bzw. -diastolisch genannt.

Geräusche, die sowohl in der Systole als auch in der Diastole nachweisbar sind, treten entweder in Form eines sog. Zweitaktgeräusches (beide Geräusche durch ein Intervall oder durch abrupte Lautstärkeänderungen voneinander getrennt) oder eines kontinuierlichen Geräusches (Geräuschbeginn in der Systole und nahtloser und harmonischer Übergang in ein diastolisches Geräusch) auf.

Aus physikalischen Gründen muß jedes Geräusch eine Phase der Lautstärkezunahme (Crescendo), ein Maximum und eine Phase der Lautstärkeabnahme (Decrescendo) besitzen. In typischer Weise sind diese 3 Abschnitte bei dem sog. Strömungs- und Austreibungsgeräusch (Crescendo-Decrescendogeräusch, Spindelgeräusch) und bei den kontinuierlichen Geräuschen festzustellen. Diese Geräusche entstehen im Bereich echter oder relativer Klappen- und Gefäßstenosen, wozu auch arteriovenöse Verbindungen mit Druckgefälle zu rechnen sind. Daneben gibt es Geräusche, deren Crescendo oder Decrescendo sehr kurz ist und durch die normalen Herztöne überdeckt wird oder werden kann. Sie imponieren dann als reine Decrescendogeräusche (Semilunar- und Atrioventrikularklappeninsuffizienz) oder Crescendogeräusche (z. B. präsystolisches Geräusch bei Atrioventrikularklappenstenose).

Besonders laute Geräusche lassen phonokardiographisch mitunter weder ein Crescendo noch ein Decrescendo erkennen, sondern stellen sich, vor allem in den hohen Frequenzbereichen, als band- oder kastenförmig dar. Diesem Phänomen liegen im wesentlichen Besonderheiten des registrierenden Gerätes und nicht spezielle Eigenschaften des Geräusches zu Grunde.

Bei den diastolischen Geräuschen wird gern zwischen sog. Sofort- und Intervallgeräuschen unterschieden, je nachdem, ob sie sich dem 2. Herzton unmittelbar anschließen oder von ihm durch ein geräuschfreies Intervall getrennt sind. Sofortgeräusche haben ihr Maximum meist über der Basis und sind Ausdruck einer echten oder relativen Semilunarklappeninsuffizienz. Intervallgeräusche hingegen werden ganz überwiegend im Spitzenbereich oder über der Herzmitte angetroffen und zeigen eine absolute oder relative Atrioventrikularklappenstenose (im letzteren Falle auch als Carey-Coombs-Geräusch bezeichnet) an.

Zu bemerken bleibt noch, daß Geräusche, die an der Tricuspidalklappe entstehen, häufig als besonderes Kennzeichen eine Geräuschverstärkung während des Inspiriums aufweisen (Rivero-Carvallosches Zeichen), während an anderen Klappen auftretende Geräusche während des Inspiriums im allgemeinen einen Amplitudenverlust erleiden.

Insbesondere im amerikanischen Schrifttum drückt man die Lautheit der Geräusche gern nach Stärkegraden aus. Es gibt dabei eine Einteilung nach 4 und eine solche nach 6 Graden. Abgesehen von der durch diese zwei Einteilungen allein hervorgerufenen Verwirrung, wird meiner Ansicht nach durch diese Graduierung eine Exaktheit vorgetäuscht, die, da der Graduierung ein weitgehend subjektiver Eindruck zu Grunde liegt, gar nicht gegeben sein kann. Ich habe deshalb diese Einteilung bewußt nicht benutzt, sondern mich auf die Bezeichnung laut oder leise, bzw. sehr laut oder sehr leise beschränkt. Dabei wird zwar auch der subjektive Eindruck wiedergegeben, jedoch ohne ihm den Mantel einer nicht vorhandenen Objektivität umzuhängen.

Schließlich sei noch erwähnt, daß jedes Geräusch auf turbulenter Blutströmung oder Vibrationen fester Strukturen basiert. Laminare Strömung ist komplett unhörbar. Die Bedingungen, die zum Zusammenbrechen einer laminaren mit Übergang in turbulente Strömung führen, sind charakterisiert durch die Reynoldsche Zahl, einen Quotienten aus dem Produkt der Strömungsgeschwindigkeit und des Durchmessers des durchströmten Gefäßes, der Klappe usw. und dem Quotienten aus der absoluten Viscosität der Flüssigkeit und ihrer Dichte. Strömungsgeräusche sind demnach im wesentlichen abhängig vom Verhältnis des Grades der Enge zur Schnelligkeit des Blutflusses. Sie setzen sich praktisch stets aus hohen Frequenzen zusammen. Geräusche durch Vibrationen solider Strukturen (z. B. Herzklappen, Sehnenfäden, Gefäßwände, Herzmuskulatur) sind dagegen meist niederfrequent bzw. niederfrequenter als Strömungsgeräusche, zu denen selbstverständlich auch die durch Regurgitation hervorgerufenen Geräusche zählen.

Perikardiales Reiben. Perikardiales Reiben tritt uns in der Regel in Form tonartiger, seltener geräuschartiger unregelmäßig in den Herzcyclus eingestreuter Schallphänomene entgegen, die nicht selten untereinander eine gewisse Gruppierung aufweisen. Perikardiales Reiben fällt meist durch seine Rauheit und durch seinen groben Klangcharakter, durch seine Ohrnähe, seinen Wechsel in Abhängigkeit von der Atmung und Körperhaltung und seine Intensitätszunahme bei Druck mit dem Stethoskop auf. Seines besonderen Klangcharakters wegen ist es praktisch stets mit dem Stethoskop besser zu beurteilen und zu erkennen als mit der Herzschallschreibung.

Bei den kongenitalen Angiokardiopathien begegnen wir perikardialem Reiben fast allein in der unmittelbaren postoperativen Periode.

II. Das sogenannte harmlose oder akzidentelle systolische Geräusch

Viel ist gedacht und geschrieben worden über jene Geräusche, welche während der Systole auftreten und denen eine erkennbare organische Ursache fehlt. Eine Fülle von Bezeichnungen existiert im internationalen Schrifttum, ausgedacht, um die Harmlosigkeit dieser Geräusche zu suggerieren. Man spricht von funktionellen, akzidentellen, physiologischen, innozenten, harmlosen, nicht klappenbedingten oder nicht organischen Geräuschen. Es läßt sich aber auch eine ganze Liste von Versuchen anführen, welche eine Abgrenzung dieser Geräusche von offensichtlich organisch bedingten Geräuschen zum Gegenstand haben. All diese Versuche vermögen zwar bestimmte Haupt- bzw. Gruppencharakteristika herauszuarbeiten, übertragen auf den Einzelfall versagen diese Kriterien aber leider nur zu oft, ja sie müssen sogar versagen.

Gedankengänge, die von der Voraussetzung ausgehen, es bei den organischen und funktionellen Geräuschen mit zwei grundsätzlich differenten Geräuschtypen zu tun zu haben, sind im Prinzip falsch. Tatsächlich bestehen keine profunden, sondern lediglich graduelle Unterschiede. Auch die funktionellen Geräusche bedürfen zu ihrer Entstehung des organischen Anstoßes. Während aber bei den sog. organischen Geräuschen die organische Ursache in der Regel massiv, konstant, häufig sogar progredient und vom Pathologen meist objektivierbar ist, beruhen funktionelle Geräusche auf organischen Hindernissen relativer Art, Strömungsunregelmäßigkeiten oder „Stufenbildungen", welche nicht selten Beziehungen zu ganz bestimmten hämodynamischen Situationen erkennen lassen und deshalb inkonstant und provozierbar sein müssen. Der Pathologe wird allenfalls vermuten können, daß von ihm gefundene Veränderungen, denen keine besondere Bedeutung im Sinne von Krankheit zukommt, ursächlich eine Rolle gespielt haben könnten. In der Mehrzahl der Fälle wird sich überhaupt kein faßbares organisches Substrat ergeben.

Trotzdem kann es keinem Zweifel unterliegen, daß der Mechanismus, der die laminare Strömung zum Zusammenbrechen bringt und turbulente Strömungen erzeugt, letztlich organischer Natur sein muß. Diese Definition impliziert aber nicht, und darin haben wir das punctum saliens zu sehen, daß die organische Ursache pathologischer Art ist.

Betrachten wir den Weg, den das Blut während der Herzaktion durch das Herz selbst und die anschließenden Gefäße zurückzulegen hat, so wird es klar, daß auf diesem Weg mannigfache Ursachen zur Wirbelbildung gegeben sind. Aus dieser Perspektive gewinnt auch der bekannte Satz, daß nicht das Auftreten von Geräuschen, sondern das Vorhandensein reiner Herztöne verwunderlich sei, seine Berechtigung.

Verwechslungsmöglichkeiten zwischen organischen und sog. funktionellen Geräuschen werden dann kaum gegeben sein, wenn (insbesondere bei pathologischen Veränderungen) ausgeprägte Befunde, also akustische Extremsituationen vorliegen. Die diagnostische Unsicherheit beginnt aber dort, wo nach dem akustischen Eindruck und dem phonokardiographischen Phänotyp sowohl eine physiologische, als auch eine im pathologischen Sinne organische Ursache in Betracht kommen, wenn wir uns also in jenem Bereich befinden, in dem sich die besonderen Merkmale beide Möglichkeiten charakterisierender Kurven überschneiden. Und dieser Bereich ist nicht klein. Bedenkt man weiterhin, daß auch dort, wo ein eindeutig pathologischer Prozeß am Herzen vorliegt (z. B. erworbene oder kongenitale Vitien) nicht selten ein Teil der dabei vorhandenen Geräuschphänomene nicht auf die organischen Veränderungen, sondern auf sekundäre funktionelle Strömungsbesonderheiten zurückgeht, so dürfte klar werden, wie berechtigt einmal die Behauptung lediglich gradueller Unterschiede zwischen organischen und sog. funktionellen Geräuschen ist, und wie schwierig, wenn nicht unmöglich, eine Trennung beider Geräuschgruppen nach rein akustischen Phänomenen sein kann und sein muß.

Wenn wir deshalb mit dem geistigen Vorbehalt einer Harmlosigkeit bzw. Bedeutungslosigkeit in diagnostischer und prognostischer Hinsicht den Begriff „akzidentelles Geräusch" anwenden, können wir uns bei einer so weitreichenden und folgenträchtigen Entscheidung nicht allein auf besondere Eigenschaften des Geräusches stützen, sondern müssen zusätzliche Kriterien fordern.

Diese Kriterien sind: Normale Herzgröße und -konfiguration, kein pathologischer EKG-Befund, Fehlen zusätzlicher Abweichungen vom „normalen" Herzschallbefund. Hierbei ist besonders dem Verhalten des zweiten Herztons Beachtung zu schenken. Eine weite Spaltung ist gewöhnlich genauso abnorm zu beurteilen wie eine Abschwächung, eine Verstärkung des zweiten Herztons oder eine ungenügende respiratorische Veränderlichkeit des Intervalls zwischen Aorten- und Pulmonalanteil, soweit überhaupt eine Spaltung vorhanden ist.

Über die Häufigkeit akzidenteller Geräusche gehen die Angaben im Schrifttum soweit auseinander, daß sie wertlos sind. So beziffern STUCKEY die Häufigkeit mit 1,34%, MAINZER mit rund 8%, LESSOF u. Mitarb. und HALLIDIE und SMITH mit mehr als 90% und GROOM und MANNHEIMER gar mit 100%, um nur wenige besonders exponierte Zahlen aufzuführen. Wenn auch für die Differenzen z. T. Unterschiede in der Alterszusammensetzung und methodische Verschiedenheiten verantwortlich zu machen sind, eine Erklärung ist dadurch nicht gegeben.

Ohne daß mit Zahlen operiert werden soll, sei deshalb nur herausgestellt, daß akzidentelle Geräusche per definitionem in den ersten Tagen nach der Geburt selten zu sein scheinen, dann jedoch rasch an Häufigkeit zunehmen und während der gesamten Kindheit und Jugend zumindest keine Seltenheit sind. Auch beim Erwachsenen können sie nicht als ungewöhnlich bezeichnet werden, wenn auch mit zunehmendem Alter organische Ursachen (z. B. Gefäß- und Endokardsklerose) natürlich immer mehr in den Vordergrund treten.

Akzidentelle Geräusche haben ihr p.m. meist über der Art. pulmonalis oder links parasternal in Höhe des dritten und vierten ICR. Akzidentelle Geräusche mit isolierter apikaler Lokalisation sind seltener. Die Geräusche können von ihrem p.m. über weite präkordiale Bereiche ausstrahlen, unter Umständen auch zur linken

Axilla und in die Halsgefäße. Bei 50 eigenen eingehend untersuchten Fällen wurde das Geräusch im Jugulum nicht weniger als fünfzehnmal registriert, über den Karotiden, rechts häufiger als links, zehnmal. In keinem Fall vermochten wir ein akzidentelles Geräusch bisher außerhalb der rechten Medioclavicularlinie und über dem Rücken festzustellen. Nach unseren Erfahrungen scheint dem letzteren Befund eine gewisse Bedeutung insofern zuzukommen, als ein dorsal hörbares Geräusch das Vorliegen einer „echten" organischen Genese wahrscheinlich macht. Da das dorsale Hörbarwerden kardialer Geräusche neben der Geräuschstärke vom anterioposterioren Brustkorbdurchmesser abhängig ist (92), könnte bei sehr schmalbrüstigen Kindern zwar durchaus auch dorsal einmal ein akzidentelles Geräusch nachzuweisen sein. Ein solches Vorkommnis ist aber sicher als ausgesprochen selten anzusprechen und stellt allenfalls die bekannte Ausnahme von nachstehender Regel dar:

a) Ein dorsal hörbares kardiales Geräusch legt eine organische Ursache nahe,
b) ein dorsal nicht hörbares kardiales Geräusch besagt nichts über die Genese.

Akzidentelle Geräusche sind meist leise bis mittellaut, etwa dem Grad I bis III der amerikanischen sechsstufigen Einteilung entsprechend. Die Lautstärke gibt jedoch kein zuverlässiges differentialdiagnostisches Kriterium ab. Selbst laute und sehr laute Geräusche auf funktioneller Basis kommen vor, wie die langjährigen Beobachtungen von OLESEN und WARBURG zeigen. Inwieweit daraus allerdings tatsächlich der Schluß gezogen werden darf, daß derartige laute Geräusche als prognostisch günstig zu beurteilen sind, bleibe dahingestellt. Ein zutreffendes Urteil verlangt jedenfalls den sicheren Ausschluß einer organischen Ursache.

GROOM machte darauf aufmerksam, daß bei einem Teil der Fälle die Geräusche so leise sein können, daß sie mit dem Ohr nicht erfaßt, sondern nur mit hochempfindlichen Mikrophonen in absolut schalldichten Räumen registriert werden können.

Ihrem Charakter nach sind akzidentelle Geräusche gewöhnlich hauchend und weich. Sie fallen in die erste Hälfte der Systole, können vom ersten Herzton getrennt sein, Decrescendo- oder Spindelcharakter aufweisen, und enden vor dem zweiten Herzton. Die Dauer des Geräusches kann zum Ausschluß einer funktionellen Genese dann dienen, wenn es sich um holosystolische Geräusche handelt. Da akzidentelle Geräusche im oben definierten Sinne stets Strömungs- und niemals Regurgitationsgeräusche sind, weisen sie auch keine holosystolische Ausdehnung auf. Holosystolische Dauer spricht somit gegen eine funktionelle Geräuschursache.

Akzidentelle Geräusche enthalten im Durchschnitt Frequenzen von 50 bis 140 Hz (134). Abweichungen nach beiden Richtungen sind so häufig, daß mit diesen Angaben nicht mehr als ein allgemeiner Hinweis gegeben werden kann. HARRIS u. Mitarb. begrenzen den maximalen Frequenzbereich akzidenteller Geräusche mit 370 Hz, denjenigen organischer Geräusche mit 1300 Hz. Da jedoch Schallkanäle mit einer Nennfrequenz über 400 Hz in der praktischen Phonokardiographie nicht verwandt werden und auch wenig Aussicht und wohl auch kein Bedürfnis für eine Änderung dieser Praxis besteht, stellen diese Frequenzangaben vorerst nicht mehr als ein interessantes wissenschaftliches Faktum dar. In unserem eigenen Material konnten wir niemals Frequenzen um 400 Hz registrieren. Frequenzen um 250 Hz fanden wir rund in einem Fünftel der Fälle, die Mehrzahl der Geräusche wurde mit dem 70 Hz-Kanal erfaßt (Abb. 2).

Funktionelle Geräusche überraschen häufig durch die Regelmäßigkeit im phonokardiographischen Bild. Sie setzen sich nicht selten aus rein sinusoidalen Schwingungen zusammen, was den häufigen akustischen Eindruck eines musikalischen Geräusches erklärt.

Als besonderes Kriterium akzidenteller Geräusche wird immer wieder ihre Variabilität angeführt. Abhängigkeit von Belastungen und Körperhaltung, von Rücken- und Seitenlage und von der Atmung wird erwähnt, ein Wechsel von Tag zu Tag, mitunter von Stunde zu Stunde betont. Mit der Ansicht, körperliche Belastungen brächten funktionelle Geräusche zum Verschwinden, muß allerdings aufgeräumt werden, da in der Mehrzahl der Fälle das Gegenteil zu beobachten ist (*96, 122, 123, 124, 132*).

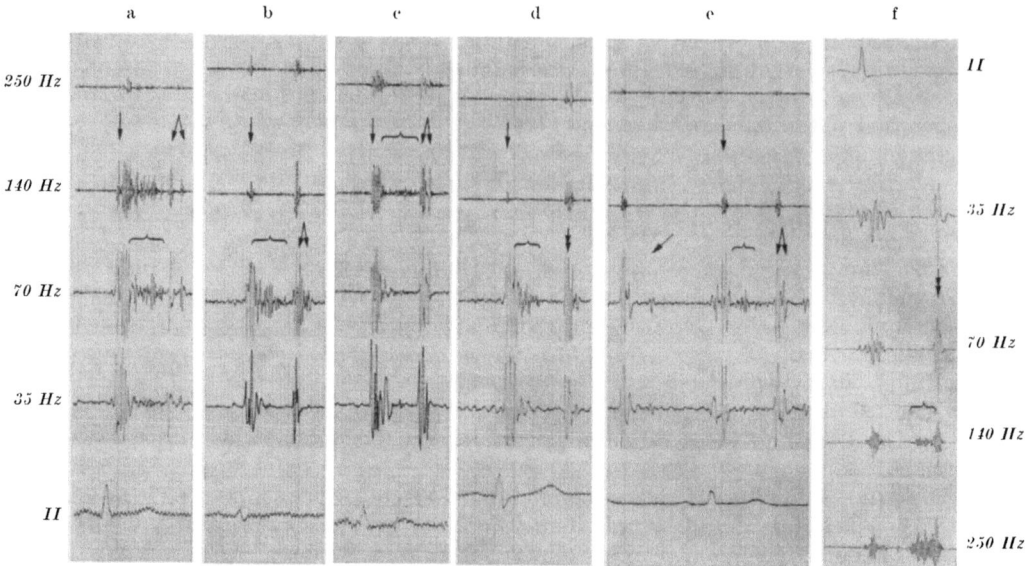

Abb. 2a—f. Herzschallkurven von sog. harmlosen systolischen Geräuschen. Es sei betont, daß die Diagnose „harmlos" auf Grund längerer Beobachtungen und der gesamten klinischen Befunde gestellt wurde. In den Fällen a und b ist ein Herzkatheterismus durchgeführt worden, der völlig normale Ergebnisse brachte
a 27jähr. Mann. Lauter 1. Herzton, fast holosystolisches Decrescendogeräusch, relativ weite, respiratorisch gut verschiebliche Spaltung des 2. Herztons (exspiratorisches Spaltungsintervall 0,04—0,05 sec). Ableitungspunkt: Herzmitte. Ausbreitung: Basis und Spitze
b 28jähr. Frau. Protomesosystolisches, relativ niederfrequentes Decrescendogeräusch. 1. und 2. Herzton ohne Besonderheiten. Ableitungsstelle: Herzspitze. Keine Ausstrahlung
c 10jähr. Knabe. Sehr leises, hauchendes, fast nur in hohen Frequenzbereichen dargestelltes Holosystolicum. 1. und 2. Herzton gut abgegrenzt. Normale Spaltung des 2. Herztons. Ableitungsstelle: Herzmitte. Geringe Fortleitung zur Art. pulm. hin
d 15jähr. Mädchen. Kurzes, relativ niederfrequentes protomesosystolisches Decrescendogeräusch, aus dem 1. Herzton hervorgehend. Ungespaltener 2. Herzton. Ableitungsstelle: Art. pulm. Keine Ausstrahlung
e 15jähr. Knabe. Sehr leises und vom 1. Herzton deutlich abgesetztes niederfrequentes systolisches Geräusch. 2. Herzton normal gespalten, leiser 3. Herzton. Ableitungsstelle: Herzmitte. Keine Ausstrahlung
f 26jähr. Frau. Spätsystolisches Geräusch. Das Geräusch beginnt erst nach Systolenmitte und geht mit einem Crescendo in den 2. Herzton über. Spätsystolische Geräusche werden im allgemeinen zwar nicht zu den „harmlosen" Geräuschen gezählt, nur ausnahmsweise kann aber eine organische Ursache solcher auf die Spätsystole beschränkter Geräusche eruiert werden. Ableitungsstelle: medial von der Herzspitze. Ausbreitung: Herzmitte und Herzspitze. Auskultation und Herzschall liefern keine Befunde, die mit Sicherheit eine Differenzierung zwischen „harmlos" bei normaler Herzanatomie und organisch bzw. funktionell bei organisch-pathologischem Herzbefund ermöglichen. Papiergeschwindigkeit: 50 mm/sec. Zeichenerklärung: ↓ = 1. Herzton; ↓ = ungespaltener 2. Herzton; ⋀ = gespaltener 2. Herzton; ✓ = 3. Herzton; ⌇ = systolisches Geräusch

Mit Sicherheit verschwinden akzidentelle Geräusche beim Pressen (*3, 133*). Auch bei Extrasystolen werden sie vermißt (*134*).

Die Veränderlichkeit akzidenteller Geräusche kann jedoch nur dann differentialdiagnostisch gegenüber organischen Geräuschen in die Diskussion geworfen werden, wenn dabei nicht nur Unterschiede der Intensität und Dauer ins Auge gefaßt werden, sondern ein zeitweiliges vollkommenes Verschwinden gemeint ist. Intensitäts- und Zeitunterschiede werden nämlich auch bei organischen Strömungsgeräuschen gefunden. Sie sind Merkmal jeglicher Geräusche, bei denen das Strömungsvolumen und die Strömungsgeschwindigkeit die dominierenden Faktoren für die Geräuschentstehung abgeben. Da es sich bei beiden Größen aber nicht um konstante hämodynamische Werte handelt, müssen Schwankungen in der Intensität und Dauer zwangsläufige Folgen sein, und zwar selbst bei Strömungsgeräuschen an hochgradigen Stenosen, wenn sie auch dabei nicht so ausgeprägt zu sein pflegen wie bei funktionellen Strömungsgeräuschen.

Diese Überlegungen lassen auch alle Versuche, zwischen akzidentellen und organischen Geräuschen mittels pharmakologischer Tests zu differenzieren, fragwürdig erscheinen.

So sollen Angiotensin- und Noradrenalininjektionen funktionelle Geräusche zum Verschwinden bringen, Suprarenin, Vasculat, Effortil, Regitin und Amylnitrit demgegenüber eine Verstärkung bewirken oder funktionelle Geräusche überhaupt erst entstehen lassen (*94, 111, 127*).

Abgesehen davon, daß Soloff den Noradrenalineffekt nicht bestätigen konnte, spricht die Tatsache, daß in rund 30% der Fälle die Probe versagt, dafür, daß offensichtlich die Verhältnisse komplizierter liegen, als vereinfachende Erklärungen glauben machen wollen. Es ist sicher nicht angängig, bei derartigen Betrachtungen organische Geräusche auswahllos funktionellen Geräuschen gegenüberzustellen, da ja ein Klappeninsuffizienzgeräusch in seiner hämodynamischen Beeinflußbarkeit anders geartet ist als beispielsweise ein Stenosegeräusch.

Die stärkere Veränderlichkeit offenbart also lediglich die strömungsabhängige Natur funktioneller Geräusche, gibt aber keinen Anlaß zu einer besonderen Klassifizierung. Wenn sich organische Strömungsgeräusche hier, wenn auch nicht prinzipiell, sondern nur graduell, unterscheiden, dann deshalb, weil bei ihnen das Strömungshindernis dauernd und in ausgeprägterer Form vorhanden zu sein pflegt als bei funktionellen Geräuschen.

So wenig klare Unterscheidungsmerkmale zwischen akzidentellen und organischen Geräuschen angegeben werden können, so wenig besteht Einmütigkeit über die Ursache und den Entstehungsort akzidenteller Geräusche. Luisada u. Mitarb. glauben, daß derartige funktionelle Geräusche in Wirklichkeit doch organische Geräusche und an pathologische Strukturen gebunden sind, die freilich im Laufe des Lebens niemals eine organischen Klappenfehlern vergleichbare hämodynamische Bedeutung erlangen. Sie denken hierbei an geringfügige Klappenläsionen als Folge rheumatischer, allergischer oder gar bakterieller Valvulitiden. Bedenkt man die Häufigkeit, mit der Pathologe Reste einer abgelaufenen und völlig bedeutungslosen Endokarditis demonstriert, so läßt sich die Möglichkeit derartiger Zusammenhänge nicht einfach abtun. Für die Mehrzahl akzidenteller Geräusche dürfte allerdings eine solche Erklärung nicht zutreffend sein, wie schon der Umstand, daß sie zumindest zu einem großen Teil im Ventrikelausflußtrakt entstehen, nahelegt. Spitzbarth vermutet den Ursprung akzidenteller Geräusche in der Aorta. Eine entsprechende Ansicht vertritt Stuckey. Genetisch werden die Geräusche im Sinne des Rohrabstromgeräusches nach Bondi gedeutet, wobei bei großem Schlagvolumen in Verbindung mit einer relativ kurzen Austreibungszeit die Strömungsgeschwindigkeit erhöht werde. Eine zusätzliche Disproportion zwischen Aortenostium und Weite der Aorta ascendens wird angenommen. Eine Senkung des peripheren Gesamtströmungswiderstandes begünstige die genannten Strömungsverhältnisse im Bereiche der Ventrikelausflußbahn. Ohne Zweifel ist das eine plausible Erklärung. Es erscheint jedoch fraglich, ob tatsächlich die Ausflußbahn des linken Ventrikels allein oder vorwiegend als Entstehungsort akzidenteller Geräusche in Betracht kommt. Unter den gleichen Bedingungen, welche eine Vergrößerung des Schlagvolumens des linken Ventrikels hervorrufen, resultiert ein verstärkter venöser Rückfluß zum rechten Herzen. Wenn wir zu der Ansicht neigen, daß die vergrößerte Schlagvolumenarbeit des rechten Ventrikels in Verbindung mit einer Strömungsbeschleunigung und einem gewissen Mißverhältnis zwischen Schlagvolumen und Weite des Pulmonalostiums hauptsächlich für das Auftreten der Mehrzahl akzidenteller Geräusche verantwortlich zeichnen dürfte, dann auf Grund folgender Überlegungen:

1. Auch bei organischen Herzprozessen führt Schlagvolumenzunahme vorwiegend über der Art. pulmonalis zu Strömungsgeräuschen.

2. Das p.m. akzidenteller Geräusche liegt fast stets über der Art. pulmonalis und nicht über der Auskultationsstelle der Aorta. Die mögliche Fortleitung in die Halsgefäße besagt nicht, daß das Geräusch an der Aorta entsteht. Die unmittelbare Nachbarschaft von Aorta und Art. pulmonalis gestattet auch eine Fortleitung pulmonaler Geräusche, wie die Erfahrungen bei kongenitalen Vitien lehren.

3. Die Tatsache, daß Thoraxdeformierungen gern mit funktionellen Geräuschen einhergehen oder sie akzentuieren, läßt daran denken, daß die Art. pulmonalis, die ja entsprechend ihrer Lage am ehesten durch exogene Faktoren in der Form ihres Querschnitts gewandelt, komprimiert oder im weitesten Sinne beeinflußt werden kann, Entstehungsort der Geräusche ist.

4. Bei intrakardial registrierten Phonokardiogrammen fanden sich, und zwar auch wenn präkordial keine Geräusche wahrgenommen werden konnten, mit großer Regelmäßigkeit Geräusche in der Art. pulmonalis, nicht dagegen in der Aorta (*113*).

Nach eigenen Erfahrungen scheinen in einem gewissen Prozentsatz von funktionellen Geräuschen „Strömungsunebenheiten" zwischen dem Truncus der Art. pulmonalis und ihren Hauptästen, insbesondere der rechten Art. pulmonalis mit meßbarem kleinen Drucksprung in diesem Bereich, Ursache funktioneller Geräusche sein zu können.

Für praktische Belange ergibt sich:

Systolische akzidentelle Geräusche sind nach auskultatorischen und phonokardiographischen Kriterien nicht mit hinreichender Sicherheit von Geräuschen organischer Natur abzugrenzen. *Das Vorliegen eines organischen Geräusches ist bei sonst völlig normalem Herz- und Gefäßbefund dann wahrscheinlich, wenn es sich um ein holosystolisches Geräusch handelt, bzw. eine Fortleitung nach dem Rücken besteht.* Beim letztgenannten Kriterium sollte jedoch zumindest ein anterioposteriorer Thoraxdurchmesser von 16 cm und mehr vorhanden sein.

Akzidentelle Geräusche sind dann wahrscheinlich, wenn die Geräuschvariabilität so weit geht, daß zeitweilig, ohne daß eine stärkere Tachykardie besteht, ein Geräusch überhaupt nicht mehr zu hören oder registrieren ist.

Bei allen anderen Fällen — und sie stellen die Mehrzahl dar — erlaubt nur die subtile Beobachtung über viele Jahre eine mit Wahrscheinlichkeit zutreffende Aussage über die sog. harmlose bzw. funktionelle oder organische Natur eines systolischen Geräusches.

Wenn eingangs gefordert wurde, daß die Annahme eines harmlosen bzw. funktionellen systolischen Geräusches das Fehlen sonstiger abweichender Schallbefunde zur Voraussetzung hat, so muß an dieser Stelle noch besonders herausgestrichen werden, daß ein dritter und vierter Herzton, die ja im Kindesalter unter physiologischen Verhältnissen häufig angetroffen werden können, andererseits aber Ausdruck einer pathologischen Herzmuskelfunktion sein können, nicht zwangsläufig zu den abnormen Schallbefunden gerechnet werden dürfen. Nur dort, wo sie von auffälliger Intensität, also besonders gut hörbar sind, und höhere Frequenzen enthalten, ist dieser Schluß, wenn auch selbst dann noch mit Vorsicht, erlaubt.

Spezieller Teil

I. Aortenstenose

a) Anatomie

Bei der kongenitalen Aortenstenose, einer Anomalie, die offenbar häufiger vorkommt, als gegenwärtig noch angenommen wird, handelt es sich um eine Widerstandserhöhung im Bereiche der Aortenklappe oder deren unmittelbaren Nachbarschaft als Folge einer organischen Strombahneinengung. Je nachdem, ob diese Enge an der Klappe selbst, ober- oder unterhalb der Klappe lokalisiert ist, haben wir eine valvuläre, eine supravalvuläre und eine subvalvuläre (auch subaortale) Stenose zu unterscheiden. Die angeborene valvuläre Aortenstenose ist durch eine Verdickung des Klappengewebes und eine Verwachsung bzw. Verklebung der Klappenränder gekennzeichnet. Selten liegt der Stenosierung eine Verkleinerung des Klappenbasisringes zugrunde. Häufiger scheint sie auf einer bicuspiden Aortenklappe mit zusätzlichen regressiven Veränderungen zu beruhen.

Bei der subvalvulären Aortenstenose findet sich etwa 5–20 mm vor der Aortenklappe im Bereiche des Aortenconus des linken Ventrikels, der sog. Crista saliens (DOERR), eine ringförmige oder diaphragmaartige Einengung aus kollagenem oder elastischem Gewebe, wodurch in Analogie zu den Vorgängen im rechten Herzen bei infundibulärer Pulmonalstenose der linke Ventrikel in die eigentliche linke Herzkammer und eine subaortale Kammer unterteilt wird.

Sehr selten ist eine pathologische Insertion der Basis des vorderen Mitralsegels Ursache einer subaortalen Stenosierung des Ausflußtraktes der linken Herzkammer. Das vordere Mitralsegel setzt in diesen Fällen unterhalb der rechten anstatt der hinteren Aortenklappe an und engt infolge seiner systolischen Streckung die Ausflußbahn ein (*150*).

Im Zusammenhang mit einer erheblichen Hypertrophie des linken Ventrikels kann es zu einer muskulären Stenosierung im Gebiet des Ausflußtraktes der linken Kammer kommen. Eine solche muskuläre subvalvuläre Stenose (sog. obstruktive Myokardiopathie) wird in manchen Fällen erworbener Druckbelastung der linken Herzkammer, mitunter auch ohne erkennbare Ursache der Hypertrophie (sog. idiopathische Form) beobachtet. Seltener kompliziert sie auch einmal kongenitale Angiokardiopathien mit Linksherzhypertrophie, wodurch unter Umständen eine valvuläre Aortenklappenstenose mit einer sekundären subaortalen muskulären Stenose kombiniert sein kann.

Supravalvuläre Stenosen kommen isoliert oder als Teilerscheinung einer Hypoplasie der Aorta vor. An dieser Stelle sei lediglich auf die isolierte Form eingegangen. Entweder handelt es sich um eine Querschnittsverkleinerung dicht oberhalb der Coronargefäßabgänge, meist bedingt durch eine Mediahypertrophie mit Schrumpfung der Aortenwand, oder die Gefäßlichtung wird an gleicher Stelle durch eine Membran stenosiert bzw. verlegt (*147, 215*). Leisten- oder strangartige Brücken distal der Aortenklappen vermögen demgegenüber zwar Geräusche hervorzurufen, sich aber kaum jemals funktionell im Sinne einer Stenose auszuwirken.

Die Aortenklappen, augenscheinlich handelt es sich bei der supravalvulären Aortenstenose stets um eine tricuspide Aortenklappe, können durch die Fehlbildung in Mitleidenschaft gezogen werden.

Relativ häufig finden sich bei supravalvulärer Aortenstenose zusätzliche Anomalien distal der Stenose. Neben der bereits erwähnten Hypoplasie der Aorta seien Stenosierungen einzelner Arterienabgänge im Bereiche des Aortenbogens und Aortenisthmusstenosen genannt. Die Kombination mit einem Marfan-Syndrom wird gelegentlich beobachtet.

Auch valvuläre und subvalvuläre Aortenstenosen können Teilerscheinung einer komplexen Fehlbildung sein. Beobachtet wurde vor allem ihr Vorkommen zusammen mit Aortenisthmusstenose, Aorta bicuspida, offenem Ductus Botalli und Pulmonalstenose. Die Kombination einer valvulären mit einer subvalvulären Stenose ist vereinzelt beschrieben worden (*179, 185, 223, 227*).

b) Herzschall

Erster Herzton. Bei allen drei Formen der kongenitalen Aortenstenose fehlen dem ersten Herzton auffällige oder gar charakteristische Veränderungen. Zwar wird er mitunter als akzentuiert beschrieben (*103, 216*), um ein besonderes Merkmal kongenitaler Aortenstenosen handelt es sich hierbei aber sicher nicht.

In gleicher Weise wie unter völlig normalen Herzkreislaufverhältnissen hat der erste Herzton sein p.m. im Spitzenbereich und medial davon. Hier enthält er im Durchschnitt auch die höchsten Frequenzen, und zwar in der Mehrzahl bis 250 Hz.

Zweiter Herzton. An das Verhalten des zweiten Herztones wurden erhebliche Erwartungen hinsichtlich der Differenzierung zwischen angeborener und erworbener Aortenstenose einmal und der Unterscheidung der verschiedenen kongenitalen Spielformen zum anderen geknüpft.

So sollte bei erworbener Aortenstenose der zweite Herzton abgeschwächt sein oder völlig fehlen, während er bei angeborener Aortenstenose normale Lautstärke besitze oder gar verstärkt sei (*20, 179, 241*). Zunehmende Erfahrung bewies jedoch die Unzuverlässigkeit dieses Kriteriums. Freilich ist bei Kindern mit angeborener Aortenstenose der zweite Herzton über der Basis, insonderheit auch über der Aorta, meist normal oder laut. In späteren Lebensdezennien aber, also dann, wenn in erster Linie die differentialdiagnostische Frage „erworben oder angeboren" ansteht, ist auch bei kongenitalen Aortenstenosen nicht selten ein leiser oder abgeschwächter zweiter Herzton vorhanden.

Bei angeborener Aortenstenose wurde ein lauter oder unveränderter zweiter Herzton insbesondere mit der subvalvulären Form in Verbindung gebracht (*2, 10, 156, 224, 236, 239, 241*). Sehr bald mehrten sich jedoch die Stimmen über die Möglichkeit normaler zweiter Basistöne bei valvulärer und abgeschwächter oder gar unhörbarer zweiter Herztöne bei subvalvulärer Stenose (*16, 139, 144, 146, 155, 158, 168, 173, 179, 185, 189, 197, 204, 207, 222*). Autoptische Untersuchungen bestätigten diese klinischen Erfahrungen (*17*).

Auch bei supravalvulärer Stenose schließlich wurden sowohl leise als auch laute zweite Basistöne, und zwar eindeutig durch aortalen und nicht durch pulmonalen Klappenschluß hervorgerufen, beobachtet (*147, 165, 166, 200, 209*).

Es bleibt somit lediglich festzustellen, daß bei jeder Form der Aortenstenose zweite Herztöne jeglicher Lautstärke und Frequenzcharakteristik vorkommen.

Spaltungen des zweiten Herztones sind nicht ungewöhnlich, fast stets sind sie eng. Meist lassen sie sich nicht rechts parastenal, sondern, wie üblich, am besten links parasternal oder über Sternummitte nachweisen. Der Aortenklappenschlußton kann, wie schon erwähnt, normal oder verstärkt sein, und zwar auch beim Vorhandensein einer begleitenden Aorteninsuffizienz.

Schwere Stenosen mit Verlängerung der linksventrikulären Austreibungszeit führen häufig zu paradoxer Spaltung mit Abnahme des Spaltungsintervalles während des Inspiriums. Ein exspiratorisch gespaltener zweiter Herzton kann auf diese Weise in einen singulären übergehen. Nach WOOD liegt eine paradoxe Spaltung in rund 25% der Fälle vor.

Auch hinsichtlich der Spaltung des zweiten Herztones bestehen keine faßbaren Unterschiede zwischen sub-, supra- und valvulärer Stenoseform.

Zusätzliche Herztöne. Dritte und vierte Herztöne beanspruchen bei Aortenstenosen die gleiche Beurteilung wie unter anderen Bedingungen auch. Sie entstammen dem linken Herzen. Nach unseren Erfahrungen ist ein Vorhofton häufiger anzutreffen als ein dritter Herzton. Wir fanden ihn in fast einem Viertel unserer Patienten (Abb. 3). GOLDBLATT u. Mitarb. sahen ihn gar in 30 unter 46 Fällen. Er folgt dem Beginn der P-Zacke nach 0,07—0,2″. Sein Frequenzgehalt überschreitet kaum 70 Hz. Er ist meist über dem gesamten Herzen hörbar und zeigt vereinzelt eine Fortleitung zum Hals bzw. in die Suprasternalgrube.

Mit großer Häufigkeit läßt sich bei valvulärer Aortenstenose ein aortaler **frühsystolischer Klick** nachweisen (Abb. 3). MINHAS u. Mitarb. sahen ihn in 85%, BRAUNWALD u. Mitarb. in 88% ihrer Fälle. Er hat sein p.m. über der Spitze oder Herzmitte, ist meist aber auch über der Aorta und mitunter sogar fortgeleitet über den Carotiden hör- und registrierbar. Durch die Atmung wird er kaum beeinflußt. Er folgt dem ersten Herzton im Durchschnitt nach 0,04—0,08 sec (*152*).

Dieser aortale ejection click wird bei Aortenstenose auf Schwingungen der Aortenklappe selbst bezogen (*182*), wobei der intraventrikulären Drucksteigerung für die Auslösung dieser Schwingungen Bedeutung zuerkannt wird. Es handelt sich also um einen aortalen Öffnungston, dessen Entstehungsmechanismus in Parallele zu den Vorgängen beim Mitralöffnungston gebracht werden kann.

Auf jeden Fall setzt das Auftreten eines frühsystolischen aortalen Klicks schwingungsfähiges Klappengewebe voraus. Ist der Klappenapparat weitgehend erstarrt wie bei verkalkender Aortenstenose, fehlt der ejection click. Da sich Klappenverkalkungen in stärkerem Maße im Verlaufe erworbener als angeborener Aortenstenosen einstellen, wird ein frühsystolischer Extraton wesentlich häufiger bei der kongenitalen als bei der während des Lebens akquirierten Form angetroffen. Wenn WOOD betont, daß der Aortenöffnungston vorwiegend bei weniger schweren Fällen vorkommt, so muß das in erster Linie so verstanden werden, daß eben auch der verkalkenden Aortenstenose im allgemeinen schwerere Krankheitsbilder koordiniert sind.

Die Hoffnung, es beim Aortenöffnungston mit einer Schallerscheinung zu tun zu haben, welche eine Differenzierung der verschiedenen Stenoselokalisationen erlaubt (*169, 229*), scheint sich nicht zu erfüllen. Offenbar kann auch bei subvalvulärer Stenose der auf den Klappen lastende ventrikulosystolische Druck ausreichend sein, um einen hinsichtlich Lautstärke und Frequenzgehalt vom ejection click bei valvulärer Stenose nicht zu unterscheidenden frühsystolischen Extraton zu produzieren. Einzelne Beobachtungen scheinen jedenfalls dafür zu sprechen (*183, 233*).

Bei der supravalvulären Aortenstenose wurde bisher, soweit wir zu übersehen vermögen, niemals ein Aortenöffnungston festgestellt. Auch WILLIAMS u. Mitarb. betonen ausdrücklich das Fehlen dieses Extratons bei dieser Stenoseform. Eine differentialdiagnostische Möglichkeit würde das Vorhandensein eines Aortenöffnungstones damit doch beinhalten.

Die bisherigen Beobachtungen lassen sich auf folgenden Nenner bringen: *Ein aortaler ejection click ist bei kongenitaler valvulärer Aortenstenose sehr häufig, bei subaortaler Stenose selten und bei supravalvulärer Stenose bislang nicht beobachtet worden.*

Systolische Geräusche

Ein meist lautes, selten musikalisches, im Klang scharfes, systolisches Geräusch, dessen p.m. gewöhnlich im zweiten ICR rechts parasternal liegt, stellt ein obligates Symptom der kongenitalen Aortenstenose dar. Dieses Geräusch ist meist bereits nach der Geburt nachweisbar und erfährt im Verlaufe des Wachstums und des späteren Lebens allerdings häufig graduelle Abwandlungen. BEUREN u. Mitarb. gehen sogar so weit, im systolischen Geräusch der Aortenstenose eine akustische Spätmanifestation und keinen charakteristischen Befund des Säuglings- und frühen Kindesalters zu sehen. Bei jährlichen Kontrollen lasse sich nach Ansicht dieser Autoren stets feststellen, daß die Lokalisation des rauhen Geräusches vom unteren linken Sternalrand mit steigendem Alter mehr und mehr zum 2. ICR rechts emporwandere. Das typische Aortenstenosegeräusch könne bis zur Pubertät auf sich warten lassen.

Bei valvulärer Stenose weist das Geräusch fast stets eine ausgeprägte Crescendo-Desrescendo-Form auf. Es ist sowohl vom 1., als auch vom 2. Herzton abgesetzt (Abb. 3).

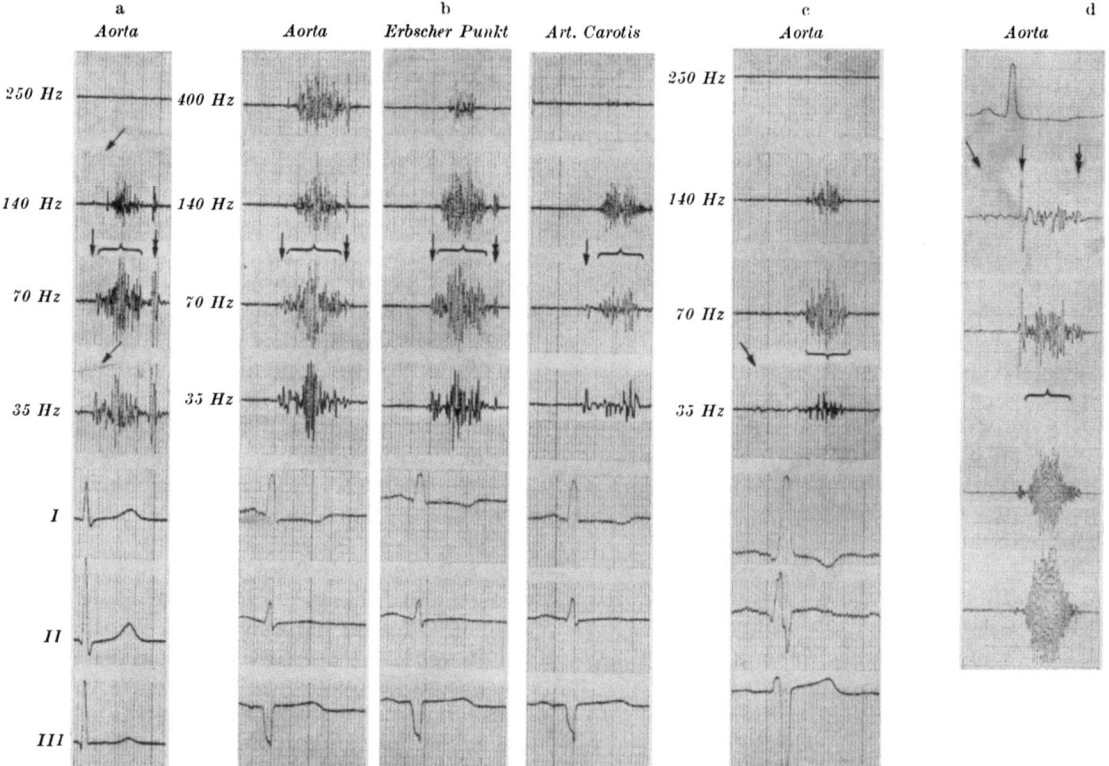

Abb. 3a—f. Herzschallkurven von Patienten mit kongenitalen Aortenstenosen (Diagnose gesichert durch Punktion des linken Ventrikels, retrograde Katheterisierung und/oder Angiokardiographie (insbesondere auch Kontrastmittelinjektion in den linken Ventrikel)
a Leichte valvuläre Aortenstenose bei einem 7jähr. Mädchen. Leiser 1. Herzton, 2. Herzton nicht abgeschwächt. Systolisches Spindelgeräusch mittlerer Lautstärke mit Geräuschmaximum vor Systolenmitte. Das Geräusch endet deutlich vor dem 2. Herzton und beginnt mit einem leisen aortalen Dehnungston
b Mittelschwere valvuläre Aortenstenose bei einem 12jähr. Knaben. Transvalvulärer Druckgradient 90 mm Hg. Leiser und niederfrequenter 1. Herzton. Der 2. Herzton ist, wie nicht selten bei angeborener Aortenstenose, relativ hochfrequent und laut. Holosystolisches, vom 1. und 2. Herzton abgrenzbares Geräusch von ausgesprochener Spindelform. Geräuschmaximum in Systolenmitte
c 8jähr. Mädchen mit schwerer valvulärer Aortenstenose. 1. und 2. Herzton über der Basis nicht nachweisbar. Angedeuteter Vorhofton. Systolisches Spindelgeräusch, das spät beginnt und sein Maximum in der zweiten Systolenhälfte erreicht
d 22jähr. Mann mit mittelschwerer valvulärer Aortenstenose. Die in ätiologischer Hinsicht negative Vorgeschichte macht eine kongenitale Form wahrscheinlich. Niederfrequenter 1. und leiser 2. Herzton. Typisches

Soweit keine Herzinsuffizienz und keine besonders ungünstigen Leitungsbedingungen bestehen, besitzt das Geräusch erhebliche Lautstärke. Ausnahmsweise nimmt es sogar den Charakter eines Distanzgeräusches an. Beim Vorliegen einer Arrhythmie pflegen seine Dauer und Intensität in Abhängigkeit vom vorausgehenden RR-Intervall zu wechseln. In der großen Mehrzahl der Fälle hat das Geräusch sein p. m., wie schon erwähnt, neben dem oberen rechten Sternalrand, in seltenen Fällen findet sich dieses p.m. links parasternal, über Herzmitte oder sogar in der Spitzenregion (*146*). Insbesondere bei jüngeren Kindern wird das p.m. relativ häufig am linken Sternalrand gefunden und verursacht dann leicht die Fehldiagnose einer Pulmonalstenose oder eines Ventrikelseptumdefektes.

Selbst wenn das Geräusch weitgehend isoliert nur über dem Spitzenbereich vorhanden ist, weist es zum Unterschied von apikalen Insuffizienzgeräuschen Spindelform auf (*191, 192*). Differentialdiagnostisch sollte dem Ausbreitungsmodus bevorzugte Beachtung geschenkt werden. Auch bei atypischem p.m. breitet sich das Geräusch der Aortenstenose einmal vorwiegend nach der rechten Thoraxseite und

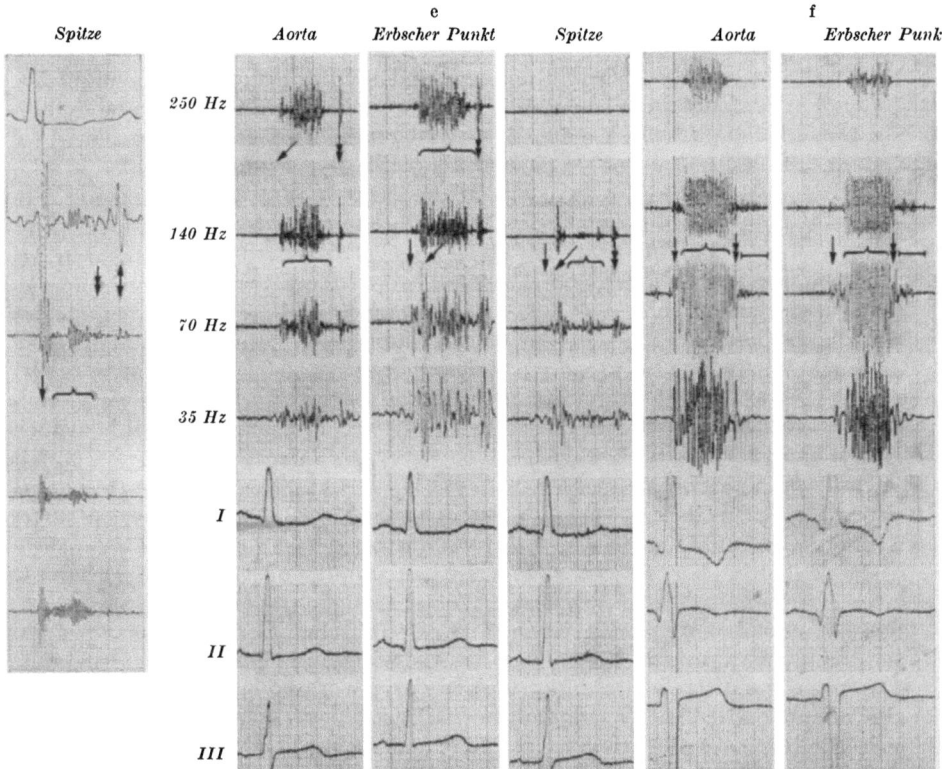

Spindelgeräusch mit Geräuschmaximum in Systolenmitte bzw. kurz danach. Über der Herzspitze ist der 2. Herzton lediglich angedeutet, der ihm folgende 3. Herzton besitzt wesentlich größere Lautstärke und wird deshalb bei der Auskultation für den 2. Herzton gehalten

e Subvalvuläre Stenose mittlerer Schwere bei einem 12jähr. Mädchen. Ventrikuloaortaler Druckgradient 70 mm Hg. Über der Aorta beginnen die akustischen Erscheinungen mit einem ejection click, der über Herzmitte und Spitze deutlich hör- und registrierbar ist. Es handelt sich damit um einen jener seltenen Fälle von subaortaler Stenose mit ejection click. — Diesem Klick folgt ein unregelmäßiges systolisches Geräusch, das am linken mittleren Sternalrand größere Lautstärke besitzt als über der Aorta

f Schwere subvalvuläre Stenose bei einem 6jähr. Knaben. Lautes, brüllendes holosystolisches Geräusch von Bandform. Ihm folgt sowohl über der Aorta als auch am linken mittleren Sternalrand ein hochfrequentes, aber leises protomesodiastolisches Decrescendogeräusch. Ein solches diastolisches Geräusch, dessen Ursache noch nicht geklärt ist, scheint bei subvalvulärer Stenose nicht allzu selten vorzukommen. Papiergeschwindigkeit: 50 mm/sec.

Zeichenerklärung: ↓ 1. Herzton; ↓ = 2. Herzton; ↑ = 3. Herzton; ↘ = 4. Herzton; ∠ = ejection click; ⌒ systolisches Geräusch; ⊢——⊣ = diastolisches Sofortgeräusch

zum anderen schärpenförmig von rechts oben nach links unten, also in Richtung Hals und in Richtung Herzspitze aus. Nicht selten ist es dabei auf der rechten Halsseite besser zu hören als auf der linken. Sehr laut und rauh kann es fast stets in der Suprasternalgrube wahrgenommen werden. In manchen Fällen ist die Fortleitung so intensiv, daß das Geräusch sogar über der Art. brachialis, der Bauchaorta und der Art. femoralis gehört werden kann. LANDTMAN u. Mitarb. machten darauf aufmerksam, daß in diesen Fällen das Geräusch über den Gliedmaßenarterien auch dann zu hören ist, wenn die Arterie proximal der Auskultationsstelle komprimiert wird. Daraus gehe hervor, daß es sich nicht lediglich um eine Fortleitung mit dem Blutstrom, sondern auch um sich fortpflanzende Vibrationen der Gefäßwand handelt. Diese Ansicht wird auch von LEPESCHKIN geteilt.

Versuche, Geräuschdauer und -qualität durch Noradrenalininfusion zu beeinflussen, haben zu unterschiedlichen und diagnostisch nicht verwertbaren Ergebnissen geführt (230).

Nicht selten wird der typische Ausbreitungsmodus aortaler Stenosegeräusche deutlicher als vom Geräusch selbst von dem meist gleichzeitig vorhandenen Schwirren demonstriert. Sein p.m. stimmt gewöhnlich mit dem p.m. des Geräusches überein. Es irradiiert aber in einen engeren Bereich, wobei die Tendenz einer Ausstrahlung in Richtung der rechten Thoraxseite und rechten Schulter offenkundig ist. Besonders eindrucksvoll kann das Schwirren in der Suprasternalgrube gefühlt werden. An den gegen den Aortenbogen palpierenden Fingern hat man häufig ein Gefühl, als ob man mit grobem Schmirgelpapier in Berührung käme.

Das systolische Crescendo-Decrescendo-Geräusch enthält hohe Frequenzen. In mindestens der Hälfte der Fälle ist nach unseren Erfahrungen das Geräusch mit typischer Spindelkonfiguration im 400 Hz-Filter nachweisbar. Frequenzen bis 800 Hz kommen vor. Von der Regel, daß das Aortenstenosegeräusch vor dem zweiten Herzton endet, scheint mitunter insofern eine Ausnahme vorzuliegen, als das systolische Geräusch in den zweiten Herzton übergehen kann. Fast stets liegt in diesen Fällen jedoch eine paradoxe Spaltung des zweiten Herztons vor. Das Geräusch ist dann zwar mit dem pulmonalen Anteil des zweiten Herztons verschmolzen, endet aber vor dem unter diesen Bedingungen dem Pulmonalanteil folgenden Aortenanteil.

Bei subvalvulärer Aortenstenose finden sich grundsätzlich systolische Geräusche von gleicher Charakteristik wie bei valvulärer Stenose. Versuche, in gleicher Weise wie bei der valvulären und infundibulären Pulmonalstenose auch bei der valvulären und subvalvulären Aortenstenose Unterschiede von diagnostischem Wert herauszuarbeiten, scheiterten. Im Durchschnitt besteht lediglich insofern ein Unterschied, daß bei subvalvulärer Stenose das p.m. der systolischen Geräusche häufig etwas tiefer und mehr nach dem linken Sternalrand zu liegt. Die Überschneidungen hinsichtlich der akustischen Befunde zwischen valvulärer und subvalvulärer Stenose sind aber derartig vielfältig, daß im Einzelfall mit den aus dem statistischen Mittel sich ergebenden Lokalisationsunterschieden diagnostisch nichts anzufangen ist. Auf Grund eigener Erfahrungen sind wir mit der Mehrzahl der Untersucher der Meinung, daß aus dem Geräuschverhalten keine Trennung von valvulärer und subvalvulärer Aortenstenose möglich ist. Auch hinsichtlich des Fortleitungsmodus bestehen keine signifikanten Unterschiede. Die Ansicht von KÖHLER, daß sich das Systolicum der subvalvulären Stenose fast nie nach der Art. carotis fortleite, vermögen wir, ebenfalls in Übereinstimmung mit der überwiegenden Zahl der Autoren, nicht zu teilen.

Nach BRACHFELD u. Mitarb. ist das Geräusch bei valvulärer Stenose häufiger von einem Schwirren über der Aorta begleitet als bei subvalvulärer Stenose. Es erscheint fraglich, ob hier nicht Einzelbeobachtungen verallgemeinert wurden.

Auch bei der supravalvulären Aortenstenose wurden bei den relativ wenigen Fällen, die bisher beobachtet und publiziert worden sind, fast stets systolische Geräusche gefunden, die genauso Ausdruck einer valvulären oder subvalvulären Stenose hätten sein können. Das trifft sowohl für die Lautstärke, als auch die Frequenzcharakteristik, das p.m. und die Ausbreitungsrichtung zu. Vereinzelt wurde jedoch über leise oder gar fehlende systolische Geräusche berichtet (*157, 184*).

Auch ein Schwirren kann bei supravalvulärer in gleicher Weise wie bei valvulärer Stenose gefühlt werden. Nach den Erfahrungen von BEUREN u. Mitarb. scheint es hierbei aber mitunter lediglich über den Halsarterien, nicht dagegen in der Präkordialgegend selbst vorhanden zu sein. Apikale systolische Desrescendogeräusche, die sich sowohl im Klangcharakter als auch im phonokardiographischen Bild vom Basisgeräusch unterscheiden, sind bei kongenitaler Aortenstenose meist Ausdruck einer relativen Mitralinsuffizienz und finden sich nahezu ausschließlich bei fortgeschritteneren und auch klinisch als schwerer imponierenden Fällen.

Für jene Patienten, bei denen eine sichere Differenzierung zwischen Aortenstenosen- und Mitralinsuffizienzgeräusch auf Grund auskultatorischer und phonokardiographischer Kriterien einmal nicht möglich sein sollte, empfehlen BARLOW u. Mitarb. die Verabreichung von Amylnitrit. Zwanzig Sekunden post inhalationem stellte sich das Stenosegeräusch unverändert oder sogar verstärkt dar, das Mitralinsuffizienzgeräusch dagegen werde abgeschwächt. Der Unterschied lasse sich mit dem Stethoskop feststellen.

Besteht eine Arrhythmie, können beide Geräusche durch ihre Beeinflußbarkeit vom vorausgehenden RR-Intervall differenziert werden. Mitralinsuffizienzgeräusche erfahren keine stärkeren Änderungen, Aortenstenosegeräusche jedoch ändern ihre Dauer und Lautstärke in direkter Proportionalität zur vorausgehenden Pulsperiodendauer.

Diastolische Geräusche. Frühdiastolische Decrescendogeräusche im unmittelbaren Anschluß an den zweiten Herzton mit p.m. über der Aorta oder dem Erbschen Punkt mit Ausbreitung entlang dem linken Sternalrand, also Geräusche wie sie eine Aortenklappeninsuffizienz kennzeichnen, sind bei kongenitalen Aortenstenosen nicht selten. Man beobachtet sie in rund 30% der Fälle, und zwar sowohl bei valvulärer als auch bei bandartiger subvalvulärer Stenose. BRACHFELD und Mitarb. geben sogar eine Häufigkeit von 50% an. Muskuläre subaortale Stenosen scheinen demgegenüber keine diastolischen Sofortgeräusche hervorzurufen (*154, 205*).

Wenn auch, vergleicht man mit Patienten ohne Basisdiastolica, der diastolische Druck bei den Fällen mit einem solchen Geräusch im Mittel etwas niedriger zu sein pflegt, muß der Blutdruck keineswegs im Sinne einer Aorteninsuffizienz verändert sein.

Bei supravalvulärer Stenose ist offenbar der Prozentsatz frühdiastolischer Geräusche noch größer als bei valvulären oder subvalvulären Stenosen, wie verschiedene Beobachtungen vermuten lassen (*160, 165, 188, 209, 235, 240*). Das Auftreten diastolischer Geräusche im Sinne einer Aorteninsuffizienz steht augenscheinlich in gewissen Beziehungen zum Alter des Patienten. Während in der Kindheit derartige diastolische Geräusche nur ausnahmsweise festgestellt werden konnten, werden sie im Schulalter und in späteren Dezennien regelmäßiger gefunden. Besonders eindrucksvoll wird diese Altersabhängigkeit in jenen Fällen demonstriert, in denen frühere Untersuchungen lediglich ein systolisches Geräusch, Jahre später vorgenommene Untersuchungen dagegen zusätzlich ein diastolisches Geräusch ergaben (*165, 188*).

Diastolische Intervallgeräusche mit p.m. im Spitzenbereich können das Geräuschbild aller kongenitaler Aortenstenoseformen komplizieren. Wie Obduktionsbefunde in Einzelfällen bestätigten, darf ihr Vorhandensein nicht ohne weiteres als Zeichen einer begleitenden organischen Mitralstenose gewertet werden. In der Mehrzahl der Fälle handelt es sich vielmehr lediglich um den Ausdruck einer relativen Mitralstenose. Entsprechend sind sie gewöhnlich nur den schwereren Fällen mit erheblicher linksventrikulärer Drucksteigerung zugeordnet. Ein Mitralöffnungston gelangt unter diesen Bedingungen wohl nicht zur Beobachtung, und es dürfte dann immer fraglich sein, ob nicht doch eine organische Stenose für die diastolischen Schallerscheinungen verantwortlich ist.

c) Kombination einer kongenitalen Aortenstenose mit zusätzlichen Anomalien

Wie anfangs erwähnt, werden in Kombination mit einer kongenitalen Aortenstenose als zusätzliche Anomalien am häufigsten ein offener Ductus, eine Pulmonalstenose, eine Aortenisthmusstenose und eine Aorta bicuspida beobachtet. Septumdefekte sind demgegenüber deutlich seltener.

Grundsätzlich kann gesagt werden, daß durch die genannten Fehlbildungen der Schallbefund der Aortenstenose nicht oder nur dann alteriert wird, wenn die zusätzliche Anomalie das aortale Durchflußvolumen vermindert, was insbesondere bei Ventrikelseptumdefekten, weniger bei Vorhofseptumdefekten der Fall ist. Zudem kann das laute Ventrikelseptumdefektgeräusch mit seiner meist ausgedehnten Propagation das Aortenstenosegeräusch zusätzlich noch übertäuben, so daß eine differentialdiagnostische Abgrenzung der Aortenstenose nach dem Schallbefund unmöglich werden kann. Um dort, wo es aber möglich ist, die Aortenstenose nicht zu übersehen, bedarf es einer ganz besonders subtilen Analyse der Schallkurven und des akustischen Geräuscheindrucks. An die Möglichkeit einer Kombination von Aortenstenose und Ventrikelseptumdefekt sollte immer dann gedacht werden, wenn rechts parasternal und über Herzmitte bzw. links parasternal laute und scharfe Geräusche unterschiedlicher Qualität und Konfiguration nachweisbar sind.

Größte Schwierigkeiten kann auch die Erkennung einer gleichzeitig vorhandenen Stenosierung der Aorten- und Pulmonalklappe bzw. des subvalvulären Bereichs des rechten und linken Ventrikels bereiten. Neben der zeitweilig möglichen Feststellung zweier Geräuschmaxima links und rechts parasternal mit Ausbreitung sowohl nach der linken als auch nach der rechten Axilla müssen hier alle im Röntgenbild und im EKG erkennbaren Hinweise auf eine Linksbelastung peinlich beachtet werden. Es besteht nämlich weniger die Gefahr, daß die Pulmonalstenose übersehen wird. Meist sind die durch die Pulmonalstenose hervorgerufenen Symptome so vordergründig, daß dadurch die Zeichen der Aortenstenose maskiert und nicht richtig gedeutet werden.

Dominiert andererseits bei lauten systolischen Geräuschen rechts und links parasternal die Symptomatik einer Aortenstenose, so kann sich eine begleitende Pulmonalstenose unter Umständen durch eine weite Spaltung des zweiten Herztons über der Art. pulmonalis mit regelrechter, also nicht paradoxer respiratorischer Verschieblichkeit zu erkennen geben.

Hinsichtlich der Kombination einer Aortenstenose mit einer Aortenisthmusstenose sei auf den Abschnitt über die Aortenisthmusstenose verwiesen.

Beim gleichzeitigen Vorkommen einer Aortenstenose und eines offenen Ductus Botalli werden die typischen Geräusche beider Anomalien in der Regel nicht in einem Maße beeinflußt, daß eine Erkennung oder zumindest eine Vermutungsdiagnose verhindert würden. Allerdings kann unter dieser Voraussetzung mit dem Symptom der Fortleitung nach dem Hals und der Suprasternalregion sowie mit einem Schwirren in dieser Gegend nichts angefangen werden, da beide Anomalien gleiche Erscheinungen verursachen. Schwierig kann auch die Beurteilung diastolischer Geräusche rechts parasternal sein. Obwohl es sich um eine einfache Fortleitung der diastolischen Komponente des kontinuierlichen Geräusches des offenen Ductus handeln kann, ist rechts parasternal die Kontinuität zwischen systolischem und diastolischem Geräusch meist nicht so gewahrt wie links parasternal, so daß unter dem Eindruck eines systolisch-diastolischen Zweitaktgeräusches der Verdacht einer begleitenden Aorteninsuffizienz aufsteigen kann. Daß unter diesen Bedingungen aber eine bevorzugte Fortleitung diastolischer Anteile des kontinuierlichen Geräusches für derartige systolische-diastolische Doppelgeräusche verantwortlich sein kann, wird durch das Verschwinden rechtsparasternaler diastolischer Geräusche zusammen mit dem kontinuierlichen Geräusch nach Unterbindung des Ductus nahegelegt (202).

Ohne eingreifendere Maßnahmen, und auch dann nur mit Einschränkung, ist die Erkennung einer gleichzeitig vorhandenen valvulären und subvalvulären Aortenstenose unmöglich.

d) Postoperative Befunde

Die jetzt fast ausschließlich geübte operative Technik mit Korrektur der Stenose unter Sicht am eröffneten Herzen, unter Benützung eines extrathorakalen Kreislaufs, gestattet eine Klappenpräparation ohne das Risiko erheblicher Klappenverletzungen, wie es bei dem anfangs üblichen, transventrikulären blinden

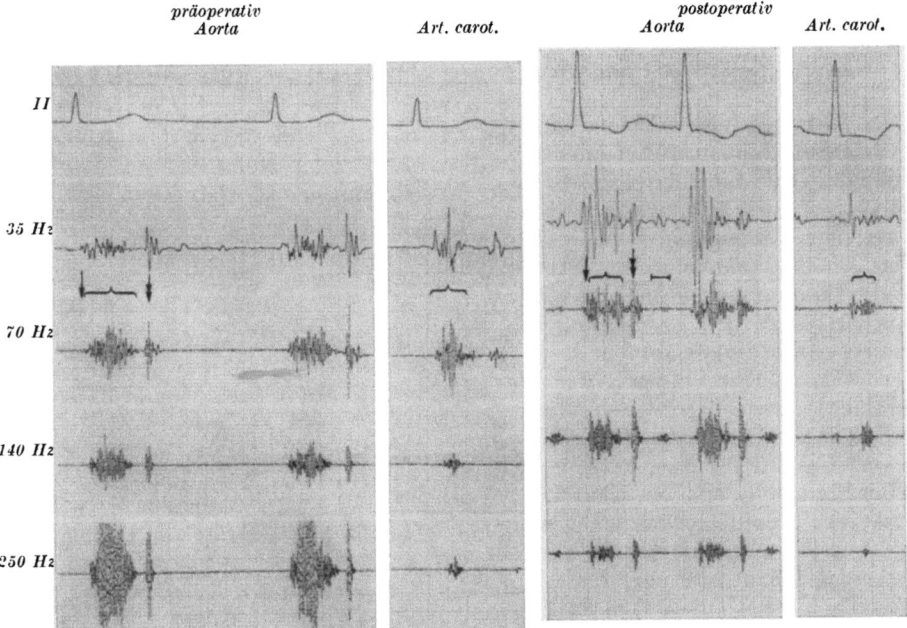

Abb. 4. Herzschallkurven bei angeborener valvulärer Aortenstenose vor und nach Operation. Transvalvulärer systolischer Druckgradient präoperativ 60 mm Hg bei einem linksventrikulären systolischen Druck von 160 mmHg. Druckgradient unmittelbar nach der Operation 5 mm Hg. Postoperativ ist eine Zunahme der Lautstärke des 1. Herztons (↓), besonders auch in den höheren Frequenzbereichen, feststellbar. Das systolische Geräusch (——) ist deutlich leiser und geringgradig kürzer geworden. Die Lautstärke des 2. Herztons (↕) hat in den mittleren Frequenzbereichen zugenommen. Ein postoperativ aufgetretenes diastolisches Intervallgeräusch (⊢——⊣) fiel auskultatorisch durch seinen ohrnahen und rauhen Klang auf. Es war extrakardialer bzw. perikardialer Genese und verschwand im weiteren Verlauf

Vorgehen der Fall war. Schwere Aorteninsuffizienzen mit lautem und langem diastolischen Sofortgeräusch über der Basis waren deshalb früher geläufige postoperative Beobachtungen (203), sind jetzt aber seltener geworden. Vorbestehende

Aorteninsuffizienzgeräusche können durch die Operation allerdings verstärkt werden (*208*).

Das systolische Stenosegeräusch verschwindet als Folge der Operation praktisch nie, es wird aber, war die Operation erfolgreich, meist leiser, weicher, und mitunter kürzer (*138, 152, 168, 174, 189, 194, 196, 199, 208*). Das Maximum des Geräusches verlagert sich in frühere Phasen der Systole, wandert als Folge der Operation also in Richtung zum ersten Herzton (Abb. 4). Trotz guten Operationseffektes kann das Geräusch postoperativ aber auch weitgehend unbeeinflußt weiter bestehen. Fast stets nimmt in diesen Fällen aber das präkordiale und suprasternale Schwirren ab. Nach LEVY u. Mitarb. soll es in 74% der Operierten sogar völlig verschwinden. Bei bandförmigen subaortalen Stenosen konnte vereinzelt postoperativ überhaupt kein Geräusch mehr nachgewiesen werden (*186*). Ungeklärt ist eine Beobachtung von BEARD u. Mitarb., nach der nach Durchtrennung eines subvalvulären fibrösen Bandes ein vor der Operation nicht vorhandenes Aorteninsuffizienzgeräusch aufgetreten sei, ohne daß die Aortenklappe beschädigt worden sein soll.

Apikale diastolische Intervallgeräusche einer relativen Mitralstenose verschwinden nach erfolgreicher Operation stets (*203*). Der zweite Herzton, insbesondere sein aortaler Anteil, kann nach der Operation lauter und höherfrequent werden. Derartige Veränderungen werden fast regelmäßig dann beobachtet, wenn der zweite Herzton vorher abgeschwächt war. Paradoxe Spaltungen bilden sich zurück.

e) Bedeutung der Hämodynamik für die Schallbefunde

Das Vorliegen einer Einengung der Ausflußbahn des linken Ventrikels, im Bereiche des Klappenostiums oder des supravalvulären Aortenabschnitts ist nicht gleichbedeutend mit hämodynamischen Auswirkungen. Die hämodynamischen Folgen einer Aortenstenose bestehen in einem Druckverlust an der Stenosestelle. Bei geringer Einengung vermag der linke Ventrikel ohne zusätzliche Drucksteigerung ein ausreichendes Minutenvolumen aufrechtzuerhalten. Bei hochgradiger Einengung ist die linke Herzkammer jedoch nur über eine erhebliche intraventrikuläre Drucksteigerung in der Lage, den Effekt der sich im Sinne eines Reduzierventils auswirkenden Stenose wenigstens soweit zu paralysieren, daß eine genügende Durchblutung der Körperperipherie unter ausreichendem Druck gewährleistet wird. Der ventrikuloaortale Druckgradient stellt somit also einen Gradmesser der hämodynamischen Relevanz der Stenose dar. Das Vorhandensein eines systolischen Stenosegeräusches ist jedoch nicht an einen bestimmten Schweregrad der Stenose gebunden. Eine Lichtungseinengung um 10% genügt bereits, um das typische Spindelgeräusch zu erzeugen. Daß dieses Geräusch tatsächlich im Stenosebereich entsteht, konnte nach experimenteller Stenosierung am Hund mit intrakardialer bzw. intraaortaler Schallregistrierung unter Beweis gestellt werden (*210*).

Eine 10%ige Lichtungseinengung reicht aber keinesfalls aus, um eine Stenose im hämodynamischen Sinne hervorzurufen. Mit einer solchen ist frühestens bei einer Verkleinerung der Durchflußfläche auf 40—50% der Ausgangsgröße zu rechnen. Erst bei einer Klappenöffnung von 0,5 cm² und weniger (normale Größe etwa 3,0 cm²) beginnt der ventriculoaortale Druckgradient 40 mm Hg zu übersteigen, die Stenose damit hämodynamische und klinische Bedeutung zu erlangen.

Das systolische Stenosegeräusch weist somit zunächst lediglich auf eine Barriere in der Strombahn hin. Ob darüber hinaus Aussagen hinsichtlich der Frage, in welchem Umfange sich diese Barriere als echtes Hindernis auswirkt, möglich sind, war zu prüfen.

Vergleiche der Anschwell- und Abklinggeschwindigkeit des Stenosegeräusches, seines Beginns und des Zeitpunktes seines Maximums mit dem Schweregrad der Stenose bzw. dem ventrikuloaortalen Druckgradienten haben aber nur eine dürftige Ausbeute ergeben, die sich folgendermaßen zusammenfassen läßt (Abb. 5):

1. *Eine sichere Abhängigkeit des Zeitpunktes des Amplitudenmaximums von der Druckdifferenz kann nicht errechnet werden. Im allgemeinen tritt das Geräuschmaximum bei fehlendem oder kleinem Druckgradienten früher auf als bei großem Druckgradienten* (136, 167, 173, 174, 180).

2. *Die Geräuschqualität korreliert nicht mit der Schwere der Stenose* (177).

3. *Bei leichteren Stenosen überwiegt im allgemeinen der Decrescendoanteil des Geräusches, bei schwereren Stenosen der Crescendoanteil* (136).

4. *Es besteht keine faßbare Beziehung zwischen Schwere der Stenose und Intervall zwischen erstem Herzton und Geräuschbeginn sowie Amplitude des Geräusches im Vergleich zur Amplitude des ersten oder zweiten Herztones.*

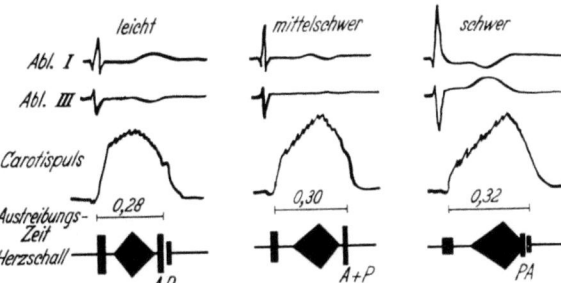

Abb. 5. Schematische Darstellung des Elektrokardiogramms, der Carotispulskurve, der Austreibungszeit und des Herzschalls bei Aortenstenose in Abhängigkeit vom Schweregrad. Beachte die — mögliche — paradoxe Spaltung des 2. Herztons bei schwerer Stenose. Zeichenerklärung: A=Aortenanteil des 2. Herztons; P=Pulmonalanteil des 2. Herztons

5. *Mit zunehmender Druckdifferenz scheint eine Amplitudenverminderung des zweiten Herztons einzusetzen. Ausnahmen sind jedoch nicht selten* (173).

Damit erweist sich der Herzschall für die Abschätzung der Schwere einer Aortenstenose als wenig hilfreich. Sein Wert für die Erkennung einer Aortenstenose wird durch diese Tatsache nicht beeinträchtigt.

Etwas zuverlässigere Rückschlüsse auf die hämodynamische Situation scheint der vierte Herzton zu gestatten. Nach den Untersuchungen von GOLDBLATT u. Mitarb. ist er stets vorhanden, wenn der enddiastolische Druck des linken Ventrikels 12 mm H., der linksventriculäre systolische Druck 160 mmHg und der ventrikuloaortale Druckgradient 75 mm Hg übersteigen. Ähnliche Ergebnisse teilten BRAUNWALD u. Mitarb. mit.

Die hämodynamischen Besonderheiten, welche im Zusammenhang mit dem systolischen ejection click und dem zweiten Herzton interessieren, wurden bei der Besprechung dieser Schallerscheinungen erörtert. Einzugehen bleibt noch auf die diastolischen Geräusche, welche, wie dargelegt wurde, bei allen drei Lokalisationen der kongenitalen Aortenstenose mit einer auffallenden Häufigkeit beobachtet werden. Am leichtesten läßt sich ihr Vorhandensein bei valvulärer Stenose erklären. Das frühdiastolische Basisgeräusch ist Ausdruck einer echten Klappeninsuffizienz, hervorgerufen durch Deformierungen, Atrophie der Klappen oder eine Aorta bicuspida, wobei eine gegenseitige Traumatisierung beider Klappen entsprechend den Vorstellungen von EDWARDS eine Rolle spielen mag. Es handelt sich also um anatomische Begleiterscheinungen, die im Rahmen der kongenitalen valvulären Aortenstenose durchaus nicht ungewöhnlich sind, welche aber eine aortale Regurgitation zur Folge haben können. Da dieser Rückfluß fast nie stärkere Grade erreicht, ist das Fehlen einer nennenswerten Vergrößerung der Blutdruckamplitude und einer erheblicheren Senkung des diastolischen Drucks verständlich.

In Ausnahmefällen kann eine aufgepfropfte bakterielle Endokarditis eine Insuffizienzkomponente bei vorhandener kongenitaler Stenose auslösen.

Auch bei der supravalvulären Stenose ist das häufige Auftreten aortaler Insuffizienzgeräusche plausibel. Selbst wenn der Klappenapparat nicht in die Mißbildung in irgendeiner Form einbezogen ist, lastet auf dem kurzen Gefäßstück zwischen Aortenklappe und supravalvulärer Stenose ein derartiger Druck, daß die Entwicklung einer Dilatation in diesem Bereich mit konsekutiver Erweiterung des Klappenringes nicht verwundert. Das Ergebnis muß eine relative Aorteninsuffizienz sein. Der Umstand, daß diastolische Basisgeräusche bei der supravalvulären Aortenstenose häufig erst nach einer gewissen Zeit hörbar werden können, paßt gut zu dieser Vorstellung.

Am schwierigsten ist das diastolische Sofortgeräusch bei der subvalvulären Aortenstenose zu deuten. Gerade bei dieser Form wird es aber anscheinend immer häufiger beobachtet. Bei dieser Stenoselokalisation bestehen nun weder aortale Klappenveränderungen noch hämodynamische Besonderheiten, die eine echte oder eine relative Aorteninsuffizienz erklären könnten. BRACHFELD u. Mitarb. sehen in dem frühdiastolischen Sofortgeräusch den Ausdruck eines Blutrückflusses aus der unter Spannung stehenden subvalvulären Kammer in den eigentlichen linken Ventrikel nach Klappenschluß. Es ist gut vorstellbar, daß der Druckabfall am Ende der Systole im linken Ventrikel rascher erfolgt als in der subvalvulären Kammer, und daß auf diese Weise ein Druckgradient zwischen beiden Kammerabschnitten entsteht, der unter Umständen bis in die Diastole hineinreicht. Auf diese Weise könnten aber prinzipiell nur Geräusche erklärt werden, die in die Protodiastole fallen. Protomesodiastolischen oder gar holodiastolischen Geräuschen kann dagegen ein derartiger Entstehungsmechanismus wohl kaum zugrunde liegen.

Eine zweite Möglichkeit diastolischer Geräuschentstehung im Bereiche einer subvalvulären Aortenstenose scheint dann gegeben, wenn in dieser Phase der Herzrevolution der Druck in der linken Kammer bzw. in dem zu diesem Zeitpunkt weitgehend unter Druckgleichheit stehenden linken Vorhof und linken Ventrikel über dem Druck in der subvalvulären Kammer liegt, so daß sich der Vorhof nicht allein in den eigentlichen Ventrikel, sondern auch in die subvalvuläre Kammer entleeren könnte. Beim Einstrom des Blutes in den subvalvulären Ventrikelteil bestünde dann die Möglichkeit zu Wirbelbildungen, welche auskultatorisch oder phonokardiographisch als diastolisches Geräusch wahrzunehmen sind. Auf diese Weise ließen sich längere diastolische Geräusche erklären, schwer deutbar bliebe aber der sofortige Beginn nach dem zweiten Herzton. Nach allen Erfahrungen unter analogen Bedingungen müßte ein Intervallgeräusch, also ein vom zweiten Herzton abgesetztes diastolisches Geräusch erwartet werden.

Ein diastolisches Sofortgeräusch wäre auch dann denkbar, wenn der Druck im subaortalen Ventrikel während der Systole rascher absinkt als im eigentlichen linken Ventrikel. Das würde zur Folge haben, daß sich die Aortenklappen früher schließen, als sich die Mitralklappen öffnen. Auf diese Weise bestünde nach dem zweiten Herzton und damit schon zum Beginn der Diastole eine Blutströmung vom eigentlichen linken Ventrikel zur subvalvulären Kammer. Geht man davon aus, daß nach den oben skizzierten Überlegungen auch nach Öffnung der Mitralklappe während der Füllungsphase des Ventrikels Blut die subvalvuläre Stenose passieren und damit die Ursache für eine Geräuschentstehung abgeben kann, so ließen sich unter dieser Vorstellung auch längere diastolische Geräusche mit sofortigem Beginn nach dem zweiten Herzton erklären. Kontrolliert werden müßte, ob in den Fällen von subaortaler Stenose mit diastolischem Geräusch die bei aortalen Stenosen an sich meist verlängerte Austreibungszeit normal oder gar, bezogen auf die Frequenz, verkürzt gefunden wird. Ein solches Verhalten könnte als Argument für die Annahme eines rascheren systolischen Druckabfalls in der subvalvulären

Kammer, also hinter der Stenose, verwandt werden. Es ist durchaus wahrscheinlich, daß hierbei auch die Größe der subaortalen Kammer eine Rolle spielt.

Leider haben wir bisher lediglich zwei subaortale Stenosen mit diastolischen Geräuschen beobachtet. Eine verbindliche Aussage ist danach genausowenig möglich, wie aus den im Schrifttum abgebildeten Kurven die Dauer der Austreibungszeit entnommen oder ausgemessen werden kann.

Eine endgültige Klärung dürfte hier nur die intrakardiale Schallschreibung einerseits und eine Konfrontierung der Schallbefunde mit simultan gemessenen Druckwerten in beiden Ventrikelabschnitten und in der Aorta erbringen. Vorerst kann lediglich gesagt werden, daß für das frühdiastolische Geräusch der subaortalen Stenose eine Wirbelbildung als Folge einer Blutströmung zwischen eigentlichem linken Ventrikel und subvalulärer Kammer verantwortlich sein dürfte, wobei nach unserem Dafürhalten ein orthograder Blutfluß wahrscheinlicher ist als ein retrograder. Jedenfalls besteht nicht der geringste Hinweis für eine echte oder relative Aortenklappeninsuffizienz als Ursache des Geräusches.

Zum Schluß bleibt noch kurz auf die Frage einer Differentialdiagnose zwischen angeborener und erworbener Aortenstenose einerseits und zwischen kongenitaler sub-, supra- und valvulärer Stenose andererseits einzugehen.

Diese Frage läßt sich praktisch in einem Satz abtun:

Es gibt keine zuverlässigen objektiven klinischen Kriterien, welche mit hinreichender Sicherheit eine Unterscheidung erlaubten.

Das gilt nicht allein für die akustischen Phänomene, sondern auch für andere Befunde (röntgenologische Konfiguration des Herzens und der aufsteigenden Aorta, Nachweis von Verkalkungen, Veränderungen der arteriellen Pulskurve, EKG). Im statistischen Mittel wird dieses oder jenes Symptom zwar bei der einen Form häufiger angetroffen als bei der anderen, zunehmende Erfahrungen haben aber gelehrt, daß auf diesen Ergebnissen keine diagnostischen Richtlinien für den Einzelfall aufgebaut werden können. In gleicher Weise wie bei jeder Stenoselokalisation ein völlig identisches Verhalten des Geräusches und der ersten und zweiten Herztöne — eine gewisse Ausnahme scheint, wie oben dargelegt, lediglich der Aortenöffnungston zu machen — beobachtet werden kann, wurden sowohl bei erworbener als auch bei angeborener valvulärer, sub- und supravalvulärer Stenose Verkalkungen gefunden, wurden sowohl Dilatationen als auch offensichtlich normale Weiten der Aorta ascendens nachgewiesen und normale und deformierte arterielle Pulskurven mit und ohne Incisur beschrieben. Diese diagnostische Unsicherheit besteht nicht allein hinsichtlich des Einzelsymptoms, sondern auch dann, wenn man durch Kombination verschiedener Einzelerscheinungen versucht, Symptomenverbindungen herzustellen. Ein diastolisches Geräusch neben dem typischen Stenosegeräusch beweist eben beim Fehlen einer poststenotischen Aortendilatation nicht das Vorliegen einer supravalvulären Stenose, wie teilweise angenommen worden ist. Die gleiche Symptomenkombination kann bei subvalvulärer und bei erworbener und angeborener valvulärer Stenose vorgefunden werden.

Für die Unterscheidung zwischen erworbener und angeborener Aortenstenose muß der Anamnese Bedeutung beigemessen werden, obwohl jeder Erfahrene die Imponderabilien kennt, die anamnestischen Daten in bezug auf kongenitale und erworbene Vitien innewohnen. Ein zuverlässigeres differentialdiagnostisches Kriterium können koexistente Klappenfehler oder Anomalien sein.

Eine Differenzierung der Lokalisation einer kongenitalen Aortenstenose verlangt eingreifendere diagnostische Maßnahmen (Linksherzkatheterismus, Angiokardiographie). Auf Grund eigener Erfahrungen, insbesondere auch hinsichtlich der formalen Veränderungen sog. Rückzugskurven (fortlaufende Druckregistrierung beim Zurückziehen eines Katheters aus dem prä- in das poststenotische Gebiet oder umgekehrt) vermögen wir den oftmals zum Ausdruck gebrachten Optimismus nur bedingt zu teilen. So einleuchtend die Annahme ein- oder mehrstufiger Druckübergänge je nach Stenosensitz theoretisch ist, so darf doch die Zahl der Versager nicht unterschätzt werden.

Letztlich müssen wir uns damit abfinden, daß am uneröffneten Herzen mit Hilfe der uns zur Verfügung stehenden Untersuchungsverfahren eine Aussage über die Lokalisation einer kongenitalen Aortenstenose mit Schwierigkeiten verbunden sein kann.

f) Anhang: Aorta bicuspida

Eine Aorta bicuspida kommt isoliert und in Kombination mit anderen Anomalien, insbesondere Aortenisthmusstenose und, wie schon mehrfach erwähnt, angeborener Aortenstenose, als kongenitale Fehlbildung und als Produkt einer Endokarditis der Aortenklappen vor. Sowohl bei angeborener Aorta bicuspida als auch dort, wo eine Zweiklappigkeit durch endokarditische Verwachsungen sekundär geschaffen wurde, ist als wesentliches Merkmal herauszustellen, daß die Länge beider Klappen zwar übereinstimmen kann, in der Regel aber deutliche Längenunterschiede bestehen. Der Klappenspalt ist auf diese Weise exzentrisch gelagert, unregelmäßig in seiner Kontur. Statt eines kreisförmigen findet sich ein lineares oder elliptisches Ostium.

Allein auf Grund dieser morphologischen Besonderheiten besteht genügend Ursache für die Entstehung turbulenter Strömungen während der Austreibungsphase des linken Ventrikels. Zudem müssen die anatomischen Besonderheiten auch als ausreichend erachtet werden, um als echtes Strömungshindernis zu fungieren. Messungen des ventrikuloaortalen Druckgradienten haben nun tatsächlich auch die Möglichkeit eines geringen systolischen Druckverlustes an der Aortenklappe beim Vorliegen einer Aorta bicuspida unter Beweis gestellt. Nach den Angaben von BENTIVOGLIO u. Mitarb. belaufen sich die systolischen Druckunterschiede zwischen Aorta und linkem Ventrikel zwischen 0 und 40 mm Hg. Es resultiert hämodynamisch damit eine ähnliche Situation, wie sie bei leichten Aortenklappenstenosen gefunden wird. Es nimmt deshalb nicht wunder, wenn auch der Schallbefund weitgehend dem bei Aortenklappenstenosen ähnelt. Ein systolisches Geräusch darf als obligat angesehen werden. Zwar wurden von LEWIS u. Mitarb. in einer vorwiegend anatomisch-pathologisch ausgerichteten Arbeit zwei Fälle ohne Geräusche mitgeteilt. Es erscheint jedoch fraglich, ob bei diesen Fällen zu Lebzeiten mit der nötigen Sorgfalt nach dem Vorhandensein von Geräuschen gefahndet worden ist.

Das systolische Geräusch ist laut, rauh und von Crescendo-Decrescendo-Charakter. Es hat sein p.m. im zweiten ICR rechts parasternal und wird mit abnehmender Lautstärke zum Jugulum, Hals, linken Sternalrand und zur Spitze fortgeleitet. Ausnahmsweise kann auch eine Ausstrahlung zum Rücken erfolgen. Das Geräusch läßt sich vom ersten Herzton abgrenzen und endet vor dem zweiten Herzton. Der erste und zweite Herzton sind im übrigen unauffällig, wenn auch der zweite Herzton bzw. sein Aortenanteil betont sein können.

Mehrfach wurde ein aortaler ejection click beschrieben (*143, 203, 217*). Auch dieser Befund steht im Einklang mit den Erfahrungen bei Aortenklappenstenose.

Häufig ist über der Herzbasis ein Schwirren zu fühlen. Theoretisch müßte aus den anatomischen Gegebenheiten gefolgert werden, daß der Aorta bicuspida zumindest teilweise auch eine funktionelle Klappeninsuffizienz eigen sein kann. Klinische Erfahrungen haben aber gelehrt, daß eine Aorta bicuspida solange schlußfähig zu sein pflegt, solange sich keine Endokarditis aufpropft oder keine Aortenisthmusstenose gleichzeitig vorhanden ist. Selbst bei Patienten jenseits des achtzigsten Lebensjahres wurden jegliche Anzeichen einer Aorteninsuffizienz vermißt (*232*).

Die bicuspide Aortenklappe scheint für die Entwicklung einer bakteriellen Endokarditis einen günstigen Boden abzugeben. Das Auftreten eines diastolischen Sofortgeräusches über der Basis bei bis dahin rein systolischer Geräuschbildung muß als schwerwiegendes Argument für die Annahme einer bakteriellen Endokarditis gewertet werden, ohne daß freilich weitergehende Schlüsse auf die präexistente Anomalie möglich sind.

Die Angaben im Schrifttum über eine Aorta bicuspida bei Aortenisthmusstenose schwanken zwischen 20 und 75%, also in sehr weiten Grenzen. Immerhin darf aus diesen Angaben gefolgert werden, daß die Kombination Aortenisthmusstenose/Aorta bicuspida keine Seltenheit darstellt. Bedeutsamer erscheint, daß unter den besonderen Druck- und Strömungsverhältnissen der Isthmusstenose eine bicuspide Aortenklappe ihre Schlußfähigkeit verlieren kann und häufig tatsächlich auch verliert. Nach EDWARDS ist bei Aortenisthmusstenose eine Aorta bicuspida in 85% der Fälle für diastolische Basisgeräusche verantwortlich, wobei die Insuffizienzkomponente entweder durch die anatomischen Besonderheiten bei erhöhtem arteriellen Druck primär gegeben sein oder sich sekundär durch konsequente Traumatisierung einer Klappe durch die andere als Folge unterschiedlicher Größe entwickeln kann. Wenn bei Aorta bicuspida aber eine arterielle Hypertonie genügt, um hämodynamisch und akustisch Klappeninsuffizienzsymptome hervortreten zu lassen, kann nicht von der Hand gewiesen werden, daß auch beim Zusammentreffen einer Aorta bicuspida mit einer Hypertonie anderer Ursache einmal mit einer aortalen Regurgitation und damit mit einem basalen diastolischen Sofortgeräusch gerechnet werden muß. Ausnahmen von jener Regel, nach der eine bicuspide Aortenklappe nicht insuffizient wird, solange sie nicht mit einer Endokarditis oder einer Aortenisthmusstenose kombiniert ist, stellen deshalb ein logisches Postulat dar.

II. Aortenatresie

a) Anatomie

Die Aortenatresie figuriert in der Zusammenstellung ABBOTTS mit rund 1%. Diese Häufigkeit deckt sich etwa mit den Erfahrungen anderer Zentren, die über eine größere Beobachtungszahl verfügen.

Anatomisch-pathologisch besteht entweder eine völlige Atresie des Aortenostiums in Form eines membranösen Verschlusses (pulmonaler Pseudotruncus), oder aber die Membran ist perforiert. Fast stets handelt es sich bei diesen Ausnahmefällen um sehr kleine Öffnungen, so daß funktionell praktisch kein Unterschied zur völligen Atresie resultiert.

Eine höchstens auf wenige Monate beschränkte Lebensfähigkeit wird durch zusätzliche Fehlbildungen geschaffen, welche eine Umgehung der atretischen Aortenklappe gestatten. Hierzu ist einmal eine intrakardiale Blutdurchmischung im Sinne eines Links-Rechts-Shunts und zum anderen ein extrakardialer Rechts-Links-Shunt notwendig. Neben der obligaten Persistenz eines Ductus Botalli gehört ein offenes Foramen ovale, seltener ein Vorhofseptumdefekt, zur Aortenatresie. Vereinzelt erfolgt der Links-Rechts-Shunt auch über transponierte Pulmonalvenen (*10*). Das Ventrikelseptum ist in der Regel intakt.

Dem rechten Ventrikel obliegt die Blutversorgung des kleinen und großen Kreislaufs. In ihm und in der Art. pulm. herrscht demzufolge Systemdruck.

Relativ häufig besteht neben der Aortenatresie noch eine Mitralklappenatresie. Der linke Ventrikel ist in diesem Falle zwar vorhanden, stellt aber lediglich eine funktionslose Appendix dar (Cor pseudotriloculare). Die zirkulatorische Situation gleicht derjenigen der Aortenatresie ohne gleichsinnige Mitralklappenveränderungen.

Nur geringfügige hämodynamische Unterschiede bestehen dann, wenn statt einer Aortenatresie lediglich eine -hypoplasie vorhanden ist. Isoliert kommt diese Anomalie extrem selten, in Kombination mit anderen Fehlbildungen etwas häufiger vor.

b) Herzschall

Der erste Herzton bedarf keiner besonderen Besprechung. Sein Verhalten weist keine Auffälligkeiten auf.

Der zweite Herzton wird bei der Aortenatresie lediglich durch den Pulmonalklappenschluß erzeugt. Er ist deshalb stets singulär. Ein gespaltener zweiter Herzton schließt das Vorhandensein einer Aortenatresie aus.

Bei Aortenhypoplasie dagegen kann der zweite Herzton normale Spaltung zeigen (*249*). Wenn auch der Pulmonalanteil in diesen Fällen im Vergleich zum Aortenanteil eine relative Amplitudenzunahme aufweisen kann, so sind doch aus der Lautheit der beiden Klappenschlußtöne keine bindenden Rückschlüsse auf das Ausmaß der Aortenhypoplasie möglich.

An Extratönen kann ein **pulmonaler ejection click** vorhanden sein. Er ist auf eine vermehrte Spannung der Art. pulm. als Folge des großen pulmonalen Stromvolumens zurückzuführen. In einem Fall von ELLIOTT u. Mitarb. setzte er erst 0,12 sec nach dem ersten Herzton ein. Dieser relativ späte Einfall spiegelt die verlängerte isometrische Kontraktionsphase des überlasteten rechten Ventrikels wider.

Ein systolisches Geräusch soll bei Aortenatresie meist fehlen (*246, 247*), was zum Verhalten beim echten Truncus arteriosus communis kontrastiere, da bei ihm gewöhnlich ein solches Geräusch vorhanden sei. Auch BREKKE hörte in seinen beiden Fällen kein Geräusch, obwohl neben einem offenen Foramen ovale eine Tricuspidalinsuffizienz vorlag.

Andere Autoren aber stellten in einer nicht zu kleinen Zahl systolische Geräusche fest. So fanden NOONAN u. Mitarb. in 10 von 15 Fällen „weiche, unspezifische" systolische Geräusche, und KEITH u. Mitarb. sammelten in einer Literaturübersicht unter 38 Kleinkindern 15 Fälle mit systolischen Geräuschen.

Neben „unspezifischen", wohl auf geringe Strömungsunebenheiten differenter Lokalisation zurückzuführenden Geräuschen, muß mit systolischen Geräuschen als Ausdruck einer Tricuspidalinsuffizienz, die die isolierte und kombinierte Aortenatresie häufig begleitet, gerechnet werden. Wenn auch die Beobachtungen von BREKKE lehren, daß selbst eine manifeste Triculspidalinsuffizienz ohne Geräusche einhergehen kann, so ist ein solches Verhalten nicht die Regel. Vielmehr finden sich unter diesen Umständen mittellaute bis laute holosystolische Decrescendogeräusche mit p.m. am unteren linken Sternalrand und weiter Fortleitung über das Präcordium, zum Rücken, gelegentlich sogar zum Hals (*244*).

Bei Aortenhypoplasie sind laute, stenoseähnliche systolische Geräusche mit Fortleitung entlang der großen Gefäße (*249*), die mitunter als Distanzgeräusche wahrgenommen werden können, nicht ungewöhnlich.

Mesodiastolische apicale Geräusche können nur in Einzelfällen festgestellt werden (*16, 244*). Soweit die Mitralklappe unversehrt ist, sind diese Geräusche auf eine relative Tricuspidalstenose bei großem Strömungsvolumen zurückzuführen.

Es verwundert, daß, obwohl das gesamte Blutvolumen des großen und kleinen Kreislaufs die Pulmonalklappe passieren muß, relative Pulmonalklappeninsuffizienzen bei Aortenatresie offenbar bisher nicht beobachtet worden sind. Augenscheinlich ist für diese Tatsache von Bedeutung, daß sich das Pulmonalgefäß von den ersten Entwicklungsstufen an dieser ungewöhnlichen zirkulatorischen Situation anzupassen vermochte, so daß weder die kapazitive Überladung noch die pressorische Überlastung des pulmonalen Pseudotruncus die Schlußfähigkeit der Pulmonalklappe zu beseitigen vermögen.

Nicht überraschend dagegen ist das Fehlen eines kontinuierlichen Ductusgeräusches. Der Ductus, dessen Kaliber in der Regel demjenigen der erweiterten Art. pulm. und der Aorta descendens entspricht, verbindet Gefäßprovinzen gleichen Drucks. Mithin ist weder im Hinblick auf die Druckverhältnisse noch auf den Gefäßdurchmesser Anlaß für eine Geräuschentstehung gegeben.

III. Aortenisthmusstenose

a) Anatomie

Zwischen Abgang der linken Art. subclavia und der aortalen Mündung des Ductus bzw. Ligamentum Botalli findet sich eine physiologische relative Enge im Verlauf der Aorta: Der Isthmus aortae. Bei einer organischen Stenose in diesem Bereich oder unterhalb davon (distal des Ductus oder Ligamentum Botalli) – Aortenisthmusstenose – besteht nicht nur eine klinisch völlig symptomlose relative Einengung, sondern eine mit mehr oder weniger markanten subjektiven und objektiven Erscheinungen einhergehende Querschnittsverkleinerung der Aorta. Der Aortenisthmus weist unter diesen Bedingungen nach den Messungen von PECKHOLZ u. Mitarb. einen Durchmesser auf, der zumindest um die Hälfte kleiner ist als der Diameter des Aortenklappenostiums. Stenosen von Strickmadeldicke kommen häufig, völlige Atresien sehr selten vor.

Die Zahl der anatomischen Varianten der Anomalie ist nicht klein.

In Abhängigkeit von der Schwere der Stenose resultiert eine prästenotische und meist in ausgeprägterem Grade eine poststenotische Dilatation der Aorta. Diese Erweiterungen können aneurysmatische Ausmaße erreichen.

Vor allem im angelsächsischen Schrifttum ist an Stelle von „Isthmusstenose" der Ausdruck „Koarktation" gebräuchlich. Er geht auf die bogige Kontur der Aorta vor und hinter der Stenose zurück, behandelt also die Anomalie deskriptiv und vermeidet dadurch im Gegensatz zu dem bei uns üblichen Begriff der Isthmusstenose eine lokalisatorische Aussage. Wenn auch die Mehrzahl der Isthmusstenosen den Isthmus selbst oder zumindest seine unmittelbare Nachbarschaft betrifft, kommen Stenosen der Aorta auch in anderen Gefäßabschnitten vor. Unter diesen atypischen Lokalisationen sind insbesondere diejenigen in der Aorta ascendens, in der Aorta thoracica oberhalb des Zwerchfells und in der Aorta abdominalis zu erwähnen. Ausnahmsweise kann es sich einmal um multiple Stenosierungen handeln.

Kombinationen einer Isthmusstenose mit anderen Angiokardiopathien sind nicht ungewöhnlich. Das Hauptaugenmerk gilt dem Vorliegen eines offenen Ductus [etwa 7% (275)]. Je nach der Lage der Stenose zur Ductusmündung spricht man von einer prä- oder postduktalen Stenose. Beide Formen weisen fundamentale hämodynamische Unterschiede auf.

Als weitere zusätzliche Anomalien sind vor allem zu nennen: Bicuspide Aortenklappe, Aortenklappenstenose, Septumdefekte, Endokardfibrose. Die Isthmusstenose kann gelegentlich Teilerscheinung ausgesprochen komplexer Fehlbildungen sein.

Als relativ konstanter und in gewissen Grenzen mit der Schwere der Stenose korrelierender Befund ist bei Aortenisthmusstenose ein Kollateralkreislauf zwischen prä- und poststenotischen Kreislaufabschnitten nachzuweisen. Er bedient sich vor allem zweier Anastomosenwege:
1. Art. subclavia oder deren Äste → Intercostalarterien → poststenotische Aorta;
2. Art. mammarica int. → Art. epigastrica inf. → Art. ilica oder poststenotische Aorta.

Die Kollateralen können an der Thoraxwand fühl- und sichtbar sein. Sie fehlen in der Regel bei präductaler Isthmusstenose und bei tiefem atypischen Sitz der Stenose (Aorta descendens thoracica oder abdominalis).

b) Herzschall bei typischer Lokalisation der Stenose

Erster Herzton. Der erste Herzton weist in der Regel keine Auffälligkeiten auf. Bei präductaler Stenose soll er mitunter auffallend laut, fast paukend sein können (*273*). In unserem eigenen Krankengut vermochten wir entsprechende Beobachtungen jedoch höchstens vereinzelt zu machen. Wie auch bei Herzkreislaufgesunden übertrifft die Lautstärke des ersten Herztones über der Spitze diejenige an der Basis. Spaltungen des ersten Herztones kommen vor, sind aber weder häufig noch ausgeprägter als bei anderen Anomalien oder Herzgesunden.

Auch bezüglich des Frequenzgehaltes läßt der erste Herzton keine Besonderheiten erkennen. Uns fiel lediglich auf, daß mit zunehmendem Alter ein niederfrequenterer erster Herzton über der Basis, insbesondere der Aorta, häufiger vorzukommen scheint.

Zweiter Herzton. In guter Korrelation zum Blutdruck in der oberen Körperhälfte wird mit p.m. über der Aorta und dem Erbschen Punkt ein lauter zweiter Herzton wahrgenommen. Ist eine Spaltung nachweisbar, besitzt der Aortenanteil die größere Lautstärke bzw. Amplitude, meist auch die höheren Frequenzen. Eine Akzentuation des zweiten Anteils eines gespaltenen zweiten Herztones muß bei Aortenisthmusstenose stets den Verdacht auf eine paradoxe Spaltung nahelegen. Eine derartige zeitliche Umkehr beider Schwingungsgruppen des zweiten Herztones kommt nur selten vor und koinzidiert praktisch stets mit einer erheblichen Hypertonie. Bei Kombination einer Aortenisthmusstenose mit einer valvulären Aortenstenose darf eher mit einer paradoxen Spaltung gerechnet werden als bei isolierter Isthmusstenose.

Extratöne. Dritte oder vierte Herztöne werden bei Isthmusstenose gelegentlich beobachtet. Sie entstehen im Bereiche des linken Herzens. Wir beobachteten einen dritten Herzton in rund 15%, einen Vorhofton in weniger als 10% unserer Patienten. In keinem Fall waren sie in den Frequenzfiltern von 140 Hz und mehr nachzuweisen.

Etwas häufiger ist ein systolischer ejection click mit p.m. über der Aorta und Mitralis vorhanden. Auskultatorisch kann dieser frühsystolische Klick insofern zu Verwechslungen Anlaß geben, als er bei leisem ersten Herzton selbst für den ersten Herzton gehalten wird.

Systolische Geräusche. Das Geräuschverhalten bei Isthmusstenose läßt sich am besten durch den Satz kennzeichnen: *Typisch ist das Atypische.* Diese Behauptung bezieht sich sowohl auf die Geräusche an sich, als auch auf deren Lokalisation mit Bevorzugung dorsaler Partien.

Über dem Herzen selbst werden basale Systolica bei Erwachsenen praktisch nie vermißt, ein besonderer diagnostischer Wert kommt ihnen aber nur selten zu, insbesondere dann nicht, wenn sie in die frühe und/oder mittlere Systole fallen.

BROWN u. Mitarb. geben die Häufigkeit von Isthmusstenosen ohne präkordiale Geräusche mit 2% an. Ich selbst habe bisher einen derartigen Fall gesehen. Selbst bei abortiven Formen pflegt ein systolisches Basisgeräusch mitunter als einziges Symptom vorhanden zu sein (298).

Eine gewisse Ausnahme bilden Säuglinge in den ersten Lebenstagen und -wochen (273, 285). Hier kann über dem Herzen ein Geräusch fehlen. Weiterhin kann beim Auftreten einer myokardialen Insuffizienz ein bis dahin zu hörendes präkordiales Geräusch verschwinden, um nach erfolgter Rekompensation erneut hervorzutreten.

Das p.m. präkordialer systolischer Geräusche bei Aortenisthmusstenose wird von der Mehrzahl der Beobachter in die Aortenklappenregion verlegt (257, 274, 280, 309, 310). Ausnahmsweise ist es wohl auch über der Spitze einmal lauter zu hören, es muß jedoch als fraglich angesehen werden, ob die Ursache beider Geräusche dann identisch ist.

CALO fand gelegentlich das p.m. des Geräusches auch im zweiten ICR links parasternal. Auch wir machten derartige Beobachtungen. Meist handelte es sich in diesen Fällen aber um einen persistierenden Ductus Botalli mit präduktaler Stenose (282).

Für die unkomplizierte Aortenisthmusstenose kann jedenfalls als Regel gelten, daß präkordiale Geräusche am besten im zweiten ICR rechts parasternal nachweisbar zu sein pflegen. Frequenzen über 140 Hz sind bei diesen Basissystolica eher die Ausnahme als die Regel. Die Lautstärke dieser Geräusche bewegt sich zwischen leise und mittellaut, in der Qualität sind sie meist weich. Laute und scharfe systolische Basisgeräusche sind selten und müssen stets an eine zusätzliche Anomalie im Bereiche der Aortenklappe (valvuläre Stenose) denken lassen.

In nicht ganz der Hälfte unserer Fälle trennte ein kurzes freies Intervall das Ende des ersten Herztones vom Geräuschbeginn (Abb. 6, 7). Meist schloß sich das Geräusch unmittelbar dem ersten Herzton an oder ging gar aus ihm hervor. Selbst in diesen Fällen aber war zunächst ein Crescendo mit anschließendem Decrescendo und nicht lediglich ein reines Decrescendogeräusch festzustellen. Bei graphischer Registrierung resultierte also immer eine Spindelform des Geräusches. Von wenigen Ausnahmen abgesehen, endet das präkordiale Geräusch stets vor dem zweiten Herzton, und zwar auch dann, wenn es erst meso- oder spätsystolisch beginnt.

Auf einen solchen spätsystolischen Beginn der Geräusche (Abb. 6, 9) bei der Aortenisthmusstenose wird im Schrifttum immer wieder hingewiesen (265, 283, 305) und ihm eine besondere diagnostische Bedeutung beigemessen. Schon DÖN-HARDT machte aber darauf aufmerksam, daß ein derartiges Verspätungszeichen keineswegs regelmäßig gefunden wird. Diese Ansicht können wir auf Grund unserer eigenen Beobachtungen bezüglich präkordialer Systolica voll bestätigen, wenn auch eingeräumt werden muß, daß ein eindeutiges spätsystolisches Geräusch mit p.m. über der Aorta unter anderen Umständen überhaupt kaum beobachtet wird. Ist also ein derartiges Geräusch vorhanden, darf der Verdacht auf eine Aortenisthmusstenose ausgesprochen werden. Sein Fehlen schließt eine solche nicht aus.

Systolische Crescendo-Decrescendo-Geräusche von meist erheblicher Lautstärke mit p.m. über der Art. pulmonalis beobachteten wir, wie schon erwähnt, häufig bei persistierendem Ductus Botalli und präduktaler Isthmusstenose. Meist handelte es sich um Kleinst- oder Kleinkinder.

Apikale systolische Geräusche von meist niederer Frequenz und geringer Lautstärke vermerkten wir in nicht ganz 40% unserer Fälle. Bei phonokardiographischer Registrierung weisen sie fast stets Spindelform auf. Sie waren in diesen Fällen auch über der Herzmitte und im dritten und vierten ICR links parasternal nachweisbar, und zwar mit abnehmender Lautstärke von der Basis zur Spitze. Es

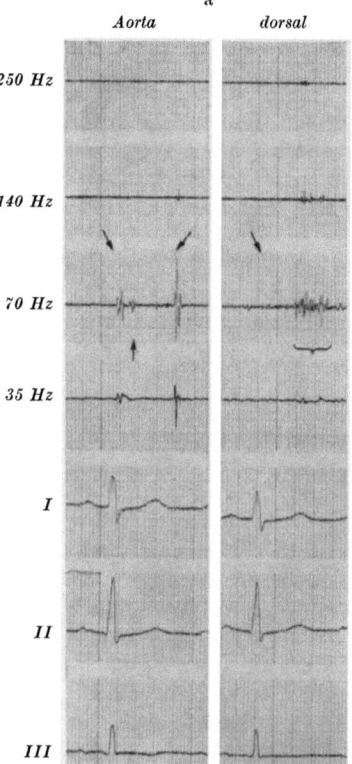

Abb. 6a—d. Herzschallkurven bei Aortenisthmusstenose.
a 24jähr. Mann. Blutdruck an der oberen Gliedmaßen 200/110 mm Hg, an den unteren Gliedmaßen 110/60 mm Hg. Über der Aorta leiser 1. Herzton, lauterer kurzer 2. Herzton, leiser frühsystolischer Klick. Auffallend nichtssagender Befund! Dorsal leises, aber deutlich hörbares kontinuierliches Geräusch, das in der Mitte der Systole beginnt und bis in die Diastole anhält
b 25jähr. Mann mit einer Aortenisthmusstenose mittlerer Schwere. Systolischer Druckabfall zwischen oberen und unteren Gliedmaßen 40—60 mm Hg. Sehr lauter 1. Herzton über dem gesamten Präkordium. 2. Herzton über der Aorta ebenfalls akzentuiert. Ziemlich lauter aortaler ejection click über dem Erbschen Punkt. Leiser Vorhofton. Dorsal leises langgezogenes systolisches Geräusch
c 24jähr. Frau mit schwerer Aortenisthmusstenose. Arterieller Druck an den oberen Gliedmaßen 210/120 mm Hg, an den unteren Gliedmaßen 110/? mm Hg. Bei retrograder Katheterisierung Drucksprung an typischer Stelle. Neben einem lauten 1. und 2. Herzton, einem vom 1. und 2. Herzton abgesetzten, aber nahezu holosystolischen Spindelgeräusch über der Aorta findet sich an gleicher Stelle ein kurzes, sich sofort an den 2. Herzton anschließendes hochfrequentes Diastolicum einer Aorteninsuffizienz. Dorsal lediglich kurzes systolisches Geräusch
d 28jähr. Frau mit Aortenisthmusstenose + präisthmischem offenen Ductus Botalli mit einem Links-Rechts-Shunt von knapp 20% des Kleinkreislaufminutenvolumens. Keine Drucksteigerung im kleinen Kreislauf (Diagnose durch Operation gesichert). Über der Aorta und Art. pulmonalis sehr lautes und hochfrequentes kontinuierliches Geräusch, das nach dem 1. Herzton beginnt und bis in die mittlere Diastole anhält. Das gleiche Geräusch ist dorsal wahrnehmbar. Hier ist die diastolische Komponente aber etwas kürzer als ventral, ein Befund, der gegen die Möglichkeit einer Entstehung des Geräusches an der Stenose spricht. Die Bevorzugung hoher Frequenzen im Geräusch macht Kollateralgefäßdurchblutung als Geräuschursache unwahrscheinlich. Papiergeschwindigkeit 50 mm/sec. Zeichenerklärung s. Abb. 7

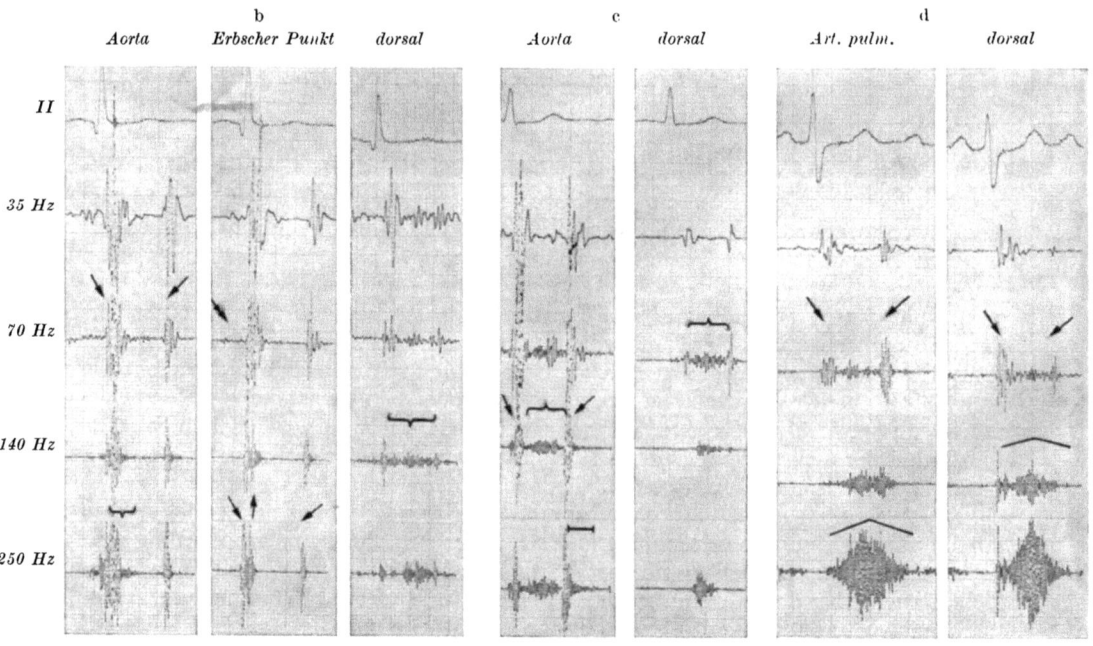

handelt sich hier also um fortgeleitete Basissystolica. Apikale systolische Geräusche von protomeso- oder pansystolischem Decrescendocharakter sind bei Aortenisthmusstenose dagegen selten. Wir sahen sie in weniger als 10% bei ausnahmslos schweren Fällen mit meist erheblicher Herzvergrößerung.

Wichtiger als die präkordialen Systolica sind für die Diagnose einer Isthmusstenose dorsale Geräusche. Sie werden, wenn man danach sucht, bei der Mehrzahl

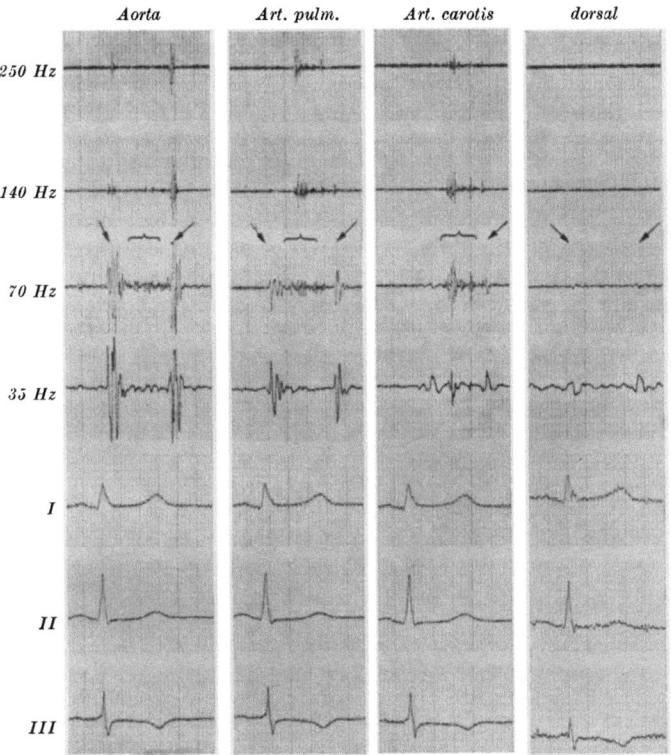

Abb. 7. Herzschallkurve bei Aortenisthmusstenose + postisthmischem offenen Ductus Botalli. 22jähr. Mann (Diagnose durch Operation gesichert). Mäßiger Druckanstieg im kleinen Kreislauf, trotzdem geringer Rechts-Links-Shunt über den Ductus. Laute Herztöne über der Aorta. Leises Systolicum über dem Herzen, lauteres systolisches Strömungsgeräusch über den Halsgefäßen, links wesentlich stärker als rechts. Dorsal keine Geräusche feststellbar. Papiergeschwindigkeit aller Kurven: 50 mm/sec. Zeichenerklärung: \ = 1. Herzton; / = 2. Herzton; ↓ = aortaler ejection click; ⩔ = Vorhofton; ⁓ = systolisches Geräusch; |—| = diastolisches Sofortgeräusch; ⌢ = kontinuierliches Geräusch

der Fälle gefunden. Auffallend ist beim interindividuellen Vergleich die große Variabilität ihres p.m. Interscapular, supra- und infrascapular, lateral auf der rechten und/oder linken Rückenseite können sie, von Fall zu Fall wechselnd am besten wahrgenommen werden. Ihre Fortleitung erfolgt nach den Supraclaviculargruben, in das Jugulum und in die Halsgefäße und mitunter auch nach caudal. Auch bei typischem Sitz der Isthmusstenose können die Geräusche in den Bauchbereich bzw. die unteren paravertebralen Rückenpartien ausstrahlen. Tab. 1 orientiert über die besonderen Geräuschlokalisationen bei 25 daraufhin besonders geprüften Isthmusstenosen.

Die Geräusche sind meist von mittlerer Lautstärke und Frequenz. Mitunter werden sie dorsal lauter als präkordial gehört. In manchen Fällen gelingt es, sie durch Druck mit der Membran des Stethoskops zum Verschwinden zu bringen.

Tabelle 1. *Atypische Geräuschlokalisationen am Hals und Rücken bei 25 Patienten mit Aortenisthmusstenose*

Geräuschlokalisation	Zahl der Fälle
Halsgefäße und Jugulum	24
Gesamte linke Rückenpartie	5
Gesamte linke Rückenpartie und rechts paravertebral	2
Linke obere Rückenpartie und rechts infrascapular	1
Links paravertebral, oben und Mitte . .	5
Links paravertebral, unten	2
Links hinten lateral und unterhalb der Scapula	1
Rechts paravertebral oben und Mitte . .	2
Rechts paravertebral Mitte	1
Ohne dorsale Geräusche	6

Diese unterdrückbaren Geräusche sind sehr häufig mit gut pulsierenden Gefäßen im Bereich der dorsalen Weichteile kombiniert, wobei meist die Stelle der besten Geräuschhörbarkeit mit dem Ort der besten Pulspalpierbarkeit übereinstimmt. Die hier zu rubrizierenden Geräusche sind meist sehr leise und dumpf.

Die Mehrzahl dorsaler Geräusche bei Aortenisthmusstenose kann durch Kompression von außen nicht unterdrückt werden. Während nun aber, wie erwähnt, bei ventraler Auskultation und Herzschallschreibung ein spätsystolischer Beginn in der Minderzahl der Fälle zu beobachten ist, wird eine derartige Verspätung bei den dorsalen Geräuschen fast stets angetroffen. HOLLDACK

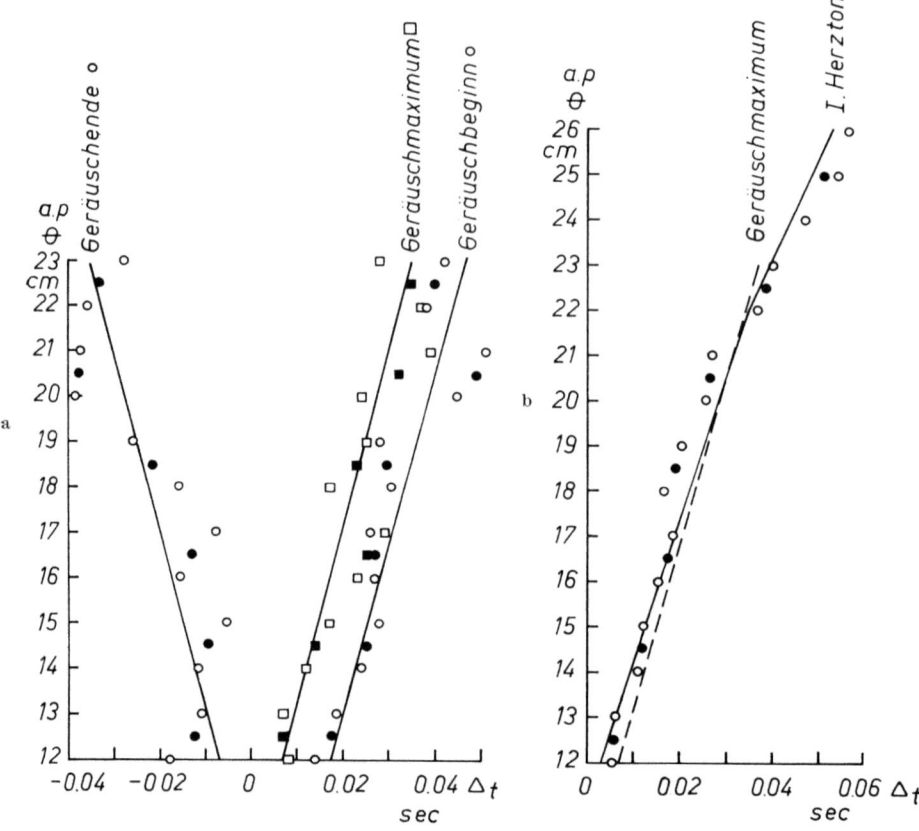

Abb. 8a u. b. Korrelation der zeitlichen dorsalen Verschiebung des Beginns, Maximums und Endes systolischer Geräusche und des 1. Herztons gegenüber ventral (Abszisse) in Abhängigkeit vom anterioposterioren Thoraxdurchmesser (Ordinate). Zeichenerklärung: ○ = Mittelwert beim jeweiligen Durchmesser; ● = Mittelwert aus je zwei Gruppen aufeinanderfolgender Thoraxdurchmesser

machte wohl als erster auf dieses Phänomen aufmerksam, welches in der Folgezeit wiederholt bestätigt wurde (*253, 270, 277, 292, 305, 311*). Als besonders charakteristisch wurde die Verspätung des dorsalen Geräuschbeginns gegenüber gleichzeitig vorhandenen präkordialen Geräuschen beschrieben.

In eigenen Untersuchungen konnten wir uns von der Richtigkeit des von HOLLDACK mitgeteilten Befundes überzeugen. Zugleich aber fiel uns auf, daß auch bei anderen erworbenen und angeborenen Angiokardiopathien eine dorsale Verspätung von Geräuschen primär kardialen Ursprungs bestehen kann (*292*). Eine daraufhin vorgenommene eingehendere Analyse der Herzschallkurven von Fällen mit ventralen und dorsalen Geräuschen, aber ohne Aortenisthmusstenose, ergab:

1. Nicht nur kardiale Geräusche, sondern auch Herztöne lassen, sind sie über dem Rücken nachweisbar, gegenüber ventral eine geringe zeitliche Verspätung erkennen, deren Ausmaß mit dem anterioposterioren Thoraxdurchmesser korreliert.

2. Diese positive Korrelation besteht in annähernd quantitativer Übereinstimmung für den ersten Herzton und für den Zeitpunkt des Maximums systolischer Geräusche. In gleicher Weise läßt sie sich für den Beginn systolischer Geräusche ermitteln (Abb. 8).

3. Das Ende systolischer Geräusche dagegen setzt, wiederum in Abhängigkeit vom Thoraxdurchmesser, dorsal gegenüber ventral vorzeitig ein (Abb. 8).

Mit diesen Untersuchungen konnte gezeigt werden, daß eine Verspätung allein noch kein ausreichendes diagnostisches Kriterium darstellt. Eine Gegenüberstellung der bei Patienten mit und ohne Aortenisthmusstenose feststellbaren dorsalen Geräuschverspätung offenbarte nun bemerkenswerte Unterschiede, welche in Tab. 2 zusammengefaßt worden sind.

Tabelle 2. *Ventrodorsale Zeitdifferenzen bei Probanden mit und ohne Aortenisthmusstenose*

Mittlerer Thorax-durchmesser		Zeitliches Intervall zum Beginn von QRS (in sec)			
		1. Herzton	Geräusch-beginn	Geräusch-maximum	Geräusch-ende
20 cm	präkord.	0,080	0,145	0,235	0,340
	dorsal[1]	0,105	0,205	0,300	0,405
	Zeitliches Intervall bei Patienten mit Aortenisthmustenose[2]	+0,025	+0,060	+0,070	+0,065
	Zeitliches Intervall bei Patienten ohne Aortenisthmusstenose[2]	+0,025	+0,040	+0,030	−0,030
	Differenz zwischen Patienten mit und ohne Aortenisthmusstenose[3]	±0,000	+0,020	+0,040	+0,095

[1] Nur Aortenisthmusstenosen.
[2] + dorsal später als ventral; — dorsal früher als ventral.
[3] + Verspätung bei Aortenisthmusstenose gegenüber Fällen ohne Aortenisthmusstenose.

Es ergibt sich daraus, daß bei annähernd gleichem anterio-posterioren Thoraxdurchmesser die Verspätung eines dorsal registrierbaren ersten Herztones bei Fällen mit und ohne Aortenisthmusstenose übereinstimmt. Der dorsale Geräuschbeginn erfolgt demgegenüber bei Aortenisthmusstenosen später als bei nach dorsal fortgeleiteten kardialen Geräuschen von Patienten ohne Isthmustenose. Quantitativ noch ausgeprägter ist der Unterschied im Hinblick auf den Zeitpunkt des Geräuschmaximums. Es liegt im Durchschnitt bei Aortenisthmusstenosen dorsal gegenüber ventral um 0,04 sec später als bei der Vergleichsgruppe. Den deutlichsten Differenzen begegneten wir jedoch bei der Ausmessung des Zeitpunktes des Geräuschendes. Wie gesagt, werden systolische, vom Herzen fortgeleitete Geräusche über dem Rücken eher unhörbar als präkordial. Umgekehrt verhält es sich bei Aortenisthmusstenosen. Vergleicht man hier das Ende gleichzeitig vorhandener ventraler und dorsaler Geräusche, so ist eine erhebliche dorsale Verspätung unverkennbar. Diese Verspätung kann so groß sein, daß das Geräuschende nicht mehr in die Systole, sondern in den Beginn oder gar in die Mitte der Diastole fällt. Abb. 9 verdeutlicht dieses unterschiedliche Verhalten anhand von Originalkurven.

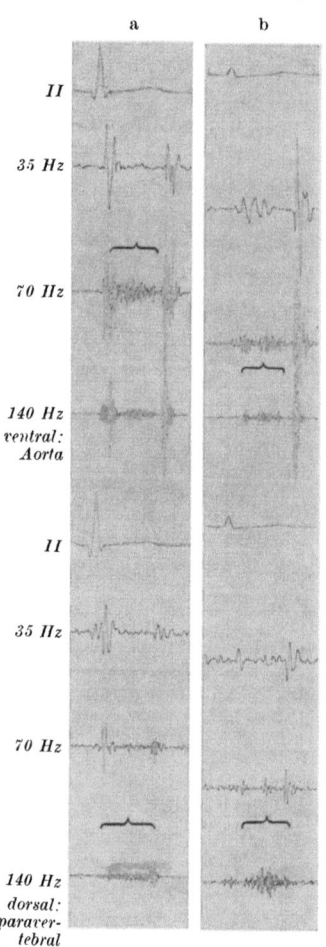

Abb. 9 a u. b. Ventrale und dorsale Schallkurven bei Aortenisthmusstenose. Als Folge unterschiedlicher Geräuschentstehung beginnen und enden die dorsalen Geräusche (Entstehungsort: Aortenisthmusstenose) später als die ventralen Geräusche (Entstehungsort: Herz)
a 21jähr. Mann, Blutdruck an den oberen Gliedmaßen 160/90 mm Hg, an den unteren Gliedmaßen 110/? mm Hg. Bei retrograder Katheterisation ergab sich im Bereich der an typischer Stelle liegenden Aortenisthmusstenose ein systolischer Druckgradient von 40 mm Hg. Es besteht kein sicherer zeitlicher Unterschied des Geräuschbeginns. Das Geräuschende liegt demgegenüber dorsal um 0,03—0,04 sec später als ventral
b 19jähr. Patientin. Blutdruck an den Armen 180 bis 240/85 bis 110 mm Hg, an den unteren Gliedmaßen um 130 bis 140/? mm Hg. Das systolische Geräusch beginnt dorsal um 0,01 sec und endet um 0,03 sec später als ventral. Papiergeschwindigkeit: 50 mm/sec. Zeichenerklärung: ⌢ = systolisches Geräusch

Das unterschiedliche dorsale Geräuschverhalten bei Patienten ohne und mit Aortenisthmusstenosen setzt eine differente Geräuschgenese voraus. Bei Patienten ohne Aortenisthmusstenose handelt es sich um eine echte Fortleitung primär kardialer Geräusche zum Rücken, bei Patienten mit Aortenisthmusstenose dagegen entstehen die Geräusche in den Gefäßen, und zwar entweder an der Stenose der Aorta selbst oder im Bereich dilatierter Kollateralen. Die Ursache der dorsalen Verspätung primär kardialer Geräusche ist nicht ganz klar. Eine Bremsung der Schallfortleitung kann hierfür keine wesentliche Rolle spielen, wenn man bedenkt, daß die Schallfortleitungsgeschwindigkeit in Luft 331,5 m/sec und in Gewebe rund 1500 m/sec beträgt. Offenbar werden bei der Fortleitung von Geräuschen zum Rücken Teile des Geräusches, insbesondere die leisen und niederfrequenteren Anteile, „geschluckt". Bei der Aortenisthmusstenose gehen die dorsalen Geräusche dagegen auf Wirbelbildungen in der rückwärtigen Thoraxwand benachbarten oder angehörenden Gefäßen zurück, welche gegenüber kardialen Geräuschen zeitlich um den Betrag versetzt sind, den das vom Herzen ausgeworfene Blutvolumen benötigt, um an den Ort der Geräuschentstehung zu gelangen.

Am eröffneten Thorax konnten SPENCER u. Mitarb. vor und nach der Operation nachweisen, daß tatsächlich im Bereiche der Isthmusstenose Geräusche hervorgerufen werden. Diese Geräusche waren im Gebiet der Isthmusstenose immer extrem laut, soweit keine vollständige Atresie vorlag. Sie hatten ihr p.m. 2—3 cm unterhalb der stenosierten Stelle und damit in Höhe der poststenotischen Aortendilatation.

Auch bei oesophagealer Schallschreibung kann auf diese Weise das an der Stenose auftretende Geräusch erfaßt werden. Das Geräusch wird nicht allmählich, sondern plötzlich hörbar und erreicht rasch seine größte Intensität. Diese Stelle entspricht nach SPENCER u. Mitarb. fast genau der Stenosehöhe. Unter Umständen soll ein Geräusch überhaupt nur bei oesophagealer Ableitung erfaßbar sein (303).

Für die Richtigkeit, daß auch innerhalb der dilatierten Kollateralgefäße Geräusche entstehen, spricht allein die Tatsache, daß sie durch Stethoskopdruck variiert und zum Verschwinden gebracht werden können. Das gelingt niemals bei vom Herzen nach dorsal fortgeleiteten oder in der Aorta entstandenen Geräuschen.

Diastolische Geräusche. Diastolische Geräusche über der Aorta fehlen nach REIFENSTEIN u. Mitarb. bei unkomplizierten Aortenisthmusstenosen. WELLS u. Mitarb. sind im Gegensatz dazu der Ansicht, daß sie auch bei unkomplizierten Aortenisthmusstenosen oft gehört werden können.

Von Autoren, die ein größeres Krankenmaterial überblicken, wird die Häufigkeit diastolischer Basisgeräusche mit 15—25% beziffert. Sie haben ihr p.m. über der Aorta, werden inkonstant in Richtung Erbscher Punkt fortgeleitet und schließen sich ohne Unterbrechung dem zweiten Herzton an. Mitunter können diese diastolischen Sofortgeräusche, welche Ausdruck einer aortalen Regurgitation sind, am sitzenden Probanden besser wahrgenommen werden. Auch Vornüberbeugen bei maximaler Exspiration kann die Hörbarkeit verbessern. Die diastolischen Sofortgeräusche über der Aorta werden mit steigendem Alter häufiger (*261*).

Unabhängig vom Alter kommen über der Spitze vom zweiten Herzton abgesetzte mesodiastolische Geräusche bei Aortenisthmusstenose vor, und zwar in bis zu 25% der Fälle (*258, 264, 267*). Sie werden als Ausdruck einer relativen Mitralstenose gedeutet. Vereinzelte autoptisch kontrollierte Fälle scheinen dieser Ansicht Recht zu geben (*296*).

Kontinuierliche Geräusche. Ein echtes kontinuierliches Geräusch kann bei Aortenisthmusstenose dann vorhanden sein, wenn sie mit einem offenen Ductus kombiniert ist. Aus später noch zu besprechenden Gründen tritt unter diesen Umständen jedoch ein kontinuierliches Geräusch meist nur bei postduktaler Isthmusstenose auf. Ein offener Ductus Botalli mit präduktaler Isthmusstenose führt in der Regel nur zu systolischen Geräuschen.

Ductusbedingte kontinuierliche Geräusche weisen die beim offenen Ductus Botalli besprochenen Charakteristica auf. Auch ohne Vorhandensein eines offenen Ductus Botalli können bei der Aortenisthmusstenose echte kontinuierliche Geräusche gehört werden. Meist sind sie allein dorsal oder doch zumindest dorsal besser als ventral wahrzunehmen. Sie beginnen in der mittleren oder späten Systole und dauern über den zweiten Herzton hinaus an. Sind derartige Crescendo-Decrescendogeräusche auch ventral hörbar, zeigen sie ihr p.m. infra- oder supraclavicular mit fakultativer Fortleitung in die Halsgefäße oder in das Epigastrium.

Diese kontinuierlichen Geräusche, die auch durch experimentelle Stenosierung der Aorta im Isthmusbereich erzeugt werden können (*293*), entstehen an der Isthmusstenose selbst, und zwar dann, wenn auch während der Diastole noch Blut in genügendem Volumen und unter gehörigem Druck durch die Enge durchgepreßt wird. Wir hatten oben bei den dorsalen systolischen Geräuschen bereits erwähnt, daß sie sich nicht an die Herzphasen zu halten brauchen, sondern aus der Systole in die Diastole hinüberreichen können. Je nach der Dauer dieser dorsalen Geräusche, haben wir es also mit einem systolischen oder mit einem kontinuierlichen Geräusch zu tun. Es bedarf wohl kaum eines besonderen Hinweises, daß die beiden Phasen der Herzaktion hierbei lediglich als Zeitmarkierung benutzt werden. Ursächliche Beziehungen sind mit dieser Projektion des Geräusches in Systole und Diastole nicht gemeint.

Diese kontinuierlichen Geräusche mit dorsalem p.m. haben nicht selten einen blasenden, also hochfrequenten Charakter und können von beträchtlicher Intensität sein, wobei allerdings die systolische Komponente die diastolische überragt. Am besten ist das Geräusch bei Bauchlage und seitlich angelegten Armen zu hören, wobei ein unter die Brust gelegtes Kissen die Wahrnehmbarkeit noch verbessern kann. Fester Druck mit dem Stethoskop, soweit es mit einer Membran armiert ist, verstärkt häufig die Lautstärke dieser kontinuierlichen Geräusche. Dieses Verhalten steht im Gegensatz zu dem bereits erwähnten Befund einer Aufhebung oder Abschwächung jener dorsalen Geräusche, deren Ursprung in erweiterten Kollateralgefäßen zu suchen ist. Diese Unterscheidungsmöglichkeit ist insofern nicht belanglos, als auch in derartigen Kollateralgefäßen kontinuierliche Geräusche entstehen können. SPENCER u. Mitarb. konnten in ihren direkten Untersuchungen über Kollateralgefäßen zwar niemals kontinuierliche Geräusche, sondern immer nur systolische Geräusche registrieren. BROWN u. Mitarb. fanden in ihrem Material jedoch in 4% kollateralgefäßbedingte kontinuierliche Geräusche. Auch von einer Reihe anderer Autoren wird auf das Vorkommen derartiger kontinuierlicher Geräusche hingewiesen. Neben ihrer Unterdrückbarkeit durch festes Auflegen des Stethoskops sind in Kollateralgefäßen erzeugte kontinuierliche Geräusche weicher und niederfrequenter als jene kontinuierlichen Geräusche, die ihre Entstehung der Isthmusstenose selbst verdanken.

c) Herzschall bei atypischer Lokalisation der Stenose

1. Stenose proximal vom Isthmus

Isthmusstenosen, bei denen der Abgang der linken Art. subclavia in den Stenosebereich einbezogen ist, werden nicht allzu selten beobachtet. Hinsichtlich der akustischen Phänomene bestehen keine Unterschiede zu Stenosen mit typischer Lokalisation. Das kennzeichnende diagnostische Kriterium ist in diesen Fällen vor allem im Blutdruckverhalten gegeben: Die Druckwerte im linken Arm liegen niedriger als im rechten Arm, an dem die übliche Hypertonie zu messen ist.

Wesentlich seltener kommt es zu Stenosierungen oberhalb des Abgangs der linken Art. subclavia. Meist liegen diese Stenosen zwischen dem Abgang der linken Art. carotis und linken Art. subclavia. Auch hierbei sind auskultatorisch oder phonokardiographisch keine nennenswerten Unterschiede gegenüber der Isthmusstenose mit typischem Sitz zu erfassen. Bei der großen Variabilität der Schallphänomene bei der Aortenisthmusstenose ist es a priori schwierig, wenn nicht unmöglich, geringen Abweichungen von den meist feststellbaren akustischen Erscheinungen eine besondere Bedeutung beizumessen.

Ausgesprochene Raritäten sind jene Fälle von „Isthmusstenose", bei denen die Aorta ascendens stenosiert ist. Bisher wurden, soweit wir zu übersehen vermögen, zwei Fälle im Schrifttum mitgeteilt (259, 314). Wir selbst beobachteten einen Patienten, der klinisch dem Fall von BRYNOLF nahezu vollständig glich. Da der Patient außerhalb verstarb, und wir erst später davon Kenntnis erhielten, war leider eine autoptische Sicherung unserer Diagnose nicht möglich.

Neben der Stenosierung scheinen in diesen Fällen stets noch weitere Anomalien im Verlaufe der Aorta und ihrer Gefäßabgänge wie rechtsseitiger Aortenbogen, Abgänge beider Karotiden proximal der Aa. subclaviae vorzuliegen. Daraus resultiert dann insofern ein charakteristisches Bild, als an den Armen in gleicher Weise wie an den Beinen niederer Blutdruck und schlecht palpable Pulse vorhanden sind, während an den Carotiden eine pulsatorische Hyperaktivität und ein erheblicher Pulsdruck bestehen.

Auskultatorisch fielen in den bisher beobachteten Fällen laute Geräusche über den Carotiden auf, während über dem Herzen selbst leisere systolische Geräusche vorhanden waren. Die für Isthmusstenosen sonst relativ typischen dorsalen Geräusche fehlten. In dem von SUNDER-PLASSMANN u. Mitarb. publizierten Fall war außerdem über dem gesamten Präkordium mit p.m. unterhalb der linken Clavicula ein kontinuierliches Geräusch zu hören. Neben der Stenose im Bereich der Aorta ascendens bestand in diesem Falle zusätzlich ein offener Ductus Botalli und postductal eine zweite Isthmusstenose.

In dem von uns beobachteten Fall bestand ein auffallender Wechsel in der Dauer, Lautstärke und Qualität des über der Basis hörbaren systolischen Geräusches. Das Geräusch wurde in die Halsarterien fortgeleitet. Erster und zweiter Herzton waren normal.

2. Stenose im Bereich der Aorta thoracica, distal vom Isthmus

Diese im Gegensatz zur Isthmusstenose mit typischem Sitz überwiegend bei Frauen zu beobachtende Sonderform ist in der Regel 3—10 cm oberhalb des Zwerchfells lokalisiert. Gelegentlich setzt sich die Stenose von hier bis in die Bauchaorta fort.

Als kennzeichnendes akustisches Merkmal dieser subisthmischen Stenose wurde ein tiefer Sitz des Geräusches beschrieben (*301*). Es hat sein p.m. im Bereich des Xyphoids und wird nach dorsal fortgeleitet. Wie andere Publikationen erkennen lassen (*254, 255, 280, 284, 286, 313*), sind jedoch auch bei Stenosen der Aorta im unteren Thorakalbereich sehr häufig die gleichen akustischen Erscheinungen, und zwar auch mit der gleichen Inkonstanz, wahrzunehmen wie bei der typischen Isthmusstenose. Zudem hat ja SCHLITTER besonders darauf aufmerksam gemacht, daß selbst bei Stenosen im Isthmusgebiet Fortleitungen der Geräusche in tiefere Thoraxpartien, nach dem Oberbauch und dem unteren Rücken nicht ungewöhnlich sind. Diese Ansicht deckt sich in vollem Umfange mit unseren eigenen Erfahrungen.

Aus einem tiefen Geräuschsitz kann also nicht ohne weiteres auf eine atypische Stenoselokalisation geschlossen werden. Am häufigsten darf eine Stenose in der Aorta descendens thoracica noch dann vermutet werden, wenn das p.m. des dorsalen Geräusches paravertebral in Zwerchfellhöhe liegt und die Symptome eines thorakalen Kollateralkreislaufs vermißt werden.

Über dem Herzen selbst werden bei dieser Form der Aortengefäßstenose keine vom Verhalten bei typischer Isthmusstenose abweichenden Schallbefunde erhoben.

3. Stenose der Aorta abdominalis

Die Stenose der Aorta abdominalis ober- oder unterhalb des Abgangs der Aa. renales stellt die häufigste atypische Lokalisationsform dar. Auch hierbei können über dem Herzen die gleichen akustischen Erscheinungen wie bei typischer Isthmusstenose beobachtet werden, wesentlich zuverlässiger als bei tiefer thorakaler Stenose weist bei abdominaler Koarktation aber das Vorhandensein eines paralumbal, epigastrisch oder periumbilical hörbaren, meist rein systolischen Geräusches mit Fortleitung in die Aa. femorales (*297*) bei gleichzeitigem Fehlen eines thorakalen Kollateralkreislaufs auf die vorhandene Anomalie hin (*251, 268, 278, 287, 290, 293, 307*). In einzelnen Fällen wurde paravertebral oder im Epigastrium auch ein kontinuierliches Geräusch registriert, wobei die diastolische Komponente dominieren kann. Das Vorhandensein eines kontinuierlichen Geräusches auf der einen, eines rein systolischen Geräusches auf der anderen Seite der Wirbelsäule wurde ebenfalls beobachtet (*278*). Mitunter werden dorsale Geräusche nur bei Bauchlage gehört. In jenen Fällen, in denen unterhalb des Proc. ensiformis oder periumbilical deutliche Geräusche wahrgenommen werden, kann häufig auch ein Schwirren im gleichen Bereich gefühlt werden.

d) Kombinationen einer Aortenisthmusstenose mit anderen Anomalien

Die Zahl der Isthmusstenosen, bei denen gleichzeitig weitere kongenitale oder auch erworbene Anomalien vorliegen, ist nicht gerade klein. Abgesehen davon, daß beim Marfan- und Turner-Syndrom mehrfach schon Isthmusstenosen gefunden wurden, sind auch am Herzgefäßsystem zusätzliche Fehlbildungen nicht ungewöhnlich. In besonderem Maße betreffen sie ein Persistieren des Ductus Botalli und die Aortenklappe (valvuläre Stenose, Aorta bicuspida). Weiterhin sind Ventrikelseptumdefekte und Endokardfibrosen als komplizierende Kardiopathien zu nennen. Das an sich schon sehr variable und inkostante Schallbild der Aortenisthmustenose kann dadurch weiter abgewandelt werden. Sieht man von den Fällen mit offenem Ductus Botalli ab (Abb. 7), werden die akustischen Erscheinungen der zusätzlichen Anomalien aber durch das Vorliegen einer Aortenisthmustenose nicht oder zumindest nicht wesentlich verändert oder gar maskiert. Die Gefahr, daß diese Anomalien übersehen werden, beruht weniger auf einer Beeinträchtigung oder Verunstaltung ihrer Ton- und Geräuschcharakteristik als vielmehr auf dem Umstand, daß, wurde erst einmal eine Aortenisthmustenose diagnostiziert, die Möglichkeit weiterer Anomalien nicht mehr in Erwägung gezogen wird und auffällige akustische Befunde keiner subtilen Analyse unterworfen, sondern mit der großen Variabilität der Schallerscheinungen bei dieser kongenitalen Fehlbildung erklärt werden. Wenn auch diese intra- und interindividuelle Veränderlichkeit der Schallphänomene hinsichtlich Art, Lokalisation und Lautstärke für die Isthmusstenose charakteristisch ist, darf nicht vernachlässigt werden, daß Hinweise auf die Existenz zusätzlicher Anomalien in erster Linie aus dem Schallbefund gewonnen werden. Bei vorhandener Aortenisthmustenose — für die Diagnose sind das Blutdruckverhalten und der Pulspalpationsbefund entscheidender als die Auskultation — sollte deshalb jeder ungewöhnliche Schallbefund solange verdächtig auf eine zusätzliche Anomalie sein, bis eine solche mit hinreichender Wahrscheinlichkeit ausgeschlossen ist.

Man denke stets an die Konsequenzen, die ein Übersehen einer komplexen Fehlbildung nach sich ziehen kann, falls unter der Annahme, es handele sich um eine isolierte Isthmusstenose, operiert wird. Zumindest kann auf diese Weise die Gelegenheit vertan sein, vorhandene Anomalien in einer Sitzung zu korrigieren.

e) Postoperative Befunde

Nach erfolgreicher Operation — Resektion der Stenose und End-zu-End-vereinigung der Aorta oder Überbrückung durch Transplantat oder Kunststoffprothese — ist als konstantestes Symptom eine Abnahme der Lautstärke des zweiten Herztones über der Basis, insbesondere über der Aorta feststellbar (*317*). Wird durch die Operation keine Senkung des arteriellen Blutdrucks erreicht, bleibt auch die Lautstärkeabnahme des zweiten Herztons aus. Präoperativ vorhandene systolische Geräusche verschwinden demgegenüber nur in einem Teil der Fälle, und zwar auch dann, wenn sich die Nachbeobachtung über viele Jahre erstreckt (*316*). Wird nach der Operation direkt unterhalb der Nahtstelle von der Aorta abgeleitet, ist ausnahmslos ein systolisches Geräusch von kurzer Dauer und mäßiger Lautstärke zu registrieren (*293*). Diese restierenden Geräusche sind sowohl dorsal als auch präkordial zu hören. In rund einem Viertel der Fälle sind sie postoperativ in gleicher Weise wie präoperativ nachweisbar (*253*). Bei der Mehrzahl der Fälle werden sie leiser, weicher und kurzdauernder (Abb. 10). Ein völliges Verschwinden ist, wie gesagt, selten. Auch bei jenen Formen, wo neben der Isthmusstenose ein offener Ductus bestand, und sowohl die Stenose reseziert als auch der Ductus verschlossen wurden, kann postoperativ stets ein systolisches Geräusch nachgewiesen werden (*256*).

Zenker u. Mitarb. teilten drei Beobachtungen mit, bei denen nach der Operation ein wesentlich lauteres Geräusch gehört wurde, obwohl der Erfolg der Operation eindeutig und unverkennbar war. Sie führen diese Befunde darauf zurück, daß hochgradige Stenosen mit minimalem Durchflußvolumen nach Resektion und End-zu-Endvereinigung in eine geringgradige und hämodynamisch weitgehend irrelevante Einengung mit großem Durchflußvolumen verwandelt worden sind.

Dorsale kontinuierliche Geräusche verschwinden in jedem Fall nach geglückter Operation, und zwar gleichgültig, ob sie an der Stenose selbst oder in Kollateralgefäßen entstanden waren. Präkordiale diastolische Aorteninsuffizienzgeräusche sind in der Regel auch nach der Operation noch hörbar. Mesodiastolische Spitzengeräusche pflegen demgegenüber nach gelungener Operation nicht mehr hörbar zu sein. Werden sie durch die Operation nicht beseitigt, muß eine organische Ursache und damit eine zusätzliche Anomalie (Mitralstenose) angenommen werden (258).

Treten im weiteren postoperativen Verlauf neue systolische Geräusche auf oder verstärken sich bereits vorhandene Geräusche, muß, insbesondere auch bei dorsalem Maximum der Geräusche, an die Entwicklung aneurysmatischer Erweiterungen der Aorta im Operationsbereich gedacht werden, die gelegentlich als Folge abnormer mechanischer Beanspruchung oder endaortitischer Prozesse beobachtet werden.

Theoretisch wäre auch möglich, daß, wurde im Kindesalter operiert, die Naht- oder Anastomosenstelle am weiteren Wachstum nicht teilnimmt und sich damit im Verlaufe der Zeit als relative Stenose mit konsekutiver Geräuschverstärkung auswirken kann. Praktisch scheint diese Möglichkeit bisher jedoch kaum eine Rolle gespielt zu haben.

Kontinuierliche Geräusche, die nach der Operation erneut hörbar werden, stellen ein ungünstiges Zeichen dar. Sie zeigen an, daß das Operationsergebnis in hämodynamischer Hinsicht als negativ beurteilt werden muß. Nach ausreichender operativer Korrektur besteht weder an der Stenosenstelle ein systolisch-diastolischer Druckgradient von genügender Stärke, um ein kontinuierliches Geräusch zu erzeugen, noch reicht hierzu die verbleibende Durchströmung kollateraler Gefäßverbindungen aus.

f) Bedeutung der Hämodynamik für die Schallbefunde

Die frühere Einteilung der Aortenisthmusstenose in eine infantile Form und eine Erwachsenenform ist verlassen und durch eine Reihe anderer Einteilungsprinzipien zu ersetzen versucht worden. Die Vielzahl der anatomischen Varianten erschwert jede Klassifizierung. Für den Kliniker dürfte sich die Einteilung von EDWARDS als brauchbar erweisen, da sie in erster Linie von klinischen Gegebenheiten ausgeht und klinische Belange berücksichtigt:

1. Aortenisthmusstenose mit geschlossenem Ductus Botalli.
   a) Stenose in der Nähe des Ligamentum Botalli.
   b) Stenose mit ungewöhnlicher Lokalisation
   c) Stenose mit Einbeziehung der Art. subclavia oder mit Anomalien des Aortenbogens.
2. Aortenisthmusstenose mit offenem Ductus Botalli.
   a) Stenose distal der aortalen Einmündung des Ductus.
   b) Stenose proximal der aortalen Einmündung des Ductus.
      α) Ohne Kollateralkreislauf.
      β) Mit Kollateralkreislauf.

In der ersten Gruppe wird die Hämodynamik allein oder doch ganz überwiegend durch das mechanische Hindernis der Stenose bestimmt. Wenn auch keine eindeutige Korrelation festgestellt werden konnte (305), so ist es doch einleuchtend, daß das Ausmaß dieses Hindernisses in entscheidender Weise die Zirkulationsverhältnisse gestaltet.

Wenn jenseits der Stenose ein ausreichend hoher Blutdruck erreicht werden soll, muß der durch die Stenose selbst hervorgerufene Druckverlust durch eine entsprechende Drucksteigerung vor der Stenose kompensiert werden. Der präpoststenotische Druckgradient ist durch den Druckverlust an der Stenose selbst und den Druckverlust als Folge turbulenter Strömung definiert. Nach dem Poiseuilleschen Gesetz nimmt der Strömungswiderstand proportional zur Rohrlänge und umgekehrt proportional zur vierten Wurzel des Röhrenradius zu. Quantitativ fällt also dem Radius eine überragende Bedeutung zu. Da das Verhältnis Aorten- zu Stenosendurchmesser im Verlaufe des Lebens immer ungünstiger wird, muß der Druck im prästenotischen Kreislauf unverhältnismäßig stärker zunehmen, um eine ausreichende Durchblutung des poststenotischen Kreislaufabschnittes zu garantieren.

Im Stenosebereich erfährt die Blutströmung eine Beschleunigung, die sehr bald die laminäre Strömung zusammenbrechen und turbulente Strömung entstehen läßt. Das führt einerseits zu einer nicht unbeträchtlichen Erhöhung des Strömungswiderstandes. Das Stromvolumen verhält sich unter diesen Bedingungen nicht mehr dem Druckgefälle, sondern nur

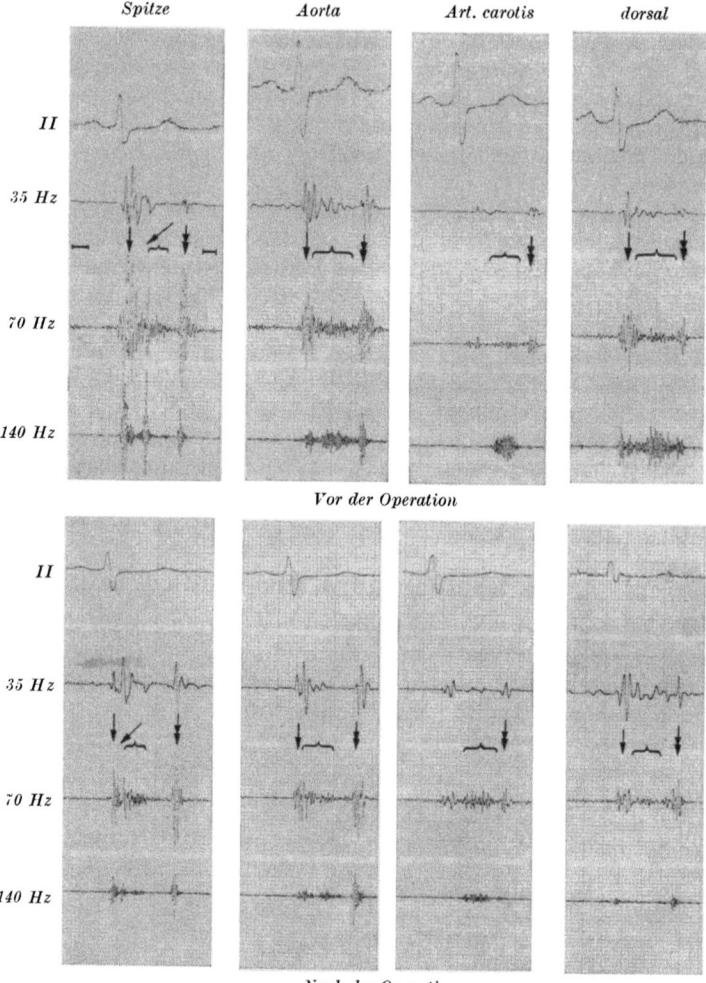

Abb. 10. Herzschallkurven einer 28jähr. Frau mit Aortenisthmusstenose vor und nach Operation. Vor der Operation über der Herzspitze sehr lauter 1. Herzton, dem nach 0,11 sec ein ebenfalls lauter aortaler ejection click folgt. Relativ leises, aber hochfrequentes ventrales und sehr deutliches dorsales systolisches Geräusch. Über der Spitze sehr leises und kurzes, aber konstantes Intervalldiastolicum einer relativen Mitralstenose. 4 Wochen nach der Operation, die eine Normalisierung der vorher erheblich gesteigerten Blutdruckwerte brachte, Amplitudenverlust aller Schallerscheinungen. Der aortale ejection click ist wesentlich leiser geworden, sein Intervall zum 1. Herzton hat sich auf 0,055 sec verkürzt. Das systolische Geräusch ist sowohl ventral, als auch über den Halsgefäßen und ganz besonders dorsal leiser, niederfrequenter und am Rücken auch kürzer geworden. Das apikale Intervalldiastolicum ist nicht mehr nachweisbar. Der Herzschallbefund spiegelt somit sehr gut die Drucksenkung wider. Papiergeschwindigkeit: 50 mm/sec. Zeichenerklärung: ↓ = 1. Herzton; ↓ = 2. Herzton; ∕ = aortaler ejection click; ⁀ = systolisches Geräusch; ⊢――⊣ = diastolisches Intervallgeräusch

noch seiner Quadratwurzel proportional. Als weitere Faktoren, die für die Strömung im Stenosebereich verantwortlich sind, müssen die veränderte Gefäßwandelastizität oberhalb der Stenose und die Verkleinerung des aortalen Windkessels in das Kalkül einbezogen werden (305).

Aus vorstehenden Gegebenheiten kann abgeleitet werden, daß das die Stenose passierende Blutvolumen und damit die in diesem Bereich entstehenden und an der Thoraxoberfläche hör- und registrierbaren Geräusche ganz überwiegend abhängig sind von dem Grad der Stenose und dem prästenotisch herrschenden arteriellen Druck. Der Beweis, daß im Stenosebereich, insbesondere auch im Gebiet der für turbulente Strömung besonders günstigen poststenotischen Erweiterung, laute Geräusche entstehen, ist sowohl im Experiment als auch durch direkte Ableitung am Menschen erbracht worden (312). Wenn aber die genannten hämodynamischen Momente tatsächlich für die an der Stenose erzeugten und am Menschen besonders dorsal zu registrierenden Geräusche verantwortlich zeichnen, muß erwartet werden, daß die Geräusche in ihrer Stärke und Dauer das Ausmaß der Zirkulationsbehinderung widerspiegeln. Die Lautstärke ist primär als Kriterium auszuklammern, da neben der hämodynamischen Situation eine Reihe weiterer Faktoren Einfluß auf sie gewinnt und sie im Einzelfall in kaum zu übersehender Weise modifiziert. Anders die Geräuschdauer. Je größer der Druckverlust, um so erheblicher wird auch bei beträchtlicher prästenotischer Drucksteigerung der Zeitbedarf sein, um ein ausreichendes Volumen in den poststenotischen Gefäßabschnitt zu pressen.

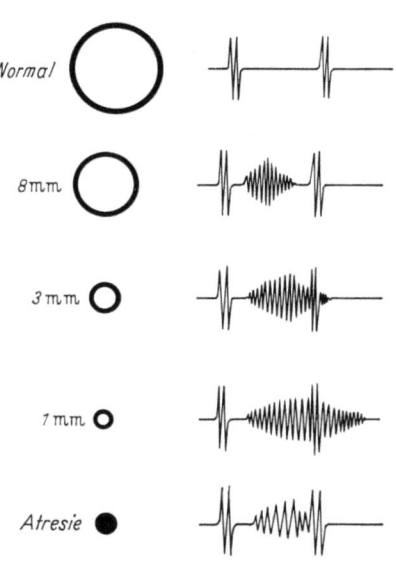

Abb. 11. Schematische Darstellung der Beziehungen zwischen Stenosenenge und dorsalem Geräuschbefund bei Aortenisthmusstenose (nach SPENCER u. Mitarb.). Je kleiner der Stenosedurchmesser, desto mehr überdauert das an der Stenose entstehende Geräusch die Systole. Bei Atresie werden dorsale Geräusche als Folge erhöhter Kollateralgefäßdurchblutung angetroffen. Sie treten uns meist als relativ niederfrequente systolische oder spätsystolische Geräusche gegenüber

Ein Vergleich der an der freigelegten Aorta registrierten Phonokardiogramme mit dem bei der Operation festgestellten Stenosegrad hat diese Überlegungen in vollem Umfange bestätigt (312). Stenosen über 3 mm Durchmesser gingen ausnahmslos mit Geräuschen einher, die bei zeitlicher Projektion in die Aktionsphasen des Herzens während der Systole endeten. Je geringfügiger die Stenose war, um so früher hörte das Geräusch vor dem zweiten Herzton auf, je mehr sich die Stenosen Werten von 3 mm Durchmesser näherten, um so größere Anteile der Systole wurden vom Geräusch okkupiert. Bei Durchmessern unter 3 mm schließlich überdauerte das Geräusch dann sehr häufig den zweiten Herzton und reichte mehr oder minder lange in die Diastole hinein.

Diese in Abb. 11 schematisch dargestellten Verhältnisse decken sich durchaus mit den klinischen Erfahrungen: Ein lautes, scharfes, systolisch-diastolisches kontinuierliches Geräusch über dem Rücken deutet immer auf eine hochgradige Stenose.

Der scharfe Charakter dieser an der Stenose entstehenden kontinuierlichen Geräusche kann differentialdiagnostisch zur Abgrenzung gegenüber kollateralgefäßbedingten kontinuierlichen Geräuschen herangezogen werden. Diese Geräusche sind, da sie in dilatierten Gefäßen und nicht an Stenosen, im wesentlichen also wohl durch Gefäßvibrationen entstehen, fast stets aus niedrigeren Frequenzen zusammengesetzt und deshalb dumpfer, dunkler und rauschend. In reinster Form gelangen sie bei völliger Atresie des Aortenisthmus zur Darstellung. Sehr häufig fallen diese Geräusche übrigens in die mittlere und spätere Systole, sind also nicht kontinuierlich. Als weiteres Differentialdiagnosticum sei nochmals die Unterdrückbarkeit kollateraler Gefäßgeräusche durch den Auflagedruck des Stethoskops erwähnt.

Auch für die Mehrzahl der präkordial bei Isthmusstenosen hörbaren akustischen Phänomene lassen sich auf Grund der hämodynamischen Besonderheiten plausible Erklärungen geben. Allein die Abhängigkeit der Lautstärke des zweiten Herztones über der Basis vom prästenotischen Blutdruck, wie er am rechten Arm gemessen werden kann, dokumentiert diese Behauptung am Beispiel des zweiten Herztons. Auch das sehr häufig über der Aortenauskultationsstelle hörbare systolische Geräusch ist als Strömungsgeräusch bei Hypertonie zu werten (*262, 281, 295*). Bei der meist vorhandenen Dilatation der Aorta ascendens wirkt sich ein nicht dilatierter Klappenring leicht im Sinne einer sog. relativen Stenose aus. Systolische Strömungsgeräusche können weiterhin auch das Attribut mißgebildeter Aortenklappen sein. In einem großen Prozentsatz wurden bei Aortenisthmusstenose bicuspide Aortenklappen gefunden. Wie EDWARDS nun zeigen konnte, sind die beiden Klappen oft verschieden lang. Eine solche Klappe kann damit rein mechanisch als systolisches Strömungshindernis wirken, welches zwar keine nennenswerten hämodynamischen Folgen nach sich zieht, aber eine Ursache für Geräuschbildung abgibt.

Besondere Aufmerksamkeit ist jedoch auf die Frage zu richten, ob ein systolisches Strömungsgeräusch über der Aorta Ausdruck einer echten valvulären Stenose sein kann. Etwa 5% der Aortenisthmusstenosen sind mit einer organischen Klappenstenose der Aorta kombiniert. An diese Möglichkeit ist besonders dann zu denken, wenn das Geräusch über der Aorta ungewöhnlich laut ist. Unter Umständen kann das Elektrokardiogramm hilfreich sein. Deutliche Zeichen einer Linksbelastung und Linkshypertrophie legen den Verdacht auf eine begleitende Klappenstenose nahe, ganz besonders dann, wenn sie in der Kindheit und Jugend angetroffen werden (*293*).

Diastolische Sofortgeräusche mit p.m. über der Aorta, dem Erbschen Punkt, dem Sternum oder am unteren linken Sternalrand zeigen eine aortale Regurgitation an. Hierbei kann es sich um eine relative Aorteninsuffizienz (Erweiterung des Klappenrings im Rahmen der Dilatation der Aorta ascendens, Aorta bicuspida, Klappenschlußunfähigkeit bei Marfan-Syndrom) oder um eine begleitende endokarditische Aorteninsuffizienz handeln. Die Mehrzahl der Fälle ist in die erste Gruppe einzuordnen. Die Tatsache, daß derartige diastolische Geräusche mit zunehmendem Alter deutlicher und häufiger werden, läßt den kausalen Einfluß mechanischer Belastungen erkennen. Der Umstand, daß sie nach der Operation meist persistieren, beleuchtet die Irreversibilität der einmal eingetretenen besonderen Strömungsverhältnisse im Klappenbereich, und zwar auch dann, wenn keine Aorta bicuspida vorliegt.

Apikale systolische Geräusche sind entweder fortgeleitet oder Ausdruck einer relativen Mitralinsuffizienz. Die Möglichkeit einer organischen Mitralklappeninsuffizienz wird nur ausnahmsweise in Erwägung zu ziehen sein. Im ersten Falle handelt es sich um proto-, protomeso-, mesosystolische und spätsystolische Geräusche geringer bis mittlerer Lautstärke mit meist Crescendo-Decrescendo-Charakter, im zweiten Falle um protomeso- oder holosystolische Decrescendogeräusche. Die Hörbarkeit eines systolischen Geräusches in der Axillargegend links besagt im Hinblick auf die Diagnose einer Mitralinsuffizienz bei Aortenisthmusstenose nicht viel, da diese Fehlbildung ja meist mit Geräuschen atypischer Lokalisation, insbesondere auch über der linken Thoraxseite, einhergeht. Die Annahme einer realtiven Mitralinsuffizienz setzt eine erhebliche Drucksteigerung und ein vergrößertes Herz voraus.

Apikale diastolische Intervallgeräusche sind meist Zeichen einer relativen Mitralstenose als Folge einer schweren Isthmusstenose und starken prästenotischen Drucksteigerung. Es sind bisher jedoch auch schon mehrere Fälle von Aortenisthmusstenose mit begleitender kongenitaler Mitralklappenstenose beobachtet worden. Hieran wird man besonders zu denken haben, wenn die gesamte hämodynamische Situation die Annahme einer relativen Mitralstenose nicht zu rechtfertigen vermag.

Endokardfibrosen in Verbindung mit einer Aortenisthmusstenose sind ebenfalls schon mehrfach beschrieben worden. Auch unter diesen Umständen können diastolische, wie übrigens auch systolische Spitzengeräusche auftreten. Es besteht keine Möglichkeit, auf Grund des Schallbefundes eine Differenzierung vorzunehmen. Für den Schallbefund der zweiten Gruppe der Edwardsschen Einteilung, der Aortenisthmusstenose mit offenem Ductus Botalli, sind die topographischen Beziehungen des Ductus zur Isthmusstenose von ausschlaggebender Bedeutung.

Bei postductaler Stenose ist der Ductus und damit auch der kleine Kreislauf in den Kreislaufbezirk mit erhöhtem Druck einbezogen. Der Ductus wird unter diesen Bedingungen von links nach rechts durchströmt, und zwar während der Systole und Diastole. Der durch den Ductus ausgelöste Schallbefund müßte damit theoretisch im vollen Umfange dem entsprechen, wie er bei unkompliziertem Ductus Botalli apertus gefunden wird (S. 189). Tatsächlich werden aber unter diesen Bedingungen sehr häufig atypische Geräusche beobachtet. Das mag damit zusammenhängen, daß diese Form der Isthmusstenose vorwiegend bei Klein- und Kleinstkindern vorkommt. Auch ohne Isthmusstenose ist in diesen Fällen aber der offene Ductus Botalli sehr häufig mit atypischen Geräuschen verbunden. Eine weitere Ursache mag darin zu suchen sein, daß der erhöhte aortale Druck in sehr vielen Fällen ohne wesentlichen Verlust auf dem kleinen Kreislauf lastet. Die daraus resultierende pulmonale Hypertonie ändert auch den Schallbefund. Das kontinuierliche Geräusch macht in analoger Weise wie bei isoliertem offenen Ductus mit pulmonaler Hypertonie je nach den Strömungs- und Widerstandsverhältnissen rein systolischen, diastolischen oder systolisch- diastolischen Geräuschen Platz.

Die ductusbedingten kontinuierlichen Geräusche haben im Gegensatz zu den an der Isthmusstenose oder in Kollateralgefäßen entstehenden kontinuierlichen Geräuschen ihr p.m. an üblicher Stelle, d. h. links vorn infraclavicular oder parasternal. Schwierig, wenn nicht unmöglich, kann es sein, bei vorhandenem Ductusgeräusch ein gleichzeitiges stenosebedingtes kontinuierliches Geräusch abzugrenzen. In diese Verlegenheit wird man jedoch insofern kaum kommen, als beim Vorhandensein eines präisthmischen offenen Ductus Botalli der Druckgradient infolge des als Ventil wirkenden Ductus in der Diastole nicht mehr ausreicht, um an der Isthmusstenose ein an der Körperoberfläche wahrnehmbares Geräusch zu produzieren.

Ein postisthmischer Ductus wird in der Regel von rechts nach links durchflossen. Es besteht also ein Rechts-Links-Shunt, der theoretisch zu einer Cyanose der unteren Körperhälfte führen sollte. Dieses Symptom erfreut sich im Schrifttum einer großen Beliebtheit, in praxi wird es jedoch kaum jemals beobachtet. Geräusche brauchen unter diesen Bedingungen überhaupt nicht vorhanden zu sein. Sie fehlen insbesondere dann, wenn zwischen dem Kaliber des Ductus und des Aortenabschnitts, in den er einmündet, keine größeren Unterschiede bestehen, und die Einmündung ohne wesentliche Knickbildung erfolgt. In der Regel hört man jedoch rein systolische Geräusche, welche mitunter sogar auffallend scharf sind und ihr p.m. über der Art. pulmonalis und der lateralen linksseitigen Thoraxwand haben. Kontinuierliche Geräusche sind unter diesen Bedingungen kaum zu beobachten. Sie kommen aber bei der zweiten Untergruppe vor, bei jenen Formen einer präduktalen Isthmusstenose also, die einen Kollateralkreislauf aufweisen. Ob und in welcher Richtung der Ductus unter diesen Verhältnissen durchströmt wird, ist abhängig vom kollateralen Blutvolumen und dem Druck, der über die Kollateralen und die Stenose selbst in der poststenotischen Aorta erzielt wird. Wird auf diese Weise der Druck sowohl während der Systole als auch während der Diastole im poststenotischen Abschnitt über den Druck im kleinen Kreislauf gehoben, kann das einen systolisch-diastolischen kontinuierlichen Fluß von links nach rechts mit dem Auftreten eines mehr oder weniger typischen Ductus-Geräusches zur Folge haben.

Fassen wir die Schallbefunde bei Aortenisthmusstenose zusammen, so bleibt festzustellen, daß *es einen charakteristischen, bzw. in diagnostischer Hinsicht beweisenden Befund nicht gibt. Für die Isthmusstenose sind Blutdruck- und Pulsverhalten Leitsymptome. Ist auf Grund dieser Symptome aber die Diagnose einer Aortenisthmusstenose gestellt, vermag eine genaue Analyse der Schallerscheinungen Einblicke in die hämodynamische Situation zu gewähren. Ihren besonderen Wert stellen Auskultation und Phonokardiographie aber vor allem auch in der Erkennung oder zumindest Aufspürung zusätzlicher Anomalien unter Beweis*, welche bei der Aortenisthmusstenose nicht rar sind. Weiterhin können Auskultation und Phonokardiographie auch bei der Erfassung atypischer Stenoselokalisationen dienlich sein. Das gilt insbesondere für die abdominellen, weniger für die sub- und supraisthmischen thorakalen Formen.

Auch zur Beurteilung des Operationseffektes tragen Auskultation und Phonokardiographie objektive Kriterien bei, wenn auch dem Blutdruckverhalten und der craniocaudalen Blutdruckdifferenz für die Einschätzung der unmittelbaren hämodynamischen Operationsauswirkungen ein größerer Aussagewert beizumessen ist.

IV. Anomalien des Aortenbogens

a) Anatomie

Ausgehend von der Vorstellung, daß embryonal primär ein doppelter Aortenbogen mit einem rechten und linken Ductus Botalli angelegt ist, haben KIRKLIN und CLAGETT die Anomalien des Aortenbogens in 4 Gruppen unterteilt:

A. Ductus Botalli und absteigende Aorta linksseitig.
B. Ductus Botalli linksseitig, absteigende Aorta rechtsseitig.
C. Ductus Botalli und absteigende Aorta rechtsseitig.
D. Ductus Botalli rechtsseitig, absteigende Aorta linksseitig.

Eine weitere Unterteilung dieser Gruppen berücksichtigt das Vorhandensein eines funktionell wirksamen doppelten Aortenbogens, einer partiellen oder totalen Atresie eines Aortenbogens und bestimmter abnormer Verlaufsformen des Aortenbogens und der von ihm abgehenden Gefäße.

Die große Mehrzahl der Anomalien des Aortenbogens stört die normale Hämodynamik nicht oder nicht nennenswert. Sie ruft keine besonderen Symptome hervor und wird mehr oder weniger zufällig vom Röntgenologen entdeckt.

Klinisch nehmen lediglich folgende 4 Fehlbildungen eine Sonderstellung ein:
1. Doppelter Aortenbogen.
2. Abgang der rechten Art. subclavia von einer linksseitigen Aorta descendens.

3. Schleifenbildung der Aorta oder Pseudokoarktation ("kinking" oder "buckling").
4. Vollständige Unterbrechung des Aortenbogens.

Die Bedeutung der unter 1. und 2. genannten Anomalien liegt in der Möglichkeit einer Kompression der mediastinalen Hohlorgane, vor allem des Oesophagus, weniger der Respirationswege. Klinische Erscheinungen manifestieren sich im allgemeinen erst, nachdem durch sklerotischen Umbau das abnorm verlaufende Gefäß einen Elastizitätsverlust erlitten hat und Lichtungsänderungen der betroffenen Hohlorgane nicht mehr nachgibt, sondern die Lichtung strangartig stenosiert, also zwischen dem 40. und 60. Lebensjahr (*360*). Sie bestehen in Schluckstörungen (Dysphagia lusoria), stridorösen Erscheinungen und Atembeschwerden. Eine Neigung zu bronchopulmonalen Infekten wird mitunter (fast ausschließlich bei doppeltem Aortenbogen) geklagt.

Die Bedeutung der Pseudokoarktation ist in ihrer Abgrenzung gegenüber der Aortenisthmusstenose zu sehen. Durch eine Deformierung des Aortenbogens entsteht eine Schleifenbildung mit „poststenotischer" Dilatation, welche eine Aortenisthmusstenose vorzutäuschen vermag. Im Gegensatz zur Aortenisthmusstenose fehlen der Pseudokoarktation aber eine Einengung des Aortenlumens und damit Blutdruckdifferenzen zwischen Armen und Beinen, sowie ein Umgehungskreislauf und folglich also auch Rippenusuren.

Bei der totalen Unterbrechung des Aortenbogens handelt es sich um eine schwere Fehlbildung mit übler Prognose, welche im Gegensatz zu den vorgenannten Formen, bei denen weitere Anomalien selten sind, stets mit zusätzlichen kongenitalen Angiokardiopathien einhergeht (offener Ductus Botalli, Ventrikelseptumdefekt, Truncus arteriosus communis, Vorhofseptumdefekt, Transposition der großen Gefäße, valvuläre und subvalvuläre Aortenstenose, Aorta bicuspida, Pulmonalstenose, Fallot u. a.). Klinisch entspricht das Bild weitgehend der schweren Aortenisthmusstenose mit postisthmischer Ductuspersistenz.

Wenn man will, kann man Fälle, bei denen die Interruption unmittelbar distal der linken Art. subclavia lokalisiert ist, von solchen unterscheiden, bei denen der Aortenbogen distal oder proximal der linken Art. carotis verschlossen ist (*324*).

Der offene Ductus, der fast stets die Art. subclavia mit der Art. pulmonalis verbindet, findet sich links, rechts oder bilateral.

b) Herzschall

Erster Herzton. Er ist bei Fehlbildungen des Aortenbogens unauffällig.

Zweiter Herzton. Bei Schleifenbildung der Aorta wurden dann und wann Verstärkungen des zweiten Herztons über der Aorta beobachtet (*335, 353*), wobei ein besonders metallischer Klang des zweiten Aortentons imponierte. STEINBERG und HAGSTROM fanden demgegenüber bei der gleichen Anomalie den zweiten Herzton über der Aorta leiser als über der Art. pulmonalis oder vermißten ihn gar vollkommen.

Insgesamt wurden bei keiner Fehlbildung im Bereiche des Aortenbogens Veränderungen des zweiten Herztones bzw. seiner beiden Komponenten bisher nachgewiesen, denen eine besondere diagnostische Bedeutung eingeräumt werden könnte oder müßte.

Dritter Herzton. Ein bei Anomalien des Aortenbogens vereinzelt beobachteter dritter Herzton ist als physiologisch zu betrachten und geht nicht auf hämodynamische Besonderheiten in Abhängigkeit von der Anomalie zurück.

Ejection click. Aortale Dehnungstöne wurden selten bei Schleifbildung der Aorta wahrgenommen (*353*). Es muß als wahrscheinlich angesehen werden, daß hierfür degenerative Gefäßveränderungen in Abhängigkeit vom Alter von größerer Bedeutung sind als die an sich harmlose Verlaufsanomalie. Andererseits können aber auch koexistente klappennahe oder valvuläre Mißbildungen für einen aortalen ejection click verantwortlich zeichnen.

Bei totaler Unterbrechung des Aortenbogens mit vermehrtem pulmonalen Durchflußvolumen ist mit pulmonalen Dehnungstönen zu rechnen.

Systolische Geräusche

1. Doppelter Aortenbogen und sinistroponierter Abgang der rechten Art. subclavia. In der Regel werden systolische Geräusche bei diesen Anomalien vermißt (*319, 334, 335, 356*) oder durch zusätzliche Fehlbildungen (vor allem Verdickung der Aortenklappen, partielle Klappenverwachsungen, seltener intrakardiale Defekte oder echte Stenosen) hervorgerufen (*349*). Doch auch beim Fehlen derartiger organischer Veränderungen können systolische Geräusche, u. U. von großer Lautstärke, vorhanden sein (*321, 335*). Sie sind als vasculäre Strömungsgeräusche zu interpretieren.

2. Schleifenbildung der Aorta bzw. Pseudokoarktation. Als Folge turbulenter Strömung im deformierten Aortenbogen werden leisere, laute oder sogar sehr laute systolische Geräusche bei zumindest drei Viertel der hier zu rubrizierenden Fälle

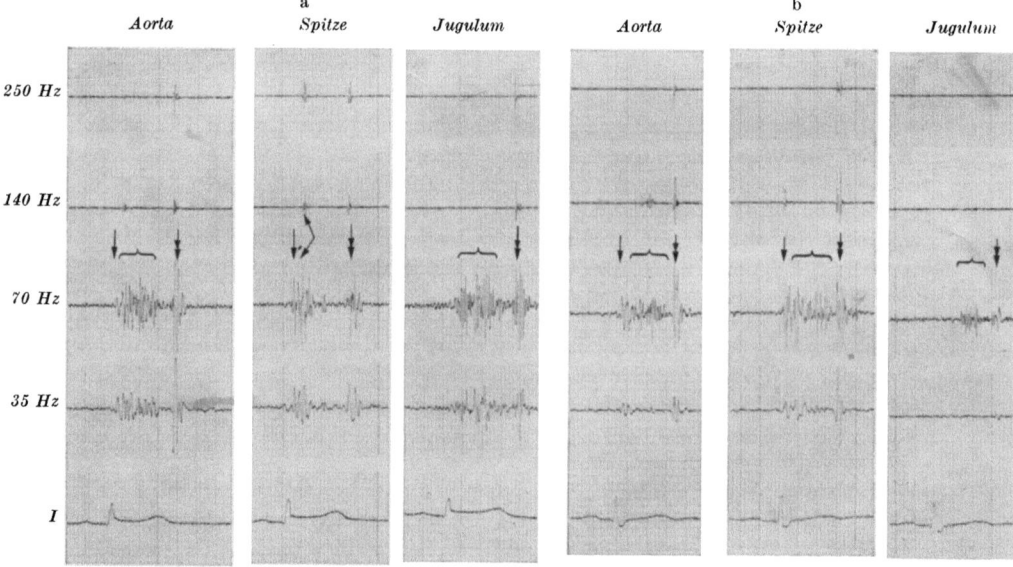

Abb. 12a u. b. Herzschallkurven bei Anomalien des Aortenbogens
a 11jähr. Junge mit Pseudokoarktation der Aorta. Doppelbogige Kontur des linken oberen Gefäßrandes. Normale arterielle Druckwerte, keine Druckdifferenzen zwischen unteren und oberen Gliedmaßen. Eindeutig vor dem zweiten Herzton (↓) endendes systolisches Spindelgeräusch mittlerer Frequenz (⌒) mit p.m. über der Aorta. Deutliche Fortleitung zum Hals. 1. Herzton (↓) über der Basis leise. Protosystolischer Extraton (♪)
b Schallkurve eines 9jähr. Kindes mit retrooesophagealem Verlauf der von der Aorta desc. abgehenden rechten Art. subcalvia. Keine Schluckbeschwerden. Die Diagnose wurde angiokardiographisch gestellt. Relativ leises, angedeutet spindelförmiges Geräusch (⌒) über der Aorta mit Fortleitung zur Herzspitze und zum Hals. Das Geräusch ist angedeutet vom 1. Herzton (↓) und sicher vom 2. Herzton (↓) abgrenzbar. Es erscheint höchst fraglich, ob das Geräusch mit der Gefäßanomalie im kausalen Zusammenhang steht. Papiergeschwindigkeit: 50 mm/sec

gehört und registriert (*322, 323, 325, 331, 337, 344, 347, 353, 354, 355, 356, 358, 359*). Die Geräusche sind meist schon in der frühen Kindheit nachzuweisen, sie enthalten wechselnde Frequenzen und lassen fast regelmäßig ein Crescendo und Decrescendo erkennen, wodurch praktisch stets eine gute Abgrenzung des ersten und zweiten Herztons möglich wird (Abb. 12). Ihr p.m. projiziert sich entweder auf die Aortenauskultationsstelle oder an den oberen linken Sternalrand. Unter Umständen kann das Geräusch lediglich dorsal hörbar sein. In diesen Ausnahmefällen und dann, wenn das Geräusch große Lautstärke besitzt, kann der Auskultationsbefund Anlaß zur Fehldiagnose einer organischen Herz- oder Gefäßerkrankung geben (*323*). Andererseits können aber, wenn auch recht selten, tatsächlich organische, die bedeutungslose Schleifenbildung der Aorta begleitende Veränderungen (z. B. Sinus Valsalvae-Aneurysmen, Aortenstenose, Fibroelastosen) zur Ursache systolischer Geräusche werden (*331, 355, 356*).

3. *Totale Unterbrechung des Aortenbogens*. Systolische Geräusche sind bei dieser schweren, stets als Teilerscheinung einer komplexen Anomalie auftretenden Mißbildung nahezu obligat. Sie sind meist bereits ab Geburt, gewöhnlich aber in allen jenen Fällen vorhanden, die den ersten Monat überleben (*318, 320, 324, 326, 328, 329, 330, 332, 336, 340, 341, 342, 343, 346, 348, 351, 352, 357*). Das Geräusch wird fast stets entweder durch einen Ventrikelseptumdefekt oder durch Aortenklappenveränderungen verursacht. Dementsprechend kann es mehr Defektcharakter oder mehr das Bild eines spindelförmigen Strömungsgeräusches aufweisen. Die unterschiedliche Entstehungsart erklärt auch das von Fall zu Fall wechselnde p.m. des Geräusches, seine uneinheitliche Geräuschform, Frequenzcharakteristik und Ausbreitung.

Eine diagnostische Bedeutung kommt einem systolischen Geräusch bei einer totalen Unterbrechung des Aortenbogens also praktisch nur insofern zu, als sein Fehlen diese Anomalie unwahrscheinlich macht. Seinem Vorhandensein dagegen ermangelt jeglicher diagnostische Wert.

Der die Unterbrechung des Aortenbogens regelmäßig korrigierende offene Ductus verursacht kein Geräusch, da zwischen den beiden Arterien, die er verbindet, kein Druckgefälle besteht.

Diastolische Geräusche. In einem Fall eines doppelten Aortenbogens wurde ein diastolisches Decrescendogeräusch im unmittelbaren Anschluß an den zweiten Herzton über der Aorta gefunden (*349*). In diesem Falle bestanden aber gleichzeitig Klappenveränderungen mit dem funktionellen Resultat einer Aorteninsuffizienz. Unter dieser Voraussetzung wären auch bei einer transponierten Art. subclavia oder bei einer Pseudokoarktation diastolische Geräusche denkbar.

Häufiger dagegen und auf ganz anderer hämodynamischer Basis begegnet man diastolischen Geräuschen bei einer totalen Unterbrechung des Aortenbogens. Hier ist ein diastolisches Geräusch entweder — ausnahmsweise — Ausdruck einer relativen atrioventrikulären Klappenstenose (*342*) oder — gewöhnlich — einer relativen Pulmonalinsuffizienz (*326, 342, 352*). Dementsprechend handelt es sich entweder um relativ niederfrequente apikale Intervallgeräusche oder um sich dem zweiten Herzton sofort anschließende Decrescendogeräusche mit p.m. über der Art. pulmonalis oder am oberen linken Sternalrand.

MERRILL u. Mitarb. und ROBERTS u. Mitarb. beobachteten bei einem Patienten im 2. ICR links ein kontinuierliches Geräusch. Sie führten es auf Kollateralgefäßdurchblutung zurück.

V. Pulmonalstenose mit intaktem Ventrikelseptum

a) Anatomie

Die Pulmonalstenose kann als einzige kongenitale Herzgefäßanomalie vorliegen oder Teilerscheinung einer komplexen Mißbildung sein. Unter Berücksichtigung der Häufigkeit und Symptomatik der verschiedenen Formen hat sich für klinische Belange eine Trennung in Pulmonalstenose ohne und mit Ventrikelseptumdefekt bewährt. Das Vorhandensein oder Fehlen eines Defektes in der

Kammerscheidewand bestimmt das hämodynamische Geschehen in so entscheidender Weise, daß sich hinsichtlich des klinischen Erscheinungsbildes zwei völlig verschiedene Krankheitsgruppen herausschälen lassen. Die isolierte, also mit intaktem Ventrikelseptum einhergehende Pulmonalstenose betrifft in der großen Mehrzahl der Fälle die Pulmonalklappen selbst. Die Klappenränder sind miteinander verwachsen und lassen lediglich eine kleine, meist zentral, seltener exzentrisch gelegene Öffnung von unregelmäßiger Gestalt frei. Zusätzliche taillenartige Einschnürungen der gesamten Klappenbasis kommen vor (*383*).

Mit wesentlich geringerer Häufigkeit werden isolierte infundibuläre Stenosen bei normalen Pulmonalklappen gefunden. BLOUNT u. Mitarb. trafen sie in rund 3% ihres Materials an. Errechnet man aus verschiedenen Literaturangaben (*373, 374, 379, 392, 394, 428*) den Mittelwert, so ergibt sich eine etwas höhere Quote, nämlich eine solche von rund 10% der isolierten Pulmonalstenosen.

Bei der infundibulären Pulmonalstenose mit intaktem Ventrikelseptum handelt es sich meist um eine muskuläre Einengung unterschiedlicher Länge im Bereiche des Ausflußtraktes der rechten Herzkammer. Seltener sind fibröse Stenosen. Circumscripte Stenosen teilen den rechten Ventrikel in eine infundibuläre Kammer (sog. dritte Herzkammer) und die eigentliche rechte Herzkammer. Stenosen im Bereiche des unteren Bulbarorifiziums (sog. subinfundibuläre Stenosen) sind Raritäten, Kombinationen von valvulären und subvalvulären Stenosen hingegen werden nicht allzu selten beobachtet. Hierbei kann die infundibuläre Stenose primär angelegt sein oder sich sekundär im Rahmen der Hypertrophie des rechten Ventrikels als Folge der chronischen Druckbelastung herausbilden. Diese sekundäre Entwicklung einer infundibulären Stenose erklärt einleuchtend, warum derartige Doppelstenosen bei älteren Patienten häufiger angetroffen werden als bei jüngeren.

Pulmonalstenosen bei intaktem Ventrikelseptum können mit einem Vorhofseptumdefekt oder einem offenen Foramen ovale kombiniert sein. Bedeutung erlangt eine solche Kommunikation auf Vorhofebene im allgemeinen nur dann, wenn als Folge der rechtsventrikulären Drucksteigerung eine Druckerhöhung im rechten Vorhof (Mitteldruck und Druck zum Zeitpunkt der Vorhofkontraktion) mit dem Effekt eines Rechts-Links-Shunts resultiert. Man spricht in diesen Fällen von Fallotscher Trilogie.

Da das Überlaufventil im Vorhof die durch die Stenose diktierte Hämodynamik nur geringfügig zu modifizieren vermag, ist es ganz besonders auch im Hinblick auf die akustischen Erscheinungen nicht zu rechtfertigen, die Kombination Pulmonalstenose/Vorhofseptumdefekt bei der Fallotschen Anomalie einzuordnen. Das auskultatorische und phonokardiographische Bild der sog. Fallotschen Trilogie deckt sich so vollkommen mit dem der isolierten Pulmonalstenose mit intaktem Ventrikel- und Vorhofseptum, daß eine Unterscheidung nicht möglich ist. Diese Tatsache steht im krassen Gegensatz zu verschiedenen, und zwar auch akustischen Kriterien, welche eine Differenzierung zwischen Pulmonalstenose ohne Ventrikelseptumdefekt und damit auch Fallotscher Trilogie und der eigentlichen Fallotschen Anomalie (Pulmonalstenose mit subaortalem Ventrikelseptumdefekt) erlauben.

b) Herzschall

Erster Herzton. REINHOLD u. Mitarb. beschrieben eine pathologische Akzentuation des ersten Herztons. Inzwischen gewonnene umfangreiche Erfahrungen haben aber erkennen lassen, daß der erste Herzton bei der isolierten Pulmonalstenose keine Besonderheiten aufweist. Er kann laut, normal oder abgeschwächt sein (*361, 369, 409, 440*). Aus den Beobachtungen von BENCHIMOL u. Mitarb.

könnte gefolgert werden, daß der erste Herzton besonders dann verstärkt ist, wenn ein zusätzlicher Vorhofseptumdefekt vorliegt. Offenbar handelte es sich hierbei aber doch lediglich um ein zufälliges Zusammentreffen. In Übereinstimmung mit anderen Autoren fanden auch wir bei der Trilogie gegenüber der Pulmonalstenose ohne Vorhofseptumdefekt und darüber hinaus gegenüber dem Normalverhalten keine Auffälligkeiten oder bemerkenswerten Abweichungen in der Lautstärke und Frequenz des ersten Herztons. Das gleiche gilt auch im Hinblick auf valvuläre und infundibuläre Pulmonalstenose.

Spaltungen des ersten Herztons in einen Mitral- und Tricuspidalanteil gelangen gelegentlich zur Darstellung (*386, 394, 397*). Der Tricuspidalklappenschlußton kann dann leicht mit einem pulmonalen ejection click verwechselt werden.

Zweiter Herzton. Bei der Beurteilung des zweiten Herztones soll man stets versuchen, zwischen Aorten- und Pulmonalklappenschluß zu trennen. Wenn vereinzelt von einer Akzentuation des zweiten Herztons bei Pulmonalstenose gesprochen worden ist, so kann sich diese Aussage, Relevanz der Klappeneinengung vorausgesetzt, nur auf II_A beziehen. Jede nennenswerte Stenosierung muß die Schwingungsfähigkeit der Pulmonalklappen und damit auch den bei ihrem Schluß erzeugten Ton vermindern.

Diese Abschwächung reicht in Abhängigkeit von der Schwere der Stenose bis zur Unhörbarkeit. Mit subtiler Registriertechnik ist der Pulmonalanteil jedoch auch in der Mehrzahl jener Fälle noch zu erfassen, bei denen das Stethoskop versagt (Abb. 13).

Durch Injektion von Noradrenalin soll sich regelmäßig in der Art. pulmonalis ein Druckanstieg erzeugen lassen, als dessen Folge eine Verstärkung des Pulmonalklappenschlußtones registriert werden könne (*375*).

Neben ihrem Amplituden- bzw. Lautstärkeunterschied differieren beide Anteile des zweiten Herztons auch in ihrem Frequenzgehalt. Der Aortenklappenschluß ruft nicht allein Schwingungen von größerer Amplitude, sondern auch von höherer Frequenz hervor.

Eine Spaltung des zweiten Herztons wird, soweit sich der Pulmonalanteil nicht infolge zu geringer Intensität der Feststellung entzieht, kaum jemals vermißt. Allerdings läßt sie sich mitunter am besten ein bis zwei Intercostalräume tiefer als üblich nachweisen, da eine Abgrenzung über der Art. pulmonalis durch Geräuschüberlagerung erschwert sein kann.

Das Spaltungsintervall ist von der Schwere der Stenose abhängig und spiegelt, wie später noch darzutun sein wird, die hämodynamischen Verhältnisse gut wider. Spaltungsintervalle bis 0,2 sec (!) wurden beobachtet (*395*). Die Spaltung weist normale respiratorische Verschieblichkeit auf (*364*).

HAYWOOD u. Mitarb. erwähnten zwar drei Fälle mit fixierter Spaltung. Bei diesen drei Patienten wurden intraventriculäre Druckwerte zwischen 20 und 40 mm Hg gemessen. Die mitgeteilten Daten machen es sehr wahrscheinlich, daß es sich um Vorhofseptumdefekte mit „relativer Pulmonalstenose" gehandelt hat.

Eine Unterscheidung isolierter valvulärer von isolierten infundibulären Stenosen mit Hilfe von II_P gelingt nicht, so zwingend auch theoretisch diese Möglichkeit sich anzubieten scheint, wenn man davon ausgeht, daß im Gegensatz zur valvulären Stenose bei isolierter infundibulärer Stenose die Schwingungsfähig- und Beweglichkeit der pulmonalen Taschenklappen erhalten ist. Die Praxis hat gezeigt, daß auch bei reiner infundibulärer Pulmonalstenose II_P abgeschwächt und der zweite Herzton weit gespalten zu sein pflegt (*372, 409*). Scheinbare Ausnahmen gehen in erster Linie auf das Konto geringfügiger hämodynamischer Auswirkungen mancher infundibulären Stenosen. Valvuläre Pulmonalstenosen ohne nennenswerte rechtsventrikuläre Drucksteigerungen führen jedoch ebenfalls nur zu geringer oder evtl. auch zu keiner Abschwächung von II_P und spalten den zweiten Herzton nicht oder kaum über das unter normalen Verhältnissen gewohnte Ausmaß.

Dritter Herzton. Mittelschwere und hochgradige Stenosen können mit einem dritten Herzton einhergehen. Infolge der unter diesen Bedingungen fast obligaten weiten Spaltung kann eine Unterscheidung des dritten Herztones vom Pulmonalanteil des zweiten Herztones Schwierigkeiten bereiten.

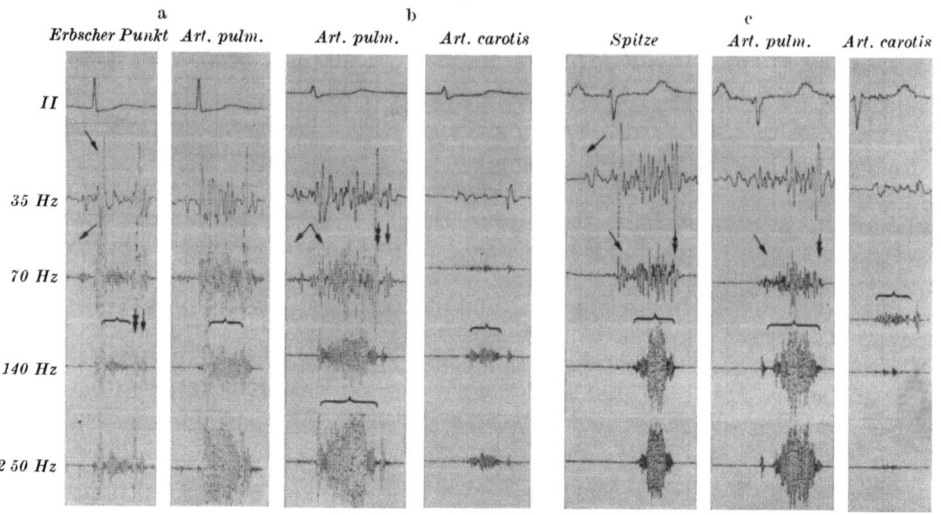

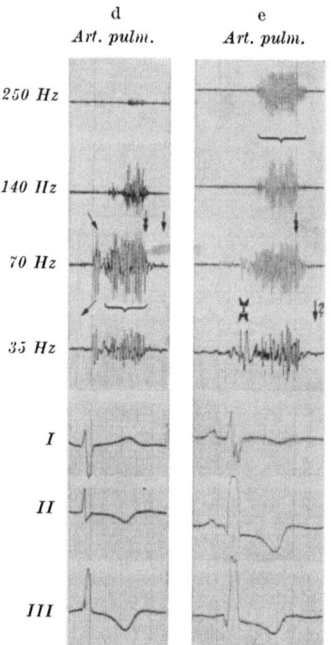

Abb. 13 a—e. Herzschallkurven von Patienten mit Pulmonalstenose bei intaktem Ventrikelseptum.

a 16jähr. Schülerin mit leichter Pulmonalklappenstenose. Druck in der Art. pulmonalis 16/4 mm Hg, im rechten Ventrikel 49/2 mm Hg. Lauter 1. und 2. Herzton. Intervall des gespaltenen 2. Herztons 0,04—0,05 sec. Lautes systolisches Geräusch, dessen Amplitudenmaximum vor Systolenmitte liegt

b 53jähr. Frau mit mittelschwerer valvulärer Pulmonalstenose. Druck in der Art. pulm. 18/10 mm Hg, im rechten Ventrikel 112/14 mm Hg. Sehr lautes und holosystolisches Geräusch von Spindelcharakter mit p.m. über der Art. pulm. Das Geräusch, dessen Amplitudenmaximum in die zweite Systolenhälfte fällt, überdauert kurz das Aortensegment des 2. Herztons, der ein Spaltungsintervall von 0,06 sec aufweist. Hörbarer Vorhofton. Das Geräusch wird, wie meist bei Pulmonalstenose, in die Halsgefäße fortgeleitet

c 37jähr. Frau mit mittelschwerer bis schwerer Fallotscher Trilogie. Druck in der Art. pulm. 12/5 mm Hg, im rechten Ventrikel 150/14 mm Hg. Systolisches Geräusch, das nach einem freien Intervall nach dem 1. Herzton beginnt, sein Amplitudenmaximum im 2. Systolendrittel hat und den Aortenklappenschlußton gering überdauert. Pulmonalklappenschlußton nicht sicher nachweisbar. Niederfrequenter Vorhofton

d Schwere Pulmonalstenose bei einem 16jähr. Mann. Es gelang nicht, den Katheter in die Art. pulm. zu führen. Druck im rechten Ventrikel 180/12 mm Hg. Vom 1. Herzton abgetrenntes lautes systolisches Geräusch mit Amplitudenmaximum in der 2. Systolenhälfte. Das Geräusch verdeckt den 2. Herzton fast vollständig und überdauert ihn kurz, endet aber vor dem mit einem Intervall von 0,11 sec folgenden Pulmonalsegment. Leiser Vorhofton

e Sehr schwere valvuläre Pulmonalstenose bei einer 24jähr. Frau. Druck in der Art. pulm. 18/10 mm Hg, Druck im rechten Ventrikel 245/20 mm Hg. Gespaltener 1. Herzton, dem nach einem geräuschfreien Intervall ein sehr lautes und hochfrequentes Spindelgeräusch folgt, das den 2. Herzton zumindest in den mittleren und höheren Frequenzbereichen völlig überdeckt. Amplitudenmaximum in der 2. Systolenhälfte. Pulmonalklappenschlußton fraglich im 35 Hz-Kanal dargestellt. Papiergeschwindigkeit aller Kurven: 50 mm/sec. Zeichenerklärung: ↘ = erster Herzton; ↓ = Aortensegment des 2. Herztons; ↓ = Pulmonalsegment des 2. Herztons; ∠ = Vorhofton; ✕ = gespaltener 1. Herzton; ⁀ = systolisches Geräusch

Die sonst übliche Unterscheidungsmöglichkeit, am stehenden Patienten den Schallbefund zu kontrollieren, entfällt, da der an sich schon sehr leise Pulmonalanteil des zweiten Herztones im Stehen meist verschwindet, der dritte Herzton dagegen bei beträchtlicher rechtsventrikulärer Drucksteigerung auch im Stehen gern persistiert.

Wir können uns des Eindrucks nicht erwehren, daß zumindest eine Großzahl der als dritter Herzton angesprochenen distinkten diastolischen Schwingungen in Wirklichkeit erheblich verspätete Pulmonalklappenschlußtöne waren.

Eine Differenzierung ist u. E. weder bei Berücksichtigung des zeitlichen Einfalles, noch des Frequenzgehaltes möglich. Sie gelingt mit Sicherheit wohl häufig nur dann, wenn beide Schwingungsgruppen, also II_P und III, vorhanden sind. Da der dritte Herzton in diesen Fällen im rechten Ventrikel entsteht, muß er, da die rasche Füllungsphase der rechten Kammer natürlich erst nach Semilunarklappenschluß beginnen kann, dem Pulmonalanteil des zweiten Herztons folgen. Da dieser aber bereits verspätet einsetzt, kann das üblicherweise zwischen II_A und III zu beobachtende Intervall ganz erheblich überschritten werden. An einen dritten Herzton ist auch dann zu denken, wenn diese Schwingungsgruppe eine relativ große Amplitude aufweist. Ein weit gespaltener zweiter Herzton läßt unter diesen Bedingungen nämlich praktisch stets einen erheblichen Amplitudenverlust von II_P erkennen.

Vierter Herzton. Ein vierter Herzton mit Ursprung im rechten Vorhof ist bei Pulmonalstenosen mit intaktem Ventrikelseptum ein häufiger Befund (*369, 395, 410, 447*). Er läßt keine Beziehungen zum Vorhandensein oder Fehlen einer interatrialen Kommunikation erkennen. Hingegen scheint eine lockere Abhängigkeit von der Schwere und damit dem Grad der intraventrikulären Drucksteigerung zu bestehen. Wenn es auch nicht zutrifft, daß ein vierter Herzton bei schwerer Pulmonalstenose immer nachgewiesen werden kann (*420*), so wird er doch ohne Zweifel bei hochgradigen Stenosen eindeutig häufiger angetroffen als bei geringfügigen Einengungen der Pulmonalklappenlichtung (Abb 13).

In unseren Fällen betrug der mittlere systolische Ventrikeldruck bei den Fällen mit Vorhofton 153 mm Hg, bei den Fällen ohne diesen Ton dagegen nur 118 mm Hg. In der ersten Gruppe lagen die Druckwerte in knapp 90% der Patienten über 120 mm Hg und damit über dem Durchschnittswert der zweiten Gruppe. In der zweiten Gruppe wurde dieses Limit lediglich von 35% der Fälle überschritten.

Auffälligerweise bestanden jedoch keine erkennbaren Beziehungen zum Vorhofdruck. In beiden Gruppen differierte der mittlere Druck zum Zeitpunkt der a-Welle lediglich um 2 mm Hg — 20 mm Hg in der ersten, 18 mm Hg in der zweiten Gruppe —. Der Vorhofton erreicht selten eine größere Intensität. Sein p.m. hat er am unteren linken Sternalrand. Frequenzen bis 70 Hz sind die Regel, bis 140 Hz die Ausnahme.

Frühsystolischer Extraton. MINHAS u. Mitarb. beobachteten einen pulmonalen ejection click in rund 40% ihrer Fälle. Er folgt dem ersten Herzton nach durchschnittlich 0,05—0,08 sec. Die Häufigkeit seines Nachweises hängt nicht zuletzt von der Registriertechnik ab.

Er wurde bei der Pulmonalstenose wohl erstmals von PETIT, später von LIAN u. Mitarb. beschrieben. Gegenüber dem ersten Herzton kann er betont sein und u. U. dadurch selbst für den ersten Herzton gehalten werden. Er hat sein p.m. wie üblich bei pulmonalem Ursprung im zweiten ICR links parasternal, nimmt bei der Exspiration zu und kann auf der Höhe der Inspiration völlig verschwinden.

Dieser pulmonale frühsystolische Extraton ist als Pendant zum Mitralöffnungston bei Mitralstenose anzusehen.

Genau wie jener hat er auch schwingungsfähiges Klappenmaterial zur Voraussetzung und ist in seinem zeitlichen Intervall zum vorausgehenden Herzton vom transvalvulären Druckgradienten abhängig. Je hochgradiger die Stenose, um so kürzer das Intervall (Abb. 14). Da aber starre und unbewegliche Pulmonalklappen sein Auftreten verhindern, wird er gerade bei schweren Stenosen leicht vermißt.

Systolische Geräusche. Mittels direkter Schallregistrierung von der Oberfläche der Art. pulmonalis läßt sich beim Hund stets ein leises systolisches Strömungsgeräusch nachweisen. Engt man die Art. pulmonalis in ihrem Ursprung künstlich ein, nimmt dieses Geräusch an Amplitude und Dauer zu (426). Wird das Phonokardiogramm intrakardial registriert, erweist sich die Pulmonalklappengegend als Entstehungsort dieses Geräusches (414).

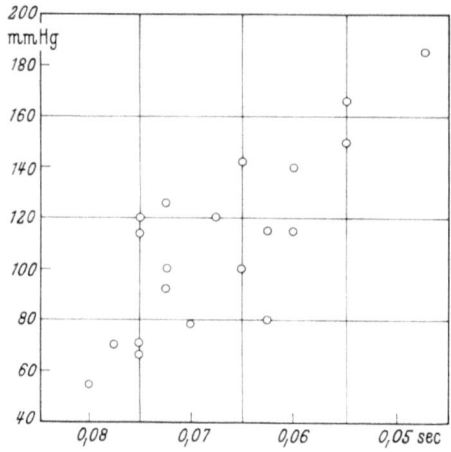

Abb. 14. Graphische Darstellung der Beziehungen zwischen rechtsventrikulärem systolischen Druck (Ordinate) und Intervall zwischen 1. Herzton und frühsystolischem Klick pulmonalen Ursprungs (Abszisse) bei Pulmonalstenose mit intaktem Ventrikelseptum. Das Intervall verkürzt sich mit steigendem Druck

Diese im Tierexperiment reproduzierbaren Phänomene entsprechen abstrichlos den beim Menschen zu erhebenden Befunden. Das systolische Geräusch mit p. m. über der Art. pulmonalis bzw. im zweiten ICR links parasternal (Abb. 13) ist ein derartig konstantes Symptom der Pulmonalstenose, daß mit Recht die Behauptung aufgestellt werden kann: *alle Symptome können fehlen, nur das systolische Austreibungsgeräusch nicht* (374, 378, 393, 395, 405, 421, 439).

Das Geräusch ist von frühester Kindheit an hörbar (415), strahlt nach der linken Thoraxseite und zum Rücken aus und ist praktisch stets im Jugulum und sehr häufig auch über den Halsgefäßen hörbar. Seine Lautstärke wechselt sowohl intra- als auch interindividuell in Abhängigkeit vom Verhältnis Stenoselichtung zu Durchflußvolumen. Eine geringe Stenose kann das Geräusch genauso abschwächen wie ein herabgesetztes Strömungsvolumen. In Parallelität zur Geräuschstärke ist über der Art. pulmonalis ein Schwirren nachweisbar.

Bei jeder relevanten Pulmonalstenose mit intaktem Ventrikelseptum ist das Geräusch von erheblicher Lautstärke und besitzt einen rauhen und scharfen Klangcharakter. Mitunter kann es als Distanzgeräusch wahrgenommen werden.

WILD u. Mitarb. erwähnen einen Patienten, der, nachdem er darauf aufmerksam gemacht worden war, das Geräusch selbst hörte. Auch seine Ehefrau vernahm es aus einer Entfernung von „mehreren Fuß". Ohne erkennbaren Grund war das Geräusch für das Ehepaar dann eines Tages plötzlich nicht mehr hörbar.

Das Geräusch zeigt fast stets Spindelform mit gleichmäßigem oder unterschiedlichem Crescendo und Decrescendo (Abb. 13). Es ist vom ersten Herzton meist abgesetzt oder zumindest abgrenzbar, kann vor dem zweiten Herzton enden, aber auch den Aortenanteil des zweiten Herztones mehr oder minder lang überdauern und bis zum verspäteten Pulmonalklappenschlußton reichen (380, 397, 409, 424, 441). Das zeitliche Auftreten des Geräuschmaximums steht in enger Korrelation zur Schwere der Stenose und kann fast bis zum zweiten Herzton verlagert sein. Ausnahmsweise kann das Geräusch bei großer Lautstärke im phonokardiographischen Bild, insbesondere in den hohen Frequenzbereichen, einmal Bandform annehmen. Sowohl bei der isolierten Pulmonalstenose als auch bei der Trilogie enthält das Geräusch mit großer Regelmäßigkeit hohe Frequenzen. Werte über 400 Hz werden bei mindestens der Hälfte der Fälle über der Art. pulmonalis angetroffen.

Intra- und epikardiale Schallregistrierungen haben diese präcordial feststellbaren Befunde in vollem Umfange bestätigt. Übereinstimmung besteht hinsichtlich Frequenzgehalt (*413*), Geräuschkonfiguration und -lokalisation (*390, 403, 408*). Wird der Herzschallkatheter aus der Art. pulmonalis in den rechten Ventrikel zurückgezogen, verschwindet das Spindelgeräusch abrupt. Leitet man von der Pulmonalarterienoberfläche ab, setzt das Geräusch um so später ein, je weiter der Schallreceptor von der Klappengegend entfernt wird.

In zunehmendem Maße überdauert das Geräusch unter diesen Bedingungen auch den zweiten Herzton. Dieses Phänomen gab zu der Annahme Anlaß, daß der zweite Herzton entlang der Gefäßwand mit Tongeschwindigkeit in einem flüssigen Milieu, das Geräusch dagegen, distal der Klappe durch Turbulenz entstanden, mit angenäherter Pulswellengeschwindigkeit fortgeleitet wird (*403, 408*).

Pulmonalstenosen mit intaktem Kammerseptum aber ohne systolisches Stenosegeräusch müssen als extreme Ausnahmeerscheinungen gewertet werden. MANNHEIMER teilte einen derartigen Fall mit.

Besteht statt einer valvulären eine isolierte infundibuläre Stenose, braucht sich das Geräusch hinsichtlich Lautstärke und Konfiguration nicht zu unterscheiden, wenn auch Geräuschformen wie beim Ventrikelseptumdefekt etwas häufiger beobachtet werden (*388*). Das Geräusch beginnt unmittelbar nach dem ersten Herzton, endet fast stets vor oder zum Zeitpunkt von II_A, kann musikalisch und von einem Schwirren begleitet sein (*434*). BLOUNT u. Mitarb. beschreiben es als „raspelnder" als bei valvulärer Stenose. Als wichtigstes Hinweissymptom und Verdachtsmoment hat aber das tiefere p.m. zu gelten. Das Geräusch ist am lautesten im dritten und vierten ICR und nicht wie bei valvulärer Stenose im zweiten ICR links parastenal zu hören (*366, 373, 395*).

Bei intrakardialer Schallregistrierung soll das systolische Geräusch im Unterschied zum Befund bei valvulärer Stenose bei isolierter infundibulärer Stenose beim Zurückziehen des Katheters nicht plötzlich, sondern nach und nach verschwinden (*390*).

Neben dem typischen pulmonalen Strömungsgeräusch kann am linken unteren Sternalrand oder über den unteren Brustbeinpartien ein systolisches Decrescendogeräusch mit und ohne Rivero-Carvalloschem Zeichen als Ausdruck einer relativen Tricuspidalinsuffizienz wahrgenommen werden. Ein solches Geräusch beweist nahezu stets das Vorliegen einer hochgradigen Pulmonalstenose.

Diastolische Geräusche. Wie bei Aortenstenose kann auch eine valvuläre Pulmonalstenose infolge Verstümmelung und Verziehung des Klappenapparates mit einer diastolischen Schlußunfähigkeit der Pulmonalklappe einhergehen. Ein solcher Befund läßt sich jedoch nicht allzu häufig feststellen. Am ehesten scheint man ihm noch bei relativ leichten Stenosen zu begegnen (*365*). Ein diastolisches Sofortgeräusch von Decrescendocharakter mit p.m. über der Art. pulmonalis ist der akustische Ausdruck einer derartigen Pulmonalinsuffizienz.

Ebenfalls nur selten begegnet man über den unteren Sternalpartien und links unten parasternal diastolischen Intervallgeräuschen einer relativen Tricuspidalstenose.

Bei isolierter infundibulärer Pulmonalstenose wurden diastolische Geräusche mit gleichem p.m. wie beim systolischen Geräusch z. T. gefunden, z. T. vermißt. BEVEGARD u. Mitarb. deuten derartige diastolische Geräusche als Rückflußgeräusch aus der infundibulären in die eigentliche rechte Herzkammer. Grundsätzlich sind in diesem Zusammenhang die gleichen Überlegungen anzustellen, wie sie bei der Erörterung der subvalvulären Aortenstenose ausgesprochen worden sind (S. 26). Da bei intaktem Ventrikelseptum der Druck in der infundibulären Kammer rascher unter den diastolischen Pulmonalarteriendruck abfallen dürfte als im prästenotischen rechten Ventrikel, zum anderen es mehr als fraglich ist, ob in der infundibulären Kammer überhaupt jemals ein Druck erreicht wird, welcher diesen Herzteil befähigt, Blut durch die Stenose zu pumpen, muß die Wahrscheinlichkeit, daß Blut während der frühen Diastole in orthograder Richtung, also vom rechten Ventrikel zur infundibulären Kammer, die Stenose passiert, als wesentlich größer eingeschätzt werden als der umgekehrte Weg.

c) Kombinationen mit anderen Angiokardiopathien

Das Vorkommen einer Pulmonalstenose im Zusammenhang mit einem Ventrikelseptumdefekt als einziger zusätzlicher Anomalie oder als Teilerscheinung komplexer Fehlbildungen soll an dieser Stelle unerwähnt bleiben.

Da die Kombination einer Pulmonalstenose mit einem Vorhofseptumdefekt (Fallotsche Trilogie) bereits gemeinsam mit der isolierten Pulmonalstenose besprochen worden ist, kann auch auf eine weitschweifige Erörterung dieser kombinierten Fehlbildung verzichtet werden. In der Regel beherrscht die Pulmonalstenose in diesen Fällen die Symptomatik. An einen zusätzlichen Vorhofseptumdefekt ist weniger auf Grund akustischer Besonderheiten, als vielmehr bestimmter klinischer Erscheinungen, vor allem einer Mischungscyanose, zu denken. Vorsicht ist allerdings bei der Beurteilung dieser Mischungscyanose im Hinblick auf die bei schweren Pulmonalstenosen vorkommenden peripheren Cyanosen geboten.

Ist die Symptomatik eines Vorhofseptumdefektes vordergründig, liefern Auskultation und Phonokardiographie wesentliche Hinweise auf das gleichzeitige Vorliegen einer Pulmonalstenose. Diese Fehlbildung rückt in den Kreis differentialdiagnostischer Erwägungen, wenn über der Art. pulmonalis ein sehr lautes systolisches Geräusch vorhanden ist, welches zum Hals, Rücken und zur Schulter fortgeleitet wird und mit Schwirren verbunden ist. Ein derartiges Verhalten ist für den isolierten Vorhofseptumdefekt ungewöhnlich. In gleicher Weise muß ein abgeschwächter Pulmonalklappenschlußton bei weiter Spaltung den Verdacht auf eine Pulmonalstenose wecken. Kombinationen einer Pulmonalstenose mit einer Aortenstenose sind zwar seltener, als auf Grund entwicklungsgeschichtlicher Überlegungen vermutet werden könnte, sie kommen aber immer einmal wieder vor, und zwar sowohl im valvulären als auch im subvalvulären Bereich. Meist liegen in diesen Fällen noch weitere Anomalien vor. Die Möglichkeit einer kombinierten Ausflußtraktstenose beider Ventrikel wird dann nahegelegt, wenn das typische Austreibungsgeräusch im zweiten ICR links und rechts parasternal durch einen unterschiedlichen Charakter auffällt und somit eine einfache Fortleitung unwahrscheinlich macht (*419*). Auch ein apikales diastolisches Rumpeln stellt bei einer Pulmonalstenosensymptomatik den Finger dar, der auf die Aortenklappe weist (*417*). Schließlich lenkt auch eine Verlängerung der rechts- und linksseitigen Systolendauer, also eine Verspätung des Aorten- und Pulmonalklappenschlußtones und damit eine Verkürzung des üblicherweise bei Pulmonalstenose zu findenden weiten Spaltungsintervalls bei sonst anscheinend typischem Pulmonalstenosebefund die Aufmerksamkeit in Richtung Aortenstenose. Zudem soll unter diesen Umständen nicht allein der Pulmonalanteil, sondern auch der Aortenanteil des zweiten Herztons abgeschwächt sein (*368, 419*). Der Verdacht wird verstärkt, wenn palpatorisch eine kräftige Aktion sowohl des linken als auch rechten Ventrikels und elektrokardiographisch eine Doppelhypertrophie nachweisbar sind.

Das Zusammentreffen einer Pulmonalstenose bei intaktem Kammerseptum mit einem offenen Ductus Botalli ist entschieden seltener als ein offener Ductus bei Pulmonalstenose mit Ventrikelscheidewanddefekt. Keine der beiden Anomalien beeinträchtigt wesentlich die akustischen Erscheinungen der anderen. Neben dem kontinuierlichen Geräusch des offenen Ductus findet sich an typischer Stelle das systolische Strömungsgeräusch der Pulmonalstenose, wenn es auch nicht immer ganz leicht sein mag, beide Geräusche, deren p.m. so nahe beieinander liegt oder gar übereinstimmt, zu identifizieren. Ohne Schwierigkeit wird das kontinuierliche Geräusch, das praktisch stets vorhanden ist (*399*), erkannt. An eine zusätzliche Pulmonalstenose ist zu denken, wenn dieses Geräusch nach lateral ausstrahlt und auch dort noch als charakteristisches kontinuierliches Geräusch in Erscheinung tritt, nach medial und am linken Sternalrand nach unten hin aber die Kontinuität durch ein lautes und spindelförmiges systolisches Geräusch durchbrochen wird. Auch ein die Zeichen der Rechtsbelastung und Rechtshypertrophie aufweisendes Elektrokardiogramm legt bei typischem kontinuierlichen Geräusch den Verdacht auf eine zusätzliche Pulmonalstenose nahe.

Ein Ductus Botalli apertus, der über eine pulmonale Hypertonie zu einer Rechtsbelastung und Rechtshypertrophie geführt hat, pflegt sich akustisch nicht mehr in Form eines kontinuierlichen Geräusches zu äußern.

Neben den erwähnten Schallerscheinungen kommen bei der kombinierten Pulmonalstenose/Ductus Botalli gelegentlich apikale systolische und diastolische Geräusche vor. Sie gehen zu Lasten des vergrößerten Volumens als Folge des Links-Rechts-Kurzschlusses über den Ductus.

Sowohl bei isolierter Pulmonalstenose als auch bei Fallot-Symptomatik können allerdings mitrale Klappenveränderungen, die bis zur Atresie gehen, vorkommen. Während ein völliger Mitralklappenverschluß einen Ventrikelseptumdefekt verlangt, um mit dem Leben vereinbar zu sein, werden Mitralstenosen auch bei Pulmonalstenose mit intaktem Ventrikelseptum beobachtet. Die Frage, ob es sich hierbei um erworbene und/oder angeborene Anomalien handelt, dürfte jeweils sehr schwer zu klären sein.

Die bisherigen Fallbeschreibungen (*429*) — fast stets nur sehr geringgradiger Druckgradient an der Pulmonalklappe — sind in höchstem Maße verdächtig auf erworbene Mehrklappenvitien. Ja nicht einmal eine relative Pulmonalstenose bei pulmonalem Hochdruck als Folge der Mitralstenose erscheint ausgeschlossen. Akustisch bestand jeweils neben dem typischen apikalen Mitralstenosebefund ein lautes pulmonales Strömungsgeräusch. Ein derartiges systolisches Geräusch über der Art. pulmonalis wird aber bei reiner und isolierter Mitralstenose so häufig gefunden, daß es nicht zu rechtfertigen ist, allein auf Grund dieses Geräusches die Diagnose einer organischen Pulmonalstenose zu stellen.

d) Postoperative Befunde

Die anfangs allgemein übliche blinde transventriculäre Operationsmethode nach BROCK wurde nach Einführung der Hypothermie — Swansches Verfahren — und ganz besonders nach Einführung des extrakorporalen Kreislaufs mehr und mehr durch die offene Methode verdrängt, bei der der Operateur unter Sicht die Stenose zu korrigieren vermag.

Die postoperativen Schalländerungen spiegeln den Operationserfolg in ausgezeichnetem Maße wider. Sie sind von dem erwähnten Operationsverfahren nur insofern abhängig, als es mit der offenen Methode im statistischen Mittel augenscheinlich häufiger gelingt, die Hämodynamik eingreifender und nachhaltiger zu verbessern. Das gilt sowohl für die valvuläre als auch infundibuläre Pulmonalstenose mit intaktem Ventrikelseptum.

Der erste Herzton wird meist nicht beeinflußt. Amplitudenzunahmen kommen vor.

Die Spaltung des **zweiten Herztons** läßt zwar eine Normalisierungstendenz erkennen, völlig normale Werte werden jedoch nur ausnahmsweise erreicht. Insbesondere bei sehr schweren Stenoseformen kann eine Spaltung postoperativ erstmals nachweisbar werden.

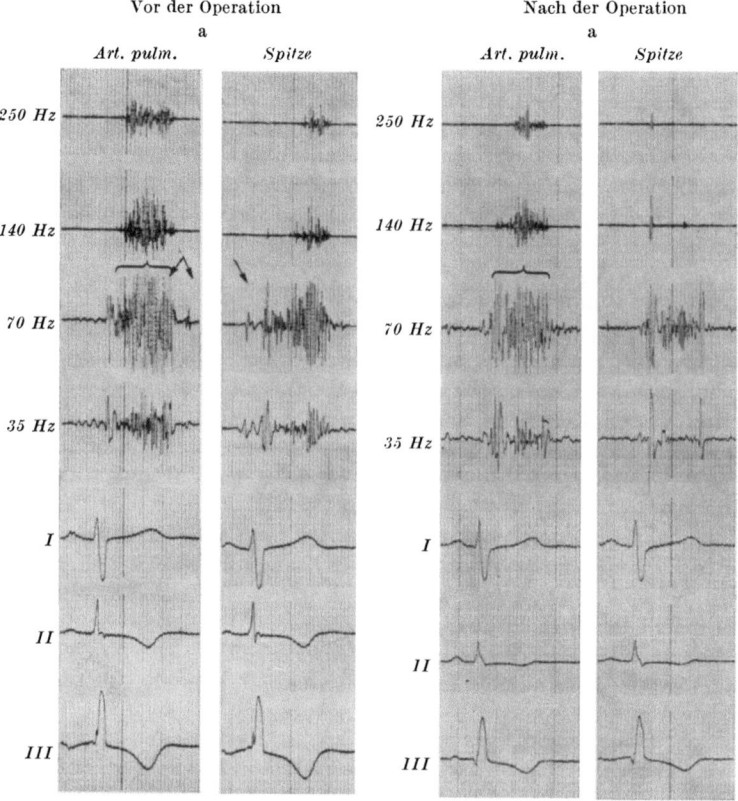

Abb. 15a—c. Herzschallkurven von Pulmonalstenose mit intaktem Ventrikelseptum vor und nach Operation.
a 24jähr. Frau mit mittelschwerer valvulärer Pulmonalstenose. Druck in der Art. pulm. 16/6 mm Hg, im rechten Ventrikel 115/10 mm Hg, im rechten Vorhof maximal 14 mm Hg. Vor der Operation lautes hochfrequentes und holosystolisches Geräusch, das vom 1. Herzton durch ein kurzes Intervall getrennt ist und sein Maximum bald nach Systolenmitte hat. Sowohl über der Art. pulm. als auch über der Spitze „verschluckt" das Geräusch den 2. Herzton, der auf 0,08—0,09 sec gespalten ist. Besonders über der Spitze ist ein relativ lauter Vorhofton wahrnehmbar. Nach der Operation (transventrikuläre Methode nach BROCK) Abnahme der Lautstärke des Geräusches, besonders in den hohen Frequenzbereichen. Das Geräuschmaximum ist geringgradig in Richtung zum 1. Herzton verschoben, eine sichere Spaltung des 2. Herztones, der jetzt abgrenzbar ist und nur in vereinzelten Ableitungen noch mit dem Geräusch verschmilzt, ist nicht mehr nachweisbar. Der Vorhofton ist verschwunden

Auch der frühsystolische **ejection click** erfährt durch die Operation gern eine Akzentuation. Sein zeitliches Intervall zum ersten Herzton wird meist länger (*401*).

Die Änderungen des **systolischen Geräusches** lassen sich häufig schon auf dem Operationstisch feststellen (*440*). Sie betreffen in erster Linie die Lautstärke, die Geräuschfrequenz sowie den Zeitpunkt des Geräuschmaximums und -endes. Der Geräuschbeginn hingegen verhält sich unregelmäßig und kann nicht als Gradmesser für den Operationseffekt verwertet werden.

Nach erfolgreicher Operation und Senkung des ventrikulopulmonalen Druckgradienten wird das Geräusch, verglichen mit dem präoperativen Befund, leiser, weicher und niederfrequenter (Abb. 15). Es endet vor dem zweiten Herzton, ein Umstand, der besonders in jenen Fällen augenfällig in Erscheinung tritt, in denen das Geräusch vorher II_A überdauerte und evtl. sogar überdeckte. Das Geräuschmaximum wird früher erreicht (*362, 367, 371, 385, 387, 397, 401, 440, 443*). Ein völliges Verschwinden des Geräusches wurde bisher nicht beobachtet, wohl aber braucht das unmittelbare postoperative Schallbild nicht den endgültigen Befund darzustellen. Wiederholt haben wir im Verlaufe eines Jahres nach der

Postoperative Befunde

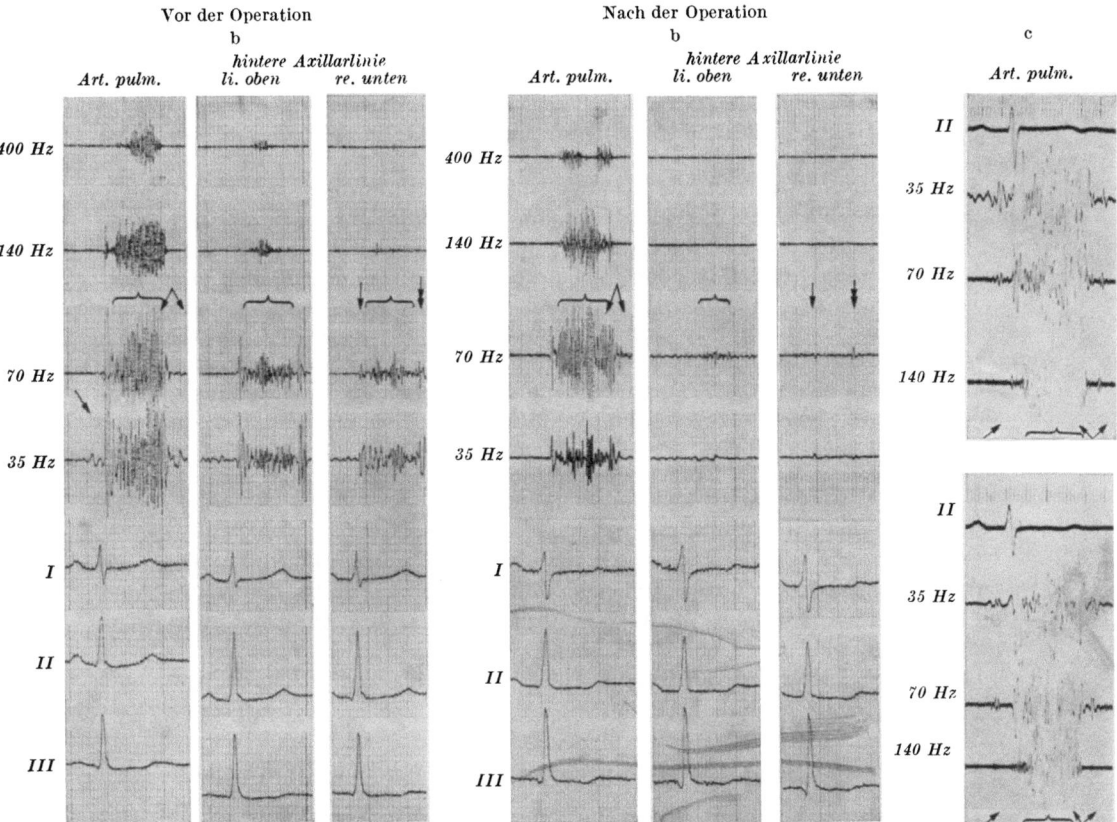

b 14 jähr. Mädchen mit mittelschwerer Pulmonalstenose. Druck in der Art. pulm. 11/9 mm Hg, im rechten Ventrikel 126/14 mm Hg, im rechten Vorhof max. 18 mm Hg. Vor der Operation hochfrequentes und sehr lautes systolisches Geräusch mit spätsystolischem Maximum. Das Geräusch „verschluckt" den 2. Herzton, der weit gespalten ist (0,09 sec). Pulmonalsegment sehr leise. Relativ leiser Vorhofton. Das systolische Geräusch zeigt weite Ausstrahlung und ist fast über dem gesamten Rücken, vor allem auch rechts hinten unten, nachweisbar. Nach der Operation (Valvuloplastik nach SWAN in Hypothermie) deutliche Abnahme der Amplitude, Frequenz und Ausbreitung des systolischen Geräusches. Das Geräuschmaximum ist wiederum in Richtung zum 1. Herzton gerückt. Die Spaltung des 2. Herztons ist auf 0,06 sec verkleinert. Ein Vorhofton ist postoperativ nicht mehr nachweisbar. Alle Befunde zeigen an, daß durch die Operation im rechten Ventrikel und Vorhof eine erhebliche Drucksenkung erzielt worden ist

c 19 jähr. Patientin mit schwerer valvulärer Pulmonalstenose. Druck in der Art. pulm. 19/10 mm Hg, im rechten Ventrikel 192/10 mm Hg, im rechten Vorhof max. 14 mm Hg. Vor der Operation lautes und hochfrequentes systolisches Geräusch (oben) mit einem Verhalten wie unter b. Spaltungsintervall des 2. Herztons 0,1—0,11 sec, Vorhofton. Postoperativ (transpulmonale Valvuloplastik mit Hilfe des extrakorporalen Kreislaufs) fand sich immer noch ein ventrikulopulmonaler Druckgradient von 80 mm Hg. Nur geringfügige Änderung der Geräuschcharakteristik (unten) entsprechend der unzureichenden Korrektur der Anomalie. Die erreichte Drucksenkung dokumentiert sich in der Verkürzung des Spaltungsintervalls des 2. Herztons auf 0,07 sec. Zeichenerklärung: ↓ = 1. Herzton; ↓ = zweiter Herzton; ∧ = gespaltener 2. Herzton; \ = Vorhofton; ⌢ = systolisches Geräusch. Papiergeschwindigkeit: 50 mm/sec.

Operation eine progrediente Besserung gesehen, bzw. zeigten die Schallerscheinungen eine fortschreitende Annäherung an die Norm oder jene Befunde, welche die hämodynamisch bedeutungslose Pulmonalstenose kennzeichnen. Das Geräusch kann Form, Dauer und Lautstärke eines pulmonalen Strömungsgeräusches vom „physiologischen Typ" annehmen (397). Dieses nach und nach verschwindende Geräusch ist auf eine begleitende muskuläre infundibuläre Stenose zu beziehen, die sich post operationem langsam zurückgebildet.

Versucht man die Dignität der einzelnen postoperativen Veränderungen in bezug auf die Abschätzung der erzielten hämodynamischen Umstellung zu klassifizieren, so ist der Verfrühung des Geräuschmaximums der geringste Aussagewert zuzubilligen. Sie setzt schon bei geringgradiger Senkung des transvalvulären Druckgradienten ein. *Die größte Bedeutung dürfen das Ausmaß der Vorverlegung des Geräuschendes und die Verkürzung des Spaltungsintervalls des zweiten Herztones beanspruchen.* Diese beiden Größen reflektieren den hämodynamischen Effekt der Stenoseerweiterung am eindruckvollsten, und zwar in nahezu linearer Proportionalität.

Diastolische Sofortgeräusche als Ausdruck einer Pulmonalinsuffizienz sind in bis zu über 50% der Fälle das direkte Ergebnis der Manipulationen an der Klappe. Bei Spätkontrollen sind Pulmonalinsuffizienzgeräusche in bis zu 70% der Fälle nachweisbar (*406*). Mit Hilfe der Farbstoffverdünnungsmethode ließ sich praktisch in jedem Fall, also auch dort, wo ein Graham-Steell-Geräusch fehlte, eine Pulmonalinsuffizienz objektivieren (*435*). Auffallenderweise scheint praktisch kein Häufigkeitsunterschied zwischen der blinden transventrikulären Methode und der offenen Valvuloplastik zu bestehen. Wenn wohl auch die Feststellung, daß in jedem Fall mit dem Erscheinen eines Pulmonalinsuffizienzgeräusches ein guter Operationserfolg verbunden sei (*397*), übertrieben erscheint und nicht verallgemeinert werden sollte, so kann doch zumindest behauptet werden, daß eine derartige Pulmonalinsuffizienz das durch die Klappenerweiterung erzielte Resultat in der Regel nicht meßbar beeinträchtigt.

Derartige diastolische Geräusche können sich vom zweiten ICR bis zum unteren Sternalrand ausdehnen, meist reichen sie allenfalls bis zur Mitte der Diastole und sind leise und hochfrequent. Durch Noradrenalin kann ihre Amplitude vergrößert werden (*376*).

Geräusche einer relativen Tricuspidalstenose oder -insuffizienz klingen nach gelungener Operation ab.

e) Bedeutung der Hämodynamik für die Schallbefunde

Um es vorauszuschicken: Bei wohl keiner anderen kongenitalen Angiokardiopathie besitzt der Herzschall nicht nur eine so überragende diagnostische Bedeutung, sondern gestattet zugleich auch so tiefe Einblicke in den hämodynamischen Effekt der Fehlbildung wie bei der Pulmonalstenose mit intaktem Ventrikelseptum. Auch wenn SACHS anderer Meinung ist, so ist doch GROSSE-BROCKHOFF u. Mitarb. zuzustimmen, daß die genaue Analyse des Herzschalls eingreifendere Untersuchungen bei diesem kongenitalen Vitium entbehrlich machen kann. Wenn YAHINI u. Mitarb. weiterhin formulieren, daß das Phonokardiogramm der beste Indicator für den Schweregrad einer Pulmonalstenose sei, die meisten Informationen aber schon durch die Auskultation erworben werden können, so ist dem weder etwas hinzuzufügen, noch sind Abstriche erforderlich.

Nach dem Poiseuilleschen Gesetz muß, wenn beim Vorhandensein einer als Barriere wirkenden Kreislaufstenose hinter der Enge ein annähernd normaler Druck und darüber hinaus ein ausreichendes Minutenvolumen und beim Fehlen einer Kurzschlußverbindung das Gleichgewicht zwischen venöser und arterieller Kreislaufseite, bzw. zwischen großem und kleinem Kreislauf aufrechterhalten bleiben soll, der Druck vor der Stenose in Abhängigkeit vom Ausmaß der Stenose im Sinne einer mathematischen Exponentialfunktion ansteigen bzw. erhöht werden. Die kritische Grenze liegt beim Menschen bei einem Pulmonalostium von rund 1 cm^2. Ist die Öffnungsfläche auf Werte unter 1 cm^2 verkleinert, wird, um eine genügende systolische Entleerung zu ermöglichen, der Druck im rechten Ventrikel gesteigert und die Systolendauer verlängert. Hierbei werden Drucksteigerungen bis zum 12- bis 15-fachen der Norm erreicht, Drucksteigerungen also, die der landläufigen Ansicht vom „schwachen rechten Ventrikel" spotten. Verfolgen wir den

Druckablauf, so werden wir bald erkennen, daß bei geringen rechtsventrikulären Druckerhöhungen das Druckmaximum rasch, bei massiven Drucksteigerungen dagegen verzögert erklommen wird. Wenn auch im letzten Falle dem Druckgipfel ein rascher Abfall zu folgen pflegt, muß trotz der Drucksteigerung ein ausreichendes Schlagvolumen mit Hilfe einer Verlängerung der rechtsventrikulären Systole erkauft werden. Die Pulmonalklappe wird sich folglich gegenüber der Aortenklappe mit zunehmender Verspätung schließen.

Diese Anpassungsvorgänge erklären die Verhaltensweise des systolischen Geräusches und des zweiten Herztons bei der Pulmonalstenose mit intaktem Kammerseptum. Da, wie Vergleichsuntersunteruchungen gezeigt haben, Druckmaximum und Geräuschmaximum zusammenfallen (363), ist es leicht verständlich, daß mit zunehmender Schwere, i. e. progredienter Drucksteigerung im rechten Ventrikel, das Geräuschmaximum von einer früh- oder mesosystolischen Position mehr und mehr zum zweiten Herzton rückt. Diese Beziehung ließ sich an unserem Material sogar statistisch sichern. Drückt man das Intervall vom Tonsegment des ersten Herztons bis zum Geräuschmaximum in Prozenten des zeitlichen Abstandes vom ersten bis zum zweiten Herzton aus, so ergibt sich bei graphischer Darstellung eine Punktwolke wie in Abb. 16 und bei korrelationsstatistischer Berechnung ein Korrelationskoeffizient von + 0,855 und damit eine Beziehung von

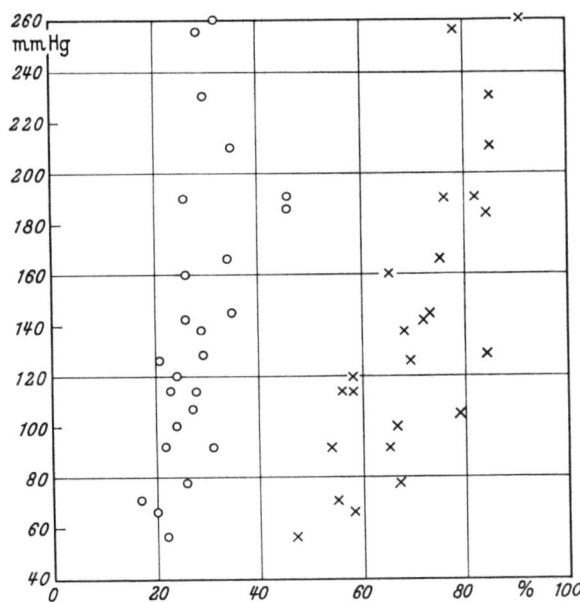

Abb. 16. Graphische Darstellung der Beziehungen zwischen rechtsventrikulärem systolischen Druck (Ordinate) und Beginn (O) und Maximum (×) des systolischen Geräusches, ausgedrückt in Prozenten des Intervalls 1. bis 2. Herzton (Abszisse) bei Pulmonalstenose mit intaktem Ventrikelseptum. Die Punktwolken lassen erkennen, daß die Abhängigkeit des zeitlichen Intervalls der größten Geräuschintensität vom rechtsventrikulären Maximaldruck annähernd linear ist

hoher Linearität und Signifikanz. Aus der Abb. 16 ist ablesbar, daß ein Intervall I-Geräuschmaximum von 80% des Abstandes erster bis zweiter Herzton praktisch immer für intraventrikuläre Druckwerte von über 180 mm Hg, ein Intervall von 60% dagegen für Druckwerte unter 120 mm Hg spricht.

Der Geräuschbeginn läßt, was wiederum pathophysiologisch verständlich ist, keine verwertbare Abhängigkeit vom rechtsventrikulären systolischen Druck erkennen. Diese Tatsache wird bereits bei Betrachtung der Abb. 16 offenkundig. Der Korrelationskoeffizient von +0,19 liefert hier letztlich nur noch die mathematische Bestätigung.

Mit der Verlängerung der rechtsventrikulären Systolendauer – bis 0,36 sec (369) – muß auch die Geräuschdauer bei der Pulmonalstenose zunehmen. Es verwundert deshalb nicht, daß bei schweren Pulmonalstenosen das systolische Geräusch nicht nur den Aortenanteil des zweiten Herztons erreicht, sondern fast regelmäßig sogar überdauert. Wegen der häufig nur ungenauen Abgrenzbarkeit des Geräuschendes haben wir von einer statistischen Auswertung abgesehen.

Der mit zunehmender Stenose fortschreitende ventrikulopulmonale Druckgradient, der dadurch gesteigerte wirksame Druck und die hochgradig beschleunigte Blutströmung im Bereiche der Stenose erklären, warum das systolische Geräusch bei schwerer Stenose lauter und hochfrequenter ist als bei geringer Einengung des Pulmonalostiums.

Wenn Moscowitsch u. Mitarb. im Tierexperiment bei mäßiger Stenose lautere Geräusche vorfanden als bei schwerer Stenose, beweist das lediglich, daß die Verhältnisse bei artefizieller und kurzfristig wirksamer Pulmonalstenose nicht ohne weiteres denjenigen bei kongenitaler Pulmonalstenose beim Menschen vergleichbar sind. Die Geräuschintensität wird eben nicht allein durch die Beziehungen zwischen Klappengröße, Durchflußvolumen und Strömungsgeschwindigkeit bestimmt. Der rechtsventrikuläre Druck bzw. die als Adaptation an die Klappenstenose zu wertende Muskelhypertrophie stellen eben auch für die Geräuschstärke eine sehr maßgebliche Größe dar. Die einzelnen Faktoren regulieren zwar das Durchflußvolumen und die Strömungsgeschwindigkeit, die Hypertrophie stellt jedoch einen Anpassungsvorgang mit erheblichem Zeitbedarf dar, wie er sich in optimaler Weise im Tierexperiment kaum reproduzieren läßt.

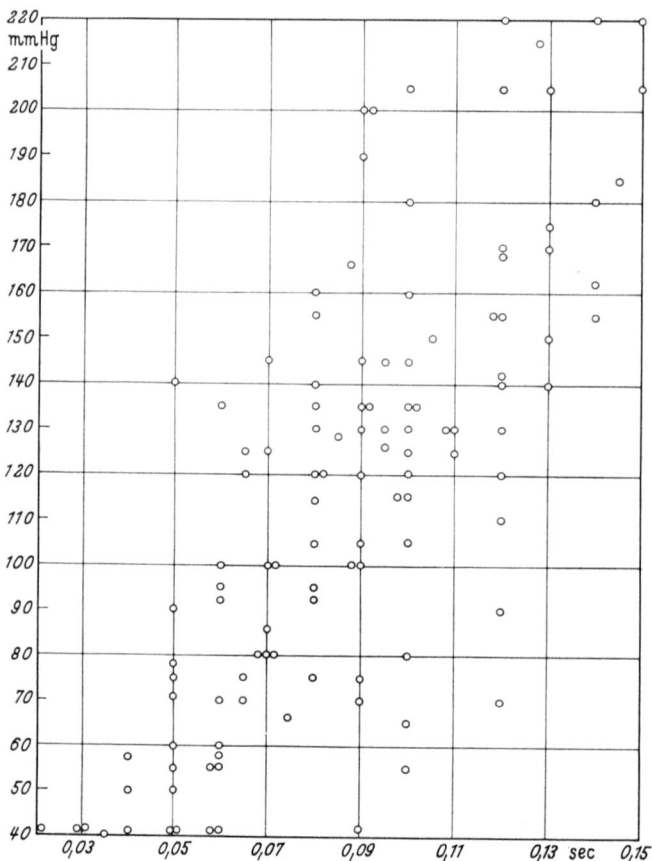

Abb. 17. Graphische Darstellung der Beziehungen zwischen rechtsventrikulärem systolischen Druck (Ordinate) und Spaltungsintervall des 2. Herztons (Abszisse) bei Pulmonalstenose mit intaktem Ventrikelseptum. Die Punktwolke zeigt eindeutig, daß im Mittel des Kollektivs rechtsventrikulärer Maximaldruck und Spaltungsintervall des 2. Herztons im positiven Sinne korrelieren. Die Zeit- und Druckwerte wurden dem eigenen Material und verschiedenen kasuistischen Mitteilungen des Schrifttums entnommen

Die Verlängerung der rechtsventrikulären Systolendauer und der dadurch bewirkte verzögerte Pulmonalklappenschluß vergrößern das Spaltungsintervall des zweiten Herztones. In Abb. 17 wurden die Beziehungen zwischen rechtsventrikulärem systolischem Maximaldruck und Spaltungsintervall des zweiten Herztones anhand unserer eigenen Beobachtungen und der Werte, derer wir im Schrifttum habhaft werden konnten, graphisch dargestellt. Eine direkte Proportionalität zwischen intraventrikulärem Druck und Spaltungsintervall ist unverkennbar. Korrelationsstatistisch ist diese Beziehung durch einen Korrelationskoeffizienten von + 0,750 und damit durch eine hohe Signifikanz (Überschreitungswahrscheinlichkeit 0,1%) definiert.

Zahlenmäßig ergeben sich folgende Konsequenzen: Spaltungsintervalle von 0,04 sec und weniger sind fast immer einem systolischen Druck von weniger als 50 mm Hg zugeordnet. Spaltungsintervalle bis 0,06 sec lassen Druckwerte unter 100 mm Hg, Spaltungsintervalle bis 0,08 sec Druckwerte unter 140 mm Hg, Spaltungsintervalle bis 0,1 sec Druckwerte unter 170 mm Hg vermuten. Spaltungsintervalle von 0,12 sec und mehr schließlich sprechen für Druckwerte über 170 mm Hg, Spaltungsintervalle von 0,15 sec und mehr für Druckwerte über 200 mm Hg.

Im Zusammenhang mit dem Zeitpunkt des Geräuschmaximums erlaubt somit das Spaltungsintervall des zweiten Herztons tatsächlich recht brauchbare Einblicke in die hämodynamische Situation, wenn auch eine gewisse, die Aussagekraft im Einzelfall trübende Streuung der Werte nicht verhehlt werden kann und soll. Diese Streuung ist nach unseren Erfahrungen und der Mehrzahl der im Schrifttum niedergelegten Beobachtungen aber niemals so groß, daß die Beziehungen zwischen intraventrikulärem Druck und Spaltungsintervall des zweiten Herztons geleugnet werden könnten, wie es z. T. geschehen ist (*384, 416, 420, 427, 445*). BARRIOS u. Mitarb. legen auf das Verhältnis Spaltungsintervall zu Schlagvolumen und Klappendurchmesser größeren Wert als auf das Verhältnis Spaltungsintervall/rechtsventrikulärer systolischer Druck. Da aber als sicher gelten kann, daß Schlagvolumen, Klappendurchmesser und systolischer Ventrikeldruck untereinander korrelieren, dürfen aus dem Spaltungsintervall des zweiten Herztones Aufschlüsse über den intraventrikulären Druck erwartet werden. Wie Abb. 17 ausweist, ist diese Erwartung tatsächlich auch realisiert. Da nun aber der rechtsventrikuläre Druck für die Schwere der Pulmonalstenose eine wesentlich repräsentativere Größe abgibt als das Schlagvolumen und die umständlich und nur mit einer erheblichen Fehlerbreite zu errechnende Klappenöffnungsfläche, müßten die dargestellten Beziehungen zwischen Spaltungsintervall des zweiten Herztons und intraventrikulärem Druck für den Kliniker eine willkomme Bereicherung seiner funktionsdiagnostischen Möglichkeiten beinhalten.

Abweichungen von der Regel diskreditieren bei biologischem Material im allgemeinen nicht den Wert der Regel. Bedenkt man, daß der rechtsventrikuläre Druck keine allein vom Stenosegrad abhängige Größe und hämodynamische Verhältnisse kein konstantes Faktum sind, so wird ein gewisses Streuungsausmaß, welches bei kleiner Fallzahl die regelhaften Beziehungen verwischen kann, einleuchten und nicht verwundern.

Nur nebenbei sei erwähnt, daß in diesem Zusammenhang auch der linksventrikulären Systolendauer Beachtung geschenkt werden muß. Die aufgezeigte Beziehung zwischen Spaltungsintervall und rechtsventrikulärem Druck hat eine im Hinblick auf die Pulsfrequenz normale linksventrikuläre Systolendauer zur Voraussetzung. Ist diese verlängert, müssen sich natürlich die Spaltungsintervalle verkürzen und die Abhängigkeit des Spaltungsintervalls vom rechtsventrikulären Druck verlorengehen.

So teilte z. B. BOWIE den Fall einer Fallotschen Trilogie mit, bei dem ein arterieller Hochdruck von 200/100 mm Hg bestand. Es nimmt nicht wunder, daß infolge der dadurch bewirkten linksseitigen Systolenverlängerung eine Spaltung des zweiten Herztones trotz deutlicher Drucksteigerung im rechten Ventrikel nicht nachweisbar war.

An dieser Stelle sei schließlich auch erwähnt, daß insbesondere bei sehr schweren Fällen das Spaltungsintervall u. U. deshalb nicht zur Beurteilung herangezogen werden kann, weil ein Pulmonalklappenschlußton mitunter überhaupt nicht nachweis- oder registrierbar ist. Ein Pulmonalklappenschlußton ausreichender Amplitude setzt ein Mindestmaß an Schwingungsfähigkeit der Pulmonalklappen voraus. Das ist bei hochgradiger Stenose häufig nicht der Fall. Auch Schrumpfungen des Klappenbasisringes, wie sie GROSSE-BROCKHOFF u. Mitarb. beobachteten, können für ein Fehlen von II_P verantwortlich sein.

Neben den Beziehungen zwischen intraventrikulärem Druck, Geräuschcharakteristik und Spaltungsintervall ist eine weitere Abhängigkeit zu nennen, welche durch Abb. 14 demonstriert wird. Das Intervall zwischen erstem Herzton und pulmonalem ejection click verringert sich mit zunehmender Druckerhöhung. Auch diese Beziehung läßt sich statistisch sichern ($r = -0,788$). Sie verliert aber deshalb etwas an Wert, weil einmal ein derartiger ejection click nur unregelmäßig nachweisbar ist und bei schweren Formen fast konstant fehlt, und weil zum anderen doch offensichtlich die Abgrenzung und richtige Erkennung dieses Extratons erhebliche Schwierigkeiten bereiten können. Überblickt man die verschiedenen Angaben in den einzelnen Originalarbeiten, so wird deutlich, daß z. T. auch ein verstärkter Tricuspidalklappenschlußton, dessen Amplitude in lockerer Abhängigkeit zum intraventrikulären Druck steht, als frühsystolischer Extraton angesprochen worden ist.

Bei hochgradigen Pulmonalstenosen erfährt nicht nur der systolische, sondern auch der diastolische Ventrikeldruck eine Erhöhung, die schließlich dazu führt, daß der intraventrikuläre Druck sowohl während der Systole als auch während der Diastole über dem Pulmonalarteriendruck liegt und auch der rechtsseitige Vorhofdruck eleviert wird. Daraus ist gefolgert worden, daß während der Diastole der rechte Vorhof die Pulmonalklappe zu öffnen vermag, und damit diastolisch entweder vom Vorhof oder rechten Ventrikel her ein Blutfluß durch die Pulmonalklappe erzwungen werde. Berücksichtigt man die druckreduzierende Wirkung der Klappenstenose, so überrascht es nicht, daß auf diese Weise, wenn überhaupt, zu wenig Blut durch die Klappe geschleust wird, um ein Geräusch zu erzeugen. Daß andererseits im Zusammenhang mit der druckabhängigen, verstärkten Kontraktion und Hypertrophie des rechten Vorhofs ein Vorhofston auftritt, verwundert ebenfalls nicht.

Etwas erstaunlich ist lediglich, daß ein solcher Vorhofston zwar zum Ventrikel-, nicht jedoch zum Vorhofdruck Beziehungen aufzuweisen scheint (S. 55).

Vielleicht darf in dieser Tatsache ein Fingerzeig dafür gesehen werden, daß der vierte Herzton unter diesen Bedingungen vorwiegend durch Schwingungen der Ventrikelmuskulatur, ausgelöst durch den präsystolischen Bluteinstrom als Folge der Vorhofsystole, hervorgerufen wird.

Abschließend sei noch anhand der akustischen Erscheinungen zusammenfassend eine Einteilung der Pulmonalstenose mit intaktem Kammerseptum in vier verschiedene Schweregrade vorgenommen (Abb. 18). Vorausgeschickt sei, daß diese Einteilung sowohl für die isolierte valvuläre als auch infundibuläre als auch für die Fallotsche Trilogie gilt.

1. Leichte Form: Das systolische Geräusch weist ein kurzes Crescendo und etwas längeres Decrescendo auf. Es endet vor dem zweiten Herzton und hat sein Maximum *in der ersten Hälfte oder der Mitte der Systole. II_P pflegt nicht vermindert zu sein und II_A in normalem Abstand zu folgen.*

2. Mittelschwere Form: Das systolische Geräusch weist ein annähernd symmetrisches Crescendo und Decrescendo auf. Es erreicht oder überdauert mitunter sogar II_A. II_A ist aber stets hör- und registrierbar. Eine geringe Amplitudenabnahme von II_P geht einer leichten Verlängerung des Spaltungsintervalls parallel. Ejection click mit relativ langem Abstand zum ersten Herzton häufig.

3. Schwere Form: Sehr lautes asymmetrisches Spindelgeräusch mit längerem Crescendo und kürzerem Decrescendo. Das Geräuschmaximum fällt in die zweite Systolenhälfte. Das Geräusch überdauert nahezu stets II_A, der vom Geräusch völlig verdeckt sein kann. II_P leise oder nicht mehr nachweisbar. Langes Spaltungsintervall. Ist ein ejection click vorhanden, folgt er dem ersten Herzton nach kurzem Abstand. Vorhofton häufig.

4. Sehr schwere Form: Sehr lautes Geräusch, das meist verspätet beginnt, ein längeres Crescendo und ein spätsystolisches Maximum zeigt. II_A ist regelmäßig im Geräusch verborgen. II_P meist höchstens zu registrieren, nicht aber zu hören. Langes Spaltungsintervall. Ein ejection click fehlt, ein Vorhofton wird dagegen fast stets gefunden.

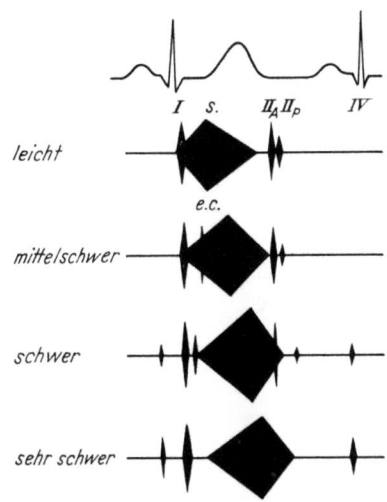

Abb. 18. Schematische Darstellung der Herzschallbefunde in Abhängigkeit von der Schwere der Fehlbildung bei Pulmonalstenose mit intaktem Ventrikelseptum. Erläuterung s. Text. Zeichenerklärung: I=1. Herzton; II_A=Aortenklappenschlußton; II_P Pulmonalklappenschlußton; IV=Vorhofton; S=systolisches Geräusch; e.c.=pulmonaler ejection click

Damit ermöglichen die akustischen Erscheinungen eine für klinische Zwecke brauchbare und ausreichende Klassifizierung der Pulmonalstenose mit intaktem Ventrikelseptum. Diese Klassifizierung macht auch im Hinblick auf die Entscheidung der Operationsindikation eingreifendere Untersuchungsverfahren meist überflüssig. Für Pulmonalstenosen der Gruppe 1 entfällt ein operatives Vorgehen. Bei Fällen der Gruppe 2—4 hingegen dürfte die Operation praktisch stets angezeigt sein, wobei allerdings einzuräumen ist, daß in den Gruppen 2 und 3 Überschneidungen vorkommen, und eine Zuordnung nicht so zuverlässig erfolgen kann wie in den Gruppen 1 und 4.

Die Abschätzung des Operationserfolges schließlich, das bedarf bei richtiger Einordnung der aufgezählten postoperativen Befunde in die umstehende Schwereskala kaum der Erwähnung, bietet sich auf Grund der akustischen Erscheinungen nicht nur geradezu an, sondern darf auch durch die vergleichenden hämodynamisch-phonokardiographischen Untersuchungen als wohl fundiert gelten.

VI. Pulmonalstenose mit Ventrikelseptumdefekt Fallotsche Tetra- und Pentalogie

a) Anatomie

Die Fallotsche Tetralogie oder Tetrade vereint folgende Besonderheiten: Pulmonalstenose, subaortaler Ventrikelseptumdefekt, über dem Defekt reitende Aorta und Hypertrophie des rechten Ventrikels. Bei der Fallotschen Pentalogie findet sich zusätzlich ein offenes Foramen ovale oder ein Vorhofseptumdefekt. Weitere fakultative Begleitanomalien betreffen die von beiden Ventrikeln abgehenden großen Gefäße und ihre Verzweigungen. Eine hohe Rechtslage der Aorta — die Aorta wechselt im absteigenden Teil auf die linke Seite und tritt an normaler Stelle durch das Zwerchfell — wird häufig, ein falscher oder fehlortiger Abgang der am Aortenbogen entspringenden Gefäße seltener beobachtet. Eine Hypoplasie der Arteria pulmonalis ist nicht ungewöhnlich. Anomalien im Bereich der Teilungsstelle des Pulmonalarterienstammes in die rechte und linke Arteria pulmonalis, welche bis zum völligen funktionellen Ausfall einer Pulmonalarterie reichen können, komplizieren hin und wieder die Fallotschen Kombinationsformen.

Abgesehen vom Sitz der Stenose beziehen sich graduelle Unterschiede im anatomisch-pathologischen Bild und den hämodynamischen Auswirkungen auf das Ausmaß der Stenose, Ausdehnung und Lokalisation des Kammerscheidewanddefektes und auf den Abgang der Aorta.

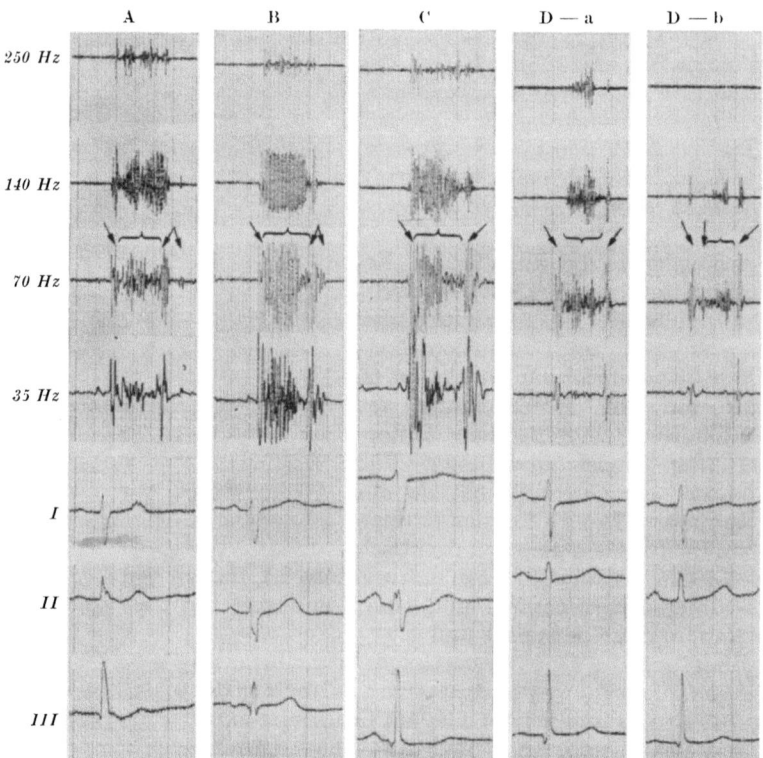

Abb. 19 A—G. Herzschallkurven bei Patienten mit Fallotschen Fehlbildungen (Pulmonalstenose mit Ventrikelseptumdefekt). Diagnose gesichert durch Herzkatheterismus und/oder Angiokardiographie.
A 6jähr. Kind mit leichter Fallotscher Tetralogie. Rechtsventriculärer Druck 104/0 mm Hg. Normal lauter 1. Herzton, 2. Herzton weit gespalten (Spaltungsintervall 0,09 sec). Holosystolisches Geräusch mit spätsystolischer Akzentuation. Ableitungsstelle: 4. ICR links parasternal
B 6jähr. Mädchen mit leichter Fallotscher Tetralogie. Rechtsventriculärer Druck 90 mm Hg. Sehr lautes, nahezu holosystolisches Geräusch, das in den höheren Frequenzbereichen Bandform aufweist. Das Geräusch endet kurz vor dem 2. Herzton, der eine angedeutete Spaltung erkennen läßt. Der 1. Herzton ist nicht sicher vom Geräusch abgrenzbar. Ableitungsstelle: 4. ICR links parasternal
C 16jähr. Knabe mit mittelschwerer Fallotscher Tetralogie (infundibuläre Stenose). Druck in der Art. pulmonalis 18/8 mm Hg, im rechten Ventrikel 128/0 mm Hg. Das Geräusch geht wiederum unmittelbar aus dem 1. Herzton hervor, ist sehr laut und hochfrequent, zeigt aber früher als im Falle B. einen Ansatz zum Decrescendo und endet mit einem deutlicheren Absatz vor dem 2. Herzton. Ableitungsstelle: 4 ICR links parasternal
D 3jähr. Mädchen mit schwerer Fallotscher Tetralogie. Bei der Angiokardiographie strömt das Kontrastmittel fast ausschließlich über die Aorta ab. a) Kürzeres und leiseres systolisches Geräusch von angedeuteter Spindelform. 1. und 2. Herzton gut abgrenzbar. b) Leise Fortleitung des Geräusches zur Spitze. Aortaler ejection click. Ableitungsstellen: a) 3. ICR links parasternal, b) Herzspitze

Bei der Pulmonalstenose handelt es sich entweder um eine isolierte valvuläre, isolierte infundibuläre oder um eine Doppelstenose. Eine rein valvuläre Stenose ist äußerst selten und macht weniger als 5% der Gesamtfälle aus (467, 471). Am häufigsten liegt eine Doppelstenose vor, sei es in Form einer infundibulären und valvulären, einer Ein- und Ausgangsstenose des Conus pulmonalis oder einer infundibulären Stenose mit hypoplastischer Pulmonalarterie bzw. hypoplastischem Pulmonalostium ohne eigentliche Stenosierung. Sie steuert etwa 65% zum Gesamtmaterial bei. Der Rest setzt sich aus reinen infundibulären Stenosen (etwa 12%) und Pulmonalatresien zusammen (rund 18%).

Die infundibuläre Stenose wird fast stets durch einen kürzeren oder mehrere Zentimeter langen Muskelring oder -wulst und nur ausnahmsweise durch eine septumartige Membran gebildet.

Offene Foramina ovalia oder Vorhofseptumdefekte kommen nach GROSSE-BROCKHOFF u. Mitarb. in etwa 40% der Fälle vor.

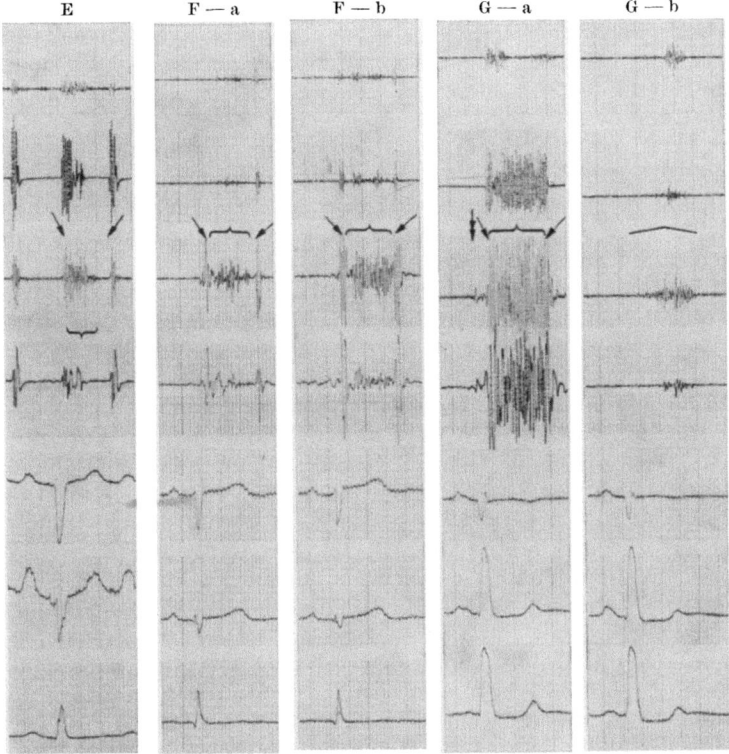

E 11jähr. Mädchen mit sehr schwerer Fallotscher Tetralogie (infundibuläre Stenose). Druck in der Art. pulm. 11/9 mm Hg, im rechten Ventrikel 126/7 mm Hg. Es besteht lediglich ein protomesosystolisches kurzes scharfes Geräusch. 2. Herzton (ausschließlich Aortenklappenschlußton) akzentuiert. Ableitungsstelle: 4 ICR links parasternal

F 5jähr. Knabe mit valvulärer und infundibulärer Stenose bei Fallotscher Tetralogie mäßiger Schwere. Druck in der Art. pulm. 16/5 mm Hg, im rechten Ventrikel 93/0 mm Hg. a) Leiseres systolisches Geräusch von Spindelform über der Art. pulm., vom 1. und 2. Herzton abgesetzt. b) Lauteres, unregelmäßig geformtes, nahezu holosystolisches Geräusch über dem 3. und 4. ICR links parasternal

G 9jähr. Mädchen mit schwerer Fallotscher Tetralogie bei Dextroversio cordis. Angiokardiographische Diagnose. a) Über dem mittleren Sternum sehr lautes, bandförmiges holosystolisches Geräusch, leiser Vorhofton. b) Relativ lautes und hochfrequentes kontinuierliches Geräusch von Systolenmitte bis zum 1. Diastolendrittel rechts dorsal als Ausdruck einer erheblichen Kollateralgefäßdurchblutung. Ableitungsstelle: Mitte des Rückens, medial der hinteren Axillarlinie Papiergeschwindigkeit aller Kurven: 50 mm/sec. Zeichenerklärung: \ = 1. Herzton; / = 2. Herzton; /\ = gespaltener 2. Herzton; ↓ = aortaler ejection click ; ↓ = 4. Herzton; ↷ = systolisches Geräusch; ⌢ kontinuierliches Geräusch

Als weiteres Kennzeichen der Fallotschen Kombinationsformen ist das Vorhandensein eines Kollateralkreislaufes im Thoraxbereich zu nennen. Sein Ausmaß hängt ab vom Grad der Verminderung der Lungendurchblutung. Bei Pulmonalatresie pflegt er dementsprechend am stärksten ausgeprägt zu sein. Auf diese Weise entstehen Querverbindungen zwischen dem Funktionskreislauf der Lungen und bronchialen, pleuralen, perikardialen, mediastinalen, oesophagealen und intercostalen Gefäßen.

b) Herzschall

Erster Herzton. Häufig laut, insgesamt aber ohne besondere Merkmale. Spaltungen kommen vor, treten aber nicht in den Vordergrund.

Zweiter Herzton. Der zweite Herzton ist über der Basis gewöhnlich laut. Schon PEACOCK machte 1866 auf den lauten zweiten Herzton über dem oberen Sternum aufmerksam. Die Lautheit des zweiten Herztons rührt daher, daß er praktisch allein vom Aortenklappenschluß hervorgerufen wird, die Aortenklappen aber infolge der Dextroposition des Aortenabgangs mehr an die vordere Thoraxwand rücken, womit günstigere Fortleitungsbedingungen entstehen. Dieser laute Aortenanteil des zweiten Herztons ist nicht selten mit der auf die oberen Thoraxpartien aufgelegten Hand auch zu fühlen.

Eine Spaltung des zweiten Herztons ist bei Fallotscher Tetra- und Pentalogie sehr selten. II_P ist praktisch stets unhörbar und nur ausnahmsweise zu registrieren (*10, 424, 462, 476, 492, 526*). Er läßt sich auch durch künstliche periphere Widerstandserhöhung nicht provozieren (*453*). Ist er ausnahmsweise vorhanden (*10, 451, 484, 499*), weist er auf einen hohen diastolischen Pulmonaldruck und damit im allgemeinen auf eine relativ geringe Stenosierung.

Bei intrakardialer Schallregistrierung soll II_P in der Arteria pulmonalis niemals vermißt werden, aber beim Zurückziehen des Katheters sehr bald verschwinden (*474*).

Dritter Herzton. Ein dritter Herzton wird sehr selten beobachtet. Wir sahen ihn nur bei Kleinkindern. Eine besondere Bedeutung kommt ihm nicht zu.

Vierter Herzton. Nach NOLLA-PANADES u. Mitarb. soll ein Vorhofton bei der Fallotschen Tetra- und Pentalogie im Gegensatz zur isolierten Pulmonalstenose und zur Fallotschen Trilogie immer fehlen. Diese Ansicht kann ich nicht bestätigen. In immerhin rund 15% unserer Fälle ließ sich ein Vorhofton registrieren, wenn er auch nie gehört werden konnte (Abb. 19). Im Gegensatz zur Pulmonalstenose mit intaktem Ventrikelseptum war er aber stets nur auf ein kleines Areal beschränkt — meist unteres Sternum — und enthielt lediglich niedere Frequenzen, allenfalls bis 70 Hz.

Frühsystolischer Extraton. Ein frühsystolischer Extraton ohne nennenswerte respiratorische Beeinflußbarkeit, also aortalen Ursprungs, wurde bei den Fallotschen Kombinationsformen wiederholt beschrieben. Wir fanden ihn in genau 20% unserer Fälle. Er folgte dem ersten Herzton nach einem Intervall, das zwischen 0,055 und 0,09 sec lag. Mitunter war er über der Spitze besser wahrnehmbar als über der Aorta bzw. der Basis. Besonders fiel auf, daß er nicht wie bei der Pulmonalstenose mit intaktem Ventrikelseptum für einen klickartigen Beginn des nachfolgenden Geräusches sorgte, sondern gelegentlich von dem Geräusch „durchlaufen" wurde. Das Geräusch setzte also schon vor dem frühsystolischen Extraton ein.

Im allgemeinen tritt ein derartiger aortaler frühsystolischer Klick nur bei schweren Fällen mit erheblichem Rechts-Links-Shunt auf (*519*). Obwohl wir in unseren Fällen keine festen Beziehungen zum intraventrikulären Druck feststellen konnten, fand sich ein aortaler ejection click in unserem sich vorwiegend aus

Kindern und Kleinkindern zusammensetzenden Material nur bei systolischen Druckwerten über 110 mm Hg.

Nach DIMOND u. Mitarb. soll vereinzelt auch ein pulmonaler ejection click vorkommen können.

Systolische Geräusche. 20 Jahre nach Einführung des Stethoskops durch LAENNEC beschrieb HOPE 1839 und damit rund 50 Jahre vor der Originalarbeit von FALLOT (1888) das Geräusch des später als Fallotsche Tetralogie bezeichneten Krankheitsbildes als ein oberflächliches und lautes Geräusch nach dem ersten Herzton im dritten ICR, welches durch die Einengung der Pulmonalöffnung und den Ventrikelseptumdefekt hervorgerufen werde.

Das systolische Geräusch wird, soweit die Pulmonalklappe noch passierbar ist, kaum jemals vermißt (*489*). Wir selbst beobachteten einen 27jährigen Mann mit Fallotscher Tetralogie, bei dem, obwohl der Blutfluß zwischen rechtem Ventrikel und Arteria pulmonalis erhalten und die Durchgängigkeit des Pulmonalostiums autoptisch bestätigt war, ein systolisches Geräusch während der gesamten Beobachtungszeit fehlte (Abb. 20) (*482*). Ähnliche Beobachtungen wurden offenbar von GROSSE-BROCKHOFF u. Mitarb. gemacht.

Das systolische Geräusch der Fallotschen Tetra- und Pentalogie ist durch eine erstaunliche Vielfalt, die sowohl die Lautstärke, als auch die Dauer, als auch die zeitlichen Beziehungen zum ersten und zweiten Herzton betrifft, gekennzeichnet.

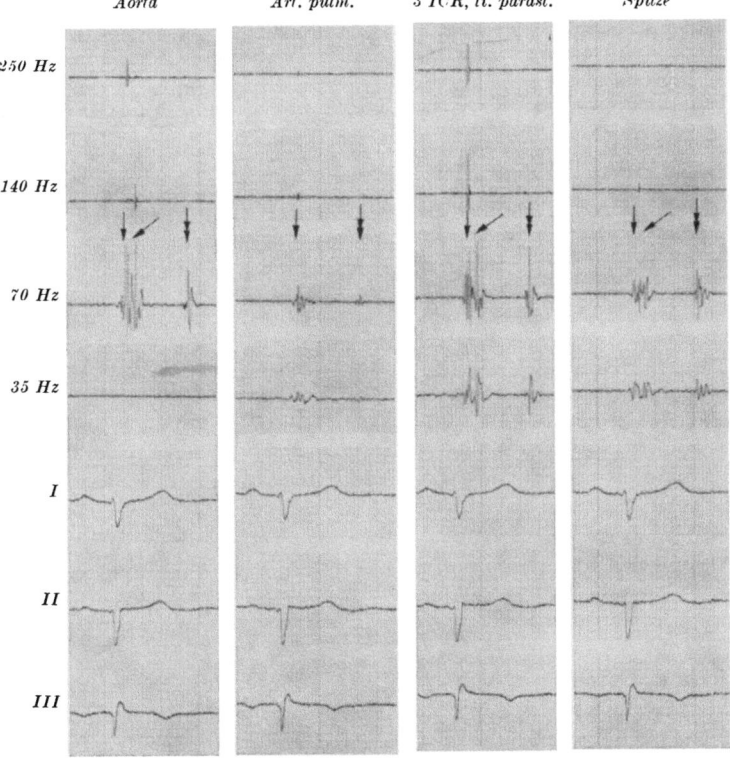

Abb. 20. Phonokardiogramm eines 27jähr. Mannes mit Fallotscher Pentalogie ohne Geräusch. Die Durchgängigkeit der Art. pulm. wurde durch Herzkatheterismus, Angiokardiographie und Sektion unter Beweis gestellt. Systolischer Druck im rechten Ventrikel und im arteriellen System 130 mm Hg. Maximaldruck in der Art. pulm. 15 mm Hg. Angiokardiographisch füllten sich gleichzeitig eine hypoplastische Art. pulm. normaler Lokalisation und eine weit rechts abgehende Aorta mit hoher Rechtslage. Mit Ausnahme eines aortalen ejection click (↗), der 0,06 sec nach Beginn des Hauptsegmentes des 1. Herztons (↓) einsetzt, keine akustischen Besonderheiten. Der 2. Herzton (↓) ist ungespalten. Papiergeschwindigkeit: 50 mm/sec

Es entwickelt sich in der Regel aus dem ersten Herzton heraus oder beginnt kurze Zeit danach. Meist ist es holosystolisch und geht ohne erkennbaren Einschnitt in den zweiten Herzton über. Selbst ein kurzzeitiges Überschreiten des Aortenanteils des zweiten Herztons wurde beobachtet. In anderen Fällen endet es vor dem zweiten Herzton oder beschränkt sich gar auf die erste Systolenhälfte. Im phonokardiographischen Bild imponiert zumeist eine „gedrückte" Spindelform mit von Fall zu Fall wechselndem Crescendo- und Decrescendoanteil. Band- oder reine Decrescendoformen sind aber durchaus nicht ungewöhnlich. In der Mehrzahl der Fälle ist das Geräusch ausgesprochen laut und hochfrequent und von einem Schwirren begleitet. Frequenzen über 400 Hz sind ein geläufiger Befund. In einem Viertel bis Drittel der Fälle findet man Geräusche mittlerer Lautstärke und in etwa einem Achtel der Fälle nur leise Geräusche (502). Die größte Geräuschintensität kann in der Regel etwa in der Systolenmitte festgestellt werden, früh- oder spätsystolische Maxima sind jedoch mit der Annahme einer Fallotschen Tetralogie durchaus vereinbar.

Das p.m. des Geräusches liegt im dritten und vierten ICR links parasternal. Fast stets kann es aber über den unteren Sternumpartien laut wahrgenommen werden. Fortleitung in die Halsgefäße, zum Jugulum und zum Rücken wird häufig beobachtet. Ruhige Atmung und Lagewechsel beeinflussen Lautstärke und Dauer des Geräusches nur unwesentlich, Preßdruck dagegen reduziert beide Qualitäten unter Umständen bis zum völligen Geräuschverschwinden (3). Pharmakologische Steigerung des peripheren Strömungswiderstandes im großen Kreislauf (z. B. durch Noradrenalin) verlängert und verstärkt das Geräusch, Senkung des Strömungswiderstandes dagegen (z. B. durch Amylnitrit) vermindert und verkürzt es.

Bei intrakardialer Schallregistrierung herrscht im rechten Ventrikel Geräuschstille. In der Art. pulmonalis und ihren Hauptästen wird dagegen ein lautes, langes und meist spindelförmiges Geräusch angetroffen, das II_A überdauert und mit einem verspäteten II_P endet. Das Geräusch verschwindet in dem Augenblick, in dem der Katheter durch die Stenose in den rechten Ventrikel zurückgezogen wird. In der Aorta lassen sich nur relativ leise Geräusche vom Austreibungstyp, gefolgt von einem lauten Aortenschlußton, feststellen (474, 490, 495).

Obwohl systolische Decrescendogeräusche einer relativen Tricuspidalinsuffizienz bei dem um das Mehrfache der Norm erhöhten Druck im rechten Ventrikel theoretisch durchaus denkbar wären, werden sie so selten vorgefunden, daß ihr Vorhandensein Zweifel an der Richtigkeit der Diagnose aufkommen lassen muß.

Diastolische Geräusche. Sowohl diastolische Intervall- als auch frühdiastolische Sofortgeräusche gehören an sich nicht zum Schallbild der Fallotschen Tetra- oder Pentalogie. Apikale Intervallgeräusche von geringer Lautstärke und niedriger Frequenz als Ausdruck einer relativen Mitralstenose dürfen als Rarität bezeichnet werden, frühdiastolische Basisgeräusche sind entweder auf eine Aorteninsuffizienz (Beeinträchtigung des Klappenapparates im Zusammenhang mit dem subaortalen Septumdefekt) oder eine Pulmonalklappeninsuffizienz als Folge der anatomischen Besonderheiten im Pulmonalisbereich oder fehlender Pulmonalklappen zu beziehen.

Kontinuierliche Geräusche. METIANU und DURAND beziffern die Häufigkeit kontinuierlicher Geräusche bei den Fallotschen Kombinationsformen mit 5%. Geht man vom unkomplizierten Fallot und von jenen Fällen aus, bei denen nicht gleichzeitig ein offener Ductus Botalli vorhanden ist, dürfte diese Zahl eher zu hoch als zu niedrig liegen.

Entsteht das Geräusch im Bereich eines offenen Ductus, weist es die Charakteristika des typischen kontinuierlichen Geräusches auf, wie es auf S. 189 beschrieben worden ist. Als weiterer Bildungsort für kontinuierliche Geräusche kommen die erwähnten Kollateralgefäße in Betracht. Obwohl derartige und meist sogar recht ausgedehnte Kollateralen auch beim unkomplizierten Fallot vorhanden sind, reicht die dadurch ausgelöste kollaterale Blutströmung doch nur ausnahmsweise aus, um ein an der Thoraxoberfläche wahrnehmbares kontinuierliches Geräusch zu erzeugen. Wir fanden ein solches Geräusch lediglich in 2,5% unserer Fälle (503), VOGELPOEL u. Mitarb. vermißten es unter 62 Fällen vollkommen.

Ist die Pulmonalis atretisch, handelt es sich also um einen sog. Pseudotruncus aortalis, stößt man wesentlich häufiger auf solche kollateralgefäßbedingten kontinuierlichen Geräusche.

Das Geräusch pflegt weich und inkonstant, leise und von niedriger Frequenz zu sein. Es ist gelegentlich über den vorderen, häufiger aber über den lateralen und dorsalen Thoraxpartien zu hören. Die rechte Seite wird bevorzugt, und zwar auch dann, wenn der Aortenbogen links liegt. Das Geräusch kann unter Umständen auf beiden Thoraxseiten gleich gut oder gleich schlecht auskultiert oder registriert werden. Es ist meist von relativ kurzer Dauer und endet schon während der ersten Hälfte oder in der Mitte der Diastole. CAMPBELL u. Mitarb. machten darauf aufmerksam, daß kontinuierliche Kollateralgefäßgeräusche vor allem bei jenen Fällen angetroffen werden, die gehäuft Hockstellung einnehmen.

c) Sonderformen der Fallotschen Tetralogie
1. Pulmonalatresie

Nach der auf pathologisch-anatomischen Befunden aufbauenden Statistik von DUBOST u. Mitarb. geht die Hypoplasie der Pulmonalis in knapp 20% der Fälle so weit, daß eine vollkommene Atresie vorhanden ist (Pseudotruncus aortalis). Wenn dieser Prozentsatz im Hinblick auf klinische Erfahrungen auch zu hoch erscheint, so steht doch außer Zweifel, daß eine völlige Unterbrechung des Strömungsweges rechter Ventrikel → Art. pulmonalis bei subaortalem Septumdefekt und über dem Defekt reitender Aorta („extremer Fallot") keinen allzu ungewöhnlichen Befund darstellt. Auch bei der Fallotschen Trilogie, also bei intaktem Ventrikelseptum, aber interatrialer Kommunikation kann eine Pulmonalatresie vorliegen. Im Gegensatz zum sonstigen Bild einer Trilogie überwiegt in diesem Falle selbstverständlich nicht die Symptomatik der Pulmonalstenose, sondern die des Rechts-Links-Shunts, also die Fallot-Symptomatik.

Da das venöse Blut nicht auf dem normalen Weg in die Lunge geschleust werden kann, muß das arteriovenöse Mischblut des großen Kreislaufs, soll wenigstens eine vita minima gewährleistet werden, teilweise dem kleinen Kreislauf zugeführt werden. Das geschieht über einen offenen Ductus Botalli oder über die auf S. 70 erwähnten Kollateralen, die bei Pulmonalatresie praktisch stets in beträchtlichem Umfange ausgeprägt sind.

Auskultatorisch und phonokardiographisch ergeben sich gegenüber der Fallotschen Tetra- und Pentalogie ohne Pulmonalatresie folgende Besonderheiten:

a) *Der zweite Herzton ist niemals gespalten.* Er ist laut, und zwar auch über der Art. pulmonalis (28) nicht selten klickartig.

b) *Das bei den Fallotschen Anomalien sonst nahezu obligate systolische Geräusch fehlt meist* (28, 458). Es ist aber nachdrücklich darauf hinzuweisen, daß ein systolisches Geräusch an typischer Stelle, also im 3. und 4. ICR links parasternal eine Pulmonalatresie nicht ausschließt. Gewöhnlich sind diese Systolica zwar von großer Intensität, aber nur von kurzer Dauer (Abb. 21).

c) *Kontinuierliche Geräusche werden sehr häufig beobachtet.* Da sie sowohl von einem Ductus als auch von Kollateralen herrühren können, ist zur differentialdiagnostischen Trennung besonders auf die Lokalisation und den Frequenzgehalt der Geräusche zu achten. Geräusche höherer Frequenz neben dem oberen Sternalrand bzw. infraclaviculär mit p.m. auf der Seite des Aortenbogens — bei normaler Topographie also links, bei hoher Rechtslage dagegen rechts — sprechen für einen

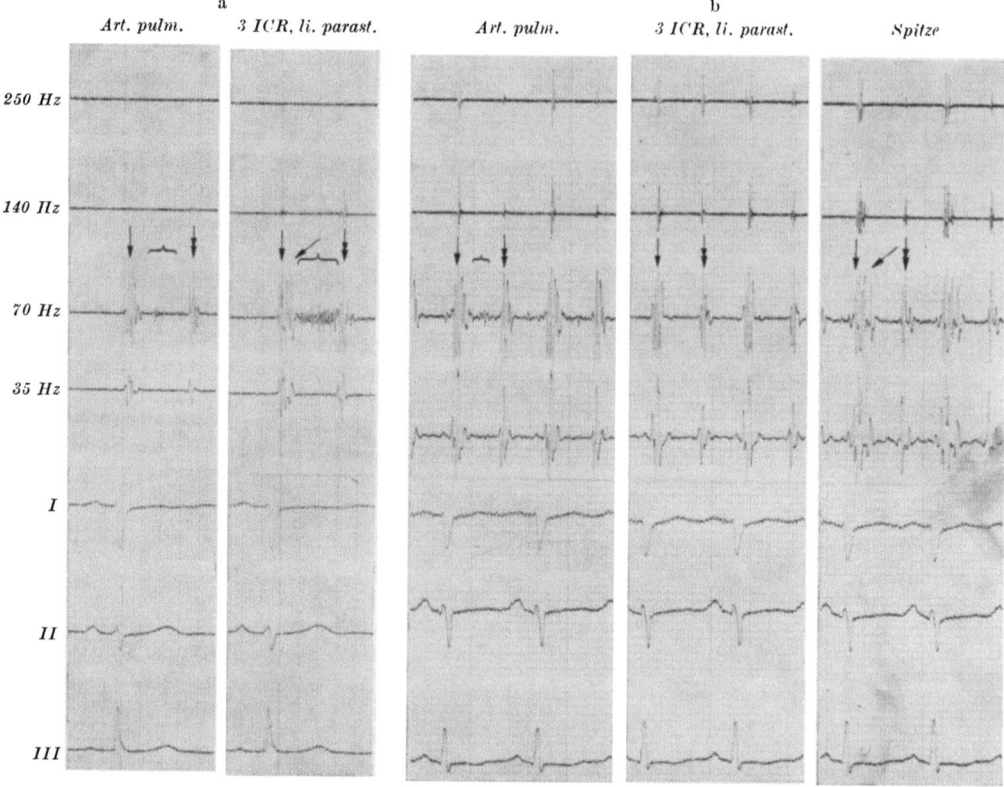

Abb. 21 a u. b. Herzschallkurven von 2 Patienten mit Pulmonalatresie (angiokardiographisch gesichert).
a 14jähr. Mädchen. Systolischer Druck im rechten Ventrikel und großen Kreislauf 150 mm Hg. 1. und 2. Herzton deutlich abgrenzbar, 2. Herzton singulär. Aortaler ejection click. Leises systolisches Geräusch, über der Art. pulm. mesosystolisch, am mittleren linken Sternalrand holosystolisch
b 13jähr. Mädchen. Systolischer Druck im rechten Ventrikel und großen Kreislauf 120 mm Hg. Lauter 1. und 2. Herzton, singulär, aortaler ejection click, höchstens angedeutetes mesosystolisches Geräusch. Zeichenerklärung: ↓ = 1. Herzton; ↓ = 2. Herzton; ╱ = aortaler ejection click; ⌒ = systolisches Geräusch. Papiergeschwindigkeit: 50 mm/sec

offenen Ductus. Niederfrequentere Geräusche, deren p.m. nicht mit der anatomischen Lage des Aortenbogens übereinstimmen, bzw. die auf beiden Thoraxseiten, nicht selten ziemlich lateral, wahrnehmbar sind, verdanken ihre Entstehung einer kollateralen Blutströmung.

Als Faustregel hat deshalb zu gelten: *Stimmen p.m. des Geräusches und Topographie des Aortenbogens überein, müssen ein offener Ductus Botalli oder Kollateralgeräusche erwogen werden, differieren hingegen p.m. des Geräusches und Lage des Aortenbogens, ist ein offener Ductus unwahrscheinlich.* Die Häufigkeit kontinuierlicher Geräusche bei offenem Ductus Botalli und als Folge kollateraler Blutströmung steht etwa in einem Verhältnis von 3:1 (*461*).

Im Gegensatz zur Aortenisthmusstenose sind Kollateralgefäßgeräusche bei cyanotischen Vitien und somit auch bei Pulmonalatresie meist gut und laut zu hören und durch Druck mit dem Stethoskop nicht zu unterdrücken. Pulsationen sind im Bereich der kontinuierlichen Geräusche höchstens ausnahmsweise zu palpieren. Für die Diagnose einer Kollateralgefäßströmung und gegen einen Ductus kann die Inkonstanz des kontinuierlichen Geräusches verwertet werden. Bei offenem Ductus ist ein beträchtlicher Wechsel von Lautstärke und Lokalisation ungewöhnlich. Derartige Geräuschschwankungen erweisen sich diagnostisch besonders dann als dienlich, wenn sich das kontinuierliche Geräusch circumscript unterhalb der linken Clavikel findet, sein p.m. also mit demjenigen des Ductusgeräusches identisch ist.

Kollateralgefäßgeräusche sind wegen ihres Gehaltes an niederen Frequenzen häufig mit einem systolischen und/oder diastolischen Schwirren verbunden. Nicht selten sind sie an jener Brustseite am lautesten, die röntgenologisch die bessere Lungendurchblutung erkennen läßt.

Bei erheblicher Dilatation der Aorta kann bei aortalem Pseudotruncus das frühdiastolische Geräusch einer relativen Aorteninsuffizienz vorhanden sein.

Zusätzliche Fehlbildungen im Bereiche der Tricuspidalklappen (Stenosierung, falscher Klappenansatz, Verdickungen, Verkürzungen), zudem noch nicht allzu selten kombiniert mit Coronaranomalien, kommen vor. Auskultatorisch oder phonokardiographisch wurden bisher keine besonderen Merkmale, welche eine Abgrenzung gegenüber den Fällen ohne diesbezügliche Veränderungen erlaubten, eruiert (*448, 468, 513*). Hierbei ist allerdings zu berücksichtigen, daß es sich, da diese komplexe Fehlbildung in der Regel rasch zum Tode führt, fast stets um Säuglinge oder Kleinstkinder handelt, bei denen die Feststellung tricuspidaler Geräuschphänomene auf allergrößte Schwierigkeiten stößt. Gelegentlich wurde in diesen Fällen das Verschwinden des systolischen Geräusches vor dem Tode beobachtet (*468*).

2. Verschluß einer Pulmonalarterie

Anomalien im Bereiche der Verzweigungsstelle der Art. pulmonalis sind, wie schon erwähnt, bei den Fallotschen Fehlbindungen nicht selten. In ihrer schwersten Form stellen sie sich als Verschluß einer Hauptarterie dar. Unter diesen Umständen vermag die Art. pulmonalis nur eine Lungenhälfte mit Blut zu versorgen, der anderen Hälfte wird das zu arterialisierende Blut über Kollateralgefäße oder einen offenen Ductus zugeführt. Meist ist die linke Art. pulmonalis betroffen.

Auskultatorisch und phonokardiographisch ergeben sich gegenüber dem bei Fallotschen Anomalien üblichen Befund keine nennenswerten oder gar charakteristischen Abweichungen (*450, 473, 509, 521*). Nachweisbare diastolische Geräusche oder Geräuschkomponenten sind unter den gleichen Gesichtspunkten zu beurteilen wie bei der Pulmonalatresie.

3. Abgang beider großen Gefäße aus dem rechten Ventrikel

Diese Spielform der Fallotschen Anomalie, gekennzeichnet durch eine extreme Dextroposition des Aortenostiums, ähnelt im klinischen Erscheinungsbild der Pulmonalatresie. Phonokardiographisch und auskultatorisch unterscheidet sie sich aber dadurch, daß weitaus regelmäßiger, nämlich praktisch stets, systolische Geräusche, welche voll und ganz denen gleichen, die zur unkomplizierten Fallotschen Tetralogie gehören, vorhanden sind.

4. Fehlen der Pulmonalklappen

Ein komplettes oder inkomplettes Fehlen der pulmonalen Taschenklappen bei Fallotscher Tetra- oder Pentalogie (mit infundibulärer Stenose) gelangt selten zur Beobachtung. Ausnahmslos findet sich ein lautes bzw. mittellautes frühdiastolisches Pulmonalinsuffizienzgeräusch (Graham-Steell-Geräusch) mit p.m. im 2. ICR links parasternal (*477, 504*).

Da bei schweren infundibulären Stenosen und hochgradigem Rechts-Links-Shunt der diastolische Pulmonaldruck nur wenige Millimeter Hg über 0 zu betragen pflegt und damit nicht ausreicht, um während der Diastole Blut rückläufig durch die Stenose zu pressen, darf gefolgert werden, daß es sich bei jenen bisher insgesamt nur sporadischen Fällen einer Fallotschen Tetralogie mit Fehlen der Pulmonalklappen und deutlichem frühdiastolischen Pulmonalinsuffizienzgeräusch um leichtere infundibuläre Stenosen gehandelt haben muß. Andererseits ergibt sich daraus, daß das Fehlen eines solchen Insuffizienzgeräusches bei einer hämodynamisch stärker wirksamen Infundibulumstenose eine entsprechende Klappenanomalie nicht auszuschließen braucht.

Da aber, kann eine Aorteninsuffizienz negiert werden, frühdiastolische Basisgeräusche bei Fallotscher Tetra- und Pentalogie sonst kaum vorkommen, stellt ein Graham-Steell-Geräusch einen wichtigen Hinweis auf eine koexistente Klappenanomalie dar.

5. Pulmonalstenose mit Ventrikelseptumdefekt und Links-Rechts-Shunt

Das klinische Bild beim typischen Fallot wird durch die Mischungscyanose mit mehr oder weniger ausgeprägten Trommelschlegelfingern und -zehen bestimmt. Der Rechts-Links-Shunt steht im Vordergrund des hämodynamischen Geschehens.

Daneben gibt es aber eine garnicht so kleine Zahl von Fällen, die zwar pathologisch-anatomisch weitgehend das Bild der Fallotschen Anomalie bieten, sich funktionell aber von ihr ganz wesentlich dadurch unterscheiden, daß kein Rechts-Links-Shunt, sondern ein Links-Rechts-, zumindest aber kein Rechts-Links-Shunt deutlicheren Ausmaßes besteht. Für diese Sonderform existieren verschiedene Synonyme, so z. B. acyanotischer Fallot, pink Fallot, Fallotsche Bilogie, Ventrikelseptumdefekt mit Pulmonalstenose.

Eine ,,Shuntumkehr" bei Fallotscher Tetralogie ist unter zwei Voraussetzungen möglich: Entweder ist der Ausflußtrakt des rechten Ventrikels oder die Pulmonalklappe nur mäßig stenosiert und/oder liegt nur ein kleiner Ventrikelseptumdefekt vor. Auf jeden Fall müssen im Gegensatz zum üblichen Verhalten bei Fallotscher Tetralogie ein Druckgradient vom linken zum rechten Ventrikel vorhanden oder aber der Kammerscheidewanddefekt so klein sein, daß selbst bei Druckgleichheit kein nennenswerter Rechts-Links-Shunt zustande kommt. Der Lokalisation des Septumdefektes und damit auch dem Überreiten der Aorta fällt hierbei keine Bedeutung zu. Fallotsche Fehlbildungen mit Links-Rechts-Shunt werden sowohl bei subaortal als auch bei tiefer liegenden Defekten des membranösen Septums gefunden. Neben dem Fehlen einer Cyanose imponiert, soweit es sich nicht lediglich um balancierte Kurzschlußverhältnisse handelt, die beim Fallot sonst völlig ungewöhnliche vermehrte Lungendurchblutung als Folge des Links-Rechts-Shunts.

Akustisch dominiert entweder die Stenose oder der Ventrikelseptumdefekt (*465, 475, 478, 487, 488, 493, 519, 520, 527*), wobei initial nicht selten der Auskultationsbefund des Ventrikelseptumdefekts im Vordergrund steht und sich erst im Laufe des Lebens das holosystolische, bandförmige Geräusch mehr und mehr in ein vom ersten und zweiten Herzton abgrenzbares spindelförmiges Geräusch transformieren kann (*493*).

Die Schwierigkeit besteht demzufolge darin, beim Vorhandensein einer Ventrikelseptumdefekt-Symptomatik die Pulmonalstenose und umgekehrt beim Erscheinungsbild einer Pulmonalstenose den Ventrikelseptumdefekt zu entdecken oder zumindest zu vermuten. Folgende Hinweise mögen hierbei helfen:

a) Bestehen beim lauten und holosystolischen oder fast holosystolischen Geräusch Intensitäts- und Klangunterschiede zwischen dem 2. und 3. ICR links parasternal und dem linken unteren Sternalrand, wird der Verdacht auf das gleichzeitige Vorliegen einer Pulmonalstenose und eines Ventrikelseptumdefektes geweckt.

b) Bei vordergründiger Ventrikelseptumdefekt-Symptomatik läßt ein zwar weit gespaltener, aber mit verminderter Pulmonalkomponente einhergehender zweiter Herzton an eine zusätzliche Pulmonalstenose denken. In gleicher Weise sind ein Rechtsüberwiegen oder eine Rechtsbelastung im EKG in die differentialdiagnostischen Überlegungen einzubeziehen.

Ventrikelseptumdefekten mit Eisenmenger-Reaktion sind zwar auch derartige elektrokardiographische Veränderungen koordiniert, ihnen fehlt aber einmal in der Regel der typische Ventrikelseptumdefektgeräuschbefund, zum anderen ist der zweite Herzton nicht weit, sondern eng gespalten mit Akzentuation von II_P.

c) Bei vordergründiger Pulmonalstenose-Symptomatik kann ein weit gespaltener 2. Herzton mit nicht oder nur mäßig abgeschwächtem II_P bei gleichzeitig röntgenologisch nachweisbarer pulmonaler Mehrdurchblutung an den Ventrikelseptumdefekt denken lassen. Auch das Vorhandensein apikaler, vom 2. Herzton abgesetzter diastolischer Geräusche als Ausdruck einer relativen Mitralstenose bei großem Links-Rechts-Shunt weist in die gleiche Richtung.

Recht schwierig kann sich unter diesen Umständen die Abgrenzung eines Vorhofseptumdefektes gestalten. Dem Vorhandensein oder Fehlen einer inspiratorischen Verschieblichkeit des Spaltungsintervalles des 2. Herztones kommt in diesem Zusammenhang überragende Bedeutung zu.

Bei intrakardialer Schallschreibung wird bei der Kombination Ventrikelseptumdefekt/Pulmonalstenose mit Links-Rechts-Shunt stets der gleiche Befund wie bei isoliertem Ventrikelseptumdefekt erhoben, nämlich ein lautes holosystolisches Geräusch im rechten Ventrikel (*475*). Bei isolierter Pulmonalstenose wird demgegenüber, wie ja bereits erwähnt, in der rechten Herzkammer ein systolisches Geräusch vermißt.

Tab. 3 faßt die akustischen Merkmale, daß Symptom Cyanose und die Lungendurchblutung bei isoliertem Ventrikelseptumdefekt, der isolierten Pulmonalstenose, dem Ventrikelseptumdefekt mit Pulmonalstenose, der Fallotschen Tetralogie und Pentalogie und beim Ventrikelseptumdefekt mit Eisenmenger-Reaktion synoptisch zusammen und gibt damit zugleich einen Überblick über die differentialdiagnostischen Möglichkeiten.

d) Kombinationen mit anderen Anomalien

Unter den zusätzlichen, beim Fallot vorkommenden Anomalien ist vor allem der offene Ductus und die partielle Pulmonalvenentransposition zu nennen. Beide üben einen gewissen korrigierenden Einfluß auf die durch die Fallotsche Fehlbildung geschaffene hämodynamische Situation aus.

Akustisch offenbart sich der offene Ductus praktisch stets durch das für ihn charakteristische kontinuierliche Geräusch. Beachtung gebührt dem Umstand, daß dieses Geräusch als Folge der bei einem Teil der Fallot-Fälle vorhandenen hohen Rechtslage der Aorta anstatt an typischer Stelle rechts oben parasternal oder infraclavicular hörbar sein kann.

Der Ductus geht übrigens auffallend oft nicht von der Aorta ab, sondern entspringt vom Truncus brachiocephalicus oder der Art. subclavia.

Die partielle Pulmonalvenentransposition offenbart sich beim Fallot akustisch nicht. Man sollte stets an falschmündende Lungenvenen denken, wenn beim

Tabelle 3

	I. Ventrikelseptumdefekt	II. Pulmonalstenose
Mischungscyanose	∅	∅
Lungendurchblutung	vermehrt	normal
Spaltung des 2. Herztones	weit	weit oder ∅
II.$_P$	mittellaut bis laut	abgeschwächt oder fehlend
systolisches Geräusch m. p.	3. bis 4. ICR links parasternal, unteres Sternum	2. bis 3. ICR links parasternal
Dauer	holosystolisch, vom 1. und 2. Herzton nicht abgesetzt, Ende mit 2. Herzton	mehr oder weniger holosystolisch, vom 1. Herzton fast stets, vom 2. Herzton dagegen häufig nicht abgesetzt. Das Geräusch kann II$_A$ überdauern.
Form	meist bandförmig, seltener „gedrückte" Spindelform.	meist ideale oder asymmetrische Spindelform, nur ausnahmsweise bei kleinen oder schmalbrüstigen Kindern Bandform.
diastolische Geräusche	apikale Intervallgeräusche mäßig häufig, diastolisches Sofortgeräusch über der Basis selten.	unter Umständen tricuspidales Intervallgeräusch.
Vorhofton	selten	häufig
ejection click aortal pulmonal	∅ nicht ungewöhnlich.	∅ bei leichten Fällen.

Fehlen eines offenen Ductus Botalli Träger einer Fallotschen Tetralogie ohne wesentlichere Beeinträchtigung ihrer Leistungsfähigkeit das 3. und 4. Lebensdezennium erreichen.

Als weitere seltene zusätzliche Fehlbildungen können bei Fallotscher Tetralogie ein Canalis atrioventricularis communis (508), eine kongenitale Mitralstenose oder auch Mitralatresie vorkommen. Ferner kann die Fallotsche Fehlbildung Teilerscheinung recht komplexer Anomalien sein. Hier sind insbesondere alle Formen der Transposition und die Tricuspidalatresie zu nennen. Der Herzschall ermöglicht in diesen Fällen keine Differenzierung. Für die Diagnostik sind eingreifende Untersuchungsverfahren unentbehrlich.

Affektionen im Bereich der Aortenklappe pfropfen sich einer Fallotschen Tetralogie nicht allzu selten auf. Nach BRET findet sich in rund 4% der Fälle eine Aorteninsuffizienz. Genau wie beim isolierten Ventrikelseptumdefekt stellt eine solche Aorteninsuffizienz auch beim Fallot das Resultat einer mangelnden Klappenstütze als Folge des Defektes oder einer direkten Einbeziehung der Aortenklappe in die Defektbildung dar.

Tabelle 3

III. Ventrikelseptumdefekt + Pulmonalstenose	IV. Fallot	V. Ventrikelseptumdefekt + Eisenmenger-Reaktion
∅	+	+
vermehrt	vermindert	wechselnd
weit	meist nicht nachweisbar	eng
mäßig bis stark abgeschwächt	fehlend, seltener abgeschwächt	laut
häufig 2 p.m.: 2. bis 3. ICR u. 3. bis 4. ICR links parasternal, unteres Sternum	3. bis 4. ICR links parasternal	2. bis 4. ICR links parasternal
entweder wie unter I oder II, evtl. auch über der Basis wie unter II, über dem unteren Sternum und links lateral davon wie unter I.	mehr oder weniger holosystolisch, vom 1. Ton meist nicht, vom 2. Ton häufig abgrenzbar. Das Geräusch überdauert kaum jemals II$_A$.	fast stets proto- oder protomesosystolisch. Zwischen Geräusch und 2. Herzton nahezu immer freies Intervall.
Band- oder Spindelform	Band-, Spindel- oder Decrescendoform.	meist Decrescendo- seltener Spindelform.
apicale Intervallgeräusche mäßig häufig, diastolische Sofortgeräusche über der Basis selten.	diastolische Sofortgeräusche über der Basis sehr selten.	diastolisches Sofortgeräusch über der Basis mit p.m. links parasternal häufig.
mäßig häufig	ausnahmsweise	selten
∅ nicht ungewöhnlich.	∅ bei schweren Fällen.	bei schweren Fällen. ausnahmsweise.

Das Vorhandensein eines diastolischen Basisgeräusches genügt für die Diagnose einer begleitenden Aorteninsuffizienz nicht, da derartige Diastolica in der überwiegenden Mehrzahl der Fälle von einem offenen Ductus oder von Kollateralgefäßen stammen. Die Diagnose gewinnt an Wahrscheinlichkeit, wenn ein lautes diastolisches Sofortgeräusch über der Aorta und entlang dem linken mittleren und unteren Sternalrand vorhanden ist, eine vergrößerte Blutdruckamplitude besteht und röntgenologisch deutliche Pulsationen sowohl der auf- als auch absteigenden Aorta nachzuweisen sind. Zusätzliche Stenosen der Aorta sind sehr selten und mit einfachen klinischen Mitteln kaum zu diagnostizieren. Die Fortleitung eines Geräusches in die Halsgefäße oder das Jugulum kann nicht als beweiskräftiges Kriterium für eine Aortenstenose ins Feld geführt werden, da sie bei vielen anderen kongenitalen Angiokardiopathien, so auch bei der Fallotschen Tetralogie, vorhanden ist. Am ehesten hat sich uns noch, soweit kein Ductus vorliegt, das bei der Aortenstenose erwähnte „Sandpapierkratzen" an den im Jugulum gegen den Aortenbogen vorgeführten Fingerspitzen bewährt.

COLLINS u. Mitarb. beschrieben einen Fall einer Fallotschen Tetralogie mit einer erworbenen Aortenstenose. Neben einem lauten systolischen Geräusch bestand über dem gesamten

Präcordium ein leiseres diastolisches Geräusch unklarer Genese. Beide Geräusche erweckten den Eindruck eines kontinuierlichen Geräusches.

c) Postoperative Befunde

Es bedarf wohl kaum der Erwähnung, daß die postoperativen Schallbefunde bei der Fallotschen Tetra- und Pentalogie ganz entscheidend von der angewandten Operationsmethode anhängig sind. Eine Reihe von Operationsverfahren (BLALOCK, POTTS, HERBST) erstrebt unter Belassung der gesamten Mißbildung lediglich eine sekundäre teilweise Arterialisierung des arteriovenösen Mischblutes. Durch Schaffung einer weiteren Anomalie wird eine Verbindung zwischen großem und kleinem Kreislauf unter Verwendung der Art. subclavia, eines Homoiotransplantates oder einer Kunststoffprothese oder durch eine direkte aortopulmonale

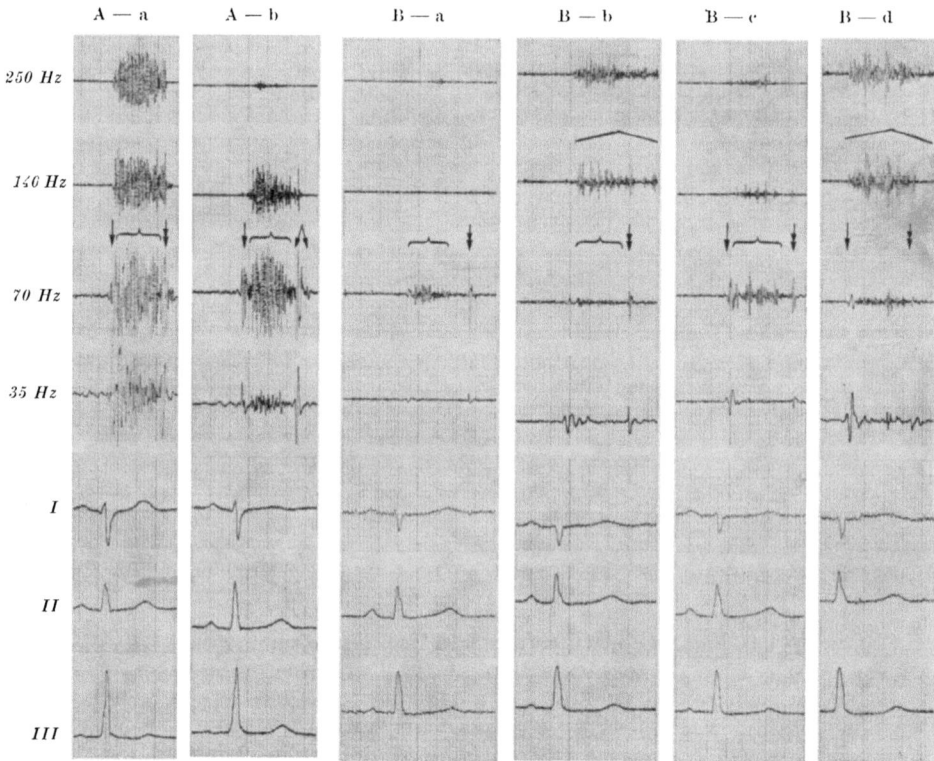

Abb. 22 A—D. Herzschallkurven von Patienten mit Fallotscher Anomalie vor und nach Operation.
A 12jähr. Mädchen mit Fallotscher Tetralogie (infundibuläre Stenose) mäßigen Grades. Präoperativer Druck in der Art. pulmonalis max. 20 mm Hg, im rechten Ventrikel 102/0 mm Hg. a) Vor der Operation war ein sehr lautes und hochfrequentes holosystolisches Geräusch ohne Intervall zum 1. und 2. Herzton nachweisbar. Fragliche Spaltung des 2. Herztones. b) 9 Monate nach der Operation (Infundibulumresektion nach BROCK). Das Geräusch hat an Lautstärke, besonders aber an hohen Frequenzen verloren. Der 1. und 2. Herzton ist jetzt abgrenzbar. Das Geräusch weist nunmehr Spindelform, zumindest eine bessere Spindelform als vor der Operation auf. Spaltung des 2. Herztons. Ableitungsstelle: 4. ICR links parasternal
B 16jähr. Mädchen mit Fallotscher Tetralogie mittlerer Schwere. Präoperativer Druck in der Art. pulm. 20/10 mm Hg, im rechten Ventrikel 112/8 mm Hg. a) Vor der Operation, abgeleitet vom 2. ICR links parasternal, nur leises vorwiegend in der Proto- und Mesosystole lokalisiertes systolisches Geräusch. b) 6 Wochen post operationem (Einpflanzung eines Homoiotransplantates zwischen Art. pulm. und Aorta auf der rechten Thoraxseite). Deutlicher Operationseffekt (Schwinden der Cyanose, Abfall des Hämoglobins, der Erythrocytenzahl und des Hämatokrits). Weiterhin leises systolisches Geräusch über dem 2. ICR parasternal. Die Amplitudenabnahme beruht auf geringerer Empfindlichkeit bei der Registrierung, drückt also keine echte Lautstärkenabnahme aus. In den höheren Frequenzbereichen kontinuierliches Geräusch, das insbesondere im Frequenzfilter 250 Hz nahezu ideale langgezogene Spindelform aufweist. c) und d) Herzschallkurven vor und nach Operation beim gleichen Patienten und zum gleichen Zeitpunkt wie a) und b), Abnahmestelle jetzt aber 3. ICR links parasternal. Ziemlich lautes kontinuierliches Geräusch post operationem

Seit-zu-Seit-Anastomose erzeugt. Hämodynamisch entsteht bei allen drei Möglichkeiten eine Situation, wie sie uns beim offenen Ductus Botalli prototypisch gegenübersteht.

Entsprechend auch der auskultatorische bzw. phonokardiographische Befund: Kennzeichen der gelungenen Operation ist das kontinuierliche Geräusch mit p.m. auf der Seite des Eingriffs (Abb. 22). Unter 163 Fällen mit gutem Ergebnis nach Blalockscher Operation wurde nur zweimal ein kontinuierliches Geräusch vermißt (*533*). Brustwanddicke und anatomische Besonderheiten bringen es mit sich, daß trotz erfolgreicher Operation ein kontinuierliches Geräusch auch einmal fehlen kann (*498, 532*). Im wesentlichen wird die Geräuschcharakteristik davon abhängen, in welchem Grade zu dem präoperativen Rechts-Links-Shunt ein postoperativer Links-Rechts-Shunt mit erhöhtem pulmonalen Durchflußvolumen hinzugekommen ist. Da hierbei verschiedene Abstufungen möglich sind, darf die Vielfalt der postoperativen akustischen Erscheinungen nicht überraschen.

Atypische Geräusche nach Blalockscher Anastomose lassen sich unter Umständen durch künstliche Erhöhung des peripheren Strömungswiderstandes (z. B. Noradrenalin) in typische kontinuierliche Geräusche umwandeln (*466*).

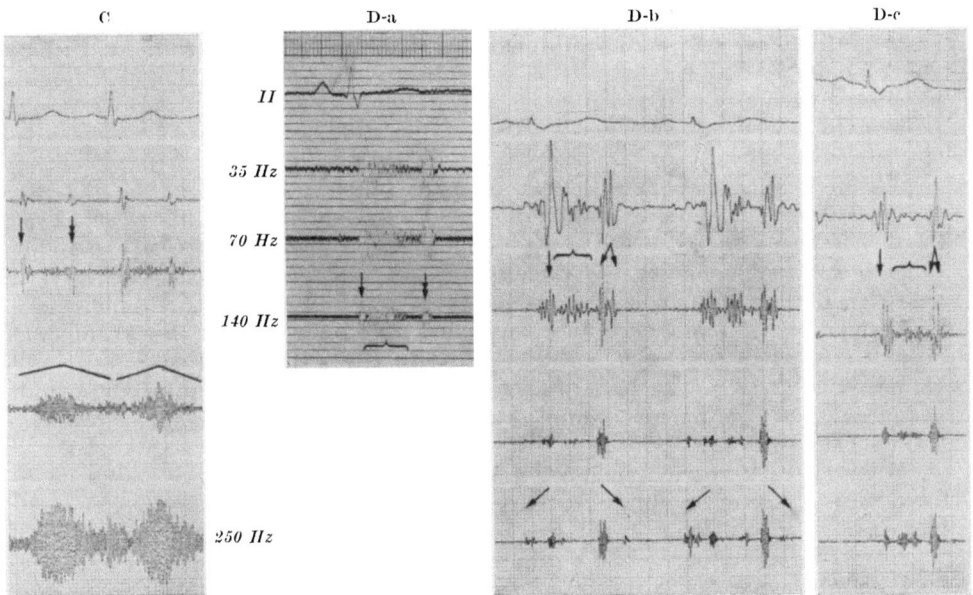

C Besonders lautes kontinuierliches Geräusch als Folge eines operativ gesetzten künstlichen aortopulmonalen Shunts (Homoiotransplantat auf der rechten Thoraxseite) bei einem 6jährigen Kind, das 4 Jahre vorher operiert worden war. Der guten Durchgängigkeit der künstlichen Kurzschlußverbindung entsprach auch das klinische Resultat. Ableitungsstelle: 3. ICR, rechts parasternal

D 40jähr. Patient mit Fallotscher Tetralogie (infundibuläre und geringe valvuläre Stenose). a) Vor der Operation Druck in der Art. pulm. 14/8 mm Hg, in der infundibulären Kammer 25/0 mm Hg, im rechten Ventrikel 115/0 mm Hg. Lautes und fast holosystolisches Geräusch mit vorwiegendem Decrescendocharakter. Ableitungsstelle: 4. ICR links parasternal. b) 6 Wochen nach der Operation (kausale Operation mit Hilfe des extracorporalen Kreislaufs, Einsetzen einer Ausflußtraktprothese, Verschluß des Ventrikelseptumdefektes mittels Kunststoffplatte). Es besteht keine Cyanose mehr. Gleiche Ableitungsstelle wie unter a): Lediglich noch leises und niederfrequentes, deutlich vom 1. und 2. Herzton abgesetztes systolisches Geräusch. Weite Spaltung des 2.Herztons (jetzt allerdings Rechtsschenkelblock). Leise hochfrequente präsystolische und protodiastolische Schallphänomene, die wahrscheinlich auf Schwingungen der Kunststoffprothese bei der raschen Füllungsphase und als Folge der Vorhofkontraktion zurückzuführen sind. c) 6 Monate nach der Operation. Druck in der Art. pulm. 16/3 mm Hg, im rechten Ventrikel 27/2 mm Hg. Kein Rechts-Links-Shunt mehr vorhanden. Geräuschbefund im wesentlichen wie unter b) Trotz Fortbestehens des Rechtsschenkelblocks ist die Spaltung des 2. Herztons wesentlich enger geworden. Die postoperativen diastolischen Schallerscheinungen sind nicht mehr nachweisbar (Epithelialisierung der Prothesen?). Zeichenerklärung: ↓ = 1. Herzton; ↓ = 2. Herzton; ∧ = gespaltener 2. Herzton; / = präsystolischer Extraton; \ = protodiastolischer Extraton; ⌢ = systolisches Geräusch; ⌢ = kontinuierliches Geräusch. Papiergeschwindigkeit: 50 mm/sec

Einmütigkeit herrscht jedoch darüber, daß die Abnahme oder das Verschwinden eines postoperativ vorhandenen kontinuierlichen Geräusches im Verlaufe der weiteren Beobachtung ein ungünstiges Zeichen darstellt, da es praktisch stets den partiellen oder vollständigen Verschluß der Anastomose anzeigt (*459, 460, 517, 523, 526, 533*). Jedem, der viele palliativ korrigierte Fallot-Patienten gesehen hat, wird sich nachhaltig einprägen, wie dem Verschwinden eines kontinuierlichen Geräusches eine Zunahme der Cyanose, der Polyglobulie und eine Verschlimmerung im subjektiven Befinden parallel zu gehen pflegen. Alles Zeichen also, die den Verschluß der künstlichen Brücke zwischen großem und kleinem Kreislauf offenkundig werden lassen.

Neben dem kontinuierlichen Geräusch kommt auch dem Verhalten des 2. Herztons für die Abschätzung des Operationsergebnisses Bedeutung zu. Tritt ein vorher nicht vorhandene II_P auf, oder wird er lauter als präoperativ, ist damit ein indirektes Kriterium für eine Zunahme des diastolischen Drucks im kleinen Kreislauf als Folge eines effektiven Shuntvolumens gegeben.

Während bei der Blalockschen und Herbstschen Operationsmethode die Gefahr des thrombotischen Verschlusses der Anastomose droht, beinhaltet die direkte Verbindung zwischen Aorta und Art. pulmonalis nach POTTS die Möglichkeit eines sekundären pulmonalen Hochdrucks. Das auch nach der Pottsschen Operation vorhandene, meist sehr laute kontinuierliche Geräusch verliert unter diesen Bedingungen einer Eisenmenger-Reaktion seine diastolische Komponente. Wie Nachuntersuchungen nach 11—13 Jahren gezeigt haben, scheint sich ein derartiger pulmonaler Hochdruck nach der Pottsschen Operation beim Fallot aber nur selten einzustellen (*514*).

Eine weitere Operationsmethode wurde von BROCK kreiert. Sie hat die Beseitigung der Stenose bzw. die Resektion des stenosierenden Infundibulums zum Ziele. CAMPBELL beobachtete nach der Operation keine nennenswerten Geräuschänderungen. Von der Mehrzahl der Nachuntersucher wird aber als Zeichen der verbesserten Entleerungsmöglichkeit aus der rechten Kammer in die Art. pulmonalis eine Zunahme der Lautstärke und Dauer des systolischen Geräusches (Abb. 22), unter Umständen verbunden mit einer Abnahme des präkordialen Schwirrens, vermerkt (*497, 498, 531, 534,*). Das Geräusch kann jetzt II_A überdauern und „explosiv" (*534*) werden. II_P nimmt, war die Operation von Nutzen, zu oder tritt erstmals auf (*451, 494, 497*).

Wenn dieses Verhalten auch die Regel ist, so haben wir doch vereinzelt auch das Gegenteil gesehen, nämlich eine Geräuschabschwächung bei gutem Operationsergebnis.

Nach Infundibulumresektion kann es im unmittelbaren Zusammenhang mit dem Verschwinden der Cyanose zu einer Rechtsinsuffizienz mit Dilatation des Herzens kommen. Dieses Ereignis ist meist mit einer Verlängerung und Verstärkung des systolischen Geräusches sowie dem Auftreten eines diastolischen Pulmonalinsuffizienzgeräusches als Folge des auch objektivierbaren vermehrten pulmonalen Stromvolumens verbunden (*452*).

Mehr und mehr schwingt das Pendel in der letzten Zeit nach der Seite der kurativen, der kausalen Operation, bei der unter Verwendung der Herzlungenmaschine und prothetischen Materials die Stenose beseitigt, der Ausflußtrakt und die hypoplastische Pulmonalis erweitert und der Septumdefekt verschlossen werden. Die erste gelungene Operation wurde von LILLEHEI u. Mitarb. mitgeteilt. Das präoperative laute systolische Geräusch war postoperativ leiser geworden, das Schwirren war völlig verschwunden.

Zunehmende Erfahrungen haben gelehrt, daß die postoperativen Änderungen zu den dramatischsten akustischen Wandlungen überhaupt gehören, die wir in der Herzchirurgie kennen (Abb. 22). Sie werden verständlich, wenn wir uns die hämodynamischen Gegebenheiten vergegenwärtigen. Vor der Operation besteht eine Pulmonalstenose mit einem hohen rechtsventrikulären Druck, einem Rechts-Links-Shunt und einem kleinen pulmonalen Durchflußvolumen. Als Folge der Operation wird zunächst einmal die Integrität beider Kreislaufhälften wieder hergestellt. Groß- und Kleinkreislaufminutenvolumen stimmen überein, ein Shunt besteht nicht mehr. Der rechte Ventrikel entleert sein Gesamtvolumen in die Art. pulmonalis, und zwar in der Regel mit nur geringer Drucksteigerung oder gar mit annähernd normalem Druck. Akustisch müssen somit die Erscheinungen eines physiologischen pulmonalen Strömungsgeräusches oder einer isolierten leichten Pulmonalstenose resultieren.

Im Idealfall kann das Geräusch präkordial unhörbar werden. In der Regel allerdings restieren kurze, auf die Proto- oder Mesosystole beschränkte systolische Geräusche, welche vom 1. und 2. Herzton abgegrenzt werden können, bzw. von ihnen durch ein deutliches geräuschfreies Intervall getrennt sind. Gleichzeitig wird, und zwar auch dort, wo eine Ausflußtraktprothese eingesetzt wurde, eine enge Spaltung des 2. Herztons mit deutlichem II_P erkennbar.

Eine gewisse Modifikation dieser Befunde ist dadurch möglich, daß durch die Operation eine rechtsseitige Blockierung der Reizausbreitung hervorgerufen wird. Als Folge eines solchen Rechtsschenkelblocks kann sowohl eine Verspätung des Geräusches als auch des II_P auftreten (519, 529), ohne daß aus diesem Befund ohne weiteres eine Reststenose abgeleitet werden darf. Erst wenn nach Abzug der durch die Leitungsblockierung gegebenen Verzögerung noch eine Verspätung des Geräuschmaximums und eine Verlängerung des Spaltungsintervalls des 2. Herztons übrig bleibt, rückt eine Reststenosierung in den Bereich der Wahrscheinlichkeit. Der Rechtsschenkelblock führt meist auch zu einer Spaltung des 1. Herztons.

Mitunter kann postoperativ das typische bandförmige Geräusch eines Ventrikelseptumdefektes festgestellt werden. Es zeigt den unvollständigen Verschluß des Septumdefektes oder eine Nahtinsuffizienz an.

Diastolische Sofortgeräusche mit p.m. über der Art. pulmonalis als Ausdruck einer Pulmonalinsuffizienz werden nicht allzu selten nach vollständiger Korrektur einer Fallotschen Tetralogie beobachtet. Meist treten sie dann auf, wenn zur Gewährleistung einer ausreichenden Durchflußkapazität die Ausflußtraktprothese bis auf die hypoplastische Art. pulmonalis ausgedehnt werden mußte (480, 519). Das Operationsergebnis wird durch derartige, fast stets nur geringfügige Pulmonalinsuffizienzen kaum beeinträchtigt.

Gelegentlich kommen postoperativ protodiastolische Extratöne oder kurze Geräusche vor, die etwa z. Z. der raschen Füllungsphase des Ventrikels auftreten und auch auf diese Periode beschränkt sind. Wahrscheinlich handelt es sich hierbei um akustische Phänomene, für deren Entstehung Schwingungen der Kunststoffprothese verantwortlich zu machen sind. Eine besondere Bedeutung kommt ihnen offenbar nicht zu.

f) Bedeutung der Hämodynamik für die Schallbefunde

Die Strömungsverhältnisse bei den Fallotschen Kombinationsformen werden in erster Linie durch die Größe des Septumdefektes diktiert. Da er gewöhnlich so groß ist, daß er keine druckreduzierende Wirkung zu entfalten vermag, also Druckgleichheit im linken und rechten Ventrikel besteht, bestimmt im wesentlichen der Strömungswiderstand des großen Kreislaufs den intraventrikulären Druck. Für die Strömungsrichtung im Defektbereich und damit auch für die Größe des pulmonalen Durchflußvolumens gewinnt das Verhältnis des peripheren Widerstands im großen

Kreislauf zum Widerstand der Stenose entscheidende Bedeutung. Liegt der periphere Strömungswiderstand unter dem Stenosewiderstand, dominiert der Rechts-Links-Shunt, das die Pulmonalstenose passierende Strömungsvolumen ist minimal. Je weiter sich der periphere Strömungswiderstand dem Stenosewiderstand nähert, um so größer wird das pulmonale Kreislaufvolumen. Überschreitet schließlich der periphere Strömungswiderstand den Stenosewiderstand, resultiert ein Links-Rechts-Shunt mit erhöhtem pulmonalen Durchflußvolumen. Der Druck in der Art. pulmonalis ist jetzt nicht nur nicht, wie bei Pulmonalstenose üblich, vermindert, sondern normal oder gar mäßig erhöht.

Diese im interindividuellen Vergleich meist schwer darstellbaren Beziehungen des peripheren Strömungswiderstandes zum Stenosewiderstand lassen sich intraindividuell eindrucksvoll mittels pharmakologischer Belastung demonstrieren: Amylnitrit senkt über eine Herabsetzung des peripheren Strömungswiderstandes, Noradrenalin steigert über eine Erhöhung des peripheren Strömungswiderstandes die Lungendurchblutung (*481, 528, 529, 530*).

Während also bei beträchtlichem Ventrikelseptumdefekt für den intraventrikulären Druck der periphere Strömungswiderstand die determinierende Größe darstellt, der Stenosewiderstand dagegen keine nennenswerte Bedeutung besitzt, beeinflußt der Stenosewiderstand und sein Verhältnis zum peripheren Strömungswiderstand Ausmaß und Richtung des Blutflusses durch Aorta und Art. pulmonalis und damit selbstverständlich auch Größe und Richtung des Shunts zwischen beiden Kreislaufhälften.

Da nun unter den Bedingungen der Druckgleichheit zwischen beiden Ventrikeln das systolische Geräusch vorwiegend an der Pulmonalklappe entsteht und also vom pulmonalen Blutdurchfluß abhängig sein muß, wurde wiederholt versucht, ähnlich wie bei der Pulmonalstenose mit intaktem Septum auf Grund akustischer Kriterien eine Schwereskala aufzustellen. VOGELPOEL u. Mitarb. wagten sich am weitesten vor und offerierten ein nach akustischen Merkmalen ausgerichtetes Einteilungsprinzip, welches tabellarisch zusammengefaßt (Tab. 4) wurde. Ohne Zweifel entsprechen diese auskultatorischen bzw. phonokardiographischen Kriterien tatsächlich in einer gewissen Zahl von Fällen den mittels der Kathetermethode gewonnenen hämodynamischen Daten. Bei einem Großteil der Patienten,

Tabelle 4

	sehr schwer	schwer	mäßig	leicht
systolisches Geräusch	protosystolisch	protomesosystolisch	protomesosystolisch	holosystolisch oder mesosystolisch-prädiastolisch
Geräuschmaximum	protosystolisch	vor Systolenmitte	um Systolenmitte	nach Systolenmitte
Beziehungen des Geräusches zu II_A	Geräusch endet weit vor II_A	Geräusch endet vor II_A	II_A kann erreicht werden, wird aber nie überdeckt	II_A kann überdeckt und überdauert werden
II_P	fehlt	fehlt	selten vorhanden	häufig nachweisbar, weite Spaltung zu II_A
Aortaler ejection click	+	+	∅	∅

ich möchte sagen bei der Mehrzahl, lassen sie aber im Stich, wenn die Schwere nach dem intraventrikulären Druck definiert wird, was zumindest im Hinblick auf die myokardiale Belastung gerechtfertigt erscheint und ja auch von VOGELPOEL u. Mitarb. getan wurde.

Bei 50 Patienten mit Fallotscher Tetra- und Pentalogie haben wir Geräuschbeginn, -maximum und -ende genau ausgemessen und in Beziehung zum rechtsventrikulären Druck gesetzt (Abb. 23). Die gewonnenen Punktwolken zeigen, daß weder für den Geräuschbeginn, noch für das Geräuschmaximum, noch für das Geräuschende eine Beziehung zum intraventrikulären Druck wahrscheinlich oder

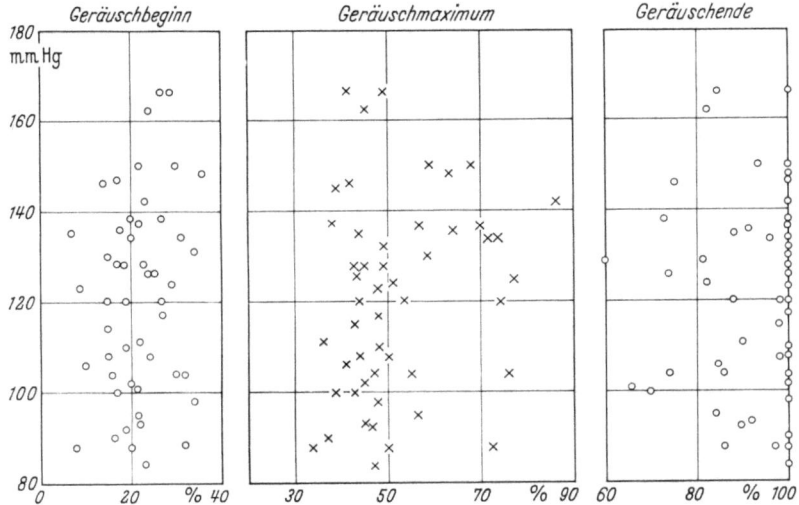

Abb. 23. Graphische Darstellung der Beziehungen zwischen rechtsventrikulärem Druck (Ordinate) und Beginn Maximum und Ende, ausgedrückt in Prozent des Intervalls 1. bis 2. Herzton (Abszisse), des systolischen Geräusches bei Pulmonalstenose mit Ventrikelseptumdefekt. Keines der aufgeführten Kriterien weist eine Korrelation zum rechtsventrikulären Maximaldruck auf

glaubhaft gemacht werden kann. Der Abstand des Geräuschbeginns vom 1. Herzton (ausgedrückt in Prozent der Gesamtdauer 1.–2. Herzton) ist in einem Druckbereich zwischen 80 und 170 mm Hg im Mittel praktisch gleich. Der Zeitpunkt des Geräuschmaximums streut nicht unerheblich. Ausgesprochen spätsystolische Maxima wurden selbst bei Druckwerten über 140 mm Hg und damit bei schweren Fällen, frühe Maxima dagegen gar nicht so selten bei leichten Fällen gefunden. Das Geräuschende schließlich gibt auch keinen Gradmesser für die Schwere ab. In weitgehender Unabhängigkeit vom Schweregrad waren in rund 50% der Fälle holosystolische Geräusche bzw. Geräusche, die bis zu II_A reichten, zu registrieren. Frühzeitig endende Geräusche wurden demgegenüber sowohl bei leichteren als auch bei schweren Fällen beobachtet.

Nach diesen Ergebnissen vermögen wir der Einteilung von VOGELPOEL u. Mitarb. keinen praktischen Nutzen beizumessen, soweit es das systolische Geräusch betrifft.

Warum ist aber nun eine Abschätzung der Schwere aus dem Geräuschverhalten nicht möglich? Theoretisch sind die Darstellungen von VOGELPOEL einleuchtend, sie entsprechen aber einer petitio principii. Sie setzen nämlich voraus, daß für das Geräuschverhalten im wesentlichen nur eine Variable, nämlich der periphere Strömungswiderstand, maßgeblich sei. Das ist nun aber, vergleicht man die einzelnen Patienten untereinander, sicher nicht der Fall. Als weitere, im einzelnen weder meß-noch abschätzbare Faktoren kommen die Art der Stenose, eine Änderung des durch die muskuläre infundibuläre Stenose gegebenen Widerstandes während der Systole durch Kontraktion des hypertrophen Infundibulums und schließlich unterschiedliche Defektgrößen hinzu. Diese einzelnen Faktoren wechseln allein oder in Kombination von Patient zu Patient. Das Phonokardiogramm spiegelt die Summe der durch die einzelnen Faktoren geschaffenen Strömungsverhältnisse, nicht aber die Summanden wider.

Zur weiteren Erläuterung darf noch darauf hingewiesen werden, daß in dem Moment, wo sich der Septumdefekt druckreduzierend auswirkt, völlig andere hämodynamische Beziehungen vorhanden sind; abgesehen von der Tatsache, daß der Defekt dann Anlaß zu turbulenter Strömung und damit zu Geräuschbildung gibt, die sich den stenosebedingten Geräuschen superponiert. Mehr oder weniger überlagern sich jetzt die Elemente, die entweder dem Ventrikelseptumdefekt oder der isolierten Pulmonalstenose eigen sind. Der Pulmonalatresie mit großem Ventrikelseptumdefekt und maximalem Rechts-Links-Shunt auf der einen Seite steht der Ventrikelseptumdefekt mit Pulmonalstenose und Links-Rechts-Shunt als anderes Extrem gegenüber. Die Übergänge sind graduell, mannigfach und werden nicht allein durch einen Faktor bestimmt. Bei dieser Sachlage nimmt es nicht wunder, daß das systolische Geräusch trotz unter Umständen gleicher rechtsventrikulärer Druckwerte durch eine schier verwirrende Vielfalt gekennzeichnet ist.

Bleibt die Frage, welche phonokardiographischen Kriterien tatsächlich etwas über die hämodynamische Situation auszusagen vermögen.

1. Fehlt ein systolisches Geräusch am linken Sternalrand völlig, und ist über dem Thorax das kontinuierliche Geräusch eines Kollateralkreislaufes nachweisbar, handelt es sich, soweit kein echter Truncus arteriosus communis vorliegt, um eine schwere Form, bei der der pulmonale Ausgang des Herzens vollkommen oder weitgehend atretisch ist.

2. Ein aortaler ejection click bei einem cyanotischen Fallot wird fast nur bei schweren Fällen beobachtet. Verwechslungen mit einem pulmonalen ejection click sind unter diesen Bedingungen kaum möglich, da dieser den acyanotischen Fällen vorbehalten ist (526).

3. Wenn auch für das Fehlen eines Pulmonalklappenschlußtones offenbar nicht allein der Blutfluß, sondern auch Klappendeformierungen und dorsale Verlagerung im Zusammenhang mit der Dextroposition der Aorta verantwortlich sein dürften, so spricht doch ein nachweisbarer II_P für einen relativ hohen diastolischen Pulmonalarteriendruck und damit für einen leichteren Fall. Sieht man den Rechts-Links-Shunt als wesentliches Kennzeichen der Fallotschen Mißbildung an, macht ein deutlich hörbarer II_P die Diagnose eines Fallot unwahrscheinlich. Er weist allenfalls auf einen Ventrikelseptumdefekt mit Pulmonalstenose und Links-Rechts-Shunt, also auf einen sog. acyanotischen Fallot.

4. Als weiteres Merkmal des acyanotischen Fallot hat das Vorhandensein apikaler Intervalldiastolica zu gelten.

Wenn gerade ausgeführt wurde, daß das Fehlen eines Geräusches immer auf eine Pulmonalatresie verdächtig ist, so muß doch noch einmal kurz auf jene seltenen Fälle eingegangen werden, die von GROSSE-BROCKHOFF u. Mitarb. und aus unserem Arbeitskreis von HARTLEB erwähnt bzw. beschrieben wurden, bei welchen, obwohl der Weg vom rechten Ventrikel zur Art. pulmonalis nachgewiesenermaßen (autoptisch!) frei war, kein Geräusch festgestellt werden konnte. In unserem Fall bestand lediglich ein über der Spitze gespaltener 1. Herzton. Bei der Sektion fand sich eine weitgehend nach dem rechten Ventrikel transponierte Aorta, eine zweiklappige Pulmonalis, eine infundibuläre Stenose und ein offenes Foramen ovale. Klinisch entsprach der Befund einem schweren Fallot. Nach dem anatomisch-pathologischen Präparat dürfte die Hauptströmungsrichtung nach der Aorta gewendet gewesen sein. Möglicherweise kann auf diese Art eine Injektorwirkung hervorgerufen werden, wie sie im Prinzip der Wasserstrahlpumpe vorliegt, und die zu einem Druckabfall vor der Stenose mit Unwirksamwerden des ventriculopulmonalen Druckgefälles führt (*482*).

Eine Geräuschänderung anderer Art kann offenbar durch anomale Tricuspidalklappen bei im Überschuß angelegtem Klappengewebe ausgelöst werden, wie Beobachtungen von NEUFELD u. Mitarb. aus der Mayo-Klinik lehren. Bei 3 Fällen mit dem typischen pathologisch-anatomischen Befund einer Fallotschen Tetralogie ergab sich klinisch, auskultatorisch und auch kathetermäßig das Bild einer schweren isolierten Pulmonalstenose. Die Autoren glauben, daß für die im Gegensatz zu den pathologisch-anatomischen Gegebenheiten stehende Symptomatik ein funktioneller Verschluß des Ventrikelseptumdefektes in Form einer Verlegung des Defektes durch die Tricuspidalklappen verantwortlich zu machen ist.

BRAUDO u. Mitarb. beobachteten bei 5 Fällen während des Rechtsherzkatheterismus bei Position der Katheterspitze in der Art. pulmonalis Auftreten oder Zunahme einer Cyanose, verbunden mit einer Abnahme des systolischen Geräusches. Vereinzelt kam es zu Bewußtlosigkeit. Während dieses Stadiums verschwand das Geräusch dann völlig.

BRAUDO u. Mitarb. führten diese Zustände auf eine Infundibulumobstruktion durch den Katheter zurück und setzten sie in Parallele zu den sog. hypoxämischen Anfällen, welche spontan bei Fallotschen Kombinationsformen nicht allzu selten beobachtet werden können. Auch bei diesen Anfällen stellten sie eine Abnahme oder ein Unhörbarwerden des Geräusches fest. Gleiche Beobachtungen stammen von VOGELPOEL u. Mitarb. und von FONO und LITTMANN. Ungeachtet der Tatsache, daß bisher keine Hinweise, geschweige denn Beweise, dafür vorliegen, daß der Herzmuskel, selbst unter besonderen Bedingungen, tetanisierbar ist, nahmen die Autoren einen Spasmus der infundibulären Muskulatur als Ursache der hypoxämischen Zustände beim Fallot an.

Es ist zu betonen, daß sich diese Ansicht zumindest nicht anhand phonokardiographischer Kriterien stützen oder bekräftigen läßt. Schon LAUBRY und PEZZI beobachteten während derartiger Zustände sowohl Geräuschverstärkungen als auch -abschwächungen.

Unter 134 eigenen, von GÖDEL anamnestisch genau analysierten cyanotischen Fallot-Fällen litten 34 Patienten (= 27%) unter hypoxämischen Zuständen. Bei 8 Fällen konnten derartige Anfälle direkt beobachtet und verfolgt werden. Nur in 3 Fällen verkürzte sich das Geräusch während des Anfalls, wurde leiser oder verschwand völlig (Abb. 24). Bei 5 Patienten dagegen blieb es unverändert oder wurde sogar etwas lauter.

Auf Grund dieser Beobachtungen kann natürlich kaum in den Streit über die Genese der hypoxämischen Anfälle eingegriffen werden. Ein länger andauernder Infundibulumkrampf aber kann zumindest aus den akustischen Befunden nicht

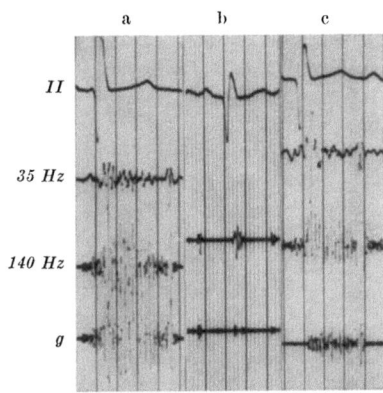

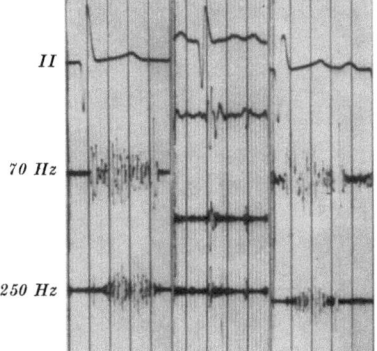

Abb. 24a—c. Phonokardiogramme vor, während und nach einem hypoxämischen Anfall bei einem Kind mit Fallotscher Tetralogie. a Anfallfreies Stadium: Lautes holosystolisches Spindelgeräusch
b Während des Anfalls: Leises protomesosystolisches Geräusch von Decrescendocharakter. Neben der Intensitätsabnahme des Geräusches besteht auch eine Abschwächung der Herztöne, insbesondere in den hohen Frequenzbereichen. Klinisch bestand zu dieser Zeit hochgradige Atemnot, schwere Cyanose und Tachykardie. Das Bewußtsein war erhalten
c 30 min nach Injektion von 0,3 ml Hydergin i.m. Der Anfall war abgeklungen. Der Herzschallbefund stimmt im wesentlichen mit demjenigen vor dem Anfall überein. Papiergeschwindigkeit: 50 mm/sec. Ableitungsstelle: Herzmitte

gefolgert werden, wobei es sehr fraglich ist, ob ein solcher zur Erklärung überhaupt notwendig ist. Es genügt doch bereits, und hier scheinen mir die Katheterzwischenfälle von BRAUDO u. Mitarb. recht instruktiv, eine zusätzliche Verlegung der Ausflußbahn des rechten Ventrikels mit konsekutiver Zunahme des Rechts-Links-Shunts, wie sie auch im Rahmen systolischer Kontraktion möglich ist. Die Diastole ist in diesem Zusammenhang ja völlig uninteressant. Offen bleibt lediglich, warum als Folge infundibulärer systolischer Kontraktionen passager eine stärkere Behinderung des pulmonalen Blutflusses erzielt wird.

Gegen die Annahme eines Spasmus spricht meines Erachtens auch die recht unterschiedliche und keineswegs prompt erfolgende pharmakologische Beeinflußbarkeit derartiger Zustände. Procainhydrochlorid, Morphium (455) und nach eigenen Versuchen Hydergin scheinen mitunter wirksam zu sein, in anderen Fällen wiederum sind sie völlig ineffektiv.

Die beobachteten Geräuschänderungen lassen sich mit all diesen Vorstellungen jedoch nicht in Einklang bringen, wenn man davon ausgeht, daß „Geräuschmaterial" lediglich bei der Passage der Stenose geliefert wird. Wie oben ausführlich dargelegt, und wie insbesondere das Vorhandensein systolischer Geräusche bei Pulmonalatresie erkennen läßt, wird diese einseitige Betrachtungsweise den tatsächlichen Gegebenheiten jedoch nicht gerecht. Ein Verschwinden systolischer Geräusche während hypoxämischer Anfälle ist deshalb auch nur dort zu erwarten, wo das Geräusch tatsächlich an der Stenose entsteht. Geräusche, die z. B. auf Wirbelbildungen im Defektbereich zurückgehen, müssen unverändert bleiben oder können gar eine Intensitätszunahme erfahren.

Geräusche, an deren Entstehung mehrere Größen mitwirken, müssen eben auch vielfältig auf Veränderungen einer dieser Größen reagieren.

VII. Pulmonalklappenfehlbildungen
a) Anatomie

Fehlbildungen an den Pulmonalklappen kommen vor in Form von Defektbildungen, abnormer Klappenzahl (2, 4 oder 5 Klappen) und völligem Fehlen der Pulmonalklappen. Nach ABBOTT machen sie 0,8% der kongenitalen Mißbildungen aus. Nur ausnahmsweise stellt die Mißgestalt der Pulmonalklappe eine isolierte Anomalie dar. Meist gesellt sie sich einer anderen Fehlbildung zu. Relativ häufig findet man sie in Kombination mit einem Septumdefekt oder einer Pulmonalstenose.

Hämodynamisch resultiert bei Klappendefekten und totalem Fehlen der Klappen eine mehr oder minder schwere Pulmonalinsuffizienz. Bei abnormer Klappenzahl kann Schlußfähigkeit erhalten sein. Ein allerdings meist nur geringer Rückfluß ist jedoch auch unter dieser Bedingung häufig vorhanden.

b) Herzschall

Der erste Herzton bietet bei isolierter Pulmonalklappeninsuffizienz keine besonderen Veränderungen. Bei kombinierten Fehlbildungen wird er allenfalls durch die zusätzliche Anomalie beeinflußt.

Bei völligem Fehlen der Pulmonalklappe kann selbstverständlich nur ein singulärer **zweiter Herzton** beobachtet werden. Ein ungespaltener zweiter Herzton (542, 549) ist unter diesen Bedingungen also nicht verwunderlich. Auch bei bicuspider Pulmonalklappe konnte vereinzelt jedoch ein Pulmonalsegment des zweiten Herztons nicht nachgewiesen werden (540). Sicher kommt neben dem Vorhandensein oder Fehlen der pulmonalen Taschenklappen auch dem Ausmaß der Pulmonalinsuffizienz Bedeutung für Nachweisbarkeit und Lautstärke eines Pulmonalklappenschlußtons zu.

Normale oder gar verbreiterte Spaltung des zweiten Herztons wurden von SMITH u. Mitarb., LENDRUM u. Mitarb., MORTON u. Mitarb. und PRICE u. Mitarb. beschrieben.

Systolische Geräusche über der Art. pulmonalis scheinen obligat zu sein (Abb. 25). Sie wurden auch dort gefunden, wo eine hämodynamisch wirksame Pulmonalklappeninsuffizienz fehlte *(540, 547)*. Das Geräusch kann weich sein, meist ist es aber rauh und ziemlich laut. Es ahmt sowohl hinsichtlich der Lokalisation als auch seines Charakters das Pulmonalstenosegeräusch nach und zwar auch dann, wenn die Klappenanomalie nicht mit einer Pulmonalstenose kombiniert ist.

Weite Ausbreitung des Geräusches nach der linken Axilla oder dem Rücken ist immer auf zusätzliche Fehlbildungen, insbesondere Ventrikelseptumdefekt oder Pulmonalstenose, verdächtig *(537, 542)*.

Diastolische Geräusche werden zwar nicht regelmäßig, aber recht häufig beobachtet (Abb. 25). Da sie, soweit es sich um sofort an den zweiten Herzton anschließende Geräusche mit p.m. über der Art. pulmonalis handelt, den hämodynamischen Effekt der Klappenanomalie widerspiegeln, kommt ihnen in gewissem

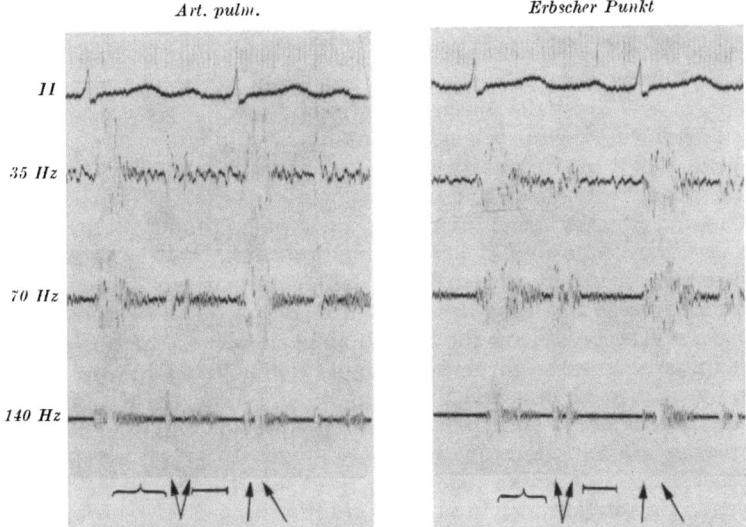

Abb. 25. Herzschallkurven einer 24jähr. Frau mit kongenitaler Pulmonalinsuffizienz, wahrscheinlich auf dem Boden einer Pulmonalklappenanomalie. Röntgenologisch vorspringender Pulmonalisbogen. EKG unauffällig. Druckwerte: Art. pulm. 25/4 mm Hg, rechter Ventrikel 24/0 mm Hg. Minutenvolumen 6,4 l, kein Shunt. Protomesosystolisches Geräusch (⌢) mittlerer Lautstärke über der Art. pulm. und unterhalb davon. Das Geräusch schließt sich unmittelbar an einen frühsystolischen Extraton (↖) an, der dem 1. Herzton (↑) nach 0,055 sec folgt. Weite Spaltung des 2. Herztons (∨), Spaltungsintervall 0,065 sec, normale respiratorische Verschieblichkeit des Spaltungsintervalls. Im unmittelbaren Anschluß an den Pulmonalklappenschlußton findet sich über der Art. pulm., angedeutet auch über dem Erbschen Punkt ein vorwiegend aus hohen Frequenzen zusammengesetztes protomesodiastolisches Geräusch geringer Lautstärke (⊢⎯⎯⊣). Papiergeschwindigkeit: 50 mm/sec

Sinne eine pathognomonische Bedeutung zu. Zumindest müssen sie als das Geräuschphänomen angesprochen werden, welches die Aufmerksamkeit auf das mögliche Vorliegen einer Pulmonalklappenanomalie zu lenken hat. Das Geräusch kann mit Schwirren verbunden sein *(542)*. Es ist in typischer Weise vom Kleinkindesalter ab in allen Altersstufen zu hören *(539, 543)*. Meist ist es lauter als das systolische Geräusch. Vielfältigen Geräuschkombinationen bis zum Eindruck eines kontinuierlichen Geräusches begegnet man bei multiplen Fehlbildungen, insbesondere beim gleichzeitigen Vorliegen eines Ventrikelseptumdefekts *(535)*. In diesem Falle kann auch die differentialdiagnostische Frage eines Ventrikelseptumdefektes + Pulmonalklappenanomalie und eines Ventrikelseptumdefektes mit Eisenmengerreaktion + relativer Pulmonalinsuffizienz auftauchen. In letzterem

Falle wird man im Elektrokardiogramm kaum jemals die Zeichen der Rechtsbelastung und Rechtshypertrophie vermissen. Bei isolierter oder kombinierter organischer Pulmonalinsuffizienz ohne gleichzeitige pulmonale Widerstandserhöhung können zwar inkomplette und komplette Rechtsschenkelblöcke angetroffen werden, Veränderungen im Sinne der Rechtshypertrophie sind aber zumindest keine gewöhnlichen Befunde. In der Mehrzahl isolierter Pulmonalklappeninsuffizienzen ist das Elektrokardiogramm unauffällig. Diese Tatsache kann im Hinblick auf die Abgrenzung einer gleichzeitigen organischen Pulmonalstenose, an die ja auf Grund des systolischen Geräusches fast stets zu denken ist, bedeutsam werden. Beim Vorhandensein eines systolischen Spindelgeräusches und eines diastolischen Pulmonalinsuffizienzgeräusches, also keines systolischen bandartigen oder vorgetäuschten kontinuierlichen Geräusches, weist eine Rechtshypertrophie im EKG auf die Koexistenz von Pulmonalstenose und Pulmonalklappenanomalie hin.

Ein weitgehend übereinstimmender Befund kann allerdings auch bei einem Vorhofseptumdefekt mit Eisenmengerreaktion vorhanden sein. Hier deutet aber der Nachweis einer Mischungscyanose auf die richtige diagnostische Spur. Gegenüber den Fallotschen Kombinationsformen, die auch mit Pulmonalklappenanomalien einhergehen und dann ganz ähnliche Schallerscheinungen links oben parasternal bewirken können und ebenfalls durch eine Mischungscyanose ausgezeichnet sind, kann u. U. das Fehlen ausgesprochener Rechtshypertrophiezeichen (z. B. konkordantes T_3) beim Fallot im Gegensatz zum Vorhofseptumdefekt mit Eisenmengerreaktion differentialdiagnostisch dienlich sein.

Der unkomplizierte Vorhofseptumdefekt mit großem Shuntvolumen, der weitgehend analoge akustische und elektrokardiographische Erscheinungen wie Pulmonalklappenanomalien hervorrufen kann, läßt eine Unterscheidung auf Grund der weiten und fixierten Spaltung des zweiten Herztons zu.

Bei bicuspider Klappe scheint die Schlußfähigkeit meist erhalten zu sein. Ein diastolisches Pulmonalinsuffizienzgeräusch findet sich lediglich in rund 40% (*540*).

In ihrer Ursache noch ungeklärt und in ihrer diagnostischen Aussage von höchst zweifelhaftem Wert sind bei Pulmonalklappendefekten hin und wieder beobachtete, vom zweiten Herzton durch ein kurzes Intervall getrennte proto- oder mesodiastolische Geräusche (*538, 547*). Da diese Geräusche bei dilatiertem rechten Ventrikel vorzukommen und ihre größte Intensität dann zu erreichen scheinen, wenn der Ventrikeldruck auf seinen niedrigsten Wert abgesunken ist, könnte die spekulative Annahme von PRICE u. Mitarb., daß das Geräusch durch die rasche Füllung der erweiterten rechten Herzkammer aus zwei Richtungen zustandekomme, vielleicht zutreffend sein.

VIII. Aplasie und Hypoplasie einer Art. pulmonalis

a) Anatomie

Fehlen oder Unterentwicklung einer Art. pulmonalis ist eine seltene Fehlbildung, welche isoliert und in Kombination mit weiteren kardiovasculären oder pulmonalen Anomalien vorkommt. Unter den zusätzlichen Angiokardiopathien sind insbesondere offener Ductus Botalli, Vorhofseptumdefekt, Ventrikelseptumdefekt, aortopulmonale Fistel, Aortenisthmusstenose, Aortenbogenanomalien und Fallotsche Kombinationsformen, unter den pulmonalen Mißbildungen Cystenlunge, Sequestrierung einzelner Lungenabschnitte und Lungenagenesie zu nennen.

Die Anomalie wird meist vom Röntgenologen entdeckt. Auch die Differentialdiagnose wird in der Regel vom Röntgenologen aufgerollt. Er hat alle Prozesse mit ein- oder doppelseitig veränderter Strahlendurchlässigkeit oder einseitiger totaler Verschattung in seine Betrachtungen einzubeziehen. Während bei einer Lungenarterienaplasie, die mit einer Lungenagenesie einhergeht, die Verschattung einer Thoraxhälfte dominierendes Symptom ist, wird bei A- oder Hypoplasie einer Pulmonalarterie ohne Lungenagenesie die betroffene Lunge auf Umwegen durchblutet. In diesem Falle weisen unterschiedliche Helligkeit beider Lungenfelder, Verlagerung des Mediastinums, einseitige Verminderung des Lungenvolumens, einseitiger Hilustanz oder verkleinerter Hilusschatten und reduzierte oder aufgehobene Gefäßzeichnung auf der gleichen Seite auf die Anomalie hin (552, 556, 562, 564).

Die rechte Art. pulmonalis scheint bevorzugt befallen zu sein, hingegen finden sich bei linksseitiger Lokalisation häufiger zusätzliche Mißbildungen (555).

b) Herzschall

Nicht selten begegnet uns bei A- und Hypoplasie einer Art. pulmonalis über dem Herzen ein völlig normaler Schallbefund (551, 552, 553, 554, 555, 558, 560, 561). Gegenüber dem pulmonalen Befund steht der kardiale praktisch stets im Hintergrund, soweit nicht zusätzliche kardiovasculäre Anomalien durch die ihnen eigenen Schallphänomene das akustische Bild modifizieren oder bestimmen. In diesem Zusammenhang sei besonders an kontinuierliche Geräusche eines offenen Ductus, an die Preßstrahlgeräusche ventrikulärer Septumdefekte und die insbesondere dorsal gut wahrnehmbaren Aortenisthmusgeräusche erinnert. Bei isolierter A- oder Hypoplasie einer Lungenarterie dürfte der Auskultationsbefund wohl niemals zum Leitsymptom werden oder den Startschuß für diagnostische Erwägungen geben.

Am regelmäßigsten noch wird ein systolisches Geräusch mit p.m. über der Art. pulmonalis und entlang dem linken Sternalrad angetroffen (Abb. 26), gelegentlich mit einem pulmonalen ejection click und ausnahmsweise auch einmal

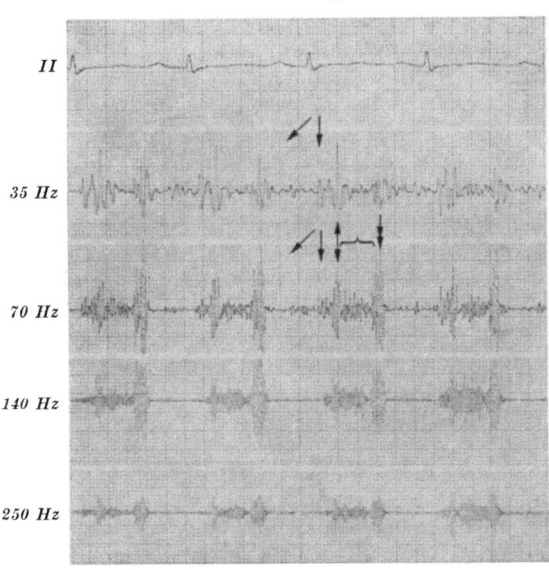

Abb. 26. Herzschallkurve eines 39jähr. Mannes mit Agenesie der linken Art. pulm. (Diagnose gesichert durch Herzkatheterismus und Angiokardiographie; röntgenologisch totale Verschattung der linken Seite). Geringgradige Drucksteigerung im rechten Herzen und in der Art. pulm. ohne Druckgradient. Über der Art. pulmonalis, entlang dem gesamten linken Sternalrand und über der Spitze leiser 1. Herzton (↓) und deutlicher pulmonaler ejection click (↑), dem mit p.m. über der Art. pulm. ein systolisches Geräusch vom Austreibungscharakter (⌢) folgt. 2. Herzton (↓) über der Art. pulm. akzentuiert. Leiser 4. Herzton (↙). Ableitungsstelle: 2. ICR links parasternal. Papiergeschwindigkeit: 50 mm/sec

mit einem systolischen Schwirren (550) im gleichen Bereich verbunden. Das Geräusch hat den Charakter eines pulmonalen Strömungsgeräusches und dürfte vorwiegend im Gebiet der dilatierten und torquierten vorhandenen Pulmonalarterie entstehen (554).

Zudem dürfte wohl auch Art und Ausmaß der Kollateraldurchblutung für Lautstärke und Lokalisation systolischer Geräusche von Belang sein.

Bei Aplasie einer Art. pulmonalis mit Lungenagenesie wird das Herz zumeist nach der Seite der fehlenden Lunge verlagert. Das hat zur Folge, daß auch das Maximum der kardialen Schallphänomene einschließlich der normalen Herztöne nach der betreffenden Seite verschoben wird.

IX. Idiopathische Pulmonaldilatation

a) Anatomie

Eine Pulmonaldilatation als einzige Anomalie ist selten. In der Regel stellt die Ektasie der Pulmonalis nichts anderes als die uniforme röntgenologische Maske dar, hinter der sich verschiedene angeborene und erworbene Kardiopathien verbergen (569).

Während nun aber mit sekundärer Pulmonaldilatation einhergehende Kardiopathien meist Erkrankungen mit erheblichen hämodynamischen Rückwirkungen sind, ist die isolierte sog. idiopathische Pulmonaldilatation fast stets eine harmlose Anomalie ohne hämodynamische Konsequenzen und klinische Bedeutung, offenbar vorwiegend geschaffen, um diagnostische Verwirrung zu stiften.

Dementsprechend hat auch das diagnostische Hauptziel darin zu bestehen, die sog. idiopathische Pulmonaldilatation von der sekundären Pulmonalerweiterung als Folge einer Widerstandserhöhung oder erhöhter Durchflußvolumina abzugrenzen.

Soulié unterscheidet drei Formen, und zwar die Dilatation des Pulmonalstammes in Kombination mit der Erweiterung eines Hauptastes, die Dilatation eines und die Dilatation beider Hauptäste. Die Erweiterung kann aneurysmatische Ausmaße erreichen. Wie aus pathologisch-anatomischen Studien geschlossen werden kann, dürften rund vier Fünftel der sog. idiopathischen Pulmonaldilatation kongenitalen Ursprungs sein, während für das restliche Fünftel luische, atheromatöse und mykotische Schädigungen der Arterienwand mit sekundärer Lichtungszunahme angeschuldigt werden müssen. Die Bezeichnung idiopathische Pulmonaldilatation sollte ausschließlich der kongenitalen Form vorbehalten bleiben.

b) Herzschall

Dem Verhalten des **ersten Herztons** fällt keine Bedeutung zu. In einem eigenen Fall war er auffallend leise (576).

Der zweite Herzton läßt bei der idiopathischen Pulmonaldilatation eine hinsichtlich Intervall und respiratorischer Verschieblichkeit normale Spaltung erkennen. Nicht selten ist allerdings der Pulmonalklappenschlußton verstärkt (568).

Ein pulmonaler ejection click, der auskultatorisch den Eindruck eines gespaltenen Herztons erweckt, wurde in nicht ganz der Hälfte der bisher beobachteten Fälle beobachtet (568, 574). Eine differentialdiagnostische Bedeutung fällt ihm nicht zu, da er auch bei sekundärer Pulmonaldilatation keine Rarität darstellt.

Nahezu ausnahmslos wurde bisher bei idiopathischer Pulmonaldilatation ein **systolisches Geräusch** gefunden (Abb. 27). Es hat sein p.m. über der Art. pulmonalis. bzw. im 2. und 3. ICR links parasternal, weist unterschiedlichen Charakter auf, ist mitunter rauh, mitunter blasend, in manchen Fällen laut, in anderen leiser und wird gelegentlich von einem systolischen Schwirren mit gleichem p.m. begleitet. Nicht selten zeigt es eine erhebliche Ausbreitungstendenz, vorwiegend über das gesamte Präcordium, in Richtung der linken Axilla und zum Jugulum und Hals, wobei wahrscheinlich die der Pulmonalis benachbarte Aorta als Antenne wirkt (565, 566, 568, 570, 572, 576). Das Geräusch beginnt mit der Austreibungsphase des rechten Ventrikels und soll nach LEATHAM u. Mitarb. in seiner Lautstärke dem Ausmaß der Dilatation direkt proportional sein.

Phonokardiographisch stellt es sich als Spindelgeräusch dar, welches nach dem ersten Herzton einsetzt und vor dem zweiten Herzton endet, meist von beiden Tönen durch ein freies Intervall getrennt (Abb. 27).

Als Ursache des systolischen Geräusches ist, gemessen an der postvalvulären Gefäßdilatation, eine relative Pulmonalstenose anzunehmen (*567*). Allein aus

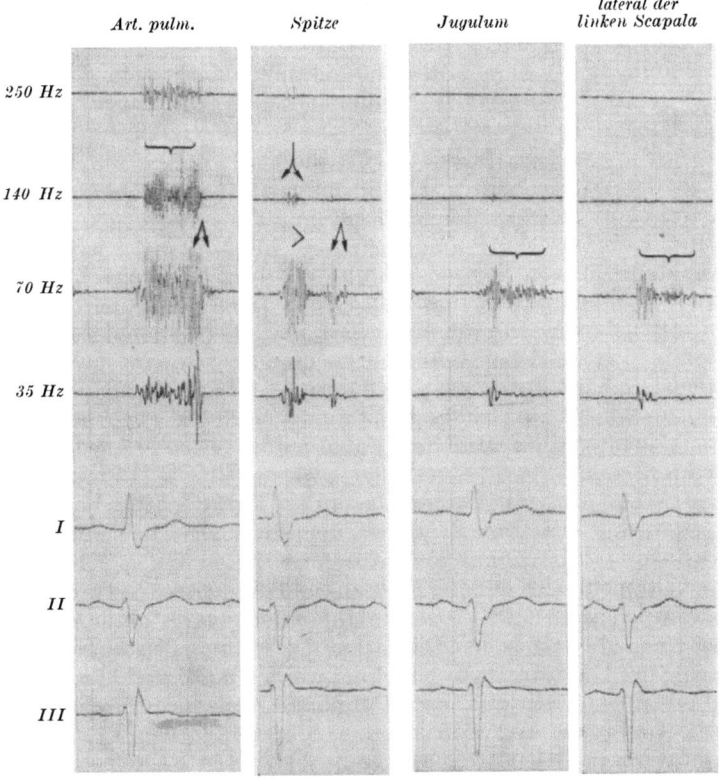

Abb. 27. Schallkurve einer 19jähr. Patientin mit idiopathischer Pulmonaldilatation. Normale Druckwerte im kleinen Kreislauf. Herzkatheterismus und Angiokardiographie (Injektion des Kontrastmittels in die Art. pulmonalis) ergaben keinen Links-Rechts-Shunt. Lautes und über der Art. pulmonalis holosystolisches Geräusch (~~), das lediglich in den hohen Frequenzbereichen angedeutete Spindelform erkennen läßt. Das Geräusch wird zum Jugulum und Rücken fortgeleitet. Über der Spitze ist dagegen lediglich ein kurzes Decrescendogeräusch feststellbar (>). Enge Spaltung des 1. Herztons (⋏), weite Spaltung des 2. Herztons (⋏⋏), bei Rechtsschenkelblock mit linkstypischem Verhalten von QRS in den Gliedmaßenableitungen (EKG also wie bei einem Defekt des Ostium primum). Papiergeschwindigkeit: 50 mm/sec

diesem Umstand wird verständlich, warum vom Schallbild her die Diagnose der idiopathischen Pulmonaldilatation nicht gestellt werden kann. Alle erworbenen und insbesondere kongenitalen Anomalien, welche mit einer echten oder relativen Stenosewirkung an der Pulmonalklappe verbunden sind, müssen zwangsläufig über der Auskultationsstelle der Art. pulmonalis akustische Erscheinungen von zumindest großer Ähnlichkeit produzieren.

Für die Differentialdiagnose vermag der Herzschall kaum Hinweise zu liefern. Röntgenbefund und Elektrokardiogramm, meist auch Herzkatheterismus und oder Angiographie müssen hinzugezogen werden. Besondere Bedeutung kommt, wie bereits hervorgehoben, dem klinischen Gesamteindruck zu. Weitgehende oder völlige Beschwerdefreiheit und uneingeschränkte Leistungsfähigkeit bei deutlich dilatiertem Pulmonalschatten spricht für idiopathische Pulmonaldilatation, das Vorhandensein stärkerer subjektiver Beschwerden und Minderung der Leistungs-, Bewegungs- und Arbeitsfähigkeit machen sie dagegen unwahrscheinlich.

Obwohl vereinzelt pulmonaler Hochdruck bei der sog. idiopathischen Pulmonaldilation vorgekommen sein soll, weisen die Zeichen der Rechtsbelastung und Rechtshypertrophie stets auf eine sekundäre Pulmonaldilatation hin. Das gleiche gilt für Herzvergrößerungen, sei es im Vorhof- oder Kammerbereich. Wegen ähnlicher oder gar identischer akustischer Befunde wird am häufigsten ein Vorhofseptumdefekt bzw. Fehlbildung gleicher hämodynamischer Auswirkungen und eine organische Pulmonalstenose in die differentialdiagnostischen Überlegungen einzubeziehen sein. Da die idiopathische Pulmonaldilation mit einer rechtsseitigen Leitungsverzögerung einhergehen kann, drängt sich der Vorhofseptumdefekt besonders auf. Seine im Gegensatz zur idiopathischen Pulmonaldilatation meist weitere und bei der Atmung unverschiebliche Spaltung des zweiten Herztons ermöglicht meist schon phonokardiographisch oder auskultatorisch eine Abgrenzung. Auch bei der organischen Pulmonalstenose sollte die meist weite Spaltung mit abgeschwächtem Pulmonalklappenschlußton neben den elektrokardiographischen Zeichen der Rechtsbelastung und -hypertrophie eine idiopathische Pulmonaldilatation in der Regel rasch ausschließen lassen und die Pulmonalerweiterung als sekundäre (poststenotische) Dilatation identifizieren.

Einige Bedeutung kann mitunter bei Kindern und Jugendlichen mit vorspringendem Pulmonalsegment im Röntgenbild ohne pathologische Bedeutung die Differenzierung gegenüber idiopathischer Pulmonaldilatation erlangen, da sich in beiden Fällen klinischer Gesamtbefund und auskultatorische Phänomene völlig gleichen können. Wenn auch das Pulmonalgefäß bei der idiopathischen Pulmonaldilatation meist stärker erweitert ist als bei der physiologischen infantilen bzw. juvenilen Prominenz, so ist damit kein absolutes Kriterium gegeben. Bei Beschwerdefreiheit empfiehlt sich auf alle Fälle zu- und die weitere Entwicklung abzuwarten, ehe man auf spezielle kardiologische Untersuchungsverfahren zurückgreift.

Obwohl bei einer idiopathischen Dilatation des Pulmonalisstammes auch mit einer Erweiterung des Klappenringes gerechnet werden muß, sind hämodynamisch wirksame und auskultatorisch erfaßbare Pulmonalklappeninsuffizienzen sehr selten. **Diastolische Geräusche** als Ausdruck einer solchen relativen Pulmonalinsuffizienz wurden in weniger als 10% der bisher beobachteten Fälle festgestellt (*568, 571, 572*).

Das Vorhandensein eines deutlichen diastolischen Geräusches über der Basis sollte deshalb stets Zweifel an der Richtigkeit der Diagnose einer idiopathischen Pulmonaldilatation aufkommen lassen. Diastolische Geräusche über der Herzmitte oder im Spitzenbereich schließen diese Diagnose vollkommen aus.

X. Pulmonalarterienstenose

a) Anatomie

Einengungen der Art. pulmonalis jenseits der Pulmonalklappe wurden in den letzten Jahren mit zunehmender Häufigkeit gefunden und beschrieben. An dieser Zunahme trägt die Verbesserung der diagnostischen Möglichkeiten schuld. Insgesamt kann aber wohl angenommen werden, daß die Pulmonalarterienstenose etwas häufiger sein dürfte, als gegenwärtig noch angenommen wird.

Die Stenosierung der Art. pulmonalis distal der Klappen kommt uni- und multilokulär vor. Je nach der Lokalisation lassen sich supravalvuläre Stenosen,

Stenosen des Hauptstammes (von manchen Autoren auch Coarctatio pulmonalis genannt) und der peripheren Äste unterscheiden (*586, 588*). Multiple Stenosierungen werden vorwiegend im Bereich der peripheren Verzweigungen der rechten und/oder linken Art. pulmonalis beobachtet. Insgesamt scheint die rechte Pulmonalarterie häufiger als die linke betroffen zu sein (*593*). Vereinzelt wurden Fälle mit Stenosen der einen und Atresie der anderen Art. pulmonalis gesehen (*590*).

In der Minderzahl der Fälle findet sich die Pulmonalarterienstenose als isolierte Anomalie. Nach den im Schrifttum mitgeteilten Erfahrungen muß in mindestens 60% mit zusätzlichen Fehlbildungen gerechnet werden, wobei die Pulmonalarterienstenose meist nur einen Nebenbefund darstellt. Daß jedoch auch einer isolierten Pulmonalarterienstenose hämodynamische Bedeutung zufallen kann, zeigt die unter diesen Bedingungen mehrfach beobachtete pulmonale Hypertonie, deren Ursache noch ungeklärt ist.

Als zusätzliche Anomalien wurden mit abnehmender Häufigkeit gefunden: Ductus Botalli apertus, Vorhofseptumdefekt, Ventrikelseptumdefekt, Pulmonalvenentransposition, Pulmonalklappenstenose und Fallotsche Tetralogie.

Neben kongenitalen Stenosierungen muß bei einem Teil auch eine erworbene Lichtungseinengung als Folge thrombotischer Vorgänge in Erwägung gezogen werden. Umschriebene Verkalkungen an der Stenosestelle kommen vor.

b) Herzschall

Der erste Herzton wird allenfalls durch zusätzliche Anomalien, nicht dagegen durch die Pulmonalarterienstenose selbst verändert.

Der zweite Herzton zeigt bei isolierter Pulmonalarterienstenose im 2.–3. ICR links parasternal meist eine normale Spaltung mit erhaltener respiratorischer Verschieblichkeit des Spaltungsintervalls. Der Pulmonalanteil des zweiten Herztons übertrifft dabei den Aortenanteil nicht selten an Lautstärke, bzw. Amplitude und Frequenzgehalt (*585, 587, 592, 595, 598, 602, 603, 604, 605*).

Unter den zusätzlichen Anomalien schwächen insbesondere Stenosen des Infundibulums der rechten Kammer und der Pulmonalklappe den Pulmonalschlußton ab, obwohl selbst unter diesen Bedingungen vereinzelt eine ungewöhnliche Akzentuation von II_P bei deutlichem Spaltungsintervall beobachtet worden ist (*595*).

Ein systolisches Geräusch kann bei isolierter Pulmonalarterienstenose als obligater Befund bezeichnet werden. Das Geräusch ist von unterschiedlicher Lautstärke, Geräuschcharakteristik und Lokalisation, mitunter wird es von einem Schwirren begleitet (*597, 603*). Das Geräusch kann schon kurze Zeit nach der Geburt wahrgenommen werden (*585, 600, 603*). Als relativ charakteristisch für die Pulmonalarterienstenose können systolische Geräusche angesehen werden, welche ihr p.m. rechts und/oder links im 2.–4. ICR, wenige Zentimeter vom Sternalrand entfernt, haben und nach lateral entsprechend dem Verlauf der Hauptäste der Art. pulmonalis fortgeleitet werden. Mitunter ist das Geräusch über dem Präcordium weniger gut hörbar als seitlich davon (*602*). Fast regelmäßig findet sich eine weite Geräuschausbreitung. Hauptausbreitungsrichtung: Axilla und Rücken. Fortleitung zum Hals kommt zwar bei isolierter Pulmonalarterienstenose vor, wird aber meist beim Vorliegen zusätzlicher Anomalien beobachtet.

Das Geräusch entsteht direkt an der Stenose. Die je nach Lokalisation, Ausmaß der Stenose und Größe des Blutstroms differenten hämodynamischen Bedingungen erklären das unterschiedliche p.m. des Geräusches, seine wechselnde Lautstärke und Form.

Mehrfach konnten wir bei jugendlichen Patienten mit einem systolischen Geräusch über der Art. pulmonalis beim Rechtsherzkatheterismus einen mäßigen Drucksprung zwischen

Stamm und einem Hauptast der Pulmonalarterie nachweisen. Es ist anzunehmen, daß in diesen Fällen durch besondere anatomische, vielleicht auch durch besondere Elastizitätsverhältnisse am Übergang des Pulmonalstammes in einen Hauptast eine relative Stenose für Drucksprung und systolisches Geräusch verantwortlich ist. Obwohl für die Pulmonalarterienstenose grundsätzlich der gleiche Geräuschentstehungsmechanismus zu postulieren ist, glauben wir nicht, daß die erwähnten Beobachtungen als milde Formen einer Pulmonalarterienstenose zu interpretieren sind. Allein die Tatsache, daß wir diesen Befund lediglich bei Kindern und Jugendlichen, nicht dagegen bei Erwachsenen erheben konnten, spricht gegen eine solche Zuordnung. Immerhin dürfte auf diese Weise ein Teil juveniler akzidenteller Geräusche zu erklären sein.

Diastolische Geräusche sind, soweit sie nicht mit dem systolischen Geräusch ein kontinuierliches Geräusch formen, der isolierten Pulmonalarterienstenose fremd. Pulmonalinsuffizienzgeräusche sollen aber vorkommen (*600*). Man wird mit ihnen in Analogie zum Verhalten bei supravalvulärer Aortenstenose um so eher zu rechnen haben, je dichter die Pulmonalarterie oberhalb der Pulmonalklappe stenosiert ist.

Als bedeutsamster, weil diagnostisch wertvollster auskultatorischer Befund ist das Vorkommen **kontinuierlicher Geräusche** bei Pulmonalarterienstenose zu nennen (*578, 585, 589, 591, 592, 596, 598, 600, 601, 602, 604, 605*). Die Bedeutung dieses Symptoms wird nicht dadurch aufgehoben, daß einzelne Autoren bei ihren Fällen ein kontinuierliches Geräusch immer vermißten (*579, 580, 584, 586, 587, 597*), oder es nur dann beobachteten, wenn gleichzeitig ein offener Ductus (*579, 595*) oder andere Anomalien vorhanden waren (*583*). Die Pulmonalarterienstenose geht entweder mit einem systolischen oder mit einem kontinuierlichen Geräusch einher. Tatsächlich konnten ja ELDRIDGE u. Mitarb. auch zeigen, daß sich ein kontinuierliches Geräusch experimentell durch Einengung eines Astes der Art. pulmonalis erzeugen läßt.

Ob ein systolisches oder kontinuierliches Geräusch bei Pulmonalarterienstenose auftritt, ist abhängig vom Zwischenraum zwischen Stenose und Auskultations- bzw. Registrierstelle, vom Kaliber des stenosierten Gefäßabschnitts, dem prästenotischen diastolischen Druck und dem die Stenose passierenden Blutvolumen. Die günstigsten Voraussetzungen für die Entstehung eines bis in die Diastole andauernden Blutflusses ausreichender Größe und damit für das Auftreten kontinuierlicher Geräusche dürften bei Stenosen der Hauptäste der Art. pulmonalis vorliegen.

Das an einer Pulmonalarterienstenose entstehende kontinuierliche Geräusch ist durch die gleichen Charakteristika, wie sie beim systolischen Geräusch beschrieben wurden, ausgezeichnet. Sein Maximum erreicht das Geräusch entweder zum Zeitpunkt des zweiten Herztons oder knapp davor. Änderungen der Körperlage beeinflussen das Geräusch wenig, eine Verkürzung und Abschwächung der diastolischen Komponente während des Exspiriums wurde gesehen (*585*) und vermißt (*604*).

Die besondere diagnostische Schwierigkeit liegt ohne Zweifel darin, daß einmal isolierte Pulmonalarterienstenosen mit kontinuierlichen Geräuschen einhergehen können, zum anderen aber Pulmonalarterienstenosen häufig mit einem offenen Ductus Botalli kombiniert sind, also ein ductusbedingtes kontinuierliches Geräusch vorhanden sein kann.

Die Größe der daraus erwachsenden Schwierigkeiten erhellt aus einer Beobachtung von ELDRIDGE u. Mitarb. Unter der Annahme eines offenen Ductus Botalli ließen sie ein Kind mit Pulmonalarterienstenose operieren. Der Operateur unterband ein dünnes Ligamentum Botalli. Das kontinuierliche Geräusch blieb durch diese Maßnahme völlig unbeeinflußt.

Nicht allein die Möglichkeit eines kontinuierlichen Geräusches als Folge eines offenen Ductus Botalli aber erschwert die Erkennung einer Pulmonalarterienstenose, auch die Schallerscheinungen der mit großer Häufigkeit vorhandenen weiteren Anomalien pflegen die akustischen Phänomene der Pulmonalarterienstenose in einem Maße zu übertäuben, daß nicht nur die richtige Diagnose verfehlt, sondern auch der bloße Verdacht auf das Vorliegen dieser Anomalie nicht geweckt wird. Besonders die Kombination mit einer infundibulären oder valvulären Pulmonalstenose maskiert die Pulmonalarterienstenose bis zur Unkenntlichkeit.

An eine Pulmonalarterienstenose als isolierte Fehlbildung oder als Teil einer komplexen Anomalie ist dann zu denken, wenn

1. ein systolisches Geräusch mit p.m. links oder rechts knapp neben dem oberen Sternalrand vorhanden ist und relativ laut nach lateral und dorsal, leiser aber zur Herzmitte bzw. zum Präkordium fortgeleitet wird,

2. ein kontinuierliches Geräusch an im Vergleich zum offenen Ductus Botalli atypischer Stelle nachgewiesen wird, und

3. ein Geräusch bei Pulmonalstenose links oben parasternal feststellbar ist, aber gleichzeitig (im Gegensatz zur Pulmonalklappenstenose) ein lauter Pulmonalanteil des zweiten Herztons und (im Gegensatz zum Vorhofseptumdefekt) eine normale respiratorische Verschieblichkeit des Spaltungsintervalls des zweiten Herztons bestehen.

Der Verdacht auf eine Pulmonalarterienstenose sollte sich immer vertiefen, wenn neben den eben genannten akustischen Befunden eine periphere Cyanose, eine auffällige Markierung der Pulmonalarterie im Röntgenbild und im EKG die Zeichen der Rechtsbelastung bestehen.

XI. Anomalien mit Links-Rechts-Shunt auf Vorhofebene

A. Vorhofseptumdefekt im Bereich des Sinus venosus und Ostium secundum

a) Anatomie

Unter Vorhofseptumdefekt haben wir eine Kommunikation zwischen beiden Vorhöfen zu verstehen, welche in beiden Richtungen vom Blutstrom passiert werden kann. In dieser Doppelgleisigkeit liegt der wesentliche Unterschied gegenüber dem offenen Foramen ovale, das, da es auf der Seite des linken Vorhofes von einer Art Klappe überdeckt ist, die einen Ventilmechanismus ausübt, nur von rechts nach links durchströmt werden kann. Da normalerweise der Druck im rechten Vorhof niedriger ist als im linken, besitzt ein Foramen ovale, obwohl es bei jedem dritten bis vierten Menschen funktionell offen ist, hämodynamisch überhaupt nur dann eine Bedeutung, wenn es durch Widerstandserhöhung im kleinen Kreislauf oder durch Klappenveränderungen mit nachfolgender Drucksteigerung im rechten Herzen zu einer Erhöhung des rechtsseitigen über den linksseitigen Vorhofdruck kommt (Bard-Curtillet-Syndrom).

Ein offenes Foramen ovale kann allerdings auch definitionsgemäß dann zu einem echten Vorhofseptumdefekt werden, wenn ein Mißverhältnis zwischen Öffnung und Klappe besteht, wenn also entweder die Klappe für ein Foramen ovale von annähernd normaler Größe zu klein oder die Öffnung für eine an sich normal ausgebildete Klappe zu groß ist oder wird. Unter der Bedingung erheblicher Vorhofserweiterungen kann sich ein Foramen ovale auf ein Mehrfaches seines originären Durchmessers ausdehnen. Wenn im folgenden zunächst lediglich der Sinus venosus- und Ostium secundum-Defekt, anschließend die Pulmonalvenentransposition und dann erst der Ostium primum-Defekt, dieser wiederum in engem Zusammenhang mit dem Ostium atrioventriculare commune, abgehandelt werden, so waren für diese vom üblichen Schema abweichende Einteilung hämodynamische Überlegungen maßgeblich. Ostium secundum-, Sinus venosus-Defekt und Pulmonalvenentransposition einerseits und Ostium primum-Defekt und Canalis atrioventricularis communis andererseits sind durch eine weitgehend übereinstimmende hämodynamische Situation gekennzeichnet. Da die Schallbefunde aber in hohem Maße durch die hämodynamischen Verhältnisse geprägt werden, drängte sich diese Einteilung auf.

Der Sinus venosus-Defekt oder hohe Vorhofseptumdefekt befindet sich in unmittelbarer Nachbarschaft der Einmündung der oberen Hohlvene, die über dem Defekt reiten kann. Der Defekt ist meist nicht allzu groß, aber nahezu regelmäßig mit einer partiellen Pulmonalvenentransposition kombiniert.

Ostium secundum-Defekte, kurz auch Secundumdefekte genannt, entsprechen hinsichtlich ihrer Lokalisation etwa der Position des Foramen ovale.

Sie kommen in der Ein- und Mehrzahl vor, sind von recht unterschiedlicher Größe, lassen aber praktisch stets nach unten hinten Reste des Septums erkennen, so daß die Einflußtrakte beider Ventrikel voneinander getrennt und die Atrioventrikularklappen durch den Defekt nicht in Mitleidenschaft gezogen werden.

Auch bei dieser Form einer interatrialen Verbindung werden partielle und wesentlich seltener totale Pulmonalvenentranspositionen beobachtet.

b) Herzschall

Erster Herzton. Sowohl über der Spitze als auch über der Basis ist der erste Herzton häufig lauter, als es unter normalen Kreislaufverhältnissen der Fall ist. Abweichungen nach beiden Seiten sind aber nicht selten. Bei mindestens der Hälfte der Fälle — in unserem Material waren es praktisch genau 50% — besteht der erste Herzton aus zwei deutlich voneinander getrennten Schwingungsgruppen, welche auf den Mitral- und Tricuspidalklappenschluß zu beziehen sind. Diese häufig auch unter normalen Bedingungen nachweisbaren zwei Anteile des ersten Herztons sind beim Vorhofseptumdefekt meist auseinandergerückt. Während das Spaltungsintervall normalerweise bei einer Streuung zwischen 0,02 und 0,04 sec im Mittel 0,028 sec beträgt, beläuft es sich beim Vorhofseptumdefekt auf 0,038 sec mit Extremwerten von 0,02–0,05 sec (651).

Einer derartigen Spaltung des ersten Herztons geht beim Vorhofseptumdefekt stets ein kompletter oder inkompletter Rechtsblock parallel. Sehr wahrscheinlich ist in diesem Rechtsblock auch die Ursache der Spaltung des ersten Herztons zu suchen. Trotzdem kann bei präkordialer Schallregistrierung die Spaltung nicht als obligates Symptom des Rechtsblocks angesehen werden. Auch dort, wo eine solche Spaltung fehlt, ist beim Vorhofseptumdefekt meist ein inkompletter oder kompletter Rechtsblock vorhanden. Offenbar spielen die Schalleitungsbedingungen hierbei eine nicht unerhebliche Rolle, denn bei oesophagealer Ableitungstechnik ist der Prozentsatz deutlicher oder verlängerter Spaltungen des ersten Herztons wesentlich höher (609, 621).

Präkordial ist die Spaltung meist am besten über der Spitze oder links parasternal unten hör- oder registrierbar. Fast stets übertrifft der zweite Anteil (Tricuspidalschlußton) den ersten (Mitalklappenschlußton) an Frequenz und Amplitude (611, 695).

Zweiter Herzton. In gleicher Weise wie beim ersten Herzton besteht auch beim zweiten Herzton eine Spaltung mit meist gegenüber dem Normalverhalten verlängertem Spaltungsintervall. Eine derartige Spaltung läßt sich bei über 80% der Vorhofseptumdefekte ohne Schwierigkeiten feststellen (650). Hierzu genügt das Ohr. Wie üblich gelingt der Nachweis der Spaltung am besten über der Art.

pulmonalis. In Übereinstimmung mit der Mehrzahl der Untersucher und im Gegensatz zu FLEISCH u. Mitarb. imponierte auch in unserem Material der Pulmonalanteil des zweiten Herztons meist als verstärkt, zumindest aber als laut. Nicht selten übertraf seine Amplitude im zweiten bis vierten ICR links parasternal die Amplitude des Aortenanteils. Diese Lautstärkenzunahme des Pulmonalanteils kann differentialdiagnostisch gegenüber der isolierten Pulmonalstenose bedeutsam sein.

Das während des Exspiriums gemessene Spaltungsintervall überschreitet in der Mehrzahl der Fälle 0,04 sec. Nur in etwa 25% der Vorhofseptumdefekte liegt es unter 0,04 sec und damit annähernd in normalen Bereichen.

Diese verlängerte Spaltung, die in Extremfällen bis 0,1 sec. betragen kann, läßt sich auch durch einen experimentellen Vorhofseptumdefekt beim Hunde erzeugen (719).

Bei unseren Patienten stellten wir im Durchschnitt ein exspiratorisches Spaltungsintervall von 0,047 sec mit einer Variationsbreite von 0,035—0,07 sec fest. In wenigen Ausnahmefällen fehlt ein Spaltungsintervall gänzlich.

Neben dem vergrößerten Intervall ist die Spaltung beim Vorhofseptumdefekt noch durch ihre fehlende oder mangelhafte respiratorische Verschieblichkeit ausgezeichnet.

Unter normalen Zirkulationsverhältnissen nimmt das Spaltungsintervall auf der Höhe der Inspiration gegenüber der Exspiration um 0,02—0,05 sec zu, bzw. wird eine Spaltung überhaupt lediglich während des Inspiriums erkennbar. Jüngere Menschen haben häufig ein kürzeres exspiratorisches Spaltungsintervall, dafür aber eine ausgiebigere Verlängerung mit der Inspiration, wobei Werte bis zu 0,09 sec möglich sein sollen (713). Derartig weite Spaltungen haben wir auch bei maximaler Inspiration bei gesunden Jugendlichen ohne intraventrikuläre Reizausbreitungsstörungen nie gesehen.

Bei Rechtsinsuffizienz gerät die respiratorische Verschieblichkeit der Spaltung des zweiten Herztones meist in Wegfall. Auch beim Vorhofseptumdefekt werden bei der Mehrzahl, nach Ansicht mancher Autoren bei 100% (722), atemabhängige Intervalländerungen des gespaltenen zweiten Herztones vermißt (Abb. 28). Man spricht von einer fixierten Spaltung, wobei allerdings der Begriff „fixiert" nicht wörtlich verstanden werden darf, da bei ruhiger Respiration noch Verschiebungen bis 0,02 sec nach Ansicht derjenigen Autoren, die den Begriff kreierten, darunterfallen.

In der Nichtbeachtung dieser unter dem Begriff der „fixierten Spaltung" zu konzedierenden Atemverschieblichkeit ist der Grund für manche Widersprüche im Schrifttum zu sehen. So heben z. B. DIMOND u. Mitarb. die Seltenheit einer fixierten Spaltung in ihrem Beobachtungsgut hervor, da in rund zwei Drittel der Fälle inspiratorische Spaltungszunahmen um 0,01—0,02 sec vorhanden waren. Definitionsgemäß handelt es sich bei diesen Fällen eben doch um eine fixierte Spaltung. Wir möchten unsere eigenen Erfahrungen hinsichtlich des diagnostischen Wertes der fixierten Spaltung beim Vorhofseptumdefekt dahingehend zusammenfassen, daß *eine derartige Spaltung bei den meisten Fällen vorhanden ist, daß ihr Fehlen jedoch einen Vorhofseptumdefekt nicht ausschließt.* In diesem Zusammenhang sollte auch nicht vergessen werden, daß auch bei intakter Vorhofscheidewand das Spaltungsintervall gar nicht allzu selten nur eine geringfügige Zunahme während der Inspiration erfährt.

Auch dann, wenn die Spaltung des zweiten Herztones beim Vorhofseptumdefekt keine oder nur eine minimale Atmungsverschieblichkeit zeigt, wird sie durch Änderungen der Cycluslänge in positiver Korrelation zum vorausgehenden

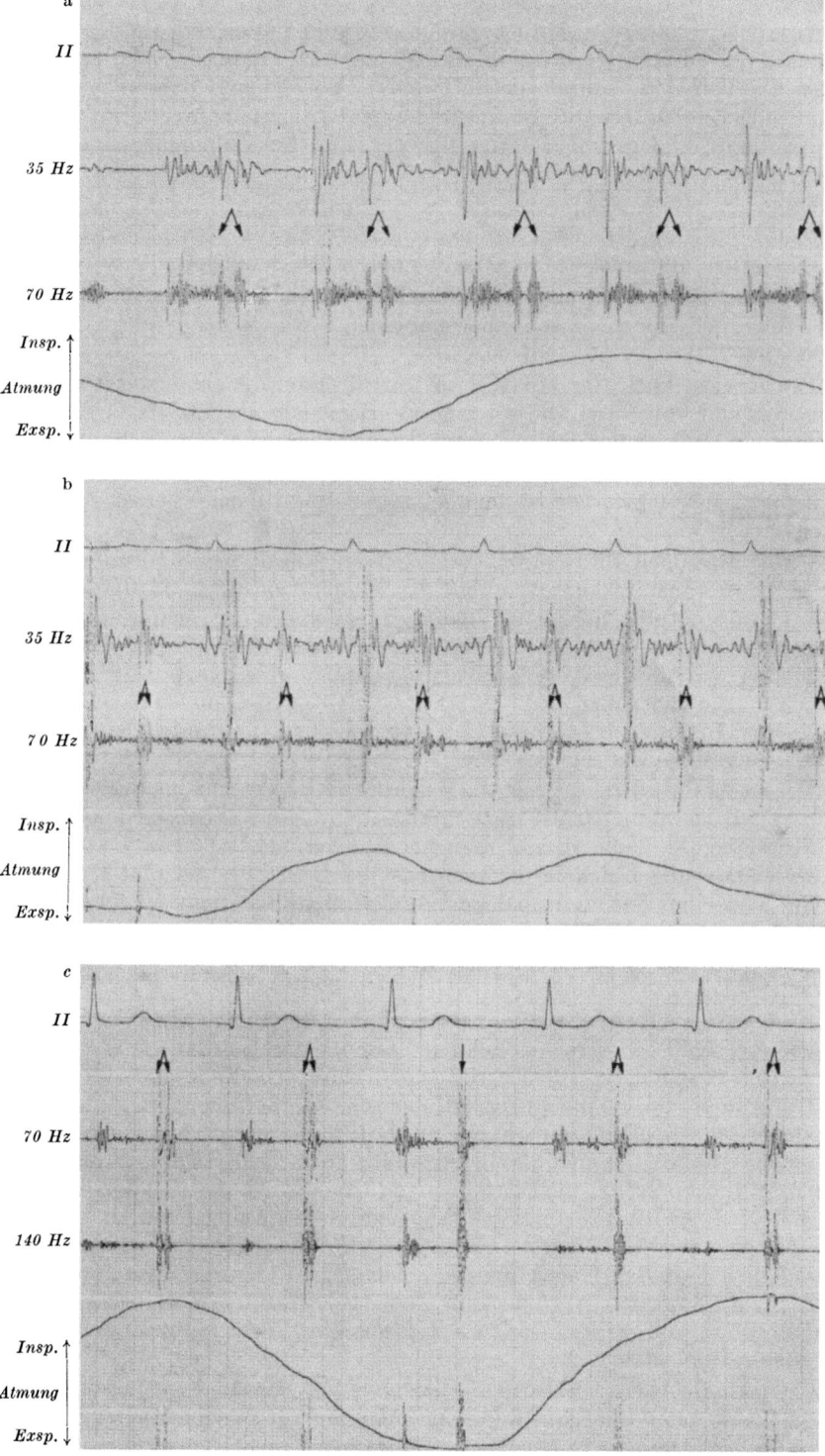

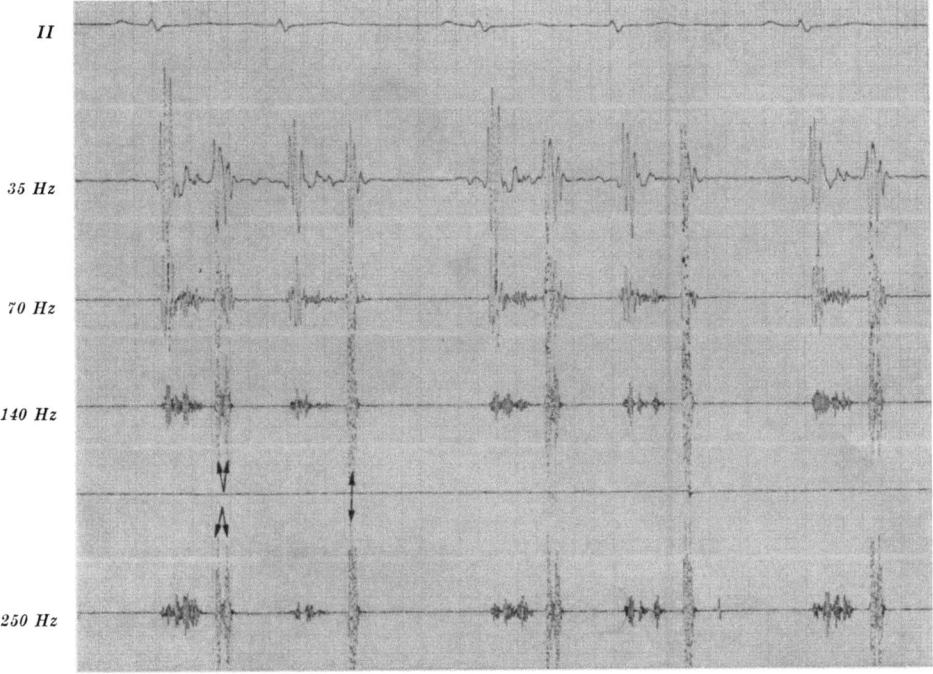

Abb. 29. Änderungen des Spaltungsintervalls des 2. Herztons in Abhängigkeit von der vorausgehenden Diastolendauer bei Vorhofseptumdefekt mit supraventrikulärer Extrasystolie. Normalschläge — nach langer Diastolendauer — weisen eine deutliche Spaltung mit einem Spaltungsintervall von 0,04—0,045 sec auf (⋀). Bei Extrasystolen — nach kurzer Diastolendauer — ist hingegen nur ein singulärer, gegenüber den Normalschlägen aber lauterer 2. Herzton (↓) nachweisbar. Ableitungsstelle: Art. pulmonalis. Papiergeschwindigkeit: 50 mm/sec

RR-Intervall variiert. PERLOFF u. Mitarb. und KELLY u. Mitarb. beobachteten dieses Phänomen bei absoluter Arrhythmie, wir sahen es bei Extrasystolie (Abb. 29).

Dritter Herzton. Wir fanden in rund 20% unserer Fälle von Vorhofseptumdefekt einen dritten Herzton von geringer Lautstärke und mit Frequenzen bis 70 Hz. Er war damit beim Vorhofseptumdefekt seltener als bei Normalfällen vergleichbaren Alters. Auch andere Beobachter erwähnen, einen dritten Herzton nur vereinzelt festgestellt zu haben. Mit überwiegender Wahrscheinlichkeit ist der Ursprungsort des dritten Herztons beim Vorhofseptumdefekt in den rechten Ventrikel zu verlegen.

Vierter Herzton. Die Häufigkeit eines Vorhoftons bei Vorhofseptumdefekt wird im Schrifttum auffallend unterschiedlich angegeben. Sie schwankt zwischen 10% (650) und 80% (661). Die Ursache für diese großen Differenzen muß einmal in einer unterschiedlichen Altersgliederung gesucht werden, zum anderen aber hat sie ganz sicherlich ihren Grund in häufig zu kleinen Fallzahlen. In Prozenten ausgedrückt, werden Einzelbeobachtungen zu einem gewichtigen Faktum, welches

Abb. 28 a—c (links). Spaltungsintervall des 2. Herztons (⋀) in Abhängigkeit von der Atmung bei Vorhofseptumdefekten mit Links-Rechts-Shunt von 45—50% des gesamten Kleinkreislaufminutenvolumens
a 32jähr. Mann, erheblich vergrößerte pulmonale Ausflußbahn, Rechtsschenkelblock mit QRS-Dauer von 0,16 sec. Druck in der Art. pulm. 37/17 mm Hg, im rechten Ventrikel 39/1 mm Hg; pulmonaler Gesamtströmungswiderstand 148 dyn × sec × cm^{-5}. Spaltungsintervall im Exspirium 0,08 sec, im Inspirium 0,09 sec: fixierte Spaltung. Ableitungsstelle: Art. pulm
b 24jähr. Frau, Druck in der Art. pulm. 19/6 mm Hg, Druck im rechten Ventrikel 32/2 mm Hg; pulmonaler Gesamtströmungswiderstand 250 dyn × sec × cm^{-5}. QRS-Dauer 0,11 sec. Spaltungsintervall im Exspirium 0,055 sec, im Inspirium 0,06 sec: fixierte Spaltung. Ableitungsstelle: Erbscher Punkt
c Zum Vergleich: Spaltungsintervall des 2. Herztons bei einer herzgesunden Versuchsperson. Spaltungsintervall im Exspirium 0,00—0,01 sec, im Inspirium 0,04 sec: normale respiratorische Verschieblichkeit. Ableitungsstelle: Art. pulm. Papiergeschwindigkeit: 50 mm/sec

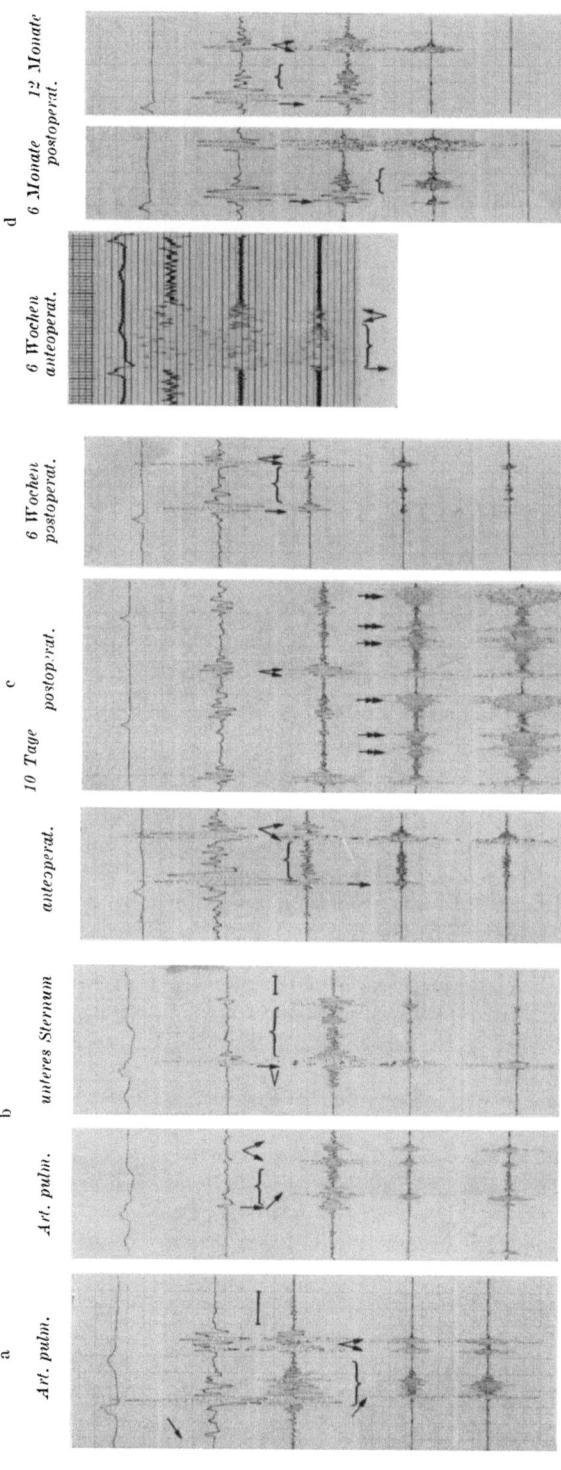

Abb. 30a—d. Herzschallkurven von Patienten mit Vorhofseptumdefekt (Ostium secundum-Defekt).
a 39jähr. Mann. Kleinkreislaufvolumen 12,0 l/min, davon Shuntvolumen 6,2 l/min. Außerdem war ein kleiner Rechts-Links-Shunt von 1,5 l/min nachweisbar. Lungenarteriolenwiderstand 76 dyn × sec × cm^{-5}. Lautes kurzes systolisches Strömungsgeräusch von ausgesprochener Spindelform. Fixierte Spaltung des 2. Herztons mit vergrößertem Spaltungsintervall (0,06 sec) und lautem Pulmonalklappenschlußton. Hochfrequenter und lauter frühsystolischer Klick, der dem pulmonalen Strömungsgeräusch unmittelbar vorausgeht. Niederfrequenter und lediglich zu registrierender, nicht aber zu hörender Vorhofton. Sehr leises fortgeleitetes diastolisches Intervallgeräusch einer relativen Tricuspidalstenose
b 32jähr. Mann. Kleinkreislaufvolumen 11,6 l/min, Links-Rechts-Shunt 5,1 l/min; Lungenarteriolenwiderstand 111 dyn × sec × cm^{-3}. Relativ unscheinbares systolisches Geräusch über der Art. pulm., lautes systolisches Geräusch von angedeutetem Decrescendocharakter im Bereich der Tricuspidalis. Lauter und hochfrequenter pulmonaler ejection click. Weite fixierte Spaltung des 2. Herztons (Spaltungsintervall 0,08 sec). Im Bereich des unteren Sternums sowohl präsystolisches Crescendo- als auch sehr leises diastolisches Intervallgeräusch.
c 25jähr. Frau. Kleinkreislaufvolumen 4,8 l/min, Links-Rechts-Shunt 2,3 l/min, Lungenarteriolenwiderstand 109 dyn × sec × cm^{-5}. Vor der Operation leises systolisches Geräusch über der Art. pulm., weite und fixierte Spaltung des 2. Herztons. Wenige Tage nach der Operation (Verschluß eines mittelgradigen Vorhofseptumdefektes unter Sicht mit Hilfe des extrakorporalen Kreislaufs) werden Auskultationsbefund und Phonokardiogramm durch laute perikarditische Reibegeräusche beherrscht. 6 Wochen nach der Operation ist das systolische Geräusch über der Art. pulm. noch leiser als vor der Operation. Das Spaltungsintervall hat sich sofort nach der Operation auf 0,03 sec verkürzt
d 38jähr. Frau. Kleinkreislaufvolumen 20,0 l/min, Links-Rechts-Shunt 12,2 l/min, Fixierte Spaltung des 2. Herztons (Spaltungsintervall 0,06 sec). 6 Monate nach der Operation lautes hochfrequentes und holosystolisches Strömungsgeräusch über der Art. pulm., unter Sicht mit Hilfe des extrakorporalen Kreislaufs) ist nur noch ein kurzes und deutlich leiseres systolisches Geräusch feststellbar, das im Verlaufe weiterer 6 Monate noch an Stärke und insbesondere an hohen Frequenzen verliert. Ein Spaltungsintervall ist jetzt nicht mehr regelmäßig nachweisbar, es beträgt exspiratorisch 0,02—0,03 sec. Zeichenerklärung: ↓ = 1. Herzton; ⋀ = gespaltener 2. Herzton; ⎯⎯ = diastolisches Intervallgeräusch ↓' = Vorhofton; \ = pulmonaler ejection click; ⁓ = perikarditisches Geräusch; < = systolisches Geräusch; < = präsystolisches Crescendogeräusch; ⎯⎯ = diastolisches Intervallgeräusch. Papiergeschwindigkeit: 50 mm/sec. Ableitungsstellen der Phonokardiogramme c und d: Art. pulm.

in der Lage ist, die tatsächliche Verteilungskurve erheblich zu entstellen. In gleicher Weise wie EFFERT u. Mitarb. sahen wir auch lediglich ausnahmsweise einen Vorhofton beim Vorhofseptumdefekt. Er war meist lediglich im Spitzenbereich zu registrieren oder zu hören. Infolge seiner fast immer nur niedrigen Frequenzen wird er in der Regel überhört.

Systolische Geräusche. Wird beim Hund ein künstlicher Vorhofseptumdefekt gesetzt, lassen sich mit relativ großer Konstanz systolische Geräusche über der Art. pulmonalis nachweisen (*623, 719*).

Wird beim Menschen am freigelegten Herzen direkt von der Herzoberfläche abgeleitet, werden in jedem Falle systolische Geräusche erfaßt, die ihr p.m. über der Art. pulmonalis haben und von dort zum rechten Ventrikel und rechten Vorhof fortgeleitet werden (*678, 699*).

Bei der Auskultation und der üblichen präkordialen Herzschallschreibung werden bei Patienten mit Vorhofseptumdefekt derart regelmäßig systolische Geräusche mit p.m. über der Art. pulmonalis bzw. im zweiten und dritten ICR links parasternal festgestellt (Abb. 30), daß von einem obligaten Befund gesprochen werden darf (*649, 650, 651, 661, 680, 699, 721*). Vorhofseptumdefekte ohne Geräusche stellen extreme Ausnahmen dar (*644, 736*). Wir selbst haben bisher keinen derartigen Fall beobachtet. Das Geräusch kann von einem systolischen Schwirren begleitet sein. In der Regel fühlt man links oben parasternal allerdings nur den zweiten Herzton und kein systolisches Vibrieren. Vom ersten Herzton ist das Geräusch nahezu stets durch ein freies Intervall von 0,04—0,08 sec getrennt. Zumindest in den höheren Frequenzbereichen imponiert das Geräusch nahezu stets als Spindelgeräusch. Auch auskultatorisch ist der Crescendo-Decrescendo-Charakter meist unverkennbar, obwohl das Geräusch keineswegs laut sein muß. Der zweite Herzton (II_A) wird von diesem Geräusch nur ausnahmsweise erreicht, im Durchschnitt endet es 0,01—0,05 sec vor dem aortalen Klappenschluß. Das Geräuschmaximum fällt in der Mehrzahl der Fälle in die erste Systolenhälfte. Frequenzen bis 140 Hz sind nach unseren Analysen die Regel, Frequenzen bis 250 Hz häufig, noch höhere Schwingungszahlen sehr selten. Eine Fortleitung nach dem Jugulum und zum Hals kann nach unseren Erfahrungen bei der Mehrzahl, eine Fortleitung nach dem Rücken bei der Minderzahl beobachtet werden. Hierbei scheint die rechte Rückenseite auffälligerweise bevorzugt zu sein.

Diese beim Vorhofseptumdefekt als recht konstant über der Art. pulmonalis anzutreffenden Geräusche überraschen dann und wann durch ihre Wandelbarkeit im Hinblick auf Lautstärke, Klangcharakter und Dauer. Körperhaltung, Atmung und physische Arbeit vermögen sie zu beeinflussen. Intrathorakale Drucksteigerung (Preßdruck) schwächt es ab oder bringt es sogar ganz zum Verschwinden. Postpressorisch tritt es meist ohne Verzug wieder auf und erfährt sehr häufig eine transitorische Verstärkung (*3*).

Vielfach ändert sich bei langfristiger Beobachtung der Geräuschcharakter aber auch ohne erkennbaren Anlaß. Eine Rechtsherzinsuffizienz verringert fast stets Lautstärke und Geräuschdauer.

Von diesem Spindelgeräusch mit p.m. über der Art. pulmonalis oder am oberen linken Sternalrand sind systolische Geräusche über Herzmitte, unterem linken Sternalrand und innerhalb der Herzspitze abzugrenzen. Im Gegensatz zu den pulmonalen Geräuschen gehen sie unmittelbar aus dem ersten Herzton hervor und überbrücken mit einem Decrescendo mehr oder weniger lange Phasen der Systole. Holosystolische Dauer ist nicht ungewöhnlich. Mitunter nehmen sie bei phonokardiographischer Registrierung Bandform an. Meist strahlen diese Geräusche nach rechts aus und werden durch die Inspiration verstärkt. Sie weisen sich damit als tricuspidalen Ursprungs aus.

Bei Berücksichtigung des akustischen Klangbildes und der phonokardiographischen Geräuschkonfiguration gelingt es bei einiger Erfahrung recht gut, Geräusche verschiedener Entstehungsorte von fortgeleiteten Geräuschen zu differenzieren.

Diastolische Geräusche. Diastolische Geräusche werden beim Vorhofseptumdefekt in zwei verschiedenen Formen beobachtet: als protodiastolische Sofortgeräusche und als mesodiastolische oder präsystolische Intervallgeräusche.

Protodiastolische Sofortgeräusche haben ihr p.m. etwa im gleichen Bereich wie die systolischen Spindelgeräusche, also links oben parasternal. Ihre Häufigkeit wird sehr unterschiedlich angegeben. Die Schrifttumsangaben erstrecken sich auf 10—75% (*614, 631, 644, 650, 656, 661, 721, 723*). Nicht selten entwickeln sie sich unter der Beobachtung (*640*) und werden bei älteren Menschen mit Vorhofseptumdefekt relativ häufig angetroffen (*632, 653, 718, 730*).

Sie halten mehr oder minder lang während der Diastole an, gehen unmittelbar aus dem zweiten Herzton hervor, sind im Durchschnitt aus Frequenzen von 140 bis 250 Hz zusammengesetzt und besitzen Decrescendocharakter. Es handelt sich also um typische Graham-Steellsche Geräusche, entsprechend der Originalbeschreibung aus dem Jahre 1888 also um "a soft blowing diastolic murmur immediately following, or, more exactly, running off from the accentuated second sound".

Diastolische Intervallgeräusche wurden von manchen Autoren häufiger, von anderen seltener festgestellt als diastolische Sofortgeräusche. Die Zahlenangaben streuen wiederum in einem weiten Bereich und sind in diagnostischer Hinsicht wenig nütze.

Proto- oder mesodiastolische Geräusche folgen dem Pulmonalanteil des zweiten Herztons nach 0,06—0,1 sec, präsystolische Geräusche dem Beginn der P-Zacke des EKG nach 0,07—0,11 sec. Beide Geräusche haben ihr p.m. am unteren linken Sternalrand, selten über Sternummitte, dem Xyphoid und medial der Herzspitze. In Einzelfällen wurde auch schon eine ausschließlich apikale Lokalisation mitgeteilt (*661*). Diese proto- und protomesodiastolischen Geräusche sind meist leise, ausnahmsweise auch einmal kratzend und ohrnah, haben Spindelform und enthalten kaum jemals Frequenzen über 140 Hz.

Präsystolische Geräusche können im Klang schärfer sein. Sie gehen entweder im Sinne eines Crescendogeräusches unmittelbar in den ersten Herzton über oder weisen Spindelform auf und imponieren auskultatorisch gern als präsystolischer Galopp. Während der Inspiration nehmen diese proto-, protomesodiastolischen und präsystolischen Geräusche häufig an Intensität zu. Dieses positive Rivero-Carvallosche Phänomen deutet wiederum auf die Tricuspidalklappe als Ursprungsort der Geräusche. In diesem Sinne sprechen auch die Erfahrungen bei epicardialer und intracardialer Schallregistrierung. Diastolische Intervallgeräusche waren stets am lautesten über oder in dem rechten Ventrikel, mit geringerer Lautstärke über dem rechten Vorhof, nie dagegen über der Art. pulmonalis festzustellen (*612, 699*).

Sonstige Schallerscheinungen. Ein *frühsystolischer Extraton*, im Mittel 0,065 sec nach dem ersten Herzton, ist beim Vorhofseptumdefekt kein ungewöhnlicher Befund. Wenn er den ersten Herzton an Lautstärke übertrifft, kann er mitunter als erster Herzton fehlgedeutet werden.

Um Fehlbeurteilungen aus dem Wege zu gehen, bediene man sich folgender Eselsbrücke: In der Regel ist der erste Herzton über der Spitze, der zweite Herzton über der Art. pulmonalis lauter. Ein frühsystolischer Extraton pulmonalen Ursprungs ist über der Art. pulmonalis lauter als über der Spitze. Wird nun über der Art. pulmonalis der erste Herzton in gleicher Lautstärke wie über der Spitze oder gar lauter gehört, besteht die Wahrscheinlichkeit, daß es sich bei dem vermeintlichen ersten Herzton um einen frühsystolischen Extraton pulmonalen Ursprungs handelt. Irrtümer sind allerdings bei Prozessen mit erheblicher Lautstärkenzunahme des ersten Herztones möglich.

Vereinzelt wurden *frühdiastolische Extratöne* beim Vorhofseptumdefekt gefunden *(643, 644, 651, 690)*. Wir haben es hier wohl mit einem Tricuspidalöffnungston zu tun, für den genetisch der gleiche Mechanismus wie für die diastolischen Intervallgeräusche angenommen werden muß. Eine mitunter vermutete Mitralstenose (Mitralöffnungston) hat sich später nicht bestätigen lassen *(643)*. Im Sinne eines Tricuspidalöffnungstones kann auch die Beobachtung verwertet werden, daß bei intrakardialer Schallschreibung derartige frühdiastolische Extratöne im rechten Vorhof registriert wurden *(690)*. Hinsichtlich des Zeitabstandes zum zweiten Herzton, der Lautstärke und Frequenzcharakteristik bestehen keine Unterschiede zum Mitralöffnungston.

Als extreme Rarität dürfen *kontinuierliche Geräusche* beim Vorhofseptumdefekt bezeichnet werden.

BENDER u. Mitarb. beobachteten ein derartiges Geräusch lateral von der Auskultationsstelle der Art. pulmonalis, dessen diastolische Komponente durch körperliche Belastungen akzentuiert werden konnte. Sie faßten dieses Geräusch als Strömungsgeräusch auf und maßen der gleichzeitig bestehenden pulmonalen Drucksteigerung Bedeutung bei. Nach operativem Verschluß des Defektes war das kontinuierliche Geräusch verschwunden.

Bei oberflächlicher Schallanalyse kann es passieren, daß ein systolisch-diastolisches Doppelgeräusch über der Art. pulmonalis fälschlicherweise als kontinuierliches Geräusch angesprochen werden kann.

Als weitere akustische Rarität beim Vorhofseptumdefekt ist schließlich *perikardiales Reiben* zu nennen.

Eine Beobachtung von COULSHED u. Mitarb. sei kurz referiert: Bei einem über 50jährigen Patienten wurde mehr als 5 Jahre lang ein oberflächliches Reibegeräusch mit p.m. über der Art. pulmonalis verfolgt. Das Geräusch nahm bei Druck mit dem Stethoskop zu. Die Autoren glauben, daß eine enorm erweiterte Art. pulmonalis, die bei ihren Pulsationen Kontakt mit der vorderen Brustwand bekam, diese Reibegeräusche hervorgerufen habe.

c) Kombination eines Vorhofseptumdefektes mit anderen Angiokardiopathien

Der Vorhofseptumdefekt oder das offene Foramen ovale können mit einer großen Zahl von kongenitalen Angiokardiopathien und auch in allerdings weitaus geringerer Zahl mit erworbenen Herzfehlern gemeinsam vorkommen. Für eine Reihe angeborener Fehlbildungen stellt das Loch im Vorhof den Faden dar, an dem das Leben hängt. Genannt sei die totale Pulmonalvenentransposition, die Mitral- und Tricuspidalaltresie, die Hypoplasie der rechten und linken Kammer, das Ebstein-Syndrom und die verschiedenen Formen der Transposition. Auch bei der Pulmonalstenose mit intaktem Kammerseptum dient ein offenes Foramen ovale oder ein Defekt in der Vorhofscheidewand nicht selten als Entlastungsventil.

In all diesen Fällen geht die akustische, wie übrigens meist auch die klinische Symptomatik des Vorhofseptumdefektes verloren. Die Szene wird beherrscht von der zusätzlichen Anomalie, der Vorhofseptumdefekt ist lediglich, wenn auch häufig absolut lebensnotwendiger Statist.

Anders liegen die Dinge, wenn ein Vorhofseptumdefekt mit erworbenen Klappenfehlern der linken Herzseite, insbesondere der Mitralis vergesellschaftet ist. Diese Kombination, deren Häufigkeit früher offenbar infolge Fehlbeurteilungen der akustischen Befunde wesentlich überschätzt worden ist, ist als Lutembacher-Syndrom in die Nomenklatur eingegangen. Wir werden im Rahmen dieses Syndroms auf differentialdiagnostische Einzelheiten zurückkommen.

Eine weitere Schwierigkeit diagnostischer Art tritt auf bei der Unterscheidung eines Secundum-Defektes mit Mitralklappeninsuffizienz von einem Primum-Defekt. Hierauf wird bei der Besprechung des Ostium primum-Defektes näher einzugehen sein.

d) Postoperative Befunde

Der postoperative Schallbefund ist kein Problem der Operationsmethode, sondern eine Frage der Vollständigkeit des Defektverschlusses und damit der Besserung oder Aufhebung der dem Vorhofseptumdefekt zugeordneten hämodynamischen Besonderheiten und Abwegigkeiten.

Gelingt ein vollkommener oder nahezu totaler Verschluß des Defektes, so kann postoperativ

1. nur in einem Teil der Fälle eine Verkürzung des Spaltungsintervalls des ersten Herztones beobachtet werden;

2. mit großer Regelmäßigkeit eine Verkürzung des Spaltungsintervalls des zweiten Herztones festgestellt werden (Abb. 30). Die Spaltung kann völlig verschwinden. Paradoxerweise wurde eine allerdings nicht auffällig verlängerte Spaltung auch erstmals postoperativ nachgewiesen *(650, 694)*. Trotz vollständigen Defektverschlusses kann die Spaltung unverändert bleiben, der Pulmonalanteil nicht an Lautstärke verlieren *(665, 694)*. Die respiratorische Verschieblichkeit des Spaltungsintervalls kehrt nach der Operation meist zurück. Eine fortbestehende fixierte Spaltung ist prognostisch nicht unbedingt als fragwürdiges Zeichen zu werten. Mitunter kann man beobachten, daß nach der Operation zwar keine Normalisierung des exspiratorischen Spaltungsintervalls eintritt, die atmungsabhängige Zu- und Abnahme des zeitlichen Zwischenraums zwischen dem Aorten- und Pulmonalanteil aber wieder recte erfolgt oder sich doch zumindest dem Normalverhalten nähert;

3. ein präoperativ vorhandener frühsystolischer pulmonaler Extraton leiser und unaufdringlicher werden, er verschwindet aber offenbar fast nie vollständig;

4. ein präoperativ vorhandener Vorhofton nur noch ausnahmsweise und meist nur noch für eine gewisse Zeit nachweisbar sein;

5. das pulmonale systolische Spindelgeräusch verschwinden, und zwar in etwa einem Drittel der Fälle, in einem weiteren Drittel leiser, weicher und kürzer werden und bei dem letzten Drittel der Operierten persistieren. Im weiteren Verlauf erfährt dieses Geräusch dann aber doch in der Regel eine Intensitätsabnahme;

6. sowohl ein diastolisches Sofortgeräusch vom Typus GRAHAM-STEELL als auch ein proto-, protomesodiastolisches Intervallgeräusch und ein präsystolisches Geräusch nicht mehr nachweisbar sein, und zwar auch bei intrakardialer Schallregistrierung *(658)*.

Wenn also auch eine völlige Normalisierung des Schallbefundes nach dem Verschluß eines Vorhofseptumdefektes nicht zu den zwangsläufigen Ergebnissen gehört, besitzen wir doch eine Reihe von akustischen Kriterien, die uns den zu erwartenden funktionellen Effekt der Operation recht gut und zuverlässig abschätzen lassen. *Zurückhaltung in der Beurteilung des Operationserfolges erscheint stets dann angebracht, wenn sich die Spaltung des zweiten Herztones weder hinsichtlich des exspiratorischen Intervalls, noch der respiratorischen Verschieblichkeit vom präoperativen Verhalten unterscheidet und diastolische Geräusche weiterhin nachweisbar bleiben.* Derartige postoperative Schallbefunde müssen nicht unbedingt für einen ungenügenden Defektverschluß oder eine mißglückte Operation sprechen. Man sei immer der Tatsache eingedenk, daß auch der Zustand des Myokards und das Ausmaß der Dilatation des rechten Herzens und der Art. pulmonalis (also das

„Ausgelatschtsein") den Operationserfolg mitbestimmen. Diese Faktoren sind um so eher in das Kalkül einzubeziehen, je älter der Patient zum Zeitpunkt der Operation ist.

e) Bedeutung der Hämodynamik für die Schallbefunde

Die hämodynamischen Auswirkungen des Secundumdefektes und des Sinus venosus-Defektes sind in ganz überwiegendem Maße abhängig von der Größe des Defektes. Vorweggenommen sei, daß es kein akustisches und darüber hinaus überhaupt kein klinisches Symptom gibt, welches eine Unterscheidung beider Formen einer Defektbildung im Vorhofseptum ermöglicht (670). Diese Tatsache ist letztlich darauf zurückzuführen, daß sich die Situation bei beiden Formen hinsichtlich der hämodynamischen Verhältnisse des rechten, linken Herzens und kleinen Kreislaufs völlig gleicht.

Unter normalen Verhältnissen liegt der Druck im linken Vorhof wenige Millimeter Hg über dem Druck des rechten Vorhofs. Kleine Defekte (< 1 cm^2) ändern diese Druckrelation nicht. Entsprechend der Kleinheit dieser Defekte und des geringen Druckgradienten zwischen beiden Vorhöfen ist das von links nach rechts fließende Shuntvolumen und damit auch die Volumenbelastung des rechten Herzens gering. Das Kleinkreislaufvolumen liegt nur unwesentlich über dem Großkreislaufvolumen. Hämodynamisch sind derartige Defekte belanglos. Akustisch haben wir Symptome zu erwarten, wie wir sie auch bei einem erhöhten pulmonalen Durchflußvolumen anderer Genese kennen. Leitsymptom ist ein pulmonales Strömungsgeräusch.

Vorhofseptumdefekte mit einer Fläche von 1—4 cm^2 stören im allgemeinen den Druckgradienten zwischen linkem und rechtem Vorhof noch nicht. Auch hier haben wir es also mit einem Links-Rechts-Shunt zu tun. Da jetzt aber der Defekt doch ein größeres Leck abgibt, ist das Shuntvolumen und ergo auch das im kleinen Kreislauf kurzgeschlossene und in erster Linie das rechte Herz belastende Strömungsvolumen größer. Während bei den kleinen Defekten das rechte Herz der minimalen Mehrbelastung ohne nennenswerten strukturellen Umbau gewachsen ist, setzen die größeren Shuntvolumina bei Defekten bis 4 cm^2 Adaptationsmechanismen in Gang. Neben einer Vergrößerung des rechten Herzens, insbesondere im Bereich der Ausflußbahn des rechten Ventrikels, resultiert eine Muskelhypertrophie, wiederum unter Bevorzugung des Ausflußtraktes der rechten Kammer.

Vorhofseptumdefekte von mehr als 4 cm^2 Umfang verringern den sinistrodextroatrialen Druckgradienten bis zum völligen Druckausgleich. Obwohl unter diesen Bedingungen (gleicher diastolischer Druck in allen vier Herzkammern) anscheinend für beide Ventrikel die gleiche Füllungschance besteht, wird auch jetzt die hämodynamische Situation ganz überwiegend durch einen Links-Rechts-Shunt bestimmt. Strömungsrichtung und Shuntvolumen werden offensichtlich durch die gegenüber der Mitralklappe größere Tricuspidalöffnungsfläche (der Defekt ist häufig größer als das Mitralostium) und den Füllungsdruck der rechten Kammer reguliert. Auch beim Fehlen eines wirksamen Druckgradienten zwischen rechtem und linkem Vorhof reichen diese Faktoren aus, um das Kleinkreislaufvolumen gegenüber dem Großkreislaufvolumen wesentlich, unter Umständen auf ein Mehrfaches, zu erhöhen.

Hämodynamisch liegt nunmehr eine Volumenbe- und -überlastung des rechten Herzens und kleinen Kreislaufs in reiner und extremer Form vor.

Unter diesen Bedingungen kann sich, aber muß sich nicht eine sekundäre Widerstandserhöhung im kleinen Kreislauf entwickeln (Eisenmenger-Reaktion). Mit dem Grad dieser pulmonalen Hypertonie werden die Faktoren, welche bei

Druckgleichheit in den Vorhöfen für die Volumenverteilung verantwortlich sind, zurückgedrängt. Die Druckbeziehungen regeln wieder in erster Linie Richtung und Ausmaß des Shunts auf Vorhofebene. Die Widerstandserhöhung im kleinen Kreislauf steigert nicht allein den Füllungsdruck im rechten Ventrikel, sie zieht auch eine Steigerung des Mitteldrucks im rechten und damit in beiden Vorhöfen nach sich. Die wesentliche hämodynamische Folge einer pulmonalen Drucksteigerung ist eine fortschreitende Verringerung des Links-Rechts-Shunts mit schließlichem Übergang in einen alleinigen oder überwiegenden Rechts-Links-Shunt und damit natürlich eine Abnahme der Volumenbelastung des rechten Herzens, die schließlich sogar in eine Volumenbelastung des linken Ventrikels einmünden kann.

Die typische Hämodynamik des Vorhofseptumdefektes geht also bei Ausbildung einer Eisenmenger-Reaktion verloren. Zwangsläufig muß damit auch der Schallbefund, der ja in ganz hervorragender Weise durch die Strömungsverhältnisse und Volumenverschiebungen geprägt wird, sich wandeln und seiner kennzeichnenden Merkmale verlustig gehen.

Besteht neben dem Vorhofseptumdefekt eine partielle oder totale Pulmonalvenentransposition, so bestimmt die Größe des Vorhofseptumdefektes nicht mehr allein, u. U. nicht einmal vorwiegend, die hämodynamische Situation, sondern zusätzlich das über die Pulmonalvenen dem rechten Herzen direkt zugeführte Kurzschlußvolumen. Der klinische Befund einschließlich des Herzschallbefundes sagt unter dieser Voraussetzung nichts mehr über die Defektgröße, sondern nur noch etwas über das Shuntvolumen bzw. die Volumenbelastung des rechten Herzens aus.

Das akustische Bild spiegelt in hervorragendem Maße die funktionellen Auswirkungen des Defektes wider. Diese Tatsache macht den Herzschall beim Vorhofseptumdefekt über die rein diagnostische Aussage hinaus wertvoll.

Abstrichlos darf der Ansicht von KJELLBERG u. Mitarb. zugestimmt werden, nach der die Diagnose des unkomplizierten Vorhofseptumdefektes durch die klinische Untersuchung und vor allem durch das Phonokardiogramm gestellt werden kann. Gerade dem Phonokardiogramm kommt in Verbindung mit dem Elektrokardiogramm die Hauptbedeutung zu. *Systolische Strömungsgeräusche über der Pulmonalis mit weiter und gering respiratorisch verschieblicher oder fixierter Spaltung des zweiten Herztones bei betontem oder lautem Pulmonalsegment und das Vorhandensein tricuspidaler Geräusche geben den Ariadnefaden ab, der im Zusammenhang mit einem inkompletten oder kompletten Rechtsschenkelblock den Weg aus dem diagnostischen Labyrinth weist.* Beim Säugling und Kleinkind allerdings finden sich häufig uncharakteristische und für die Diagnose kaum verwertbare Schallbefunde (*645, 721*). Die kleinen Patienten kommen meist unter dem Erscheinungsbild eines Herzversagens bei Kardiomegalie zum Arzt. Der später für die Diagnostik so bedeutsame Rechtsschenkelblock fehlt bei Säuglingen und Kleinkindern meist noch.

Über die Abhängigkeit der akustischen Phänomene von den hämodynamischen Besonderheiten beim Vorhofseptumdefekt sollen die nachfolgenden Ausführungen Aufschluß geben.

Die weite Spaltung des ersten Herztones wird im allgemeinen auf eine asynchrone Erregung beider Kammern und einen dadurch bedingten verspäteten Tricuspidalklappenschluß bezogen (*695, 703*).

LIU allerdings nimmt einen verzögerten Mitralklappenschluß an. Folgt man der Konzeption LEATHAMS, nach der der erste Anteil eines gespaltenen ersten Herztons durch den Mitralklappen-, der zweite Anteil durch den Tricuspidalklappenschluß hervorgerufen wird, so bietet sich die erste Deutung von selbst an. Berücksichtigt man aber jene meiner Ansicht nach nicht unbegründeten Einwände (*12*), welche auch die Möglichkeit einer umgekehrten Reihenfolge in die Diskussion werfen, bedenkt man weiterhin, daß der Rechtsblock beim Vorhofseptumdefekt nicht auf einer Leitungsunterbrechung, sondern überwiegend auf einer Leitungsverzögerung als Folge einer Hypertrophie des Ausflußtraktes basiert, weite Spaltungen des ersten Herztones auch bei Vorhofseptumdefekten ohne inkompletten oder kompletten Rechtsblock beobachtet wurden (*624, 692, 713*), so erscheint es fraglich, ob in der weiten Spaltung tatsächlich lediglich ein verzögerter Tricuspidalklappenschluß mit volumenbedingter Lautstärkenzunahme des Tricuspidalklappenschlußtons zu sehen ist. Unter Hinweis auf die Verhältnisse bei der Mitralstenose wäre es auch denkbar, daß in Abhängigkeit von einem verminderten Füllungsvolumen die Mitralklappe verspätet schließt, wie LIU annimmt und mit Hilfe intrakardialer Schallkurven auch nachgewiesen zu haben glaubt. Auch die Lautstärke des zweiten Anteils würde unter dieser Vorstellung nicht überraschen. Schließlich könnte der Umstand, daß die Aortenklappe beim Vorhofseptumdefekt verspätet geöffnet und ein aortaler Klick im Gegensatz zum üblichen Verhalten dem pulmonalen Klick folgen statt ihm vorausgehen soll, ebenfalls in diesem Sinne interpretiert werden. Eine Klärung steht hier noch aus.

Die für den Vorhofseptumdefekt relativ charakteristischen Abweichungen des zweiten Herztones bestehen einmal in einer weiten Spaltung und zum anderen in einer herabgesetzten oder aufgehobenen respiratorischen Veränderlichkeit des Spaltungsintervalls.

Die weite Spaltung wurde zunächst auf die rechtsventrikuläre Leitungsstörung und einen dadurch hervorgerufenen verspäteten Pulmonalklappenschluß bezogen, wie es ja vom typischen Rechtsschenkelblock bekannt ist. Bis in die Gegenwart werden immer wieder einmal entsprechende Argumente vorgetragen, obwohl sie unter der Beweislast der Gegenargumente hätten eigentlich langsam zusammenbrechen müssen. Folgende Beobachtungen dokumentieren die Bedeutungslosigkeit des Rechtsblocks für das vergrößerte Spaltungsintervall des zweiten Herztons:

1. Bildet sich beim Vorhofseptumdefekt eine pulmonale Hypertonie aus, macht die weite Spaltung einer normalen Spaltung oder einem ungespaltenen zweiten Herzton Platz, obwohl im Elektrokardiogramm der Rechtsblock persistiert.

2. Nach operativem Verschluß verschwindet die weite Spaltung häufig, die rechtsventrikuläre Leitungsstörung hingegen bleibt, zumindest für eine gewisse Zeit, bestehen.

3. Änderungen der Spaltungsintervalle bei Arrhythmie in Abhängigkeit von der Pulsperiodendauer.

4. Es besteht keine Korrelation zwischen QRS-Dauer des Elektrokardiogramms und exspiratorischem Spaltungsintervall (Abb. 31).

Der komplette oder inkomplette Rechtsblock kann damit nicht zur Erklärung der weiten Spaltung herangezogen werden. Dagegen zeigt das Verhalten bei pulmonaler Hypertonie und nach operativer Korrektur an, daß

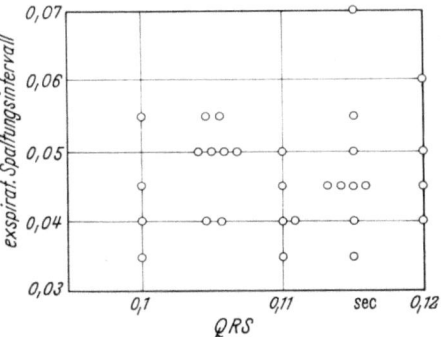

Abb. 31. Graphische Darstellung der Beziehungen zwischen QRS-Dauer (Abszisse) und exspiratorischem Spaltungsintervall des 2. Herztons (Ordinate) bei Vorhofseptumdefekt. Aus der Punktwolke kann keine regelhafte Abhängigkeit abgelesen werden

mit überwiegender Wahrscheinlichkeit eine Verlängerung der rechtsseitigen Systole als Folge der Volumenbelastung des rechten Herzens für die weite Spaltung des zweiten Herztons verantwortlich zeichnet. Tatsächlich bedarf es keiner zusätzlichen Hypothesen, um das exspiratorische Spaltungsintervall des zweiten Herztons beim Vorhofseptumdefekt zu erklären. Wenn mitunter trotz vollständigen operativen Verschlusses des Defektes postoperativ keine nennenswerte Verkürzung des Spaltungsintervalls resultiert, darf daraus nicht ohne weiteres die Bedeutung des rechtsventrikulären Auswurfvolumens für die Spaltung des zweiten Herztones negiert oder in Frage gestellt werden. Es ist nur zu bekannt, daß insbesondere bei länger bestehenden und erheblichen Volumenbelastungen der rechte Ventrikel eine Gefügedilatation erleidet. Die zwangsläufig damit verbundene Hypodynamie der rechten Kammer vermag nicht allein die ansonsten zu beobachtende postoperative Normalisierung des Spaltungsintervalls, sondern den gesamten Operationseffekt illusorisch zu machen.

Wenn das Spaltungsintervall in erster Linie oder ausschließlich durch die Volumenbelastung des rechten Herzens definiert ist, muß es in der Lage sein, das Ausmaß dieser Volumenbelastung widerzuspiegeln. Wie ONAT u. Mitarb. nachweisen konnten, ist das tatsächlich der Fall. Das Spaltungsintervall verhält sich direkt proportional zum Schlagvolumen des rechten Ventrikels und indirekt proportional zum Druck in der Art. pulmonalis (Abb. 32).

Wenn auch in Einzelfällen dieses Prinzip durchbrochen scheint, so sollte doch eine fehlende oder enge Spaltung des zweiten Herztons stets Zweifel an der Richtigkeit der Diagnose bzw. am Vorliegen eines unkomplizierten Vorhofseptumdefektes wecken.

Zum Verständnis der sog. fixierten Spaltung müssen wir uns zunächst die Verhältnisse bei intaktem Vorhofseptum vor Augen führen (Abb. 33):

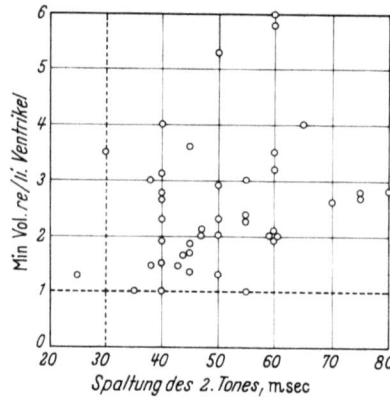 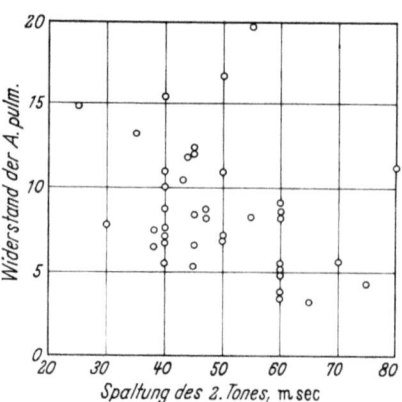

Abb. 32. Beziehungen zwischen Minutenvolumen des rechten Ventrikels und Spaltungsintervall des 2. Herztons (linker Teil der Abb.) und zwischen pulmonalem Strömungswiderstand und Spaltungsintervall des 2. Herztons (rechter Teil der Abb.) bei Vorhofseptumdefekt (nach ONAT). Das Minutenvolumen des rechten Ventrikels ist als Quotient des Minutenvolumens des rechten und linken Ventrikels, also als relatives Minutenvolumen des rechten Herzens dargestellt. Es besteht eine recht erhebliche Streuung. Der Strömungswiderstand ist auf der Abbildung ebenfalls als relatives Maß (Quotient aus Pulmonalarteriendruck und relativem Minutenvolumen des rechten Ventrikels) gebraucht. Die Punktwolke weist auf eine ziemlich strenge indirekte Proportionalität zwischen pulmonalem Strömungswiderstand und Spaltungsintervall des 2. Herztons

Die Inspiration bewirkt eine Zunahme der rechtsventrikulären Füllung, diese hat eine Verlängerung der Systolendauer der rechten Kammer und damit einen verspäteten Pulmonalklappenschluß zur Folge. Umgekehrt führt die Exspiration über eine Füllungsabnahme zu einer Verkürzung der rechtsventrikulären Systole und damit zu einer Vorverlegung des pulmonalen Klappenschlusses. Messen wir das Intervall vom Beginn von QRS des EKG bis zu II_P des Phonokardiogramms, so stellen wir exspiratorisch eine Verkürzung, inspiratorisch eine Verlängerung fest. Die Zeiten pendeln um einen Mittelwert, der der Atemmittellage entspricht.

Die Füllung der linken Kammer nimmt demgegenüber während der Inspiration ab und während der Exspiration zu. Systolendauer, aortaler Klappenschluß und Intervall $Q-II_A$ verhalten sich infolgedessen gegenüber dem rechten Ventrikel diametral verschieden.

Beim Vorhofseptumdefekt besteht durch den Links-Rechts-Shunt auf Vorhofebene zunächst einmal eine konstante diastolische Hypervolämie der rechten Kammer. Durch das über den Defekt dem rechten Herzen zugemischte Blut werden die respiratorischen Füllungsschwankungen nivelliert. Das Fehlen einer

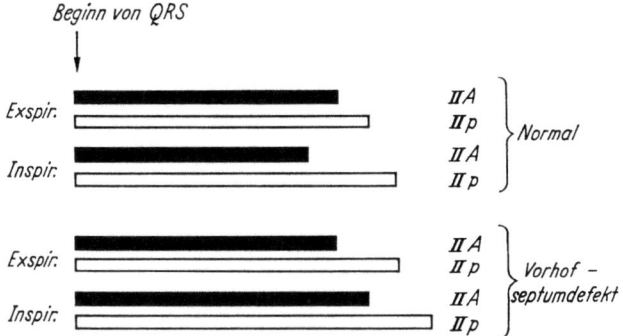

Abb. 33. Das Verhalten der Systolendauer des linken und rechten Ventrikels bzw. des Spaltungsintervalls des 2. Herztons in Abhängigkeit von den Atemphasen bei Normalpersonen und bei Patienten mit Vorhofseptumdefekt. Im Gegensatz zu Normalpersonen nimmt beim Vorhofseptumdefekt sowohl die Systole des linken als auch des rechten Ventrikels im Inspirium zu. Die respiratorische Änderung des Spaltungsintervalls gerät dadurch in Wegfall

gegenüber der Exspirationsphase erheblichen inspiratorischen Füllungszunahme verhindert eine nennenswerte Verlängerung der rechtsventrikulären Austreibungszeit und damit auch des Intervalls $Q-II_P$ (Abb. 33).

Da sich aus den besprochenen Gründen das während der Inspiration vermehrt dem rechten Herzen zugeführte venöse Blut nicht in üblicher Weise in den rechten Ventrikel entleeren kann, bremst es während der Inspiration die Zumischung über den Defekt und stabilisiert somit das linksventrikuläre Füllungsvolumen. Das Schlagvolumen und ceteris paribus die Austreibungszeit der linken Kammer erfahren auf diese Weise nicht nur keine Verringerung, sondern sie bleiben konstant oder nehmen gar zu (624, 728). Noch kennzeichnender als die geringe oder ausbleibende inspiratorische Zunahme des Intervalls $Q-II_P$ ist somit die paradoxe Bewegung von II_A bzw. das inspiratorische Gleichbleiben oder Größerwerden des Intervalls $Q-II_A$. BOYER u. Mitarb. messen dem Verhalten von II_A eine so große Bedeutung zu, daß nach ihrer Ansicht eine normale respiratorische Wanderung von II_A einen Vorhofseptumdefekt ausschließt. Ohne Zweifel liefert die genaue Ausmessung der rechts- und linksseitigen Systolendauer in Abhängigkeit von der Atmungsphase einen bedeutsamen diagnostischen Schlüssel. Sie gibt uns Kriterien an die Hand, die m. E. wichtiger sind als die Tatsache einer fixierten Spaltung an sich (vgl. auch Pulmonalvenentransposition).

Die Lautstärke von II_P ist abhängig von der Dilatation des postvalvulären Pulmonalisabschnittes und dem pulmonalen diastolischen Druck. Insbesondere eine pulmonale Drucksteigerung geht mit einem lauten und klappenden Pulmonalklappenschlußton einher. Ein knallender II_P oder überhaupt zweiter Herzton über der Art. pulmonalis gehört somit zu den wesentlichen Hinweiszeichen auf eine pulmonale Hypertonie.

Auch der pulmonale ejection click steht sowohl zum Grad der Pulmonalgefäßerweiterung als auch zum Pulmonalarteriendruck in Beziehung. Wie vergleichende

Untersuchungen gezeigt haben, tritt er unmittelbar nach Beginn des Druckanstiegs in der Art. pulmonalis und noch vor dem Druckanstieg in der Aorta auf. Nicht selten leitet er das systolische Strömungsgeräusch im Pulmonalisbereich ein.

Wir konnten uns nicht davon überzeugen, daß ein frühsystolischer pulmonaler Klick eine systolische Drucksteigerung in der Art. pulmonalis von mindestens 60 mm Hg voraussetzt (*644*). Bei starker Pulmonaldilatation und größerem rechtsventrikulären Schlagvolumen, also beträchtlichem Shuntvolumen begegnet man diesem Extraton auch bei normalen oder geringfügig erhöhten Druckwerten.

Am Rande sei noch bemerkt, daß, wie verschiedene Literaturstellen ausweisen, Verwechslungen einer weiten Spaltung des ersten Herztons mit einem pulmonalen frühsystolischen Extraton augenscheinlich immer wieder einmal vorkommen.

Das im Zusammenhang mit dem Verhalten des zweiten Herztons für den Vorhofseptumdefekt recht charakteristische systolische Geräusch mit p.m. über der Art. pulmonalis stellt ein pulmonales Strömungsgeräusch dar, für dessen Entstehung, Lautstärke und Dauer neben dem vergrößerten Strömungsvolumen auch strukturelle Besonderheiten im Bereiche der Pulmonalklappe (relative Stenose) und der Pulmonalarterie maßgeblich sind. Daß nicht allein das vergrößerte Durchflußvolumen „Geräuschmaterial" liefert, mag daraus abgeleitet werden, daß im Experiment eine Entfernung der Pulmonalklappen das vorher eindeutige Geräusch zum Verschwinden bringt (*719*). Der pulmonale Ursprung des Geräusches andererseits läßt sich auch beim Menschen bei Verwendung intrakardialer Registrierverfahren unter Beweis stellen. Das Geräusch wird in der Art. pulmonalis, nicht dagegen im rechten Ventrikel oder Vorhof wahrgenommen (*658, 698, 729*). Da bei der intrakardialen Phonokardiographie Geräusche nur vom Entstehungsort abwärts der Strömungsrichtung des Blutes erfaßt werden, darf aus den mitgeteilten Befunden geschlossen werden, daß die systolischen Geräusche tatsächlich im Bereiche der Pulmonalis entstehen. Wenn aber das pulmonale Durchflußvolumen für dieses Geräusch zumindest mitverantwortlich ist, kann erwartet werden, daß das Geräusch gewisse quantitative Beziehungen zur Größe des Volumens erkennen läßt. Allein der Umstand, daß mit steigendem pulmonalen Widerstand, also beim Übergang eines Volumenhochdrucks in einen Widerstandshochdruck bzw. in eine Eisenmenger-Reaktion, und konsekutiver Verringerung des Shuntvolumens das Geräusch leiser und kürzer wird und evtl. völlig verschwindet, zeigt, daß dem so ist. Wenn auch die Korrelation zwischen beiden Größen etwas lockerer zu sein scheint — offenbar bedingt durch Interferenz mit anderen Faktoren, denen für die Geräuschentstehung auch eine Bedeutung zufällt —, kann doch folgendes festgestellt werden:

1. Unter Berücksichtigung einer relativ großen Streuung besteht eine direkte Proportionalität zwischen Lautstärke des pulmonalen Strömungsgeräusches und dem Kleinkreislauf- bzw. Shuntvolumen. Laute Geräusche sind stets verdächtig auf ein Shuntvolumen von 6 l/min und mehr (651).

2. Unter Berücksichtigung einer relativ großen Streuung besteht eine indirekte Proportionalität zwischen Lautstärke des pulmonalen Strömungsgeräusches und dem pulmonalen Strömungswiderstand.

3. Unter Berücksichtigung einer relativ großen Streuung besteht eine direkte Proportionalität zwischen Geräuschdauer und -maximum und Shuntvolumen. Kleine Shuntvolumina und vice versa erhöhte pulmonale arteriolare Widerstände gehen mit kurzen Geräuschen und frühsystolischem Maximum einher. Große Shuntvolumina verlängern die Geräuschdauer und verschieben die größte Geräuschamplitude nach der Systolenmitte. Holosystolische Geräusche, evtl. sogar mit bandförmiger Konfiguration bei mit Trägerfrequenz arbeitenden Phonokardiographen, können unter diesen Bedingungen vorkommen.

Weitgehende Übereinstimmung besteht darin, daß diastolische Sofortgeräusche mit p.m. im zweiten und dritten ICR links parasternal auf eine pulmonale Insuffizienz zurückgehen. FLEISCH u. Mitarb. stellen allerdings zur Diskussion, ob derartige Geräusche nicht auch am Defekt selbst entstehen könnten, da sie bei intrakardialer Druckmessung keine Drucksenkung in der Art. pulmonalis nachzuweisen vermochten. Da pulmonale diastolische Sofortgeräusche vom Typus Graham-Steel vor allem bei oder als Folge sehr großer Shuntvolumina oder einer pulmonalen Drucksteigerung auftreten, in diesen Fällen aber meist sehr große Defekte mit Druckausgleich oder eine nur relativ geringe Defektströmung vorhanden zu sein pflegen, besitzt eine solche Deutung wenig Wahrscheinlichkeit. Zudem darf nicht übersehen werden, daß eine Pulmonalklappeninsuffizienz keineswegs gesetzmäßig mit deutlichen diastolischen Drucksenkungen in der Art. pulmonalis einherzugehen braucht. Von Interesse ist in diesem Zusammenhang auch die Feststellung von DAVIDSEN, daß auf Grund der geringen Elastizität des Pulmonalklappenringes und der weitgehenden Übereinstimmung von Klappenlänge und Ostiumradius günstige Voraussetzung für eine Pulmonalisinsuffizienz geschaffen sind, so daß geringe Erweiterungen bereits genügen, um einen diastolischen Rückfluß zu gestatten.

SACHS glaubt unter Bezugnahme auf oesophageale Schallschreibung, frühdiastolische Geräusche auf eine relative Tricuspidalstenose beziehen zu müssen.

Übereinstimmend mit dem präcordialen p.m. des Geräusches konnte FERUGLIO bei intrakardialer Schallregistrierung das frühdiastolische Geräusch in der Art. pulmonalis bzw. im Bereiche der Pulmonalklappen erfassen. Diese Tatsache muß als schwerwiegendes Argument für die Erklärung als Pulmonalisinsuffizienzgeräusch gelten.

Fast stets gehen derartige frühdiastolische Geräusche mit einer Erhöhung des pulmonalen Drucks einher (*608, 671, 679, 685, 697, 717, 729*). Diese Drucksteigerung stellt aber keine conditio sine qua non dar. Auch bei großen Shuntvolumina und erheblicher Pulmonaldilatation kann eine pulmonale Regurgitation beobachtet werden.

Diastolische Intervallgeräusche haben bei intrakardialer Schallregistrierung ihr p.m. im Ausflußtrakt des rechten Ventrikels bzw. der Ausflußbahn des rechten Vorhofs (*658, 690*). Das Geräusch fällt zeitlich mit der raschen Füllungsphase des rechten Ventrikels zusammen. Nicht selten besteht zu diesem Zeitpunkt ein kleiner transvalvulärer Druckgradient an der Tricuspidalis. Im Zusammenhang mit dem präcordialen p.m., der Tatsache einer häufigen inspiratorischen Lautstärkezunahme und der Beobachtung, daß diese Geräusche fast stets nur bei Vorhofseptumdefekten mit großem Links-Rechts-Shunt vorkommen, liegt die Annahme einer relativen Tricuspidalstenose als Geräuschursache nahe. Auch das prompte Verschwinden diastolischer Intervallgeräusche nach Defektverschluß spricht im gleichen Sinne.

Präsystolische Geräusche mit Crescendo- oder Spindelcharakter sind auf die gleiche Weise zu interpretieren. Wie proto- oder protomesodiastolische Intervallgeräusche sind sie Vorhofseptumdefekten mit großen Shuntvolumina zugeordnet.

Gegen eine Mitralstenose als Ursache spricht nicht allein, daß in einzelnen Fällen die Operation oder Obduktion kein derartiges Vitium ergaben, sondern auch der frühzeitige Beginn präsystolischer Geräusche. Wie SACHS in Anlehnung an LEATHAM hervorhob, entspricht das zwischen Beginn der P-Zacke und Geräuschbeginn gemessene Intervall von 0,07—0,11 sec der Zeit zwischen Erregungs- und Kontraktionsbeginn der rechten Kammer. Bei mitralisbedingten präsystolischen Geräuschen ist ein späterer Beginn zu erwarten.

Tricuspidalinsuffizienzgeräusche werden praktisch ausschließlich bei Vorhofseptumdefekten mit pulmonaler Hypertonie beobachtet. Neben einer Akzentuation des zweiten Herztones bei fehlender oder enger Spaltung, einem pulmonalen ejection click und einem kurzen und leisen systolischen Strömungsgeräusch über der Pulmonalis stellen diese systolischen Decrescendogeräusche mit p.m. über den unteren Sternumpartien und links unten parasternal und positivem Rivero-Carvalloschen Zeichen eine der wichtigsten akustischen Äußerungen einer Eisenmenger-Reaktion beim Vorhofseptumdefekt dar.

Wenn auch die Geräuschzunahme während des Inspiriums sowohl bei den systolischen als auch bei den diastolischen Intervallgeräuschen auf einen tricuspidalen Ursprung weisen, schließt ein Fehlen dieser inspiratorischen Verstärkung die tricuspidale Genese nicht aus.

B. Pulmonalvenentransposition

a) Anatomie

Pulmonalvenentranspositionen kommen partiell und in totaler Form vor. Fast stets sind sie mit weiteren Anomalien vergesellschaftet. Bei der totalen Pulmonalvenentransposition ist das Vorhandensein zusätzlicher Mißbildungen lebensnotwendig. Totale Pulmonalvenentranspositionen sind stets mit einem Vorhofseptumdefekt und fakultativ mit einem Kammerseptumdefekt, einer Transposition, einem Ductus Botalli apertus, einem singulären Ventrikel, einem Truncus arteriosus communis und einem Cor biloculare („Pseudotransposition" der Pulmonalvenen), partielle Pulmonalvenentranspositionen meist mit einem Vorhofseptumdefekt (15—20% der Fälle des Secundumdefektes haben falschmündende Lungenvenen), Fallotschen Kombinationsformen, Ventrikelseptumdefekt, singulärem Ventrikel, Tricuspidalatresie kombiniert. Gleichzeitiges Vorhandensein einer Dextrokardie wurde mehrfach beobachtet (596, 732).

Isolierte partielle Pulmonalvenentranspositionen sind früher einmal beschrieben worden. Sie kommen sicher vor, wenn wohl auch seltener, als gemeinhin angenommen wird. Es fällt auf, daß die Häufigkeit isolierter Pulmonalvenentranspositionen zurückgegangen zu sein scheint, seitdem man gelernt hat, auf die hochsitzenden Sinus venosus-Defekte zu achten, bei denen fast stets partielle Lungenvenentranspositionen vorliegen. Es besteht der dringende Verdacht, daß bei einer Reihe sog. isolierter partieller Pulmonalvenentranspositionen diese kleinen hohen Vorhofseptumdefekte übersehen oder nicht erfaßt worden sind. Das gilt vor allem für jene Fälle, deren Diagnose allein auf Katheteruntersuchung und Angiokardiographie basiert.

Betroffen sind bei der partiellen Transposition meist einzelne oder sämtliche Lungenvenen der rechten Seite.

Bezüglich der Einmündung gibt es eine große Zahl von Varianten. Als Einteilungsprinzip erweist sich das Schema von Darling u. Mitarb. als recht brauchbar. Sie klassifizieren:

1. Suprakardiale Einmündung: V. cava sup., V. subclavia, V. azygos, V. innominata sin. über eine persistierende V. cardinalis cranialis sinistra (fast stets totale Pulmonalvenentransposition: Taussig-Snellen-Albers-Syndrom).
2. Kardiale Einmündung: Rechter Vorhof, Sinus coronarius.
3. Infrakardiale Einmündung: V. cava inf., V. portae, V. gastrica, Ductus venosus Arantii.
4. Kombinierte Formen.

b) Hämodynamik

Die partielle Pulmonalvenentransposition entspricht pathophysiologisch dem Vorhofseptumdefekt. Die Hämodynamik wird beherrscht durch den Links-Rechts-

Shunt über die kurzgeschlossenen Lungenvenen und das dadurch bedingte vergrößerte Durchflußvolumen durch die Venen, die Tricuspidal- und Pulmonalklappe. Genau wie beim Vorhofseptumdefekt kann auch bei der isolierten oder kombinierten Pulmonalvenentransposition eine Eisenmenger-Reaktion bestehen.

Bei totaler Pulmonalvenentransposition sind pulmonale Drucksteigerungen sogar fast die Regel. Im übrigen wird bei dieser nahezu ausschließlich bei Säuglingen und Kleinkindern zu beobachtenden Form die hämodynamische Situation weitgehend von den zusätzlichen Anomalien bestimmt. Die geringe Lebenserwartung der Träger dieser Fehlbildung zeigt an, daß diese zusätzlichen und die totale Pulmonalvenentransposition korrigierenden Anomalien nicht oder nur vorübergehend imstande sind, die durch die totale Pulmonalvenentransposition geschaffene extrem ungünstige Lage zu kompensieren.

Obwohl das Wirksamwerden eines Rechts-Links-Shunts für die Aufrechterhaltung einer vita minima bei der totalen Pulmonalvenentransposition unbedingt notwendig ist, überwiegt doch meist das den kleinen Kreislauf passierende Blutvolumen. Auch bei dieser Form begegnen wir deshalb häufig einer Symptomatik, die weitgehend der des Vorhofseptumdefektes gleicht oder ähnelt.

c) Herzschall

Da also die partielle Lungenvenentransposition in analoger Weise wie der isolierte Vorhofseptumdefekt zu einem vergrößerten Kleinkreislaufvolumen führt, sind grundsätzlich die gleichen Schallerscheinungen wie beim Vorhofseptumdefekt zu erwarten. Es nimmt deshalb nicht wunder, daß im akustischen Bild bei der partiellen Lungenvenentransposition systolische Strömungsgeräusche über der Art. pulmonalis, verbreiterte Spaltungen des zweiten Herztones mit nicht abgeschwächtem Pulmonalanteil und diastolische Geräusche im Sinne einer relativen Tricuspidalstenose dominieren. Ebenfalls wie beim Vorhofseptumdefekt werden aber auch Graham-Steell-Geräusche, pulmonale frühsystolische Extratöne und Befunde einer relativen Tricuspidalinsuffizienz eruiert.

Mit klinischen Mitteln ist eine Differenzierung zwischen isoliertem Vorhofseptumdefekt, isolierter partieller Pulmonalvenentransposition und der Kombination beider allenfalls dann möglich, wenn röntgenologisch henkelförmige Begleitschatten des rechten Herzrandes oder eine auffallende reticuläre parakardiale Zeichnung rechts auf tief bzw. subdiaphragmal mündende transponierte Lungenvenen hinweisen. Nach dem Geräuschverhalten kann keine Unterscheidung getroffen werden.

Mehrfach wurden schon Fälle ohne jedes Geräusch beschrieben (*621, 633, 673, 683, 688, 700, 711, 732*). Ein derartiges Fehlen von Geräuschen scheint vor allem bei infrakardialer Einmündung nicht ungewöhnlich zu sein.

Ein besonderes Interesse gebührt dem Verhalten des zweiten Herztones. Wenn es zutreffend ist, daß, wie oben dargelegt, die fehlende respiratorische Verschieblichkeit der auf Volumenüberlastung zurückzuführenden weiten Spaltung des zweiten Herztones dadurch zu erklären ist, daß das dem rechten Herzen während des Inspiriums aus den Venen vermehrt zufließende Blut den Links-Rechts-Shunt über den Vorhofseptumdefekt vermindert und dadurch das Füllungsvolumen und die Systolendauer des linken Ventrikels vergrößert bzw. konstant hält, müßte theoretisch bei isolierter Pulmonalvenentransposition eine zwar verlängerte, aber nicht fixierte Spaltung des zweiten Herztons erwartet werden. SHAFTER u. Mitarb. teilten tatsächlich ein normales respiratorisches Verhalten des Intervalls Q-II_A mit, ein Befund, der auch dort nachweisbar sein soll, wo bei einer Kombination von Vorhofseptumdefekt und partieller Lungenvenentransposition der Shunt über die transponierten Lungenvenen überwiegt. Die Beobachtungen SHAFTERs sind inzwischen von FRYS u. Mitarb. bestätigt worden, so daß dieser Befund eines normalen respiratorischen Verhaltens der Spaltung des zweiten Herztons differentialdiagnostische Bedeutung dort besitzt, wo die übrige Symptomatik derjenigen eines Vorhofseptumdefektes entspricht.

Erwähnt sei noch, daß beim Vorliegen einer Dextrokardie das p.m. der einzelnen Schallphänomene entsprechend verlagert ist und sich häufig spiegelbildlich zum ,,Normalbefund" verhält.

Auch bei totaler Pulmonalvenentransposition kann aus den oben besprochenen Gründen die Schallsymptomatik jener des Vorhofseptumdefektes gleichen (628). Meist werden jedoch Schallbefunde erhoben, die weder diagnostisch noch bezüglich der Beurteilung funktioneller Verhältnisse weiterhelfen. Die akustischen Erscheinungen sind uncharakteristisch im weitesten Sinne. Bedenkt man aber, daß es sich einmal praktisch stets um komplexe Anomalien, zum anderen fast immer um Säuglinge und Kleinkinder handelt, bei denen sich auch ein ganz normaler Vorhofseptumdefekt akustisch maskiert, überrascht dieses uncharakteristische auskultatorische und phonokardiographische Verhalten bei totaler Lungenvenentransposition nicht.

Am regelmäßigsten finden sich noch, wenn Säuglinge einmal nicht in die Betrachtung einbezogen werden, systolische Geräusche über der Spitze, Herzmitte und/oder Art. pulmonalis, meist vom ersten und zweiten Herzton abgesetzt, weiterhin mesodiastolische und präsystolische Geräusche, allerdings fast nie in einem Alter unter 6 Monaten und bei infrakardialer Mündung (668, 708), und schließlich präsystolische oder protodiastolische Galopprhythmen, bzw. bei kurzer Diastolendauer Summationsgalopp (668, 711).

Obwohl häufig ein offener Ductus vorhanden ist, sind typische kontinuierliche Geräusche sehr selten. Systolisch-diastolische Doppelgeräusche am oberen linken Sternalrand wurden vereinzelt bei Mündung sämtlicher Pulmonalvenen in eine persistierende und blind endende V. cardinalis cranialis sinistra beobachtet.

Echte kontinuierliche Geräusche mit allerdings meist etwas verspäteter maximaler Geräuschamplitude und p.m. im rechten, seltener linken oberen Thoraxbereich wurden dann und wann festgestellt und mit der shuntbedingten vermehrten und beschleunigten venösen Strömung in Verbindung gebracht (16, 648). Es handelt sich also um ein sog. Nonnensausen, wie es auch unter ähnlichen venösen Strömungsbedingungen anderer Genese, insbesondere bei Kindern, nachweisbar sein kann. Bei vorwiegend linksseitiger Lokalisation kann das Geräusch zu Verwechslungen mit einem offenen Ductus Botalli Anlaß geben. Differentialdiagnostisch bedeutsam ist die starke Abhängigkeit des Geräusches vom venösen Zufluß.

C. Lutembacher-Syndrom

a) Anatomie und Hämodynamik

LUTEMBACHER beschrieb 1916 die Kombination eines Vorhofseptumdefektes mit einer Mitralstenose, die seither seinen Namen trägt. Die Mitralstenose kann sowohl angeboren als auch erworben sein. In klinischer Hinsicht erscheint es angebracht, nicht allein das gemeinsame Vorkommen einer Mitralstenose und eines Vorhofseptumdefektes, sondern die Kombination eines Secundumdefektes mit jeglicher Form eines Mitralklappenfehlers mit der Bezeichnung Lutembacher-Syndrom zu belegen. In all diesen Fällen besteht nämlich das entscheidende hämodynamische Faktum darin, daß sich der atriale Septumdefekt als Entlastungsventil für den kleinen Kreislauf auswirkt. Zwar wird die Volumenbelastung erhöht, die bei Mitralvitien — bei Mitralstenose früher als bei Mitralinsuffizienz — auftretende Druckbelastung aber wird reduziert.

Im Gegensatz zum nicht durch einen Vorhofseptumdefekt komplizierten Mitralklappenfehler wird die gesamte hämodynamische Situation im kleinen Kreislauf dadurch derart gebessert, daß sich die betreffenden Patienten meist einer erstaunlich guten Prognose quoad vitam erfreuen, obwohl doch durch den atrialen Links-Rechts-Shunt, den das Strömungshindernis an der Mitralklappe nicht unwesentlich akzentuiert, das Großkreislaufminutenvolumen noch weiter herabgesetzt wird als bei isoliertem Mitralvitium. In der Regel ist der Vorhofseptumdefekt groß. Er kann so groß werden, daß funktionell nur noch ein Vorhof vorliegt (*654, 667*).

Die Häufigkeit des Lutembacher-Syndroms ist früher sicher überschätzt worden, wozu nicht zuletzt der auskultatorische Befund beigetragen haben mag. Wenn GROSSE-BROCKHOFF u. Mitarb. die Häufigkeit mit 5% der Vorhofseptumdefekte angeben, dürfte diese Zahl eher noch zu hoch als zu niedrig liegen.

b) Herzschall

Der erste Herzton kann paukend oder unauffällig sein.

Der zweite Herzton ist über der Arteria pulmonalis praktisch ausnahmslos akzentuiert. Entsprechend dem verminderten Füllungsvolumen des linken Ventrikels wird eine respiratorische Fixation der Spaltung des zweiten Herztones, welche meist nicht allzu ausgeprägt ist, seltener als beim unkomplizierten Vorhofseptumdefekt gefunden.

Relativ häufig wird ein **Vorhofton** angetroffen.

Ein **Mitralöffnungston** soll nach ESPINO-VELA in 50% der Fälle vorkommen. Bei der Deutung dieses „Mitralöffnungstons" vergesse man nicht, daß er auch dort festgestellt wurde, wo sich später keine Mitralstenose fand (*643*), nämlich beim isolierten Vorhofseptumdefekt.

Systolische Geräusche sind nicht ungewöhnlich (Abb. 34), und zwar nicht nur über der Art. pulmonalis. Laute und scharfe Spitzensystolica mit Ausstrahlung nach der linken Axilla wurden wiederholt beobachtet.

Am häufigsten allerdings werden die auch beim isolierten Vorhofseptumdefekt vorhandenen pulmonalen Strömungsgeräusche festgestellt, die im Gegensatz zu den beim Lutembacher-Syndrom nicht seltenen tricuspidalen Regurgitationsgeräuschen (relative Tricuspidalinsuffizienz) keine inspiratorische Intensitätszunahme erfahren.

Diastolische Geräusche kommen beim Lutembacher-Syndrom als proto- oder mesodiastolische Intervallgeräusche und als präsystolische Geräusche mit p.m. links unten parasternal oder spitzenwärts vor. Fast stets lassen präsystolische Geräusche ein Crescendo zum ersten Herzton hin vermissen. Nicht selten enden sie schon vor dem ersten Herzton (*733*). Dieses präsystolische Geräusch kann tonartige Schwingungen von großer Amplitude, welche naheliegenderweise als Vorhofton anzusprechen sind, enthalten.

Bei intrakardialer Schallregistrierung ließen sich im linken Ventrikel auch dann diastolische Geräusche einer Mitralstenose nachweisen, wenn präcordial überhaupt kein Diastolicum gehört oder graphisch erfaßt werden konnte (*659*). Genau wie beim isolierten Vorhofseptumdefekt mit pulmonaler Drucksteigerung und großem Shuntvolumen gehören frühdiastolische Sofortgeräusche mit p.m. über der Art. pulmonalis zur „Schallausrüstung" des Lutembacher-Syndroms.

118 Anomalien mit Links-Rechts-Shunt auf Vorhofebene

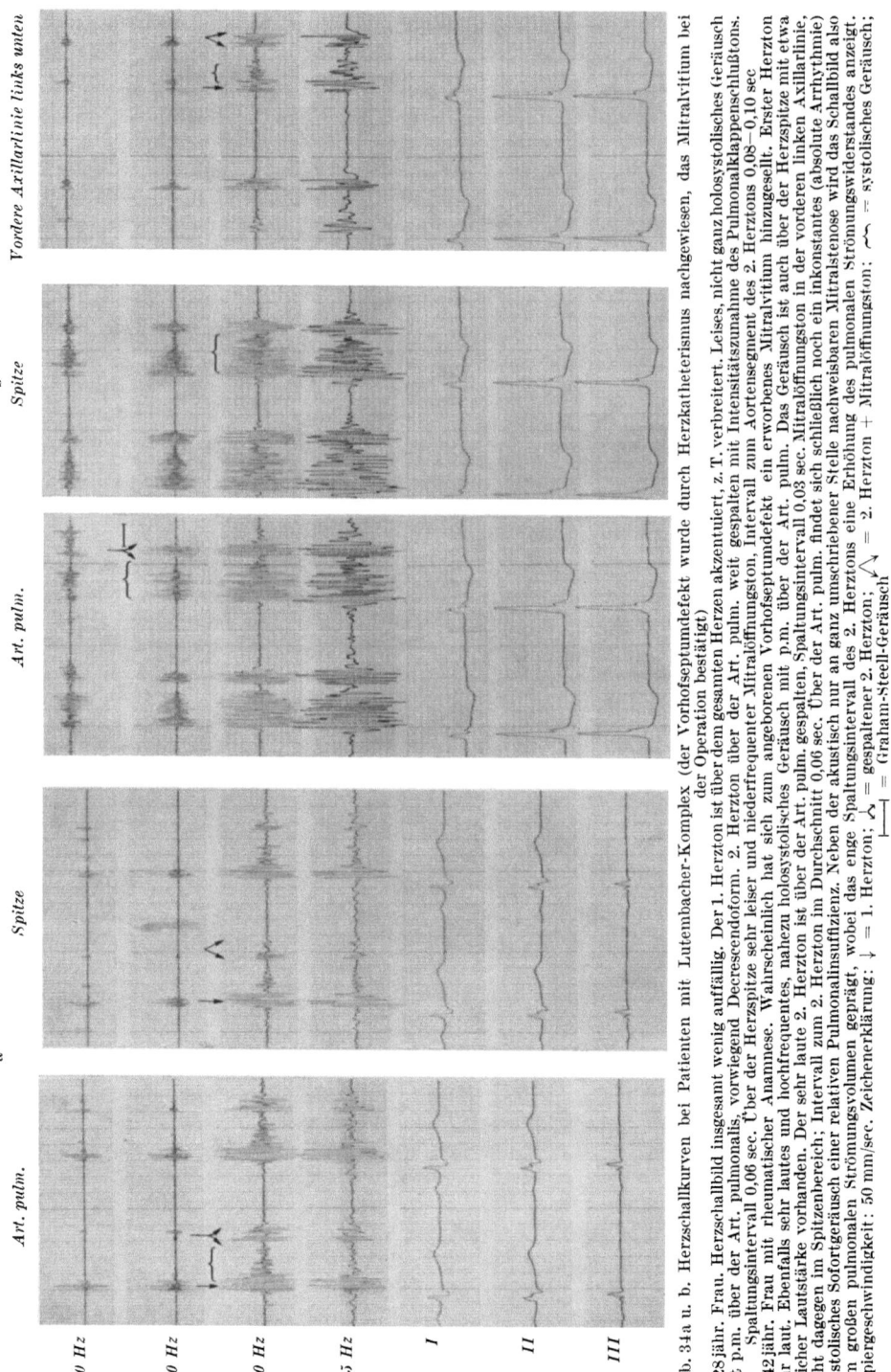

Abb. 34a u. b. Herzschallkurven bei Patienten mit Lutembacher-Komplex (der Vorhofseptumdefekt wurde durch Herzkatheterismus nachgewiesen, das Mitralvitium bei der Operation bestätigt)

a 28jähr. Frau. Herzschallbild insgesamt wenig auffällig. Der 1. Herzton ist über dem gesamten Herzen akzentuiert, z. T. verbreitert. Leises, nicht ganz holosystolisches Geräusch mit p.m. über der Art. pulmonalis, vorwiegend Decrescendoform. 2. Herzton über der Art. pulm. weit gespalten mit Intensitätszunahme des Pulmonalklappenschlußtons. Spaltungsintervall 0,06 sec. Über der Herzspitze sehr leiser und niederfrequenter Mitralöffnungston, Intervall zum Aortensegment des 2. Herztons 0,08—0,10 sec
b 42jähr. Frau mit rheumatischer Anamnese. Wahrscheinlich hat sich zum angeborenen Vorhofseptumdefekt ein erworbenes Mitralvitium hinzugesellt. Erster Herzton sehr laut. Ebenfalls sehr lautes und hochfrequentes, nahezu holosystolisches Geräusch mit p.m. über der Art. pulm. Das Geräusch ist auch über der Herzspitze mit etwa gleicher Lautstärke vorhanden. Der sehr laute 2. Herzton ist über der Art. pulm. gespalten, Spaltungsintervall 0,03 sec. Mitralöffnungston in der vorderen linken Axillarlinie, nicht dagegen im Spitzenbereich; Intervall zum 2. Herzton im Durchschnitt 0,06 sec. Über der Art. pulm. findet sich schließlich noch ein inkonstantes (absolute Arrhythmie) diastolisches Sofortgeräusch einer relativen Pulmonalinsuffizienz. Neben der akustisch nur an ganz umschriebener Stelle nachweisbaren Mitralstenose wird das Schallbild also vom großen pulmonalen Strömungsvolumen geprägt, wobei das enge Spaltungsintervall des 2. Herztons eine Erhöhung des pulmonalen Strömungswiderstandes anzeigt. Papiergeschwindigkeit: 50 mm/sec. Zeichenerklärung: ↓ = 1. Herzton; ↗ = gespaltener 2. Herzton; ⌃ = systolisches Geräusch; ⊢⊣ = 2. Herzton + Mitralöffnungston; ⎵ = (Graham-Steell-Geräusch;

c) Diagnose

So leicht im allgemeinen eine Mitralstenose oder auch eine Mitralinsuffizienz aus ihren charakteristischen und meist unverkennbaren Schallerscheinungen diagnostiziert werden können, so eindringlich auch beim isolierten Vorhofseptumdefekt das akustische Bild zumindest die Verdachtsdiagnose nahelegt, so uncharakteristisch kann der Schallbefund bei der Kombination eines Vorhofseptumdefektes mit einem Mitralvitium werden. Der eine Fehler kann nicht nur, sondern pflegt sogar den anderen akustisch zu maskieren, wobei, was aus den hämodynamischen Verhältnissen verständlich wird, die Mitralstenose in stärkerem Maße betroffen ist als der Vorhofseptumdefekt. Geht demgegenüber ein Secundumdefekt mit einer Mitralinsuffizienz einher, können schallmäßig die Symptome der Mitralinsuffizienz dominieren und die auskultatorischen Phänomene des Vorhofseptumdefektes verwischen oder verdecken.

Erschwerend kommt weiter hinzu, daß ein Secundumdefekt mit großem Shuntvolumen von sich aus gern diastolische Geräusche und mitralöffnungstonähnliche protodiastolische Extratöne hervorruft. Da sich das p.m. dieser Schallerscheinungen vom linken Sternalrand nach der Spitze zu verlagern kann, ein positives Rivero-Carvallosches Zeichen nicht immer ausgeprägt sein muß, sind Verwechslungen einer Mitralstenose mit einer relativen Tricuspidalstenose nicht nur leicht möglich, sondern wiederholt schon vorgekommen. Wie oben bereits angedeutet, ist in dieser Tatsache auch die Ursache für die früher eindeutig zu häufig gestellte Diagnose eines Lutembacher-Syndroms zu suchen. *In etwas pointierter Form kann behauptet werden, daß bei einem Vorhofseptumdefekt die diagnostischen Merkmale einer Mitralstenose oder Mitralinsuffizienz nicht genügen, um die Diagnose eines Lutembacher-Syndroms zu stellen.* Da, wie erwähnt, der hämodynamische Effekt der Mitralstenose infolge des Lecks im Vorhofseptum nicht oder nur abgeschwächt zum Tragen kommt, erscheint sogar um so größere diagnostische Zurückhaltung am Platze, je typischer der Auskultationsbefund für eine Mitralstenose zu sprechen scheint. Ähnliches gilt für die Mitralinsuffizienz, bei der ja zusätzlich auch noch die Möglichkeit eines Canalis atrioventricularis communis infolge der bei dieser Mißbildung und der Kombination von Secundumdefekt und Mitralinsuffizienz weitgehend übereinstimmenden akustischen Befunde in die differentialdiagnostischen Überlegungen einzubeziehen ist.

Mit Nachdruck sei deshalb betont, daß Herzschall und Phonokardiogramm meist allenfalls die Vermutungsdiagnose eines Lutembacher-Syndroms erlauben. Den häufig als besonders charakteristisch für das Lutembacher-Syndrom deklarierten röntgenologischen Veränderungen kommt dieser Wert nur ausnahmsweise zu. Septumdefekte mit großem Links-Rechts-Shunt vermögen völlig identische Röntgenbilder zu produzieren. Folgende diagnostische Faustregeln mache man sich zu eigen:

1. Bei einem in erster Linie für einen Vorhofseptumdefekt sprechenden Schallbefund denke man an ein Lutembacher-Syndrom, wenn Vorhofflimmern, Vorhofflattern oder anderweitige atriale Reizbildungs- oder -leitungsstörungen (interatriale, atrioventrikuläre Leitungsverzögerungen, Interferenzdissoziation) vorhanden sind.

2. Bei einem in erster Linie für eine Mitralstenose sprechenden Schallbefund denke man an ein Lutembacher-Syndrom, wenn ein kompletter oder inkompletter Rechtsblock vorhanden ist, oder die scheinbare Mitralstenose einen auffallend und unüblich gutartigen und langzeitigen Verlauf nimmt.

Die Sicherung der Diagnose einer Mitralstenose bei einem Ostium secundum-Defekt erfordert den Nachweis eines diastolischen Druckgradienten an der Mitralklappe.

D. Septum primum-Defekt - Canalis atrioventricularis communis
a) Anatomie und Hämodynamik

Defekte des Ostium primum sind in den caudalen Abschnitten des Vorhofseptums lokalisiert (tiefer Vorhofseptumdefekt). Mehr und mehr setzt sich die Überzeugung durch, daß es isolierte Septum primum-Defekte kaum gibt (737), sondern daß es sich hierbei um die Teilerscheinung einer Fehlbildung handelt, der eine Entwicklungsstörung der sog. Endokardkissen zugrunde liegt. CAMPBELL und Mitarb. haben deshalb auch den übergeordneten Begriff des Endokardkissendefektes vorgeschlagen. Gebräuchlicher ist für die hier zu rubrizierenden Anomalien die Bezeichnung Canalis atrioventricularis communis. Bei der totalen Form der Fehlbildung greift der Defekt vom Vorhof- auf das Kammerseptum über. Es besteht ein durchgehender Spalt zwischen beiden atrioventriculären Ostien mit einem gemeinsamen ventralen und dorsalen Klappensegel. Auf diese Weise kommunizieren alle vier Herzhohlräume miteinander.

Beim partiellen Canalis atrioventricularis communis sind Mitral- und Tricuspidalklappe voneinander getrennt. Die Defektbildung erstreckt sich aber vom Septum primum des Vorhofs auf das aortale Segel der Mitralklappe oder – wesentlich seltener – auf das septale Segel der Tricuspidalklappe und hat eine Insuffizienz der betreffenden Klappe zur Folge.

Beim isolierten Septum primum-Defekt schließlich soll der Defekt auf das caudale Vorhofseptum beschränkt sein und eine Spaltbildung der benachbarten Klappe fehlen.

Es bedarf kaum der Erwähnung, daß die Bezeichnung Canalis atrioventricularis unter diesen Bedingungen nicht mehr angebracht ist. Schon bei der partiellen Form ist sie insofern fragwürdig, als hier lediglich über eine Mitralinsuffizienz eine Verbindung zwischen linkem Ventrikel und rechtem Vorhof besteht.

Es kann nicht der Zweck dieses Buches sein, zu terminologischen Schwierigkeiten Stellung zu nehmen. Wenn der Ausdruck „Canalis atrioventricularis communis" übernommen wurde, dann allein deshalb, weil er im internationalen Schrifttum gebräuchlicher ist als der Ausdruck „Endokardkissendefekt".

Der Canalis atrioventricularis communis partialis und totalis ist sehr häufig mit weiteren Mißbildungen kombiniert. Erwähnt seien vor allem Ductus Botalli apertus, Aortenisthmusstenose, valvuläre und infundibuläre Pulmonalstenose, Tricuspidalatresie, patieller Situs inversus mit Milzagenesie (Ivemark-Syndrom) und vor allem atrioventriculäre Klappenanomalien. Hier sind in erster Linie Doppelung der Mitralklappe oder über das Ostium verlaufende Querbänder, dreiseglige Mitralklappen, Verdickung des vorderen Mitralsegels, in den Ventrikel verschobener Klappenansatz, Verkrüppelung der Tricuspidalsegel und Veränderungen und Atrophie der Papillarmuskulatur zu nennen.

Die hämodynamische Situation entspricht einmal derjenigen des Vorhofseptumdefektes, wobei lediglich das kurzgeschlossene Volumen größer, die Volumenüberlastung des rechten Herzens damit erheblicher sein kann, zum anderen derjenigen einer Klappeninsuffizienz. Der Grad der Volumbelastung des rechten Herzens bzw. kleinen Kreislaufs nimmt im Durchschnitt vom Ostium secundum-Defekt über den Ostium primum-Defekt, den partiellen gemeinsamen Atrioventricularkanal bis zum totalen Canalis atrioventricularis communis zu.

Entsprechend steigt in der gleichen Reihenfolge auch die Häufigkeit der Folgeerscheinungen einer derartigen Volumenüberlastung, die pulmonale Hypertonie. Die Skala reicht hier – nicht unerhebliche Überschneidungen sind einzukalkulieren – vom Links-Rechts-Shunt ohne pulmonale Drucksteigerung über den Links-Rechts-Shunt mit pulmonaler Drucksteigerung ohne nennenswerte Erhöhung des pulmonalen Strömungswiderstandes bis zum vorwiegenden pulmonalen Widerstandshochdruck mit Abnahme oder Umkehr des Links-Rechts-Shunts.

Beim Vorhandensein eines funktionell wirksamen Ventrikelseptumdefektes wird die Volumenüberlastung im allgemeinen derart gesteigert, daß eine längere Lebenserwartung in der Regel nur dann besteht, wenn über eine Erhöhung des pulmonalen Strömungswiderstandes die Volumenbelastung des rechten Herzens vermindert oder gar aufgehoben wird (*10*). Ist das nicht der Fall, dekompensieren diese Herzen sehr oft frühzeitig, und zwar irreparabel.

Die Einbeziehung der Atrioventricularklappen in den Defekt wirkt sich im Sinne einer atrioventricularen Klappeninsuffizienz aus. Meist ist allein die Mitralklappe betroffen. Sind Mitral- und Tricuspidalklappe an der Fehlbildung beteiligt, macht sich die Mitralklappeninsuffizienz solange stärker bemerkbar, als sich keine erhebliche Drucksteigerung im kleinen Kreislauf bzw. rechten Ventrikel ausgebildet hat.

b) Herzschall

Der erste Herzton zeit keine Besonderheiten, insbesondere auch keine nennenswerten Unterschiede gegenüber dem Verhalten bei hochsitzendem Vorhofseptumdefekt.

Der zweite Herzton ist häufig akzentuiert oder laut. Hinsichtlich der Spaltung finden sich im Schrifttum unterschiedliche Angaben. Die Mehrzahl der Autoren (*20, 619, 649, 662, 686, 724, 726*) räumt zumindest die Möglichkeit einer weiten und auch fixierten Spaltung des zweiten Herztones ein. Von 17 eigenen Fällen wiesen 12 eine überdurchschnittlich weite Spaltung des zweiten Herztones mit geringer respiratorischer Verschieblichkeit auf.

Das gegenüber dem Secundumdefekt uneinheitliche Verhalten läßt sich zwanglos aus den hämodynamischen Gegebenheiten erklären. Solange die Kreislaufsituation ausschließlich oder überwiegend der des unkomplizierten Vorhofseptumdefektes entspricht, läßt auch der zweite Herzton weitgehend die unter diesen Bedingungen vorhandenen Merkmale erkennen, und zwar einschließlich verlängerter inspiratorischer Systolendauer des linken Ventrikels und der dadurch begünstigten respiratorischen ,,Fixation" des Spaltungsintervalles. Diese verlängerte Systolendauer muß verlorengehen, wenn der linke Ventrikel ein Leck hat, oder infolge Entwicklung einer pulmonalen Hypertonie wieder respiratorische Volumenschwankungen im kleinen Kreislauf auftreten und sich dem linken Ventrikel mitteilen können. Ein solches Leck mit systolischer Volumenabnahme und dadurch hervorgerufener Systolenverkürzung kann entweder in Form einer Mitralinsuffizienz oder eines Ventrikelseptumdefektes vorliegen.

Während in diesen Fällen noch eine überdurchschnittlich weite Spaltung des zweiten Herztons vorhanden sein kann, verringert oder beseitigt eine pulmonale Hypertonie neben der Fixation der Spaltung auch das Spaltungsintervall des zweiten Herztons. Ein singulärer zweiter Herzton ist unter diesen Bedingungen nicht ungewöhnlich und begleitet besonders den totalen Atrioventricularkanal.

Ein dritter Herzton findet sich häufig. Ein pulmonaler Dehnungston wird unter denselben Vorzeichen beobachtet wie beim Secundumdefekt.

Theoretisch lassen sich beim Canalis atrioventricularis communis vier verschiedene **systolische Geräusche** unterscheiden:

1. Bandartiges, sehr lautes holosystolisches Geräusch wie beim Kammerseptumdefekt mit p.m. am linken unteren Sternalrand.

2. Spindelförmiges, vom ersten und zweiten Herzton abgrenzbares Geräusch einer relativen Pulmonalstenose wie beim unkomplizierten Vorhofseptumdefekt mit p.m. im zweiten und dritten ICR links parasternal.

3. Holo- oder fast holosystolisches bandförmiges oder Decrescendo-Geräusch wie bei Mitralinsuffizienz mit p.m. über der Spitze und Ausstrahlung in Richtung der linken Axilla.

4. Ähnliches Geräusch wie unter 3., aber mit p.m. über der Herzmitte und inspiratorischer Geräuschzunahme als Ausdruck einer echten oder relativen Tricuspidalinsuffizienz.

Praktisch ist eine solche Unterscheidung aber nur ausnahmsweise möglich, da insbesondere das Mitralinsuffizienz- und Ventrikelseptumdefektgeräusch mit großer Lautstärke über weiten Partien des Präcordiums und Thorax, ausstrahlend bis zum Rücken, hör- und registrierbar ist und Geräusche anderer Genese übertönt und überdeckt (Abb. 35).

Am ehesten lassen sich noch systolische Spitzengeräusche von pulmonalen Strömungsgeräuschen durch unterschiedliche Klangcharaktere differenzieren (642). Das Vorhandensein lauter systolischer Mitralinsuffizienzgeräusche links unten parasternal und über der Spitze sehen BLOUNT u. Mitarb. als sehr charakteristisch für den Ostium primum-Defekt bzw. den Canalis atrioventricularis

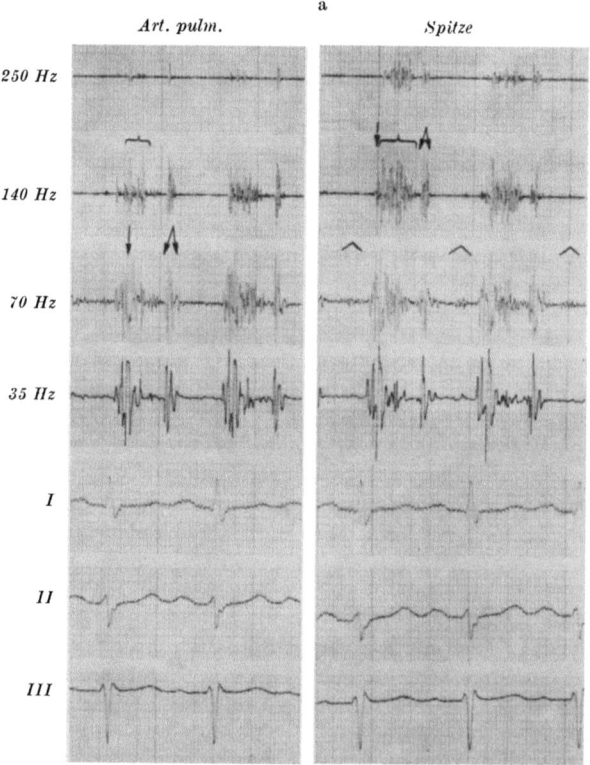

Abb. 35a u. b. Herzschallkurven bei Patienten mit Ostium primum-Defekt
a 20jähr. Patientin, deren Herzfehler zunächst als Mitralvitium angesehen worden war. Die Herzkatheterisierung ergab einen großen Vorhofseptumdefekt. Unter Berücksichtigung des Elektrokardiogramms (Rechtsschenkelblock mit linkstypischem QRS) nahmen wir einen Defekt des Ostium primum an. Durch die Operation wurde diese Annahme bestätigt, der Defekt ließ sich aber leider nicht decken (Operation in Hypothermie). Nur angedeutete und enge Spaltung des 2. Herztons über der Art. pulm. Systolisches Geräusch mittlerer Lautstärke. Über der Herzspitze etwa normal lauter 1. und 2. Herzton, sowie lautes und hochfrequentes systolisches Geräusch, das unmittelbar aus dem 1. Herzton hervorgeht und knapp vor dem 2. Herzton endet. Außerdem leises, aber auch mit dem Ohr gut wahrnehmbares kurzes Geräusch in der späten Diastole. Dieses Geräusch hat wahrscheinlich als Folge der Überleitungsverzögerung (PQ 0,22 sec) statt Crescendo-Spindelform angenommen. Die Spitzengeräusche sind auf eine Beteiligung der Mitralklappe an der Fehlbildung zu beziehen

communis an. Oft ist es aber sicher sehr, sehr schwierig zu unterscheiden, ob es sich über der Spitze um ein fortgeleitetes oder ein selbständiges Geräusch handelt.

Bei intrakardialer Schallschreibung soll ein holosystolisches Geräusch in der Ausflußbahn des rechten Ventrikels von einem systolischen Regurgitationsgeräusch in den Vorhof unterscheidbar sein (*659*).

Vereinzelt wurde ein pathologischer Geräuschbefund bei Fällen mit Canalis atrioventricularis communis vollkommen vermißt (*16, 17*).

In gleicher Weise, aber häufiger als beim Secundumdefekt (*672*), werden auch bei den verschiedenen Formen des gemeinsamen Atrioventricularkanals **frühdiastolische Sofortgeräusche** mit p.m. über der Art. pulmonalis und **diastolische Intervallgeräusche** beobachtet. Sie wurden in bis zu 50% der Fälle nachgewiesen. Auch in unserem Material waren sie bei knapp der Hälfte der Patienten zu registrieren.

Im Gegensatz zum Secundumdefekt sind sie nicht selten etwas mehr spitzenwärts verlagert, von längerer Dauer und größerer Lautstärke (*614, 627, 662*). Der Grund für diese Tatsache ist wohl darin zu suchen, daß sie nicht allein an der Tricuspidalklappe, sondern auch, vielleicht sogar relativ häufig, an der Mitral-

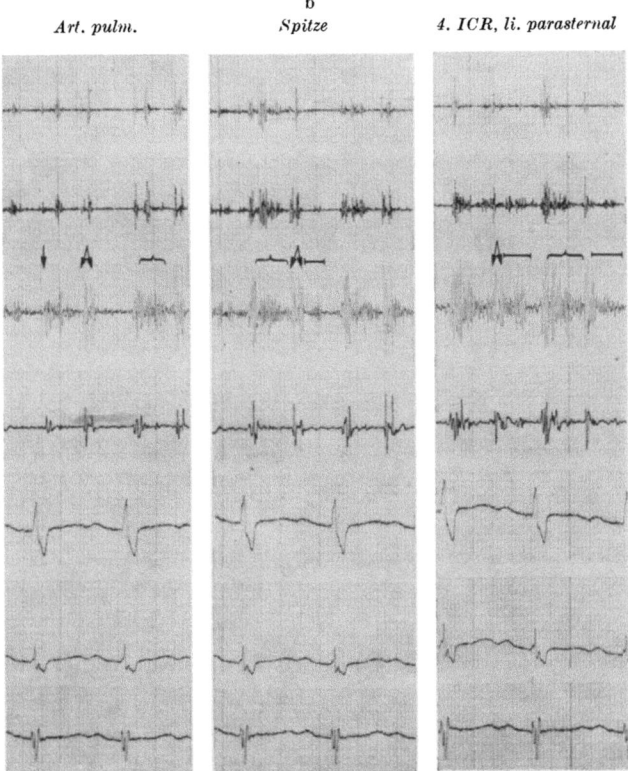

b 3jähr. Kind mit einem partiellen Atrioventricularkanal (Defekt des Ostium primum mit Einbeziehung der Mitral- und Tricuspidalklappe in die Fehlbildung). Deutliche, wenn auch (trotz Rechtsblock!) nicht verbreiterte Spaltung des 2. Herztons. Systolisches Geräusch, das über der Art. pulm. mehr Spindel-, am unteren Sternalrand und apical mehr Decrescendoform hat und hier bis zum 2. Herzton reicht. Vom 2. Herzton abgesetztes mesodiastolisches Geräusch geringerer Lautstärke über der Spitze. Wesentlich längeres und lauteres, ebenfalls vom 2. Herzton erkennbar abgesetztes diastolisches Geräusch über dem unteren Sternum und am linken unteren Sternalrand. Papiergeschwindigkeit: 50 mm/sec. Zeichenerklärung: ↓ = 1. Herzton; ⋀ = gespaltener 2. Herzton; ⁓ = systolisches Geräusch; ⋀ = präsystolisches Spindelgeräusch; ⊢―⊣ = protomesodiastolisches Intervallgeräusch

klappe als Folge deformierter Mitralklappen (s. oben) entstehen. Geht man lediglich von den akustischen Phänomenen aus, dürfte die Annahme eines Canalis atrioventricularis communis nur als Annäherungsdiagnose möglich sein. Bei gleichzeitiger Berücksichtigung des Elektrokardiogramms wird nicht allein die diagnostische Treffsicherheit entscheidend gehoben, auch eine Unterscheidung zwischen Secundumdefekt mit zusätzlicher Mitralklappeninsuffizienz und Primumdefekt bzw. Canalis atrioventricularis communis wird ermöglicht. Gemeinsames elektrokardiographisches Kennzeichen ist der inkomplette oder komplette Rechtsblock. Während er beim Secundumdefekt aber mit einem rechtstypischen QRS kombiniert zu sein pflegt, weist QRS beim Canalis atrioventricularis communis einen linkstypischen Verlauf auf (735).

Kurz zusammengefaßt sind folgende elektrokardiographischen Besonderheiten für den Canalis atrioventricularis communis recht charakteristisch: Rechtsblock mit Linksabweichung der QRS-Achse in den Gliedmaßenableitungen, rechtsventrikuläre oder kombinierte Hypertrophiezeichen in den unipolaren Brustwandableitungen, QRS in aVF vorwiegend negativ, in aVL vorwiegend positiv, wechselnd große Q-Zacke mit verlängertem R in aVR.

Während also bei Beachtung des Herzschalls und des Elektrokardiogramms zwischen Secundumdefekt und Canalis atrioventricularis recht zuverlässig unterschieden werden kann, reichen zur Abtrennung und richtigen Erkennung der oben erwähnten möglichen zusätzlichen Anomalien Herzschall, Elektrokardiogramm und sonstige klinische Untersuchungen fast niemals aus. Selbst bei Anwendung des Herzkatheterismus und der Angiokardiographie sind die Irrtumsmöglichkeiten nicht gering.

Die operative Korrektur des Canalis atrioventricularis communis steckt noch in den Anfängen. Soweit bisher zu übersehen, bleibt auch bei erfolgreichem Verschluß des Septumdefektes meist eine Klappeninsuffizienz bestehen. Nach der Operation ist damit weiterhin mit systolischen Regurgitationsgeräuschen zu rechnen. Vereinzelte Operationen, bei denen auch eine Beseitigung der Klappeninsuffizienz gelang, wurden jedoch bereits mitgeteilt.

Ansonsten ändert die geglückte Operation die akustischen Erscheinungen in analoger Weise wie beim Ostium secundum-Defekt.

XII. Ventrikelseptumdefekt

a) Anatomie

Defektbildungen der Kammerscheidewand finden sich im membranösen und muskulären Teil des Septums. Die weitaus größere Zahl der Ventrikelseptumdefekte, nämlich über 90%, betrifft jedoch die pars membranacea.

Pathologisch-anatomisch lassen sich folgende Formen unterscheiden (807):

1. Defekte des Septumabschnittes, der den aortalen vom pulmonalen Ausflußtrakt trennt. Vom rechten Ventrikel aus betrachtet, liegt der Defekt oberhalb der Crista supraventricularis und unterhalb der Ansatzstelle der septalen Tasche der Semilunarklappe. Hier sind auch jene seltenen Fälle einzuordnen, bei denen der Defekt in jenem kleinen Bereich sitzt, in dem direkt oberhalb der Ansatzstelle des septalen Segels der Tricuspidalklappe linker Ventrikel und rechter Vorhof eine gemeinsame Wand haben. Derartige Defekte führen zu einem Links-Rechts-Shunt zwischen linker Herzkammer und rechtem Atrium. Fließende Übergänge zum Canalis atrioventricularis communis kommen vor.

2. Defekte der membranösen Scheidewand mit eventuellem Übergreifen auf benachbarte muskuläre Septumabschnitte unterhalb der Crista supraventricularis.

3. Defekte des muskulären Septums. Sie bevorzugen spitzennahe Regionen und können in der Mehrzahl vorhanden sein.

Ventrikelseptumdefekte sind häufig mit anderen Fehlbildungen kombiniert und nicht selten Teilerscheinung recht komplexer Anomalien.

Beim isolierten Kammerscheidewanddefekt wird die Herzkreislaufsituation, von wenigen Ausnahmen abgesehen, nicht von der Lokalisation des Defektes, sondern von seiner Größe bestimmt. Sie reguliert das Shuntvolumen und damit die Hämodynamik und letztlich auch den Schallbefund bei dieser kongenitalen Anomalie.

b) Herzschall

Erster Herzton. Zumindest am linken unteren Sternalrand ist der erste Herzton gewöhnlich vom Geräusch nicht abgrenzbar. Ohne Kerbe und ohne erkennbare Frequenzunterschiede stellen erster Herzton und Geräusch eine Einheit dar. Am ehesten sind beide in niederen Frequenzbereichen noch als distinkte Schallerscheinungen zu trennen. Diszentrisch vom p.m. des Geräusches ist eine solche Unterscheidung auch in höheren Frequenzbereichen möglich. Hierbei läßt sich meist eine normale oder verstärkte Intensität des ersten Herztons feststellen. In der Mehrzahl ist er aus Frequenzen bis 250 Hz zusammengesetzt, wobei mit zunehmendem Alter ein geringer Frequenzverlust einzutreten scheint.

Von einem verspäteten Einfall des ersten Herztones als Folge eines verzögerten Mitralklappenschlusses bei großem Shunt (*785*) konnte ich mich bei meinen Patienten nicht überzeugen. Das Intervall Q-Tonsegment des ersten Herztons schwankte zwar zwischen 0,045–0,09 sec, doch wurden Verlängerungen nicht häufiger angetroffen als bei anderen Kardiopathien auch. Normale Werte waren hingegen die Regel. Die Unterteilung des ersten Herztons in zwei oder mehrere selbständige Schwingungsgruppen gelingt nur ausnahmsweise.

Zweiter Herzton. In gleicher Weise wie der erste Herzton ist auch der zweite Herzton vom Geräusch des Ventrikelseptumdefektes, insbesondere im Bereiche dessen p.m., häufig nicht abgrenzbar. Dort, wo auskultatorisch oder phonokardiographisch eine Trennung möglich ist, erweist sich der zweite Herzton meist als laut bis sehr laut, und zwar nicht allein über der Herzbasis, sondern auch über den unteren Sternumpartien. Frequenzen bis 250 Hz, ja bis 400 Hz sind durchaus nicht ungewöhnlich. Ein ehemals, besonders im Kleinkindesalter, lauter zweiter Herzton kann sich im Laufe der weiteren Beobachtung abschwächen (*774*).

Auch wenn man berücksichtigt, daß der Aortenanteil des zweiten Herztons mit dem Geräusch verschmolzen, eine Spaltung deshalb schwierig zu beurteilen sein kann, sind die widersprechenden Angaben im Schrifttum hinsichtlich der Spaltung des zweiten Herztons erstaunlich.

Eine fehlende Spaltung erwähnen z. B. CAMPBELL u. Mitarb., mäßige Spaltungen BLEIFER u. Mitarb., EFFERT u. Mitarb., FYLER u. Mitarb.; weite Spaltungen CRAIGE u. Mitarb., HAUWAERT u. Mitarb. und SHAFTER u. Mitarb. Bei Säuglingen findet sich in der Regel ein lediglich aus einer Schwingungsgruppe bestehender zweiter Herzton (*802*). Weite Spaltungen wurden auch ohne Vorliegen elektrokardiographischer Blockbilder beobachtet. In der Mehrzahl der Fälle bewegte sich das Spaltungsintervall allerdings lediglich zwischen 0,03–0,05 sec. SHAFTER teilte Spaltungen bis 0,1 sec mit. Intervalle über 0,065 sec habe ich selbst beim Ventrikelseptumdefekt bisher noch nicht gesehen. Bedenkt man, daß die Spaltung des zweiten Herztones nicht durch das Vorhandensein eines Ventrikelseptumdefektes an sich, sondern durch dessen hämodynamische Folgen bestimmt wird, können unterschiedliche Beobachtungen eine Erklärung finden.

Weitgehende Einigkeit besteht aber darüber, daß – anders als beim Vorhofseptumdefekt – der gespaltene zweite Ton, gleichgültig ob das Intervall eng oder weit ist, mit der Atmung verschieblich ist, also der Zwischenraum zwischen Aorten- und Pulmonalanteil bei der Inspiration eine Zunahme, bei der Exspiration eine Abnahme erfährt (*758, 777, 793, 825, 840*). Dieser Umstand ist in erster Linie darauf zurückzuführen, daß sich die linksventriculäre Systolendauer während des Inspiriums verkürzt, II_A damit die auch beim Herzgesunden zu beobachtende Bewegung zeigt (vgl. S. 111).

Dritter Herzton. In fast der Hälfte unserer Fälle war ein meist lauter bis mäßig lauter dritter Herzton nachweisbar (Abb. 36). Von wenigen Ausnahmen abgesehen, hat er sowohl sein Amplituden- als auch sein Frequenzmaximum im Spitzenbereich. Frequenzen bis 70 Hz sind die Regel, Frequenzen über 70 Hz selten.

ZENKER u. Mitarb. sprechen einen lauten dritten Herzton über der Herzspitze als relativ typischen Befund beim Ventrikelseptumdefekt an. Andere Autoren

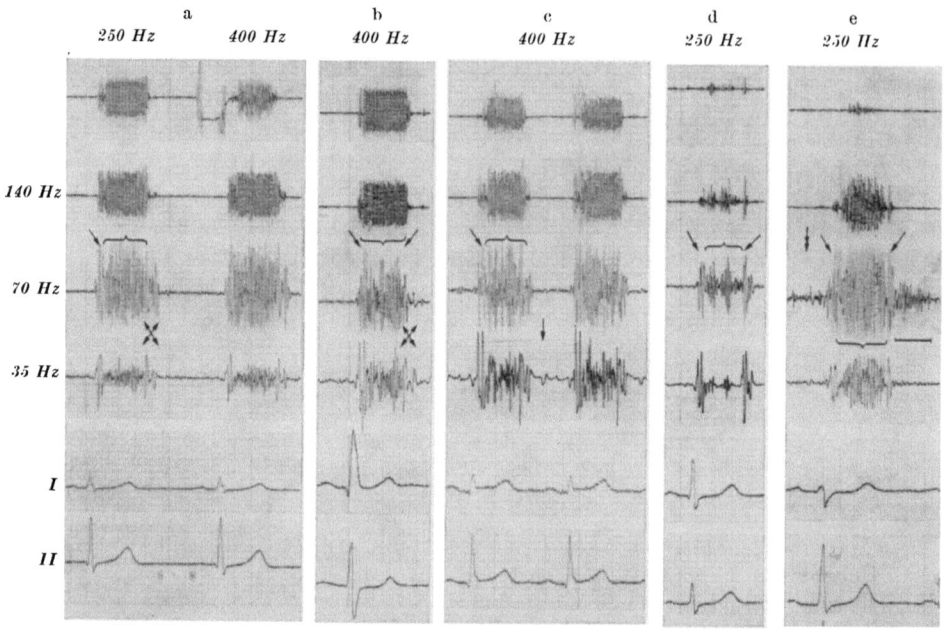

Abb. 36a—e. Herzschallkurven bei Patienten mit Ventrikelseptumdefekt
a Kleiner Defekt, der sich weder mit Hilfe des Herzkatheterismus, noch angiokardiographisch nachweisen ließ. Herzschallbild sehr charakteristisch: Holosystolisches hochfrequentes und in den hohen Frequenzbereichen bandförmiges Geräusch, das mit dem 1. Herzton und dem Aortensegment des 2. Herztons verschmolzen ist. 2. Herzton gespalten
b Kleiner Defekt mit einem errechneten Shuntvolumen von rund 1 l/min. Die Herzschallkurve unterscheidet sich praktisch nicht von derjenigen im Falle A
c Größerer Defekt mit einem Shuntvolumen von rund 30% des Kleinkreislaufminutenvolumens. Auch hier lautes und hochfrequentes holosystolisches Geräusch. Spaltung des 2. Herztons nachweisbar. 3. Herzton
d In diesem Falle wurde ein Shuntvolumen von ebenfalls rund 30% des Kleinkreislaufminutenvolumens errechnet. Das Geräusch unterscheidet sich aber wesentlich von demjenigen der vorangehenden Fälle. Es ist leiser, niederfrequenter und der Konfiguration nach mehr ein Strömungsgeräusch. Sein p.m. liegt höher als bei der Mehrzahl der Fälle mit Ventrikelseptumdefekt. Nach den bei der Herzkatheterisierung im Ventrikelbereich gemessenen O_2-Werten des Blutes muß der Defekt in die Ausflußbahn lokalisiert werden
e Sehr großer Defekt mit einem Links-Rechts-Shunt von über 50% des Kleinkreislaufminutenvolumens. Das Geräusch ist wiederum sehr laut, aber niederfrequenter als in den ersten drei Fällen und weist mehr Spindelform auf. Im Spitzenbereich besteht ein weiter 2. Herzton angedeutet abgesetztes protomesodiastolisches Decrescendogeräusch einer relativen Mitralstenose. Außerdem ist ein leiser 4. Herzton vorhanden. Ableitungsstellen: A, B und C: 4. ICR links parasternal, D: 3. ICR links parasternal, E: apikal. Papiergeschwindigkeit: 50 mm/sec. Zeichenerklärung: \ = 1. Herzton; / = 2. Herzton; ✗ = Spaltung des 2. Herztons; ↓ = 3. Herzton; ↓ = 4. Herzton; ⁓ = systolisches Geräusch; ⊢⊣ = protomesodiastolisches Geräusch

beobachteten ihn nur gelegentlich (747, 802). Eine Abhängigkeit vom Alter scheint zu bestehen. Im Säuglingsalter kann der dritte Herzton sogar mitunter innerhalb des Spitzenstoßes gefühlt werden. Fast ausschließlich ist der dritte Herzton großen Shuntvolumina bei normalem oder kaum erhöhtem pulmonalen Druck zugeordnet. Bei pulmonaler Hypertonie hingegen wird er nahezu stets vermißt. Verschwindet ein bis dahin gut hörbarer dritter Herzton, ist deshalb immer an die Möglichkeit einer Widerstandserhöhung im kleinen Kreislauf zu denken.

Sonstige Extratöne. Ein Vorhofton bzw. ein präsystolischer Galopprhythmus ist selten und praktisch stets Ausdruck einer Druckerhöhung im kleinen Kreislauf mit Anhebung des enddiastolischen rechtsventriculären Drucks. Der vierte Herzton entsteht im rechten Vorhof. In gleicher Weise wird ein frühsystolischer Klick (pulmonaler Dehnungston) fast nur bei pulmonaler Drucksteigerung beobachtet.

HAUWAERT u. Mitarb. schließlich beschrieben als sehr seltenes Ereignis einen dem zweiten Herzton nach 0,18—0,19 sec folgenden diastolischen Klick fraglicher Herkunft und Bedeutung.

Systolische Geräusche. 1879 beschrieb ROGER das laute, rauhe, fauchende, mitunter fast brüllende, die gesamte Systole ausfüllende Geräusch des Ventrikelseptumdefektes (Abb. 36). Seither ist vielfach behauptet worden, daß dieses Geräusch dem kleinen Kammerscheidewanddefekt zugesellt sei. Wenn diese Annahme auch vielfach zutreffend ist, gibt es doch zahlreiche Ausnahmen, und zwar in beiden Richtungen, so daß bei der Diagnose eines „Morbus Roger", i.e. kleiner Ventrikelseptumdefekt, allein auf Grund des Geräusches eine gewisse Vorsicht geboten scheint. Das Geräusch ist häufig so laut, daß es nicht nur als Distanzgeräusch wahrgenommen, sondern mitunter vom Patient selbst „gehört" wird.

Einer unserer Patienten versicherte sogar, daß sein Geräusch gelegentlich so laut sei, daß seine Ehefrau nachts davon aufwache.

Im Phonokardiogramm dokumentiert sich die Lautstärke meist dadurch, daß die Geräuschamplitude, insbesondere in hohen Frequenzbereichen, die Amplitude der Herztöne eindeutig übertrifft.

Im typischen Falle ist dieses laute Geräusch stets vorhanden, wenn auch bei Längsschnittbeobachtungen ein gewisser Wandel in der Intensität und im Klangcharakter auffallen kann. Das Geräusch hat sein p.m. bei der weitaus größeren Zahl der Patienten im dritten und vierten ICR links parasternal, sowie links und rechts von dieser Stelle. Wesentlich seltener liegt das p.m. im Spitzenbereich oder über der Art. pulmonalis. An gleicher Stelle kann praktisch stets ein meist sehr eindrucksvolles Schwirren palpiert werden. Dieses Schwirren breitet sich nicht allzuweit in die Umgebung aus. Das Geräusch dagegen ist in Abhängigkeit von seiner Lautstärke über weiten Bereichen des Thorax nachzuweisen. Seine Ausdehnung erstreckt sich von der linken bis zur rechten Axillarlinie, vom epigastrischen Winkel bis zum Hals, wo es insbesondere im Jugulum mit großer Regelmäßigkeit gehört werden kann. In mindestens 90% der Fälle mit lauten Ventrikelseptumdefektgeräuschen ist auch über dem Rücken ein systolisches Geräusch geringerer Lautstärke zu hören, und zwar am besten in der Mitte des Thorax links paravertebral, nach lateral bis zur hinteren Axillarlinie reichend und etwas seltener, auch unmittelbar rechts der Wirbelsäule.

Das Geräusch geht unmittelbar aus dem ersten Herzton hervor und nahtlos in den zweiten Herzton über. Erster und zweiter Herzton sind, zumindest am p.m. des Geräusches, nicht vom Geräusch zu trennen und zwar auch bei graphischer Registrierung nicht. Während der gesamten Dauer wechselt das Geräusch häufig seine Lautstärke kaum. Im Herzschallbild stellt es sich, insbesondere bei Apparaturen, die mit Trägerfrequenzen arbeiten, in Band- oder Kastenform, seltener in einer „gequetschten" Spindelform dar.

Dort wo eine Spaltung des zweiten Herztons feststellbar ist, kann das Geräusch mitunter den Aortenanteil etwas überdauern (*758, 777*).

Im typischen Fall ist das Geräusch ausgesprochen hochfrequent. Schwingungen großer Amplitude im 400 Hz-Kanal sind am p.m. des Geräusches die Regel.

Durch die Atmung wird das Geräusch meist nur wenig variiert. In gleicher Weise beeinflußt Lagewechsel die Lautstärke und den Klangcharakter kaum. Beim Valsalvaschen Versuch kann es leiser werden. Nach unseren Erfahrungen ist eine derartige Geräuschabschwächung allerdings meist nur in der pressorischen Initialphase vorhanden. Trotz deutlicher Frequenzbeschleunigung nimmt das Geräusch während des Pressens dann aber wieder zu. Die postpressorische Lautstärke entspricht im allgemeinen der präpressorischen. Ein Intensitätsmaximum wird meist wenige Sekunden nach Freigabe der Atmung erreicht (*3*).

Bei intrakardialer Schallregistrierung stellt ein lautes, hochfrequentes, holosystolisches Geräusch im rechten Ventrikel einen obligaten Befund dar. Die größte Amplitude gewinnt dieses Geräusch im Ausflußtrakt der rechten Kammer. Dieses Geräusch verschwindet abrupt, wenn der Katheter aus dem rechten Ventrikel in den rechten Vorhof zurückgezogen wird. Hier ist allenfalls ein leises und unauffälliges Geräusch vorhanden (*770, 782*).

Da dieses Verhalten sicher nicht dem tatsächlichen Fortleitungsmodus entspricht, ist wohl, wie EFFERT u. Mitarb. annehmen, sehr wahrscheinlich, daß mit der intrakardialen Phonokardiographie keine akustischen Phänomene, sondern lediglich turbulente Strömungen erfaßt werden.

Das intrakardial registrierte Geräusch soll die gleiche Frequenzcharakteristik aufweisen wie das Geräusch an der Thoraxoberfläche (*804*).

In der Art. pulmonalis besteht meist ein vom rechtsventrikulären Geräusch sowohl hinsichtlich der Form als auch der Frequenz unterscheidbares Systolicum, welches präcordial entweder nicht oder nur fraglich vom eigentlichen Defektgeräusch differenziert werden kann.

Das Geräusch ist schon kurze Zeit nach der Geburt nachweisbar. In jedem der besonders kontrollierten Fälle war es bis zum 6. Lebensmonat festgestellt worden (*806*). Ein Schwirren kann während dieser Zeit noch fehlen.

Durch eine muskuläre Herzinsuffizienz wird das Schallbild beim Ventrikelseptumdefekt nicht nennenswert verunstaltet.

Alle Abweichungen von dem hier beschriebenen Geräuschverhalten kann man als „atypische" Geräusche zusammenfassen. Während im typischen Falle das Geräusch zum diagnostischen Wegweiser wird, verliert der Auskultationsbefund bzw. das Herzschallbild natürlich beim Vorhandensein atypischer Geräusche diese dominierende diagnostische Rolle. Die Geräuschatypie besteht einmal in erheblicheren Lautstärkeverlusten, auf die Proto- und -mesosystole beschränkter Geräuschdauer und auf Änderungen des Geräuschcharakters. Spindelformen, Zigarrenformen oder gar Geräusche mit überwiegendem oder alleinigem Decrescendo sind als derartige Abweichungen vom typischen Befund zu nennen. Auch spätsystolische Geräusche sollen vorkommen (*780*), meist wird es sich allerdings lediglich um ein spätsystolisches Geräuschmaximum handeln.

Atypische Geräusche sind weiterhin durch ihre meist scharfe Lokalisation, durch ihre geringe Propagation und ihre stärkere respiratorische Beeinflußbarkeit gekennzeichnet. Das p.m. des Geräusches stimmt allerdings mit demjenigen typischer Geräusche überein.

Ventrikelseptumdefekte ohne jegliches Geräusch stellen extreme Ausnahmen dar, sie kommen aber, wie autoptische Kontrollen gezeigt haben sollen, vor (*839*). Nach DOWNING u. Mitarb. beläuft sich die Häufigkeit von Ventrikelseptumdefekten ohne Geräusche auf etwa 1% aller Kammerscheidewanddefekte.

Diastolische Geräusche. In ähnlicher Weise wie beim Vorhofseptumdefekt werden auch beim Ventrikelseptumdefekt hochfrequente frühdiastolische Geräusche von Decrescendocharakter und niederfrequentere mesodiastolische bzw. präsystolische Geräusche von meist spindliger Form beobachtet. Während frühdiastolische Geräusche, ebenfalls wie beim Vorhofseptumdefekt, ihr p.m. über der

Art. pulmonalis haben und als Graham-Steell-Geräusche anzusprechen sind, fast stets einen erhöhten Druck im kleinen Kreislauf zur Voraussetzung haben und durch Reserpin unter Umständen beseitigt werden können (*745*), liegt das p.m. meso- und spätdiastolischer Geräusche nicht am linken Sternalrand oder über Sternummitte, sondern im Spitzenbereich. Eine inspiratorische Geräuschzunahme wird in diesen Fällen fast stets vermißt. Mesodiastolische Geräusche werden meist durch einen dritten Herzton eingeleitet. Sie sind von kurzer Dauer. Ihre zeitliche Einordnung in die Diastole — also mesodiastolisch oder präsystolisch — scheint von der Herzfrequenz abzuhängen (*773*).

Hinsichtlich der Häufigkeit diastolischer Geräusche beim Ventrikelseptumdefekt divergieren die Angaben erheblich. MAXWELL u. Mitarb. sahen sie bei Säuglingen und Kleinkindern niemals. In unserem eigenen Material erscheinen sie nur in wenigen Fällen. Angaben zwischen 15 und 20% (früh-, meso-, bzw. spätdiastolische Geräusche zusammengenommen) finden sich häufiger. FYLER u. Mitarb. hingegen führen unter 98 Kindern mit Ventrikelseptumdefekt allein 72 mesodiastolische oder präsystolische Geräusche auf, wobei sie betonen, daß die Erkennung niederfrequenter diastolischer Geräusche schwierig sein kann. Auch bei fortlaufender Beobachtung brauche deshalb der Zeitpunkt der Erkennung eines solchen Geräusches nicht seinem erstmaligen Auftreten gleichzukommen.

c) Kombinationen eines Ventrikelseptumdefektes mit anderen Angiokardiopathien

Der Ventrikelseptumdefekt ist ähnlich wie der Vorhofseptumdefekt nicht nur häufig Teilerscheinung komplexer Fehlbildungen, er gibt auch oft überhaupt erst die Voraussetzung für die Lebensfähigkeit mancher Träger von kongenitalen Angiokardiopathien ab, da er die durch andere Fehlbildungen heraufbeschworene ungünstige oder mit dem Leben unvereinbare hämodynamische Situation wenigstens teilweise zu korrigieren vermag. Das gilt insbesondere für alle Formen der Transposition sowie für den Truncus arteriosus communis.

Hinsichtlich der hierbei vorhandenen Schallerscheinungen sei auf die jeweiligen Kapitel verwiesen. Auch auf das Zusammentreffen von Pulmonalstenose und Ventrikelseptumdefekt und damit auch auf die Fallotschen Kombinationsformen soll hier, um Wiederholungen zu vermeiden, nicht eingegangen werden. An dieser Stelle seien lediglich die Kombinationen eines Ventrikelseptumdefektes mit Anomalien im Ausflußtrakt des linken Ventrikels bzw. der Aortenklappe und der Aorta selbst besprochen.

Als wichtigste, weil häufigste und differentialdiagnostisch mitunter erhebliche Schwierigkeiten bereitende komplexe Fehlbildung ist die Verbindung eines **Ventrikelseptumdefektes mit einer Aortenklappeninsuffizienz** zu nennen. In der Mehrzahl der Fälle ist die Aorteninsuffizienz kongenitalen Ursprungs. Sie tritt auf als relative Insuffizienz entweder als Folge einer mangelhaften Stützung der Aortenklappe im vorderen Segelbereich oder aber einer echte Schlußunfähigkeit bedingenden Deformierung dieses Klappensegels. Die Aorteninsuffizienz kann aber auch aus einer erworbenen aortalen Endokarditis resultieren, wobei daran erinnert werden darf, daß sich mit einer gewissen Vorliebe im Defektbereich bakterielle Endokarditiden entwickeln und unter Umständen auf die unmittelbar benachbarten Klappen übergreifen können.

Zum holosystolischen Geräusch des Ventrikelseptumdefektes gesellt sich das hochfrequente diastolische Geräusch der Aorteninsuffizienz mit seinem charakteristischen Beginn im unmittelbaren Anschluß an den zweiten Herzton und seinem mehr oder minder langen Decrescendo, welches unter Umständen die gesamte

130 Ventrikelseptumdefekt

Diastole ausfüllen kann. Diese Verbindung von holosystolischem Geräusch und diastolischem Sofortgeräusch kann sowohl akustisch als auch phonokardiographisch den Eindruck eines kontinuierlichen Geräusches hervorrufen und muß damit zwangsweise Anlaß zu Verwechslungen mit dem kontinuierlichen Geräusch des offenen Ductus Botalli geben (Abb. 37). Die Imitation des kontinuierlichen Geräusches des Ductus Botalli kann so getreu sein (*760, 773, 814, 822, 829, 835*). daß Fehldiagnosen kaum oder nur mit Mühe vermieden werden können, und tatsächlich ja auch immer wieder gestellt worden sind.

Die Beachtung nachstehender Punkte erlaubt zumeist eine Differenzierung zwischen offenem Ductus Botalli einerseits und Ventrikelseptumdefekt + Aorteninsuffizienz andererseits:

1. *Das p.m. des Geräusches (und zwar sowohl des systolischen als auch diastolischen Geräusches) liegt beim Ventrikelseptumdefekt + Aorteninsuffizienz in der*

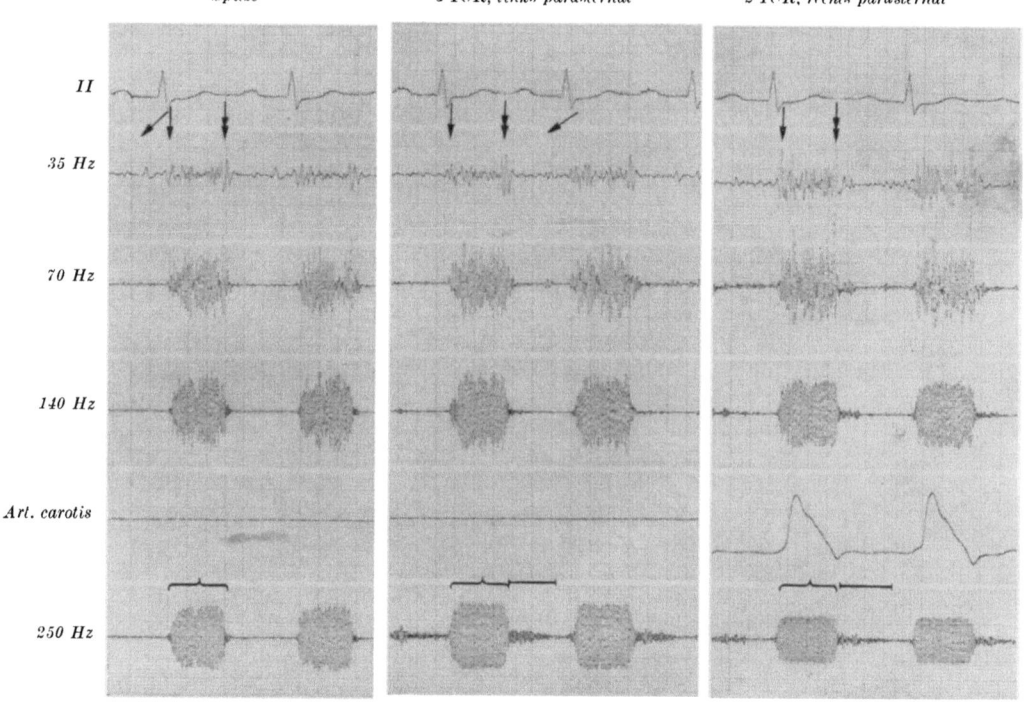

Abb. 37. Kombination von Ventrikelseptumdefekt + Aorteninsuffizienz bei einem 23jähr. Mann. Typisches bandförmiges systolisches Ventrikelseptumdefektgeräusch (⌢). 1. (↓) und 2. Herzton (↕) nur in niedrigen Frequenzbereichen vom Geräusch abgrenzbar. Leiser Vorhofton (↗). Über der Aorta und am linken Sternalrand folgt dem vom Geräusch „verschluckten" 2. Herzton sofort das hochfrequente diastolische Decrescendogeräusch der Aorteninsuffizienz (⊢——⊣). Bei der Auskultation ist peinliche Aufmerksamkeit erforderlich, um das an sich nicht leise diastolische Geräusch nach dem lauten, fast brüllenden systolischen Geräusch wahrzunehmen. Der Übertäubungseffekt ist in diesem Falle sehr ausgeprägt. Papiergeschwindigkeit: 50 mm/sec

Regel zwar auch am linken Sternalrand, jedoch praktisch stets um ein bis drei Intercostalräume tiefer als bei offenem Ductus Botalli. Mitunter ist das p.m. auch in Richtung Sternummitte verschoben und bietet dann eine noch bessere Unterscheidungsmöglichkeit.

2. *Dem „kontinuierlichen Geräusch" der Kombination Ventrikelseptumdefekt + Aorteninsuffizienz ist zwar ein schönes und gleichmäßiges Decrescendo der diastolischen Komponente eigen, es fehlt ihm aber sehr oft das sich spiegelbildlich dazu ver-*

haltende systolische Crescendo. Bei graphischer Registrierung geht ein bandförmiges systolisches Geräusch in das diastolische Decrescendogeräusch über (Abb. 37). Ein solches Geräuschverhalten, gekennzeichnet durch einen mit dem ersten Herzton verschmolzenen Beginn, durch eine bei Geräuschbeginn schon vorhandene maximale oder nahezu maximale Lautstärke, welche ohne nennenswerte Einbuße während der gesamten Systole bestehen bleibt, findet sich beim offenen Ductus Botalli nicht.

3. Weist das systolische Geräusch keine Bandform, sondern Crescendo-Decrescendocharakter auf, resultiert ein systolisch-diastolisches Doppelgeräusch, dem die vom Ductus her geläufige Kontinuität fehlt. Einkerbungen bei phonokardiographischer Registrierung, Unterbrechungen oder unmotivierte und durch ein vorhergehendes Crescendo nicht vorbereitete Lautstärkezunahmen zum Zeitpunkt des zweiten Herztones verursachen optisch und akustisch ein diskontinuierliches Bild, welches eine Abgrenzung vom echten kontinuierlichen Geräusch gestattet. Findet sich ausnahmsweise einmal ein fast oder vollständig nahtloser Übergang des systolischen in das diastolische Geräusch, so ermöglicht das in diesem Falle praktisch immer deutlich vor dem zweiten Herzton liegende Geräuschmaximum eine Unterscheidung. Beim Ductus fällt dieses Geräuschmaximum entweder mit dem zweiten Herzton zusammen oder eilt ihm geringfügig voraus, bzw. folgt ihm in kurzem Abstand.

Bei Berücksichtigung dieser Kriterien gelingt es in der Regel, einen Ventrikelseptumdefekt + Aorteninsuffizienz von einem offenen Ductus Botalli mit typischem kontinuierlichen Geräusch zu differenzieren. Wesentlich schwieriger aber gestaltet sich die Abgrenzung eines Ductus Botalli apertus mit atypischem systolisch-diastolischen Zweitaktgeräusch. Das verläßlichste Symptom ist hierbei das p.m. des Geräusches, welches auch hier beim Ductus Botalli im zweiten ICR links parasternal, beim Ventrikelseptumdefekt + Aorteninsuffizienz dagegen um 1 bis 3 Intercostalräume tiefer liegt. Nicht selten haben systolische und diastolische Geräuschkomponente unterschiedliche p.m. Die Blutdruckamplitude kann in beiden Fällen vergrößert sein und ist als Differentialdiagnostikum belanglos. Mehr Aufschluß hingegen gewährt die röntgenologische Breite der Aorta ascendens. Eine schmale aufsteigende Aorta spricht für Ventrikelseptumdefekt und gegen Ductus.

Intrakardial aufgenommene Schallkurven sind zur Abklärung der hier anstehenden differentialdiagnostischen Überlegungen dem präcordialen Phonokardiogramm eindeutig überlegen, da sie eine topographische Zuordnung der Geräusche erlauben.

Wie an anderer Stelle dargelegt, tritt das kontinuierliche Geräusch des offenen Ductus in der Art. pulmonalis auf und verschwindet beim Zurückziehen des Katheters aus der Art. pulmonalis in den rechten Ventrikel. Den präcordial mitunter das Ductusgeräusch weitgehend nachahmenden systolisch-diastolischen Geräuschen der Kombination Ventrikelseptumdefekt + Aorteninsuffizienz entspricht intrakardial kein kontinuierliches Geräusch in der Art. pulmonalis. Hier findet sich lediglich ein mesosystolisches Geräusch und ein lauter zweiter Herzton. Ob, wie FERUGLIO u. Mitarb. glauben annehmen zu dürfen, in diesen Fällen auch im rechten Ventrikel stets nur ein systolisches und kein diastolisches Geräusch festgestellt werden kann, sei dahingestellt. Da nicht nur theoretisch damit gerechnet werden muß, daß ein Teil des diastolischen Rückstroms auch den Defekt passiert, sondern eine solche diastolische Strömung angiokardiographisch tatsächlich auch nachgewiesen werden konnte, sollte das Auftreten diastolischer Geräusche im rechten Ventrikel nicht überraschen.

Besonders schwierig wird die Situation dann, wenn zur Kombination Ventrikelseptumdefekt + Aorteninsuffizienz noch eine infundibuläre Stenose der rechten Kammer hinzukommt. In manchen Fällen findet sich dann bei einem klinischen Bild wie bei Aorteninsuffizienz neben dem Defektgeräusch noch ein systolisches Geräusch von mehr oder minder ausgeprägtem Austreibungscharakter im 2. ICK links (*786*). In rund der Hälfte dieser Fälle wird außerdem apical ein mesodiastolisches Geräusch einer relativen Mitralstenose gefunden.

Neben einer Aorteninsuffizienz können weitere Fehlbildungen oder pathologische Veränderungen im Bereiche des Ausflußtraktes des linken Ventrikels, welche sich hämodynamisch als Hindernis auswirken, einen Ventrikelseptumdefekt komplizieren. Vor allem ist hier die **subaortale Stenose** zu nennen.

a) Liegt die Stenose vor dem Defekt, besteht also eine Kommunikation des rechten Ventrikels mit einer subaortalen Kammer des linken Ventrikels, wird in der Regel, obwohl an der subaortalen Stenose ein erheblicher Druckverlust eintreten kann, der Druck in der subaortalen Kammer den rechtsventrikulären Druck übertreffen. Es bleibt damit ein Links-Rechts-Shunt, allerdings fast stets wohl von geringer Stärke und insbesondere geringer Strömungsgeschwindigkeit bestehen. Man wird deshalb ein systolisches Defektgeräusch bei intrakardialer Registrierung z. B. nicht vermissen. Präkordial allerdings dürfte stets das an der Stenose entstehende Geräusch dominieren. Da sowohl Stenose- als auch Defektgeräusch praktisch das gleiche p.m. haben, das Defektgeräusch unter den genannten Bedingungen jedoch höchstens ausnahmsweise Band- oder Kastenform aufweist, muß das Stenosegeräusch das Defektgeräusch bis zur Unkenntlichkeit überdecken. LAUER u. Mitarb. beobachteten in einem hierhergehörigen Fall neben einem lauten systolischen Geräusch am linken unteren Sternalrand ein kontinuierliches Geräusch links infraclaviculär, ohne daß ein offener Ductus vorhanden war. Eine genaue phonokardiographische Schallanalyse ergab jedoch, daß sich an der Basis dem mit weiter Ausbreitung über dem Thorax nachweisbaren systolischen Geräusch ein diastolisches Geräusch zugesellte und das Bild eines systolisch-diastolischen Doppelgeräusches mit pseudokontinuierlichen Eigenschaften hervorrief. Da aber nun, wie anderen Orts ausgeführt, diastolische Geräusche bei subaortaler Stenose durchaus nicht ungewöhnlich sind, kann auch das Vorkommen eines solchen diastolischen Basisgeräusches beim Zusammentreffen eines Ventrikelseptumdefektes mit einer subaortalen Stenose nicht verwundern.

b) Handelt es sich um einen prästenotischen Ventrikelseptumdefekt, kommuniziert also der eigentliche und unter erhöhtem Druck stehende linke Ventrikel frei mit der rechten Kammer, kann der Defekt infolge der als Entleerungshindernis wirksamen subaortalen Stenose den überwiegend benutzten Ausgang aus dem linken Herzen darstellen. Es resultiert damit praktisch stets ein großer Links-Rechts-Shunt mit hochgradiger Volumenbelastung des rechten Ventrikels und kleinen Kreislaufs. Die dadurch geschaffene Kreislaufsituation ist derart ungünstig, daß diese Kombination fast immer rasch tödlich verläuft. Auskultatorisch imponiert ein lautes Defektgeräusch (*743*).

Diastolische Spitzengeräusche als Ausdruck einer relativen Mitralstenose kommen vor und sind leicht erklärlich.

c) In jenen Fällen schließlich, in denen der Ventrikelseptumdefekt der subaortalen Stenose genau gegenüber liegt, wird es von der Größe desjenigen Defektareals, welches vor der Stenose und damit im Bereich des eigentlichen linken Ventrikels liegt, abhängen, ob auskultatorisch die Stenose oder die Defektsymptomatik überwiegt, ob die unter a) oder b) erwähnten Elemente das akustische Bild beherrschen.

Anstelle einer subaortalen Stenose kann auch einmal ein **abnorm inserierendes vorderes Mitralsegel** den Ausflußtrakt des linken Ventrikels obstruieren. Eine solche Fehlbildung gibt Anlaß zu Wirbelbildungen, aber sie stenosiert kaum die Ausflußbahn. Für die hämodynamische Situation bleibt damit allein der Ventrikelseptumdefekt maßgeblich, zumindest solange, als die falsche Klappeninsertion keine Insuffizienz der Mitralklappe im Gefolge hat. Da das Klappengewebe aber im Überschuß angelegt ist, bedarf es schon einer beträchtlichen Displazierung, ehe eine Insuffizienz resultiert.

In der großen Mehrzahl wird deshalb lediglich ein Ventrikelseptumdefekt diagnostiziert werden. An die Möglichkeit einer zusätzlichen Klappenanomalie der hier besprochenen Art sollte man aber wenigstens denken, wenn neben einem typischen Defektgeräusch ein apikales Systolicum mit den Merkmalen eines Mitralinsuffizienzgeräusches vorhanden ist. Mehr als der Trost freilich, daran gedacht zu haben, ist nicht zu gewinnen, da die Anomalie auch beim Einsatz modernster diagnostischer Methoden in vivo kaum jemals diagnostiziert werden kann.

Das Zusammentreffen eines Ventrikelseptumdefektes mit einer **Aortenisthmusstenose** kommt dann relativ häufig vor, wenn zusätzlich noch eine Anomalie des Gefäßabganges vom Herzen (Transposition, Abgang beider Schlagadern aus einem Ventrikel, Truncus arteriosus communis) besteht. Bei normaler Position der Aorta und Arteria pulmonalis hingegen ist diese Kombination seltener.

Da als Folge der Aortenisthmusstenose der Druck im linken Ventrikel ansteigt, vergrößert sich der Druckgradient zwischen linkem und rechtem Ventrikel und damit unter sonst gleichen Umständen auch das Shuntvolumen. Es nimmt deshalb nicht Wunder, daß ein lautes Defektgeräusch mit typischem p.m. und charakteristischer Konfiguration vorhanden ist und als obligater Befund bezeichnet werden kann.

Falls neben der Aortenisthmusstenose noch ein offener Ductus besteht, sind Modifikationen des Geräusches möglich. Theoretisch müßte Art und Ausmaß dieser Modifikationen davon abhängen, ob der Ductus prä- oder postisthmisch mündet. Da aber einerseits bei präisthmischem Ductus Botalli fast immer eine pulmonale Hypertonie, bei postisthmischem Ductus Botalli wiederum als Folge des Lecks im Ventrikel das Kleinkreislaufvolumen so groß ist, daß das vom prä- zum poststenotischen Aortenabschnitt geschleuste kollaterale Blutvolumen nicht ausreicht, um in der poststenotischen Aorta ein so beträchtliches Volumen zu gewährleisten, daß ein nennenswerter Links-Rechts-Shunt über den Ductus möglich wird, ist es erklärlich, daß ein kontinuierliches Ductusgeräusch in der Regel über der Basis genauso vermißt wird wie ein systolisch-diastolisches Doppelgeräusch. Allerdings hat man auf diastolische Pulmonalinsuffizienzgeräusche zu achten. Diastolische Spitzengeräusche (relative Mitralstenose) sind häufig (*810*), was beim Zusammentreffen eines erhöhten mitralen Blutdurchflusses mit einem gesteigerten linksventrikulären Druck nicht erstaunt.

Besteht neben einem Ventrikelseptumdefekt als einzige zusätzliche Anomalie ein **offener Ductus Botalli**, müssen wir uns der Tatsache erinnern, daß *beim Vorhandensein mehrerer Links-Rechts-Shunts die nachgeschaltete Kurzschlußverbindung in den Hintergrund tritt*, da über den vorgeschalteten Shunt das größere Volumen aus einer Kreislaufhälfte in die andere passiert. Man wird deshalb ein lautes Defektgeräusch bei der Kombination Ventrikelseptumdefekt + Ductus Botalli kaum jemals vermissen, einem typischen kontinuierlichen Ductusgeräusch dagegen nur dann und wann begegnen (Abb. 38). Zahlenmäßig entspricht dieses „dann und wann" etwa einer Häufigkeit von 10% (*819*). Neben dem Defektgeräusch gehört ein mesodiastolisches Spitzengeräusch (relative Mitralstenose als Folge eines großen Durchflußvolumens bei doppeltem Links-Rechts-Shunt) zum akustischen Erscheinungsbild des Ventrikelseptumdefekts + Ductus Botalli, ohne für diese Kombination aber kennzeichnend oder von besonderer diagnostischer Bedeutung zu sein. Es zeigt lediglich die hämodynamische Situation auf, besagt aber nichts über deren Ursache.

Der zweite Herzton ist fast stets akzentuiert, ein dritter Herzton läßt sich mit großer Häufigkeit nachweisen. Insgesamt ist also der Auskultationsbefund wenig geeignet, bei einem Ventrikelseptumdefekt das gleichzeitige Vorliegen eines offenen Ductus Botalli aufzudecken (*805, 819*). Besteht der Schallbefund eines

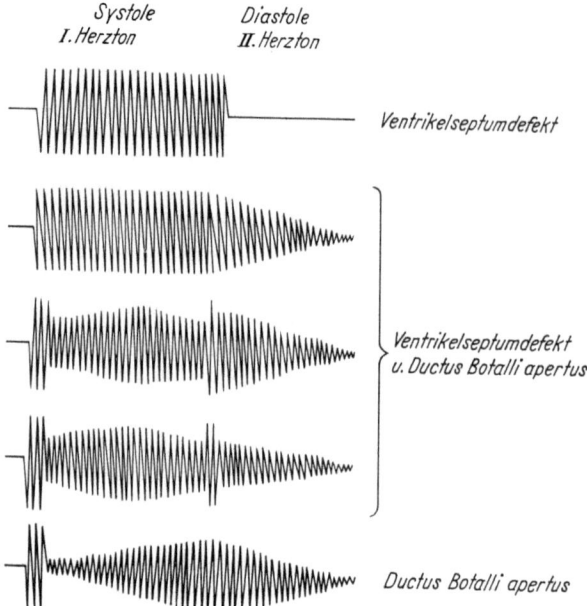

Abb. 38. Schematische Darstellung des Geräuschverhaltens bei isoliertem Ventrikelseptumdefekt, isoliertem Ductus Botalli apertus und der Kombination beider Anomalien

Ventrikelseptumdefektes, so hat eine vergrößerte Blutdruckamplitude als wichtigstes Verdachtsmoment auf das Vorhandensein eines offenen Ductus Botalli zu gelten. Eine verbreiterte Aorta ascendens vertieft den Verdacht, die Klärung muß speziellen Untersuchungsmethoden vorbehalten bleiben.

Ein ähnlicher akustischer Befund wie bei Ventrikalseptumdefekt + Aorteninsuffizienz begegnet uns bei der weitaus selteneren Kombination Ventrikelseptumdefekt + Pulmonalinsuffizienz bei fehlenden Pulmonalklappen. Das diastolische Geräusch der Pulmonalinsuffizienz bildet mit dem Defektgeräusch über der Art. pulmonalis ein Zweitaktgeräusch bei stets fehlendem Pulmonalklappenschlußton (*831*).

Zum Abschluß sei noch ein Kuriosum erwähnt, welches von RADO u. Mitarb. mitgeteilt wurde. Bei einem älteren Patienten, der wegen eines Myokardinfarktes in die Klinik eingewiesen worden war, bestand ein lautes systolisches Preßstrahlgeräusch über Herzmitte. Im Zusammenhang mit dem Myokardinfarkt lag die Annahme einer Septumruptur nahe. Die Obduktion offenbarte neben einem Myokardinfarkt einen kongenitalen Ventrikelseptumdefekt.

d) Postoperative Schallbefunde

Die Anwendung des extrakorporalen Kreislaufs ermöglicht den operativen Verschluß eines Kammerseptumdefektes. Es bedarf kaum des Hinweises, daß eine derartige Operation nur bei größerem Links-Rechts-Shunt indiziert ist.

Der postoperative Schallbefund spiegelt in vorzüglicher Weise den Operationserfolg, bzw. den gelungenen oder unvollständigen Verschluß des Defektes wider.

Das vorher laute holosystolische Defektgeräusch wird leiser und verschwindet unter Umständen völlig (*752, 765, 781, 800, 801, 827*), wenn der Shunt auf Ventrikelebene beseitigt wurde. Es bleibt bestehen oder nimmt an Intensität sogar zu, wurde ein Restdefekt belassen.

Mitunter tritt postoperativ ein dritter Herzton in Erscheinung. Es ist nicht ausgeschlossen, daß hierfür Schwingungen der Kunststoffprothese während der raschen Füllungsphase des Ventrikels verantwortlich zeichnen.

Bei Säuglingen und Kleinkindern ist ein operativer Verschluß des Defektes aus technischen Gründen kaum möglich. Da bei diesen kleinen Patienten ein Ventrikelseptumdefekt durch die Volumenbelastung für das rechte Herz und den kleinen Kreislauf Gefahren heraufbeschwören kann, haben MULLER und DAMMANN als Palliativmaßnahme die künstliche Einengung der Art. pulmonalis empfohlen. Durch diese Operation, die wiederholt schon mit Erfolg ausgeführt worden ist, wird der kleine Kreislauf entlastet, wodurch es gelingen kann, die Patienten solange am Leben zu erhalten, bis ein operativer Defektverschluß möglich wird.

Akustisch findet sich postoperativ neben dem schon präoperativ vorhandenen Defektgeräusch über der Art. pulmonalis ein lautes Austreibungsgeräusch (*808*). Beide Geräusche sollen gut unterscheidbar sein, insbesondere wenn prä- und postoperativer Befund verglichen werden. Ein vorher akzentuierter zweiter Herzton über der Pulmonalis verliert an Intensität und Frequenz.

e) Bedeutung der Hämodynamik für die Herzschallbefunde

Durch die intrakardiale Phonokardiographie und Beobachtungen bei experimentellen Septumdefekten (*817*), nach operativem Verschluß eines Defektes und bei spontaner Ruptur des Septums darf als gesichert gelten, daß das laute systolische Geräusch am Defekt selbst entsteht. Während beim Vorhofseptumdefekt infolge des minimalen Druckunterschiedes zwischen linkem und rechtem Vorhof am Defekt selbst keine Geräusche auftreten, zumindest keine solchen, die präkordial wahrgenommen werden können, verbindet der Ventrikelseptumdefekt zwei Herzkammern, deren systolischer Druck unter normalen Verhältnissen um das Vier- bis Sechsfache differiert. Das muß zur Folge haben, daß Blut während der Systole mit großer Kraft vom linken zum rechten Ventrikel gepreßt wird. Es resultiert somit ein Preßstrahlgeräusch, das um so stärker sein muß, je größer der Druckunterschied zwischen linker und rechter Herzkammer ist. Da dieser Druckgradient unter sonst gleichartigen Bedingungen in wesentlichem Grade vom Ausmaß des Defektes abhängt, und mit zunehmender Defektgröße der Druckunterschied evtl. bis zum Druckausgleich vermindert werden kann, ist es verständlich, daß gerade die kleinen und hämodynamisch bedeutungslosen Defekte häufig akustisch am imposantesten sind. „Viel Lärm um Nichts" (*841*). Wir werden jedoch noch sehen, daß aus der Lautstärke des Geräusches nicht unbedingt auf Defektgröße und hämodynamische Relevanz geschlossen werden kann.

Wie wiederum die intrakardiale Herzschallschreibung eindrucksvoll erkennen ließ, findet sich beim Ventrikelseptumdefekt in ähnlicher Weise wie beim Vorhofseptumdefekt auch in der Art. pulmonalis ein systolisches, auf ein erhöhtes Strömungsvolumen zu beziehendes Geräusch. Bis zu einem gewissen Grade besteht zwischen Defektgeräusch und pulmonalem Strömungsgeräusch ein inverses Verhältnis, indem ein lautes Defektgeräusch einen kleinen Defekt und damit ein kleines Shuntvolumen, ein lautes und langes pulmonales Strömungsgeräusch ein großes Shuntvolumen und damit einen großen Defekt anzeigen. Bei präkordialer Ableitung wird allerdings nur zu oft das pulmonale Geräusch vom Defektgeräusch übertönt. Es tritt in der Regel dann mehr und mehr hervor, wenn das Defektgeräusch „atypisch" wird. Diastolische Geräusche kommen beim Ventrikelseptumdefekt prinzipiell unter den gleichen Voraussetzungen vor wie beim Vorhofseptumdefekt, nur daß diastolische Intervallgeräusche, da der Defekt eine Etage tiefer liegt, nicht auf eine relative Tricuspidal-, sondern Mitralstenose zu beziehen sind. Die Vermutung, daß das mit p.m. im Spitzenbereich zu hörende, vom zweiten Herzton abgesetzte proto- oder mesodiastolische bzw. präsystolische Geräusch mitralen Ursprungs ist, wurde, wenn ich recht unterrichtet bin, zum ersten Mal von LAUBRY u. Mitarb. geäußert. Dieser Annahme wird inzwischen kaum noch widersprochen. Das Geräusch findet sich fast ausschließlich bei großem Shunt (> 5,0 l/min), damit bei großem Kleinkreislauf- und Mitralklappendurchflußvolumen. Es ist meist mit einem dritten Herzton vergesellschaftet, der das proto- bzw. mesodiastolische Geräusch gewöhnlich einleitet. Das Geräusch ist praktisch stets auf die rasche Füllungsphase des Ventrikels beschränkt und deshalb von kurzer Dauer. Besteht zusätzlich ein präsystolisches Geräusch, so ist dieses, ausreichende Diastolendauer vorausgesetzt, vom proto-mesodiastolischen Geräusch getrennt. Diastolische Intervallgeräusche von längerer Dauer müssen zumindest erhebliche Zweifel am Vorliegen einer relativen Stenose aufkommen lassen und die diagnostischen Überlegungen in Richtung einer organischen Stenose lenken.

Diastolische Sofortgeräusche mit p.m. über der Basis bzw. Art. pulmonalis werden meist auf eine relative Pulmonalklappeninsuffizienz bezogen. Solange eine pulmonale Hypertonie vorhanden ist, wird man an der Richtigkeit dieser Deutung kaum Zweifel hegen. Fehlen aber die Symptome einer pulmonalen Hypertonie, und kann auch keine Aorteninsuffizienz für das frühdiastolische Geräusch verantwortlich gemacht werden, überzeugt die Interpretation als Pulmonalinsuffizienzgeräusch nicht.

Es erhebt sich die Frage, ob nicht in besonders gelagerten Fällen auch während der Diastole Blut den Defekt von links nach rechts passiert. Angiokardiographische Untersuchungen haben eine solche diastolische Strömung zumindest wahrscheinlich gemacht (771). Als Ursache käme ein links-rechtsventrikulärer diastolischer Druckgradient in Betracht, wie er zumindest für die enddiastolische Phase als gesichert gelten kann, wohl aber auch protodiastolisch vorhanden ist. Überlegungen, nach denen der „sogstärkere" linke Ventrikel zu Beginn der Diastole Blut aus der rechten Kammer aspirieren und auf diese Weise ein frühdiastolisches Geräusch verursachen soll, sind rein hypothetischer Natur und durch nichts bewiesen.

Wenn, wie wir gehört haben, laute holosystolische Geräusche vor allem kleinen Defekten, diastolische Intervallgeräusche dagegen großen Defekten mit Links-Rechts-Shunt, bei denen sie nach WOOD in rund 90% der Fälle gefunden werden sollen, zugeordnet sind, ist zu erörtern, ob und in welchem Umfange überhaupt aus dem Schallbefund Schlüsse auf die hämodynamischen Besonderheiten im Einzelfalle möglich oder erlaubt sind.

Ausgangspunkt einer solchen Betrachtung haben pathophysiologische Überlegungen zu sein, wobei vorauszuschicken ist, daß sich die früher geübte Einteilung in hoch- und tiefsitzende Kammerscheidewanddefekte in ähnlicher Weise wie eine Einteilung in Defekte des membranösen und muskulären Septums als unzweckmäßig erwiesen hat und fast einmütig verlassen worden ist.

Ausschlaggebend für die hämodynamischen Auswirkungen eines Ventrikelseptumdefektes ist nicht dessen Lokalisation, sondern in Kombination mit dem links-rechtsventrikulären Druckgradienten die Defektgröße. Sie determiniert das Shuntvolumen und wird dadurch zum entscheidenden Faktor für alle regulatorischen und reaktiven Sekundärerscheinungen.

BROTMACHER u. Mitarb. haben nach hämodynamischen Gesichtspunkten eine Einteilung des Ventrikelseptumdefektes in 5 Gruppen vorgenommen:
1. kleine Defekte mit Links-Rechts-Shunt;
2. große Defekte mit Links-Rechts-Shunt und normalem pulmonalen Druck;
3. große Defekte mit Links-Rechts-Shunt und erhöhtem pulmonalen Druck;
4. große Defekte mit kleinem Links-Rechts-Shunt und erhöhtem pulmonalen Druck;
5. große Defekte mit Rechts-Links-Shunt und erhöhtem pulmonalen Druck.

Diese Einteilung ist überwiegend auf die Ergebnisse von Herzkatheteruntersuchungen ausgerichtet. Für klinische Belange genügen 3 Gruppen:
1. Kleine Defekte mit kleinem Links-Rechts-Shunt.
2. Große Defekte mit großem Links-Rechts-Shunt und normalem pulmonalen Druck oder pulmonalem Volumenhochdruck.
3. Große Defekte mit Links-Rechts- oder Rechts-Links-Shunt und pulmonalem Widerstandshochdruck.

Mit der später noch zu erwähnenden Ausnahme sind kleine Defekte, wie mehrfach schon betont, mit dem typischen lauten, hochfrequenten und holosystolischen Geräusch von meist band- oder kastenförmiger Gestalt im Phonokardiogramm verbunden. Erster und zweiter Herzton weisen keine Besonderheiten auf, die Spaltung des zweiten Herztons kann normal oder gering verlängert sein, die inspiratorische Verschieblichkeit des Spaltungsintervalls ist praktisch stets erhalten. Zu den kleinen Defekten, die dieses Schallbild erzeugen, sind Defekte mit einem Durchmesser von weniger als 1 cm/m² Körperoberfläche, bzw. mit einem absoluten Shuntvolumen von weniger als 2,0 l/min oder einem relativen Shuntvolumen von weniger als 45% des Kleinkreislaufminutenvolumens zu zählen. Geräuschmäßig unterscheidet sich die zweite Gruppe — großer Defekt mit großem Links-Rechts-Shunt und normalem pulmonalen Druck oder volumenbedingter pulmonaler Druckerhöhung ohne nennenswerte Steigerung des pulmonalen Arteriolenwiderstandes — praktisch nicht von der ersten Gruppe. Geräuschintensität und -dauer ermöglichen somit keine Unterscheidung zwischen großem und kleinem Ventrikelseptumdefekt (*758, 762, 764, 769, 777*), wenn auch bei größeren Defekten spindelförmige Geräusche häufiger zu sein pflegen als bandförmige, und die Geräusche leiser und weicher werden können.

Wichtiger als das Geräusch sind für die akustische Abschätzung der Größe des Links-Rechts-Shunts der zweite und dritte Herzton sowie diastolische Intervallgeräusche. Mit ansteigendem Shunt nimmt, wenn auch nicht ohne erhebliche Streuung, das Intervall zwischen Aorten- und Pulmonalanteil des zweiten Herztons zu. Auch jetzt aber ist die respiratorische Verschieblichkeit fast stets erhalten oder höchstens angedeutet eingeschränkt. Eine fixierte Spaltung muß beim Vorhandensein eines typischen Ventrikelseptumdefektgeräusches den Verdacht auf einen zusätzlichen Vorhofseptumdefekt wecken.

Die Zusammenhänge zwischen drittem Herzton, apikalem diastolischen Intervallgeräusch und Größe des Links-Rechts-Shunts wurden bereits erwähnt und brauchen nicht nochmals wiederholt zu werden.

Zusammenfassend ergibt sich somit:
Das systolische Defektgeräusch ist diagnostisch bedeutsam, es kann jedoch nur bedingt für Aussagen hämodynamischer Art herangezogen werden. Bei kleinen Defekten stellt dieses Geräusch zumeist die ganze akustische Ausrüstung dar. Eine weite Spaltung des zweiten Herztons, ein deutlicher dritter Herzton und diastolische Intervallgeräusche über der Spitze als Ausdruck eines großen mitralen Durchflußvolumens (Carey-Coombs-Geräusch) sind bei systolischem Defektgeräusch im Sinne eines großen oder größeren Defektes bzw. großen oder größeren Links-Rechts-Shunts zu verwerten.

Intraindividuelle Geräuschschwankungen müssen, da der durch den Defekt gegebene Strömungswiderstand in diesem Falle konstant ist, in erster Linie auf Zu- oder Abnahmen des Shuntvolumens in Abhängigkeit von Änderungen des interventrikulären Druckgradienten zurückgeführt werden. Transitorische Änderungen des absoluten kardialen Auswurfvolumens treten gegenüber diesen Verschiebungen des relativen Shuntvolumens in den Hintergrund. Unter körperlichen Belastungen ändert sich die Druckrelation zwischen linkem und rechtem Herzen meist zugunsten des rechten Herzens, wodurch vorübergehend eine Geräuschabschwächung resultieren kann. Eigentümlicherweise wird beim Ventrikelseptumdefekt entgegen dem üblichen Verhalten unter Belastung mitunter eine Zunahme des Links-Rechts-Shunts beobachtet, also eine gegenüber dem Druckanstieg im kleinen Kreislauf relativ stärkere Steigerung des Systemdrucks (*755*). Ähnliche Relationen bestehen auch bei künstlicher intrathorakaler Drucksteigerung. Es ist deshalb verständlich, daß unter Belastung und beim Valsalvaschen Versuch das Defektgeräusch keine nennenswerten Änderungen zu erfahren braucht oder gar verstärkt werden kann.

Artefiziell läßt sich der Druckgradient durch vasoaktive Substanzen variieren. Amylnitrit bewirkt eine Senkung des Systemdrucks und verursacht auf diese Weise eine Abschwächung und Verkürzung des Geräusches. Dieser Effekt scheint bei kleinen Defekten regelmäßiger und ausgeprägter aufzutreten als bei großen Defekten (*375, 820, 832*). Erhöhung des peripheren Widerstands mittels Katechinaminderivaten kehrt diese Wirkung um.

Die dritte Gruppe nimmt eine Sonderstellung ein. Die volumenbedingten Drucksteigerungen im kleinen Kreislauf haben hier einer pulmonalen Hypertonie als Folge einer peripheren Widerstandserhöhung mit Reduzierung des Links-Rechts-Shunts oder Umkehr der Shuntrichtung Platz gemacht. Der bei der zweiten Gruppe hyperzirkulatorische und hyperaktive pulmonale Kreislauf ist verschwunden und durch ein sowohl in der Form als auch Bewegung fast starres Bild ersetzt. Der Aspekt der Patienten wird, entsprechend der Shuntumkehr, mehr oder weniger von dem Symptom Cyanose beherrscht. Das Gesamterscheinungsbild der dritten Gruppe kann sich so wesentlich von dem der ersten und zweiten Gruppe unterscheiden, daß sie lange Zeit als selbständiges Krankheitsbild geführt wurde: Eisenmenger-Komplex.

f) Die Eisenmenger-Reaktion

Wenn wir heute praktisch nur noch von einer Eisenmenger-Reaktion und nicht mehr von einem Eisenmenger-Komplex sprechen, so ist das darauf zurückzuführen, daß diese Bezeichnung de facto keine besondere Anomalie, sondern einen bestimmten Funktionszustand, der bei oder im Verlauf mehrerer Anomalien auftreten kann, abstrahiert. Die Eisenmenger-Reaktion ist definiert durch das Vorhandensein oder Einsetzen einer pulmonalen Widerstandserhöhung mit der Möglichkeit eines Rechts-Links-Shunts bei kongenitalen Angiokardiopathien, die gewöhnlich durch einen Links-Rechts-Shunt und einen normalen arteriolären Widerstand im kleinen Kreislauf gekennzeichnet sind. Neben dem Ventrikelseptumdefekt gehören zu ihnen vor allem noch der Vorhofseptumdefekt, die isolierte partielle Pulmonalvenentransposition, der offene Ductus Botalli und die Transposition der großen Gefäße.

Wenn früher der Name Eisenmenger-Komplex allein für den Ventrikelseptumdefekt mit pulmonaler Hypertonie und fakultativem Rechts-Links-Shunt auf Ventrikelebene gebraucht wurde, dann deshalb, weil angenommen worden war, daß das unter diesen Umständen häufig zu beobachtende Überreiten der Aorta über dem Defekt unabdingbare Teilerscheinung der Anomalie sei. Inzwischen haben wir aber gelernt, daß diesem Überreiten meist keine besondere anatomische

Gegebenheit, sondern ein funktionelles Geschehen zugrunde liegt. Zum anderen hat sich gezeigt, daß dieses Überreiten für die Cyanose der Eisenmenger-Reaktion nur von untergeordneter Bedeutung ist. Der Druckgradient zwischen linkem und rechtem Ventrikel entscheidet praktisch allein, ob eine Mischungscyanose auftritt oder nicht. Ein normaler Druckgradient verhindert eine Cyanose selbst dann, wenn die Aorta über dem Defekt reitet.

Wie auch beim offenen Ductus Botalli und beim Vorhofseptumdefekt verändert die Eisenmenger-Reaktion ebenfalls beim Ventrikelseptumdefekt das Herzschallbild in erheblicher, meist recht charakteristischer und, soweit die einzelnen Phasen anhand einer Längsschnittbeobachtung verfolgt werden können, in pathognomonischer Weise (Abb. 39). Der erste Herzton weist keine signifikanten Unterschiede auf. Mit großer Regelmäßigkeit wird bei pulmonaler Hypertonie bzw. bei der Eisenmenger-Reaktion jedoch 0,1—0,13 sec nach dem ersten Herzton ein frühsystolischer ejection click gefunden (704, 758). Die Lautstärke des zweiten Herztones ist dem diastolischen Pulmonalarteriendruck direkt proportional, wenn man sich auch absoluter Zahlenangaben wegen der im Hinblick auf praktische Belange immer noch vorhandenen Unmöglichkeit, phonokardiographische Amplituden zu eichen und damit kommensurabel zu machen, zu enthalten hat.

Je höher der diastolische Pulmonalarteriendruck, desto lauter der zweite Herzton über der Art. pulmonalis, wobei die Lautstärkezunahme vor allem den Pulmonalanteil betrifft. Das Spaltungsintervall verkleinert sich mit zunehmender Drucksteigerung mehr und mehr. Schließlich kann nur noch eine einzige Schwingungsgruppe bestehen oder gar eine paradoxe Spaltung resultieren (745). Der eng gespaltene zweite Herzton weist meist annähernd normale respiratorische Verschieblichkeit auf.

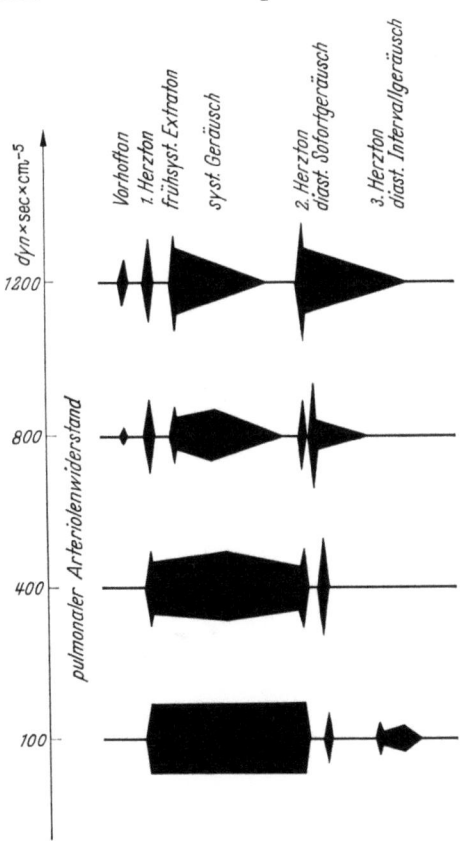

Abb. 39. Schematische Darstellung der Beziehungen zwischen akustischem Befund und Arteriolenwiderstand des kleinen Kreislaufs bei Ventrikelseptumdefekt. Mit zunehmender Widerstandserhöhung (Eisenmenger-Reaktion) wird das normale Defektgeräusch mehr und mehr durch atypische Geräusche verdrängt und ersetzt. Hinzu kommen diastolische Sofortgeräusche, enge Spaltungen und Lauterwerden des 2. Herztons, frühsystolische Klicks und Vorhoftöne

Mit der aufgelegten Hand kann der verstärkte Pulmonalklappenschluß neben dem linken oberen Sternalrand häufig gut als kurzer Schlag gefühlt werden.

Der dritte Herzton ist beim Ventrikelseptumdefekt innig mit der Größe des Links-Rechts-Shunts gekoppelt. Er verschwindet deshalb nahezu regelmäßig, wenn durch eine pulmonale Hypertonie die Shuntverhältnisse korrigiert oder umgekehrt werden. Droht eine myokardiale Insuffizienz, oder ist eine solche bereits manifest, kann ein dritter Herzton in Form eines meist deutlich wahrnehmbaren protodiastolischen Galopps wiederum vorhanden sein.

140 Ventrikelseptumdefekt

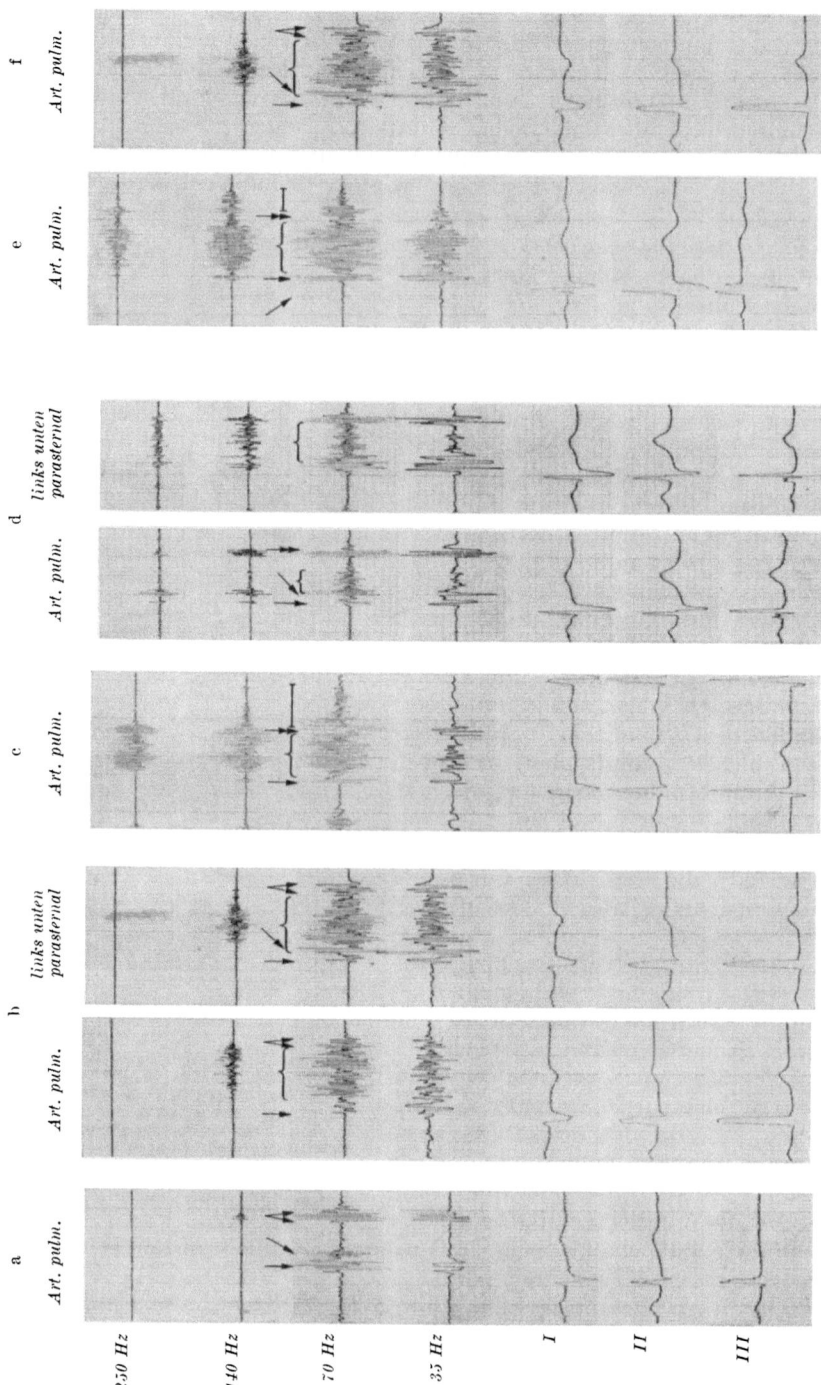

Während bei normalem Druckgradienten ein Vorhofton beim Ventrikelseptumdefekt kaum jemals beobachtet wird, tritt er bei pulmonaler Hypertonie recht häufig in Erscheinung. Die Erhöhung des rechtsventrikulären enddiastolischen Drucks zieht eine Drucksteigerung im rechten Vorhof nach sich (hohe a-Welle im Venenpuls bei pulmonaler Hypertonie). Die hierfür erforderliche Kontraktionszunahme zeichnet für das Auftreten des vierten Herztons verantwortlich.

Das systolische Defektgeräusch ist bei der pulmonalen Hypertonie den augenfälligsten Änderungen ausgesetzt (Abb. 40). In weitgehender Korrelation zur pulmonalen Drucksteigerung wandelt sich das band- oder kastenförmige Geräusch über ein Spindelgeräusch gradatim zu einem Decrescendogeräusch, wobei sich das Geräuschmaximum und -ende mehr und mehr zum ersten Herzton hin verlagert. Die Kontinuität zum zweiten Herzton reißt ab und weicht einem geräuschfreien Intervall; der auf diese Weise evidente Geräuschverlust kann bis zur völligen Geräuschlosigkeit fortschreiten. Diesem Geräuschverhalten geht eine Abschwächung des präkordialen Schwirrens bis zum totalen Verschwinden parallel. Diese formalen Änderungen sind im Durchschnitt mit einer Intensitäts- und Frequenzabnahme gekoppelt. Frequenzen über 140 Hz werden immer seltener, laute Geräusche finden sich in einem größeren Material ungefähr noch in der Hälfte der Fälle.

WOOD und LEATHAM haben angenommen, daß dieses Geräusch weniger am Defekt entsteht, sondern als pulmonales Strömungsgeräusch (Pulmonaldilatation) anzusehen ist. Diese Meinung dürfte um so mehr zutreffend sein, je stärkere Grade die pulmonale Widerstandserhöhung erreicht. Wie dargestellt wurde, sind diastolische Intervallgeräusche beim Ventrikelseptumdefekt fast stets Ausdruck eines großen mitralen Durchflußvolumens. Die Abnahme des Shuntvolumens als Folge einer pulmonalen Widerstandserhöhung muß deshalb zwangsläufig mit einem Verschwinden apikaler proto-, mesodiastolischer und präsystolischer Geräusche verbunden sein. Statt dessen werden jetzt aber mit zunehmender Häufigkeit diastolische Sofortgeräusche mit p.m. links parasternal gefunden. Diese Graham-Steell-Geräusche, die wir in knapp 30% unserer Fälle sahen, gehen fast immer mit einer diastolischen Druckerhöhung von mindestens 30 mm Hg einher (793). Ein solches Pulmonalinsuffizienzgeräusch kann in manchen Fällen von Eisenmenger-Reaktion das einzige wahrnehmbare Geräusch sein (764). Bei intrakardialer Schallschreibung ist es besonders auf die Ausflußbahn des rechten Ventrikels lokalisiert (770).

Abb. 40a—f links. Herzschallkurven bei Patienten mit Eisenmenger-Reaktion (Diagnose gesichert durch Herzkatheterismus und zum Teil durch Angiokardiographie)
a 22jähr. Patient mit Eisenmenger-Reaktion bei Ventrikelseptumdefekt. Ein Geräusch ist nicht nachweisbar. Es findet sich ein lauter pulmonaler ejection click und eine enge Spaltung des akzentuierten 2. Herztons
b 33jähr. Patientin mit Eisenmenger-Reaktion bei Ventrikelseptumdefekt. Lautes holosystolisches Geräusch mit der Konfiguration eines Strömungsgeräusches über der Art. pulm., über Herzmitte und am linken Sternalrand. Dem Geräusch geht ein ejection click unmittelbar voraus. 2. Herzton eng gespalten mit Lautstärkezunahme des Pulmonalsegmentes
c 6jähr. Mädchen mit Eisenmenger-Reaktion bei Ventrikelseptumdefekt. Lautes holosystolisches Geräusch, ähnlich wie bei b. Zusätzlich findet sich hier aber das Graham-Steell-Geräusch einer relativen Pulmonalinsuffizienz.
d 5jähr. Knabe mit Eisenmenger-Reaktion bei Vorhofseptumdefekt (Ostium secundum-Defekt). Sehr lauter pulmonaler ejection click und sehr lauter 2. Herzton. Über der Art. pulm. protomesosystolisches Geräusch (Decrescendocharakter) aus überwiegend niederen und mittleren Frequenzen. Über der Sternummitte und links unten parasternal holosystolisches Decrescendogeräusch einer relativen Tricuspidalinsuffizienz.
e 8jähr. Knabe mit Eisenmenger-Reaktion bei Ostium primum-Defekt. Sehr lautes pulmonales Strömungsgeräusch. Am gleichen Ort Graham-Steell-Geräusch. Leiser Vorhofton. Das laute Geräusch zeigt an, daß trotz Erhöhung des pulmonalen Arteriolenwiderstandes noch ein überwiegender Links-Rechts-Shunt besteht.
f 12jähr. Knabe mit Eisenmenger-Reaktion bei offenem Ductus Botalli. Lauter Vorhofton und „atypisches" Ductusgeräusch, bestehend aus einem systolisch-diastolischen Doppelgeräusch mit sehr leiser systolischer und lauterer, vom 2. Herzton abgesetzter diastolischer Komponente. 2. Herzton eng gespalten mit Lautstärkezunahme des Pulmonalsegmentes. Papiergeschwindigkeit: 50 mm/sec. Zeichenerklärung: ↓ = 1. Herzton; ↡ = 2. Herzton; ⋀ = gespaltener 2. Herzton; ↘ = 4. Herzton; ⌒ = pulmonaler ejection click; ⁓ = systolisches Geräusch; ⊢⊣ = Graham-Steell-Geräusch

Es soll hier nicht auf die verschiedenen Ansichten und Kontroversen bezüglich Genese und Entwicklung der pulmonalen Widerstandserhöhung eingegangen werden. Die Tatsache aber, daß die Eisenmenger-Reaktion, ohne schicksalsmäßig das Terminalstadium dieser Anomalie darzustellen, die häufigste Ursache atypischer Geräuschbefunde beim Ventrikelseptumdefekt abgibt, zwingt zu einer kurzen Erörterung der möglichen Verlaufs- und Entwicklungsformen. Hierbei sind wiederum die kleinen von den großen Ventrikelseptumdefekten zu trennen.

Die Gefahr einer Eisenmenger-Reaktion besteht im wesentlichen nur bei größeren bzw. großen Defekten. Hier sinkt der pulmonale Widerstand entweder nach der Geburt nicht ab, bleibt also primär erhöht, oder aber er steigt im Laufe des Lebens an, ohne daß damit eine zwangsläufige Entwicklung vorgezeichnet wäre. Auch bei großen Ventrikelseptumdefekten kann die Eisenmenger-Reaktion ausbleiben und das klinische Bild konstant vom Links-Rechts-Shunt bestimmt werden.

Bei arteriolärer Widerstandserhöhung besteht neben den sonstigen Krankheitssymptomen der Eisenmenger-Reaktion der oben detaillierte Schallbefund entweder schon im Säuglings- und Kleinkindesalter oder entwickelt sich erst im späteren Leben, wobei ein Übergang im allgemeinen vor dem dritten Dezennium erfolgt. Bei gesicherter Diagnose eines Ventrikelseptumdefektes stellen damit die beschriebenen Geräuschänderungen stets ein Menetekel dar, dessen Bedeutung um so ominöser ist, als der Ausweg einer Operation nicht mehr begangen werden kann.

Prognostisch etwas günstiger dürfen jene Fälle eines großen oder größeren Defektes beurteilt werden, in denen die Volumenüberlastung des rechten Herzens und kleinen Kreislaufs nicht durch eine Zunahme des Lungenarteriolenwiderstandes, sondern durch die Entwicklung einer muskulären Hypertrophie im Bereich des Infundibulums der rechten Kammer korrigiert wird. Auf diese Weise wird ohne Belastung der pulmonalen Strombahn ein balancierter Shunt oder ein Rechts-Links-Kurzschluß erzielt. Symptomatik und Schallbefund entsprechen vollkommen dem Bild, wie wir es von der Fallotschen Tetralogie mit fehlendem oder geringem Rechts-Links-Shunt (acyanotischer Fallot, pink Fallot) kennen.

An die Möglichkeit einer solchen sekundären Widerstandserhöhung in der Ausflußbahn des rechten Ventrikels mit dem hämodynamischen Effekt einer infundibulären Pulmonalstenose ist beim Ventrikelseptumdefekt dann zu denken, wenn sich klinisch eine Eisenmenger-Reaktion herausbildet, aber eine Akzentuation des Pulmonalanteils des zweiten Herztons fehlt und der zweite Herzton normal oder gar weit gespalten ist.

Dem kleinen Ventrikelseptumdefekt ist sowohl die Entwicklung einer Eisenmenger-Reaktion als auch die Ausbildung einer sekundären infundibulären Pulmonalstenose fremd. In der Regel bleibt bei ihm der typische Schallbefund von der Geburt bis zum Tod erhalten. Die Konstanz des akustischen Befundes impliziert eine im wesentlichen qualitativ und quantitativ ebenfalls gleiche hämodynamische Situation.

Zwei Dinge müssen in diesem Zusammenhang aber Erwähnung finden.

Einmal nämlich wurde wiederholt festgestellt, daß auch bei kleinen Defekten gewisse Geräuschänderungen auftreten können, ohne allerdings zu atypischen Geräuschen zu führen. Derartige Veränderungen wurden praktisch ausnahmslos im Säuglings- und Kleinkindesalter beobachtet. Sie bestehen vor allem im Verschwinden sicher nachgewiesener diastolischer Geräusche (773) und in einem Leiserwerden des zweiten Herztons (774). Das Defektgeräusch selbst wird nur ausnahmsweise, und zwar in Form einer Intensitätszunahme, betroffen. Diese Änderungen gehen mit einer Besserung im Befinden der Patienten einher. Ihre

Ursache ist darin zu suchen, daß ein Defekt bestimmter Größe mit zunehmendem Körperwachstum ein geringeres Shuntvolumen bedingt oder erlaubt. Neben dem Defekt bestimmen Herzgröße und Aortenöffnungsfläche das Shuntvolumen. Da aber sowohl Herzgröße als auch Aortenostium während der Wachstumsperiode zunehmen, der Defekt demgegenüber seine Größe praktisch beibehält, muß eine Abnahme sowohl des relativen als auch des absoluten Shuntvolumens resultieren. Damit können aber die akustischen Erscheinungen des großen Links-Rechts-Shunts von denjenigen des kleinen Shuntvolumens abgelöst werden: Diastolische Intervallgeräusche verschwinden, der zweite Herzton verliert bei normalem Spaltungsintervall an Lautstärke.

Während diese Zusammenhänge dem Verständnis keine Schwierigkeiten bereiten, beinhaltet die zweite hier zu erörternde auskultatorische bzw. phonokardiographische Besonderheit Probleme, die keineswegs als gelöst betrachtet werden können. Mehrfach ist bei kleinen Defekten ein Atypischwerden vorher typischer Defektgeräusche (*741, 766, 772, 776, 796, 809 813, 833*) oder aber ein primär uncharakteristischer Geräuschbefund (*16, 462, 803, 832*) beobachtet oder behauptet worden.

So teilten HARNED u. Mitarb. einen Fall mit, in dem ein systolisches Defektgeräusch und rumpelndes Spitzendiastolicum im Alter von 4 Jahren verschwand. Die Diagnose des Septumdefektes soll durch Herzkatheterismus gesichert gewesen sein.

EVANS u. Mitarb. hatten bei 37 Säuglingen kurz nach der Geburt einen Ventrikelseptumdefekt diagnostiziert. Die Diagnose stützte sich auf die uniforme Intensität eines holosystolischen Geräusches. Ausstrahlung zum Hals oder zur Axilla wird ausdrücklich verneint. In all diesen Fällen sei das Geräusch später verschwunden.

JEFFERSON u. Mitarb. fanden bei einem ungewöhnlich tiefsitzenden kleinen Defekt nur ein frühsystolisches Geräusch. VOGELPOEL u. Mitarb. beobachteten bei 12 Patienten atypische Ventrikelseptumdefekt atypische Geräusche, welche nach Amylnitrit und Phenylnephrin die Charakteristika eines linksventrikulären Regurgitationsgeräusches aufwiesen. NADAS u. Mitarb. sahen bei 4 Patienten im Verlaufe der Beobachtungszeit typische Septumgeräusche mehr und mehr verschwinden. Gleichzeitig ging ein beim Herzkatheterismus nachgewiesener Links-Rechts-Shunt zurück. AGUSTSSON u. Mitarb. publizierten die Daten von 8 Fällen, bei denen neben dem Verschwinden typischer Defekt- und zusätzlicher diastolischer Intervallgeräusche auch ein spontaner Verschluß des Defektes selbst mit Hilfe des Herzkatheterismus nachgewiesen worden sein soll. Ähnliche Beobachtungen stammen von WADE und WRIGHT.

SOULIÉ u. Mitarb. schließlich errechneten auf Grund von Herzkatheterbefunden bei einem 8 Wochen alten Säugling einen Links-Rechts-Shunt auf Ventrikelebene von 3,5 l. Bei späteren Kontrollen war das ehedem vorhandene systolische Geräusch fast völlig verschwunden. Eine Nachkatheterisierung im 4. Lebensjahr ergab absolut normale Befunde. Ein Links-Rechts-Shunt war nicht mehr nachweisbar.

Diese Beobachtungen werfen die Frage nach der Möglichkeit eines funktionellen und anatomischen Verschlusses kleiner Ventrikelseptumdefekte auf.

BLOOMFIELD ist der Meinung, daß ein spontaner Verschluß wahrscheinlich häufiger vorkomme, als gemeinhin angenommen werde. Als Ursache eines derartigen Verschlusses diskutiert er die Verlegung des Defektes durch das septale Tricuspidalsegel, die fibröse Abdichtung des Defektes und Gewebsreaktionen im Rahmen bakteriell-infektiöser Prozesse. Auch intrauterin oder kurze Zeit nach der Geburt ablaufende rheumatische Endocarditiden sollen über fibrinöse Prozesse einen kleinen Defekt abdichten können (*826*). Diese Vorgänge können zumindest theoretisch das Verschwinden vorher typischer Defektgeräusche erklären. Von anderen Autoren wird, insbesondere im Zusammenhang mit primär atypischen Geräuschen bei kleinem Ventrikelseptumdefekt, die Ansicht vertreten, daß im muskulären Septum gelegene Defekte nur am Anfang der Systole einen kleinen Shunt zuließen, im weiteren Verlauf der Systole als Folge der Kontraktion der Septummuskulatur aber funktionell verschlossen würden.

Prinzipiell ist hierzu zu sagen, daß zwar alle genannten Möglichkeiten beachtenswert sind und nicht eo ipso negiert werden können. Ehe aber der Annahme eines spontanen Verschlusses eines Ventrikelseptumdefektes zugestimmt werden kann, muß gefordert werden, daß der Ventrikelseptumdefekt zweifelsfrei nachgewiesen ist. Dieser Nachweis kann in einem großen Teil der veröffentlichten Kasuistiken nicht als erbracht angesehen werden. Diagnosen eines kleinen Ventrikelseptumdefektes, welche auf beim Herzkatheterismus vorgenommenen Blutsauerstoffbestimmungen basieren, sind wegen des großen Streubereiches dieses Verfahrens anfechtbar und nicht beweisend. Diagnosen eines kleinen Ventrikelseptumdefektes mit atypischem Schallbefund, die auf intrakardiale Schallregistrierungen aufgebaut sind, stehen und fallen mit der Signifikanz, Spezifität und Eindeutigkeit erhobener Befunde. Da diese Eigenschaften aber bei atypischen Geräuschen mit erheblichen Zweifeln belastet sind, fehlt das diagnostische Fundament. Diagnosen eines kleinen Ventrikelseptumdefektes, die sich allein auf präkordiale akustische Phänomene stützen, können, zumal im Säuglingsalter, nicht als so gesichert angesehen werden, daß damit bei der Entscheidung so schwerwiegender Fragen, wie sie hier aufgeworfen sind, argumentiert werden kann. Um nicht mißverstanden zu werden: in Einzelfällen darf als nachgewiesen gelten, daß der Verschluß eines kleinen Ventrikelseptumdefektes möglich ist, ohne daß der Chirurg seine Hand im Spiele hat. Das hat vor allem für totale oder partielle Verschlüsse funktionell bedeutungsloser muskulärer Septumdefekte Gültigkeit. Nach dem bisher vorliegenden Beweismaterial kann diese Möglichkeit aber nicht als ein häufiges Ereignis angesprochen werden. Auf jeden Fall erlauben die bisherigen Beobachtungen nicht, beim Verschwinden oder Atypischwerden eines bis dahin anscheinend typischen Defektgeräusches ex cathedra die Diagnose eines spontanen Defektverschlusses zu stellen. Hierfür genügt auch nicht der fehlende Defektnachweis nach der Änderung des Geräuschbefundes. Beweiskraft allein kommt der Feststellung eines Defektes zum Zeitpunkt des typischen Geräusches und seines Fehlens nach dem Atypischwerden des Geräusches zu. Dieser Beweis ist bisher aber nur in der kleinen Minorität der hier zu rubrizierenden Fälle erbracht worden.

In gleicher Weise kann der Geräuschbefund nicht zur Differenzierung von Defekten im membranösen und muskulären Septum herangezogen werden. Auch die muskulären Septumdefekte gehen meist mit dem typischen Schallbefund des kleinen Septumdefektes einher, wie aus autoptisch kontrollierten Fällen gefolgert werden darf *(643, 778, 779, 787, 834)*. Damit soll nicht das Vorkommen funktioneller Verschlüsse muskulärer Septumdefekte in Abrede gestellt, sondern lediglich der diagnostische Wert diesbezüglicher Überlegungen auf den ihm gebührenden Platz gerückt werden.

g) Anhang: Der ventriculoatriale Septumdefekt

Abschließend sei kurz auf jene seltenen, eingangs erwähnten Formen eines Ventrikelseptumdefektes eingegangen, bei dem der linke Ventrikel mit dem rechten Vorhof kommuniziert. Ist dieser Defekt die einzige Anomalie, haben wir es klinisch und akustisch mit dem typischen Bild eines Ventrikelseptumdefektes zu tun *(788, 795, 811)*, eine Unterscheidung ist nicht möglich.

In der Regel sind jedoch beide oder eine Atrioventrikularklappe in die Mißbildung einbezogen. Es resultieren dann praktisch stets sehr schwere Krankheitsbilder mit schlechter Prognose. Hämodynamisch und damit herzschallmäßig ähneln die Befunde denjenigen beim Canalis atrioventricularis communis. Ein lautes systolisches Geräusch wurde ausnahmsweise gehört, diastolische Geräusche sind nicht selten *(768, 781, 788)*. Intra vitam wird die Diagnose selbst bei Zuhilfenahme komplizierter und eingreifender Untersuchungsverfahren meist verfehlt.

Auskultation und Phonokardiographie nehmen auf der diagnostischen Palette weder eine charakteristische noch exponierte Stellung ein.

Die bisher publizierten Fälle wurden vor allem als Aortenstenose und Mitralklappenvitien fehldiagnostiziert, jedoch sind auch Verwechslungen mit Vorhofseptumdefekt, Pulmonalvenentransposition und Ventrikelseptumdefekt mit Tricuspidalklappeninsuffizienz sowie mit einem in den rechten Vorhof perforierten Aneurysma des Sinus Valsalvae vorgekommen.

XIII. Kongenitale Fehlbildungen der Mitralklappe

A. Mitralstenose

a) Anatomie

Die Mitralstenose tritt uns als kongenitale Form extrem selten gegenüber. Nach der Zusammenstellung von ABBOTT ist sie etwa mit 6⁰/₀₀ an der Gesamtzahl angeborener kardiovaskulärer Fehlbildungen beteiligt. Sowohl hinsichtlich des anatomischen Befundes als auch hinsichtlich der hämodynamischen Folgen bestehen weitgehende Parallelen zur erworbenen rheumatischen Mitralstenose. Die Klappen sind verdickt und derb, die Klappenränder verwachsen oder verbacken, die Sehnenfäden kurz, geschrumpft und verbildet. Die starren Klappen können sich knorplig anfühlen.

Als Ursache wird eine primäre Fehlbildung oder eine fetale Endokarditis angenommen. FARBER und HUBBARD räumen beide Möglichkeiten ein.

Die kongenitale Mitralstenose kommt selten isoliert vor. In 75—80% der Fälle bestehen zusätzliche Anomalien (*16, 855*). In der Reihenfolge ihrer Häufigkeit handelt es sich um: Fibroelastosen, offenen Ductus Botalli, Aortenstenose, Aortenisthmusstenosen und Ventrikelseptumdefekte. Die Kombination mit einem Vorhofseptumdefekt ist in die Literatur als Lutembacher-Komplex eingegangen. Diese Kombination wird auf S. 116 besprochen. Gelegentlich wurden zusätzlich ein doppelter Aortenbogen oder Pulmonalklappenmißbildungen beobachtet.

Extrem selten sind komplexere, aus drei und mehr Fehlbildungen zusammengesetzte Anomalien unter Einbeziehung einer kongenitalen Mitralstenose. So beobachteten MUNROE u. Mitarb. Fälle von Mitralstenose mit Isthmusstenose, bicuspider Aorta, Hypoplasie des linken Ventrikels, Vorhofseptumdefekt und Tricuspidalklappenfehlbildung.

Als größte Rarität sind solche Fälle einer funktionellen kongenitalen Mitralstenose anzusehen, in denen die Klappe selbst intakt ist, ein supravalvulärer Ring (supravalvuläre Mitralstenose) aber den hämodynamischen Effekt einer valvulären Mitralstenose imitiert (*860, 868*). Auch hier wurden zusätzliche Anomalien (Ventrikelseptumdefekt, Fibroelastose) gefunden.

Die Lebenserwartung der Patienten mit kongenitaler Mitralstenose ist sehr gering. Die große Zahl der Fälle stirbt kurz nach der Geburt oder in der frühesten Kindheit. Bei gleichzeitigem Vorliegen eines offenen Ductus Botalli oder einer Aortenisthmusstenose scheint nach den bisherigen spärlichen Erfahrungen die Prognose günstiger zu sein.

b) Herzschall

Entsprechend dem Befund bei erworbener Mitralstenose imponiert auch bei der kongenitalen Form der **erste Herzton** meist als laut, häufig als paukend und dröhnend (*849, 863*). Über Verbreiterungen oder Verspätungen gegenüber dem Beginn von QRS (verlängerte Umformungszeit) wurde bisher nicht berichtet, wahrscheinlich aber weniger, weil derartige Veränderungen nicht vorhanden waren, sondern weil entsprechende Untersuchungen nicht vorgenommen worden sind. Nachträgliche Abmessungen an in einzelnen Arbeiten abgebildeten Schallkurven sind mit einer zu großen Ungenauigkeit behaftet, um verwertbare Resultate zu liefern.

Der zweite Herzton wurde über der Art. pulmonalis bei isolierter angeborener Mitralstenose normal (*869*), in der Mehrzahl der Fälle aber akzentuiert gefunden (*845, 852, 862*). Spaltungen wurden gesehen. Spaltungsintervall und respiratorische Verschieblichkeit zeigten keine verwertbaren Abweichungen vom Normalverhalten. Der Pulmonalklappenschlußton fiel mehrfach durch Intensitätszunahme auf.

Auch bei supravalvulärer Stenose imponierte ein lauter zweiter Herzton über der Pulmonalis, wobei II_A von II_P an Amplitude übertroffen wurde (*860*).

Nur vereinzelt wurde bei isolierter Mitralstenose ein Dreierrhythmus beschrieben. BRAUDO u. Mitarb. erwähnen einen **präsystolischen Galopp**, MAXWELL u. Mitarb. einen Dreierrhythmus im Sinne eines Wachtelschlages durch einen **Mitralöffnungston**. Als erstaunlich muß die Seltenheit eines Mitralöffnungstones bei der kongenitalen Mitralstenose angesehen werden. Sie hat ihren Grund sicher nicht allein darin, daß nicht mit der genügenden Sorgfalt auskultiert oder nach einer Doppelung des zweiten Herztons gesucht worden ist, wie die Mitteilungen von DAY u. Mitarb. ausweisen. Nach den Erhebungen von HILBISH u. Mitarb. wurde ein Mitralöffnungston nur dort beobachtet, wo eine pulmonale Drucksteigerung vorhanden war, ein Befund, der sich nicht mit den Erfahrungen bei erworbener Mitralstenose zur Deckung bringen läßt. Lediglich DAOUD u. Mitarb. fanden einen Mitralöffnungston regelmäßiger.

In gleicher Weise wie beim Mitralöffnungston scheint auch bei den Geräuschen die angeborene Mitralstenose gegenüber der erworbenen Form eine gewisse Sonderstellung einzunehmen. Wenn auch bei der erworbenen Mitralstenose **systolische Geräusche** selbst beim Fehlen einer hämodynamisch wirksamen Begleitinsuffizienz nicht gerade selten sind, so können sie bei der angeborenen Mitralstenose unter den akustischen Phänomenen die dominierende Rolle spielen oder überhaupt das einzig nachweisbare Geräusch darstellen. Reine systolische Geräusche im Spitzenbereich wurden bei kongenitaler Mitralstenose von BRAUDO u. Mitarb., BLUMBERG u. Mitarb. und MAXWELL u. Mitarb. beobachtet. Sie haben meist rauhen Charakter und werden vorwiegend in Richtung Basis, weniger dagegen zur linken Axilla und zum Rücken fortgeleitet. In anderen Fällen sind sie auf apikale Regionen beschränkt. Das Geräusch enthält hohe Frequenzen und weist entweder Decrescendo- oder mehr oder weniger ausgeprägte Spindelform auf. Holosystolische Dauer kommt vor, protomesosystolische Ausdehnung ist jedoch nicht selten.

Auch bei supravalvulärer Stenose fand sich ein scharfes und lautes systolisches Geräusch gleicher Lokalisation und Charakteristik wie bei der angeborenen valvulären Stenose (*860, 868*).

Nach KEITH u. Mitarb. sollen etwa 15% der kongenitalen Mitralstenosen ohne jegliches Geräusch einhergehen.

Die Angaben verschiedener Autoren über Vorkommen und Häufigkeit **diastolischer Geräusche** (vom zweiten Herzton abgesetzte Intervallgeräusche) mit p.m. im Spitzenbereich divergieren erheblich. Die von der erworbenen Mitralstenose her bekannten Befunde eines protomesodiastolischen Geräusches und/oder präsystolischen Crescendogeräusches wurden lediglich in rund 20% der kongenitalen Mitralstenosen erhoben. Manche Autoren fanden bei ihren Fällen niemals ein diastolisches Mitralstenosegeräusch (z. B. *845*), andere stets (z. B. *17, 32, 849*). Am häufigsten wurde ein diastolisches Geräusch zusammen mit einem systolischen Geräusch festgestellt (*844, 852, 858, 869*), wobei meist der akustische Eindruck eines typischen Zweitaktgeräusches bestand. Fast immer konnte das diastolische Geräusch schon kurze Zeit nach der Geburt nachgewiesen werden, obwohl seine Feststellung gerade im Säuglingsalter Schwierigkeiten zu bereiten pflegt (*861*).

Das Geräusch hat meist einen etwas dumpfen rumpelnden Klang, die niederen Frequenzen überwiegen. Diastolisches Schwirren (Katzenschnurren) kann vorhanden sein.

Versuche, die Existenz und Art der diastolischen Geräusche bestimmten hämodynamischen Verhältnissen zuzuordnen, müssen vorerst allein schon an der viel zu kleinen Beobachtungszahl scheitern. Herzinsuffizienz und stärkere pulmonale Hypertonie scheinen das Geräusch zum Verschwinden bringen zu können.

Eine Erklärung für das gegenüber der erworbenen Mitralstenose so auffällige und abweichende Geräuschverhalten kann derzeit noch nicht gegeben werden. Sicherlich genügen nicht die Annahmen einer unzureichenden Befunderhebung bei den meist sehr kleinen Patienten und einer Überlagerung durch koexistente Fehlbildungen. Negative akustische Befunde traten nämlich sowohl bei isolierter Mitralstenose als auch beim Einsatz optimaler Untersuchungsverfahren zutage.

Auch bei supravalvulären Stenosen wurden, obwohl die beim Herzkatheterismus erhobenen hämodynamischen Befunde denjenigen der Mitralstenose glichen, diastolische Geräusche nicht regelmäßig gehört oder registriert (*860, 868*).

Eine Reihe kongenitaler Mitralstenosen wurde einer Operation zugeführt (*842, 844, 862*). Die Erfolge sind offensichtlich unbefriedigend, was nicht zuletzt zu Lasten der großen technischen Schwierigkeiten bei den fast stets sehr jungen Patienten (Säuglinge, Kleinstkinder) geht. Nennenswerte postoperative Geräuschänderungen wurden, soweit ich zu übersehen vermag, bisher nicht mitgeteilt.

Differentialdiagnostisch gilt das Hauptinteresse der Abgrenzung der erworbenen rheumatischen Stenosierung der Mitralklappe. Der akustische Befund taugt hierzu nicht. Tritt eine Mitralstenose hämodynamisch und akustisch bereits im Säuglingsalter oder in früher Kindheit in Erscheinung, liegen die Verhältnisse klar. Schwierigkeiten bestehen in jenen Fällen, in denen eine kongenitale Mitralstenose längere Zeit überlebt und das zweite oder gar dritte Lebensdezennium erreicht wird, aus der Kindheit aber keine Befunde überliefert sind. Zusätzliche kongenitale Fehlbildungen sprechen dann für eine kongenitale, eine rheumatische Vorgeschichte für eine erworbene Form. Nicht allein beim Fehlen dieser beiden Kriterien sind aber Irrtümer ausgeschlossen.

c) Kombination einer kongenitalen Mitralstenose mit anderen angeborenen Herzgefäßfehlbildungen

1. Kongenitale Mitralstenose und offener Ductus Botalli

Die Kombination einer kongenitalen Mitralstenose mit einem offenen Ductus Botalli ist zu häufig, als daß sie sich durch ein zufälliges Zusammentreffen beider Anomalien erklären lassen könnte. Im Durchschnitt bessert sich die schlechte Prognose der angeborenen Mitralstenose, wenn zusätzlich ein offener Ductus vorhanden ist (*855*). Diese zunächst überraschende Tatsache dürfte ihre Ursache in der Funktion eines Überlaufventils haben, die der offene Ductus in diesen Fällen zumeist ausübt. Das Vorhandensein eines Abstromhindernisses an der Mitralklappe verhindert ein postnatales Absinken des Drucks im kleinen Kreislauf oder führt von sich aus zu einer pulmonalen Hypertonie. Der Druckgradient zwischen großem und kleinem Kreislauf wird aufgehoben und gar in das Gegenteil, nämlich in ein Druckgefälle von der Art. pulmonalis zur Aorta verkehrt. Vor der Mitralklappe und damit im kleinen Kreislauf aufgestautes Blut kann über den Ductus ausweichen und führt auf diesem Wege zu einer Volumenentlastung des kleinen Kreislaufs.

Das gleichzeitige Vorliegen einer Mitralstenose darf als eine der wichtigsten Ursachen für das Syndrom des „offenen Ductus Botalli mit pulmonaler Hypertonie und Shuntumkehr" angesehen werden.

Es bedarf andererseits wohl kaum des Hinweises, daß geringe Stenosierungen der Mitralklappe keine oder nur geringe Drucksteigerungen im kleinen Kreislauf zur Folge haben. Unter diesen Umständen findet sich der üblicherweise zwischen großem und kleinem Kreislauf vorhandene Druckgradient mit Links-Rechts-Shunt im Ductusbereich.

Das Vorliegen eines duktalen Links-Rechts- oder Rechts-Links-Shunts ist bedeutsam für den akustischen Befund. Bei einem Ductus mit pulmonaler Hypertonie und Shuntumkehr erfährt das mitrale Durchströmungsvolumen eine Verminderung, welche dazu führt, daß **diastolische Mitralstenosegeräusche** unter diesen Bedingungen nur ausnahmsweise gehört werden. Besteht demgegenüber ein Links-Rechts-Shunt, läßt sich ein mesodiastolische Geräusche praktisch stets nachweisen (*858*). Es fällt hierbei allerdings auf, daß sich dieses Geräusch nicht immer gut lokalisieren läßt und sein p.m. in manchen Fällen nicht im Spitzenbereich, sondern im 3. bis 4. ICR links hat.

Systolische Geräusche, die ja schon bei der isolierten kongenitalen Mitralstenose ungemein häufig sind, werden bei der Kombination einer Mitralstenose mit einem offenen Ductus praktisch nie vermißt. Bei normaler Shuntrichtung pflegen sie ihr p.m. im Spitzenbereich zu haben. Sie können mit Schwirren einhergehen. Bei Shuntumkehr findet sich meist ein lautes systolisches Geräusch über weiten Gebieten des Präcordiums mit p.m. links oben parasternal.

Kontinuierliche Geräusche fehlen bei Shuntumkehr. Jedoch auch bei Links-Rechts-Shunt wurden sie so gut wie nie beobachtet. Es ist anzunehmen, daß infolge der fast stets vorhandenen pulmonalen Drucksteigerung das Shuntvolumen auch dann, wenn noch ein Druckgefälle vom großen zum kleinen Kreislauf und damit ein Links-Rechts-Shunt erhalten sind, im Mittel so gering ist, daß das Kurzschlußvolumen nicht genügend „Geräuschmaterial" liefert, um an der Körperoberfläche ein kontinuierliches Geräusch wahrnehmen zu lassen.

Der zweite Herzton wurde sowohl bei normaler Shuntrichtung als auch bei Shuntumkehr über der Art. pulmonalis laut und gespalten gefunden (*858*).

2. Kongenitale Mitralstenose und Aortenisthmusstenose

Die Kombination von angeborener Mitralstenose und Aortenisthmusstenose ist ebenfalls relativ häufig. Schwer zu erklären ist, warum auch bei dieser Kombination die Prognose günstiger zu sein scheint als bei der isolierten Mitralstenose. Grundsätzliche hämodynamische Überlegungen können kaum zur Deutung dieser Beobachtung dienen. Man möchte die Frage aufwerfen, ob nicht geringe Ausprägungen der Fehlbildungen für günstige Verläufe entscheidend waren und über den Fehler der kleinen Zahl Einzelbeobachtungen zum allgemeinen Maßstab erhoben worden sind.

Sowohl systolisch als auch diastolisch wurden bei kombinierter Mitral- und Aortenisthmusstenose die gleichen akustischen Phänomene festgestellt oder vermißt, wie sie bei isolierter Mitralstenose und isolierter Aortenisthmusstenose feststellbar sind (*858, 863*). Eine charakteristische gegenseitige Beeinflussung der akustischen Erscheinungen scheint also nicht stattzuhaben und ist bei Berücksichtigung der hämodynamischen Gegebenheiten auch gar nicht zu erwarten.

In gleicher Weise resultieren bei den anderen, eingangs erwähnten Kombinationen (Mitralstenose und Aortenklappenstenose, Ventrikelseptumdefekt oder Fibroelastose) keine akustischen Besonderheiten von diagnostischem Wert.

B. Mitralklappenatresie

a) Anatomie

Mitralklappenatresien, also ein völliger Verschluß der linksseitigen atrioventrikulären Verbindung, sind extrem seltene Mißbildungen und stets mit weiteren Anomalien, welche als Voraussetzung für eine selbst nur begrenzte Lebensfähigkeit zu werten sind, verbunden. Als praktisch obligate zusätzliche Fehlbildungen seien genannt: Vorhofseptumdefekt und Hypoplasie oder gar

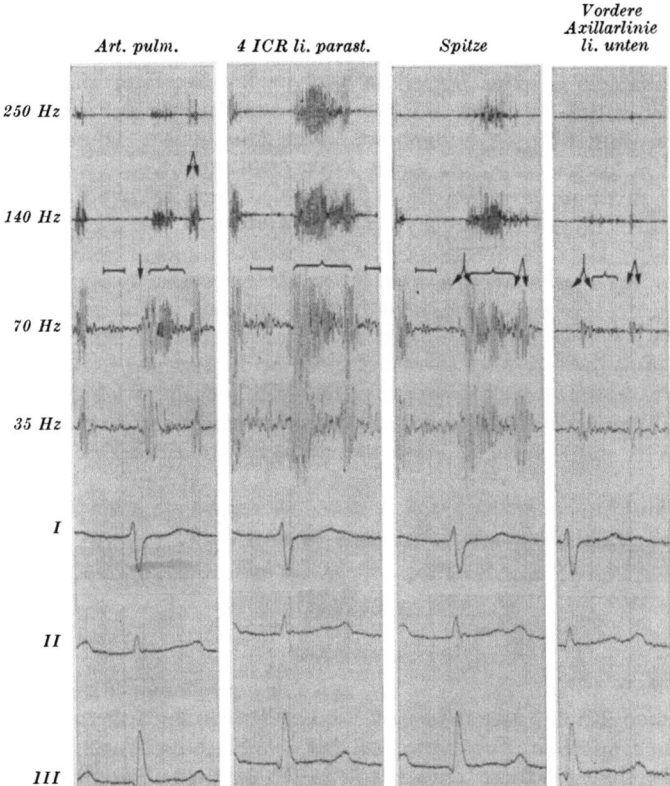

Abb. 41. Herzschallkurve einer 25jährigen (!) erheblich cyanotischen Patientin mit Mitralatresie. Auf Grund des klinischen Befundes und der Ergebnisse spezieller Untersuchungen wurde bei der Patientin eine Fallotsche Fehlbildung angenommen. Bei der Operation (in der Anfangsperiode der Herzchirurgie in Deutschland) stellte der Chirurg eine auffallende Füllung und Erweiterung der Art. pulm. fest und nahm deshalb einen Eisenmenger-Komplex an. Da zudem Komplikationen von seiten des Herzkreislaufsystems auftraten, wurde die Operation als Probethorakotomie beendet. Rund 1 Jahr später kam die Patientin plötzlich ad exitum. Sektionsbefund: Atresie des Mitralostiums, offenes Foramen, ovale starke Erweiterung des gesamten rechten Herzens, subtotaler Ventrikelseptumdefekt. Sehr starke Hypertrophie der Crista supraventricularis, fingerstarkes lochförmiges muskuläres Ostium zwischen Ein- und Ausstromteil der rechten Kammer, ringförmige Eingangsstenose des Pulmonalkonus. Bei der Vielfalt der Fehlbildungen kommt selbstverständlich dem Herzschall keine besondere diagnostische Bedeutung zu. Es findet sich ein lautes und hochfrequentes, wahrscheinlich auf den Ventrikelseptumdefekt zu beziehendes holosystolisches Geräusch mit spätsystolischem Decrescendo. P.m. des Geräusches am mittleren und unteren linken Sternalrand. 1. und 2. Herzton gespalten. Außerdem ist fast über dem gesamten Herzen ein Intervalldiastolicum feststellbar, bei dem nicht zu entscheiden ist, ob es sich um ein protodiastolisches Einflußgeräusch an der Tricuspidalis oder um ein durch die Vorhofaktion hervorgerufenes Geräusch bei verlängerter atrioventrikulärer Überleitung handelt. Papiergeschwindigkeit: 50 mm/sec. Zeichenerklärung: ↓ = 1. Herzton; ⋏ = gespaltener 1. Herzton; ⋀ = gespaltener 2. Herzton; ⌒ = systolisches Geräusch; ⊢⎯⊣ = diastolisches Geräusch

Atresie der linken Kammer. Fakultativ kommen vor: Aortenklappenatresie, Hypoplasie der Aorta, Ventrikelseptumdefekt, Transposition der großen Gefäße, singulärer Ventrikel, offener Ductus Botalli. In einem eigenen Fall lag zusätzlich eine Fallotsche Mißbildung vor. Die exakte Diagnose wird meist nur durch die Autopsie erbracht.

Fast stets besteht lediglich eine auf Tage bemessene Lebensfähigkeit. Die hämodynamischen Verhältnisse der Mitralatresie sind jenen eines Cor biloculare gleichzusetzen. Sowohl im Bereich der Vorhöfe, als auch der Kammern, als auch des oder der das Herz verlassenden Gefäße fließt venöses Mischblut.

b) Herzschall

Der erste Herzton kann normal hörbar sein. **Der zweite Herzton** ist über der Basis akzentuiert oder von normaler Lautstärke. Ein **protodiastolischer Galopprhythmus** wurde in einem Fall präterminal beobachtet (856).

Geräusche können völlig fehlen (17, 871), meist findet sich jedoch ein mehr oder minder konstantes, leises oder blasendes systolisches Geräusch mit p.m. im Bereiche des linken mittleren Sternalrandes. Eine ausgeprägte Fortleitung über das gesamte Präkordium und die Umgebung kann gelegentlich beobachtet werden. In unserem Falle bestand ein sehr lautes holosystolisches Geräusch über dem gesamten Herzen mit p.m. über der Basis (Abb. 41). Auch in dem Falle von VOUSSURE u. Mitarb. fand sich ein holosystolisches Geräusch. Sein p.m. lag über der Herzmitte.

Diastolische Geräusche sind bei der Mitralatresie weder typisch noch üblich. Ein ausnahmsweise vorhandenes Diastolicum geht zu Lasten zusätzlicher Anomalien, verdankt also seine Entstehung nicht der atretischen Mitralklappe.

Insgesamt muß dem Auskultationsbefund eine Bedeutung für die Erkennung einer Mitralatresie abgesprochen werden. Das gilt jedoch in gleichem Maße für alle Untersuchungsverfahren, Angiokardiographie und Herzkatheterismus ausgenommen. Da diese bei den fast stets nur wenige Tage alten Patienten aber aus technischen Gründen und wegen der Schwere des Zustandes meist nicht zum Einsatz kommen können, erklärt sich, warum nahezu regelmäßig dem Pathologen der diagnostische Schiedsspruch überlassen bleiben muß.

C. Mitralinsuffizienz

a) Anatomie

Die kongenitale Mitralinsuffizienz hat mit der erworbenen Form lediglich den hämodynamischen Effekt, nicht dagegen das anatomische Substrat gemeinsam.

Ursache einer mitralen Regurgitation auf kongenitaler Basis sind entweder ungenügende Segelentwicklung (partielle Aplasie), abnorme Sehnenfädeninsertion (besonders im Bereiche des hinteren Segels), Fenestrierung oder Spaltbildung einer Klappe, akzessorisches Segel, das sich in den Vorhof vorstülpt sowie Duplikation oder gar Triplikation des Mitralostiums (846, 847, 851, 853, 864, 865).

Bei den letzteren Formen einer kongenitalen Mitralinsuffizienz sind die Klappen meist schlußfähig. Für die hämodynamische Situation ist bedeutsam, daß bei multipler Ostienbildung das Gesamtareal der Öffnungsfläche kaum die Hälfte einer normalen Klappenöffnung ausmachen kann.

Die kongenitale Mitralinsuffizienz ist, wenn wir von der an anderer Stelle besprochenen Mitralinsuffizienz im Rahmen eines gemeinsamen Atrioventrikularkanals oder eines Ostium-primum-Defektes absehen, sehr selten. In rund der Hälfte der Fälle liegen zudem noch zusätzliche Anomalien vor. Genannt seien vor allem offener Ductus Botalli, Aortenisthmusstenose und Transposition der Gefäße. Auch Fibroelastosen des Endokards sind zu erwähnen, ferner bicuspide Aorten- und Pulmonalklappen (873).

b) Herzschall

Der erste Herzton kann normal, oder, wie bei erworbener Mitralinsuffizienz, abgeschwächt sein (niedrige Amplitude bei annähernd normalem Frequenzgehalt). Wenn der erste Herzton jedoch relativ häufig unverändert zu sein scheint, so findet in diesem Verhalten letztlich der Umstand seinen Ausdruck, daß bei der kongenitalen Mitralinsuffizienz die Klappenbeweglichkeit nur zu oft nicht oder lediglich geringfügig eingeschränkt ist.

Da Lautheit und Frequenzgehalt des zweiten Herztons über der Basis, insonderheit über der Art. pulmonalis, weniger den vorliegenden Fehler, als vielmehr dessen hämodynamische Auswirkungen widerspiegeln, nimmt es nicht wunder, daß eine Akzentuation bzw. eine Verstärkung des Pulmonalklappenschlußtons bei der kongenitalen Mitralinsuffizienz nur dort anzutreffen ist, wo der Mitralrückfluß zu einer pulmonalen Drucksteigerung geführt hat (870).

Gleichgültig, welche Anomalien im Bereiche der Mitralklappen einer kongenitalen Mitralinsuffizienz zugrunde liegen, das für die Regurgitation typische systolische Geräusch fehlt niemals. Es füllt die gesamte Systole aus, hat sein p.m. im Spitzenbereich, strahlt nach der linken Achselhöhle aus, ist laut und hochfrequent, nicht selten von einem Schwirren begleitet und kann von der frühesten Kindheit an verfolgt werden (17, 857, 864, 865, 870). Nur in einem durch zusätzliche Fehlbildungen komplizierten Fall von PYÖRÄLÄ u. Mitarb. wies es sein Lautstärkemaximum über der Aorta auf.

Während ein systolisches Geräusch der erwähnten Art geradezu als ein logisches Postulat für eine Mitralinsuffizienz angesehen werden muß, setzt die Häufigkeit diastolischer Geräusche bei der kongenitalen Mitralinsuffizienz in Erstaunen. Nahezu ausnahmslos wurde nämlich, wiederum unabhängig von der anatomischen Ursache des mitralen Rückflusses, in den bisher beobachteten Fällen ein protodiastolisches Geräusch apikaler Lokalisation gefunden. Das Geräusch ist meist nur von kurzer Dauer und niederer Frequenz, zeigt keine große Fortleitungstendenz und kann vom zweiten Herzton auskultatorisch, mit größerer Sicherheit aber phonokardiographisch abgegrenzt werden. Bei multipler Ostienbildung wurde hin und wieder auch ein präsystolisches Geräusch festgestellt (850, 873).

Als Ursache der diastolischen Geräusche kommt entweder ein „relativer" Stenoseeffekt bei großem Pendelvolumen in Analogie zu den Carey-Coombs-Geräuschen der erworbenen Mitralinsuffizienz oder eine echte Stenosewirkung in Betracht. An letztere ist besonders dann zu denken, wenn z. B. trotz multipler Ostienbildung die gesamte Klappenöffnungsfläche kleiner, unter Umständen sogar erheblich kleiner als bei normaler anatomischer Situation ist. Ein organischer Stenoseeffekt ist immer dort anzunehmen, wo das diastolische Geräusch von der Proto- bis in die Mesodiastole andauert, oder ein präsystolisches Geräusch vorhanden ist.

Wegen des charakteristischen holosystolischen Geräusches mit Ausstrahlung nach hinten, zur linken Seite und linken Achsel kommt dem Auskultationsbefund für die Erkennung einer isolierten oder in Verbindung mit anderen Anomalien vorhandenen Mitralklappeninsuffizienz große Bedeutung zu. Bezüglich der Abgrenzung einer kongenitalen von einer erworbenen Mitralklappeninsuffizienz gelten die gleichen Überlegungen, wie sie im Abschnitt der Mitralstenose kurz gestreift worden sind.

Operationen einer kongenitalen Mitralinsuffizienz wurden bisher nur ganz vereinzelt durchgeführt. Vorher typische und laute systolische Geräusche erfuhren bei geglückter Operation bzw. deutlicher Reduzierung des mitralen Rückflusses eine Abnahme der Lautstärke, Frequenz und Dauer.

XIV. Cor triatriatum
a) Anatomie

Das Cor triatriatum wird zu den seltenen Anomalien gezählt. Nach ABBOTTS Zusammenstellung steuert sie knapp 2% zu der Gesamtzahl kongenitaler Angiokardiopathien bei. Trotzdem häufen sich in den letzten Jahren die kasuistischen Mitteilungen. Auch erste zusammenfassende Darstellungen sind erschienen.

Das Cor triatriatum ist gekennzeichnet durch ein anomales Septum innerhalb des linken Vorhofs, das diesen in einen posterosuperioren und einen anteroinferioren Abschnitt unterteilt. In den posterosuperioren Untervorhof münden die Pulmonalvenen, zum anteroinferioren Untervorhof gehören die Mitralklappe und das linke Herzohr.

Die Verbindung zwischen beiden Vorhofabschnitten erfolgt entweder über eine Öffnung im anomalen Septum, die meist nur wenige Millimeter, selten mehr als 10 mm mißt (*10*), oder über ein persistierendes Foramen ovale bzw. einen Vorhofseptumdefekt.

SCHAUER stellte die autoptischen Befunde von 35 im internationalen Schrifttum näher beschriebenen Fällen zusammen und traf nachstehende Einteilung:

I. Das anomale Septum des linken Vorhofs ist perforiert. Es inseriert medial hinter einem offenen oder geschlossenen Foramen ovale.

II. Das anomale Septum ist meist intakt. Es verläuft medial hinter einem offenen Foramen ovale. Zusätzlich besteht ein großer Vorhofseptumdefekt, der die Verbindung zwischen posterosuperiorem Untervorhof und rechtem Vorhof herstellt. Durch das Foramen ovale apertum tritt der rechte Vorhof mit dem anteroinferioren Vorhof und damit mit dem großen Kreislauf in Verbindung.

III. Das anomale Septum ist perforiert und verläuft medial vor einem offenen Foramen ovale. Ein zusätzlicher Vorhofseptumdefekt fehlt.

Am häufigsten finden sich die zur Gruppe I gehörenden Fälle, sie machen über 50% aller triatrialisierten Herzen aus. Sehr häufig, insbesondere in den Gruppen I und III ist der linke Ventrikel ausgesprochen hypoplastisch.

An zusätzlichen Anomalien wurden vor allem Pulmonalvenentranspositionen gefunden. Andere Kombinationen (z. B. mit Fallotscher Tetralogie) stellen lediglich Einzelbeobachtungen dar. Nicht zum Cor triatriatum zu rechnen sind jene Fälle, in denen die Lichtung des linken Vorhofes durch Sehnenfäden oder -stränge überbrückt oder ein anomales Septum durch die Vorderwand eines persistierenden Ductus Cuvieri (*900*) vorgetäuscht wird. Sie stellen Zufallsbefunde ohne hämodynamische und damit klinische Bedeutung dar.

Einer extremen Rarität begegnen wir in einem Cor triatriatum, bei dem nicht der linke, sondern der rechte Vorhof in zwei Untervorhöfe getrennt ist (*17, 885*). Hierbei mündet die obere Hohlvene in den lateralen Untervorhof, zu dem auch das rechte Herzohr Anschluß hat. Coronarvenensinus und untere Hohlvene kommunizieren dagegen mit dem medialen rechten Untervorhof. Da die Verbindung zwischen beiden Untervorhöfen fast stets durch eine große Lücke im anomalen dextroatrialen Septum in ausreichendem Maße gewährleistet ist, wird diese Sonderform des Cor triatriatum nur von geringen hämodynamischen Auswirkungen begleitet (*10*).

b) Herzschall

Erster Herzton. Obwohl das gesamte klinische Bild zumeist eine Mitralstenose täuschend imitiert, wurde eine Akzentuation oder gar ein paukender Charakter des ersten Herztons praktisch stets vermißt. Lediglich VINEBERG u. Mitarb. erwähnten in einem zur Gruppe I gehörenden Cor triatriatum einen „schnappenden" ersten Herzton über der Spitze.

Zweiter Herzton. Mit großer Übereinstimmung wurde der zweite Herzton als laut oder akzentuiert beschrieben, und zwar über der Auskultationsstelle der Art. pulmonalis eindeutig ausgeprägter als über der Aorta. Eine häufig sogar weite Spaltung mit deutlicher Intensitätszunahme des Pulmonalklappenschlußtones ist wiederholt beobachtet worden (877, 881, 882, 892, 899, 901, 904, 905, 906). Diese Spaltung hat ihr Nachweisbarkeitsmaximum über der Art. pulmonalis. Die Beachtung dieses Umstandes verhütet die irrige Annahme eines atrioventrikulären Klappenöffnungstones.

Dritter Herzton. Ein dritter Herzton im Spitzenbereich wurde von VERMEERSCH u. Mitarb. erwähnt.

Mitralöffnungston. Wegen der der Mitralstenose weitgehend entsprechenden hämodynamischen Verhältnisse wurde mit besonderer Aufmerksamkeit nach einem Mitralöffnungston beim Cor triatriatum gefahndet. Diese Fahndungen verliefen bisher ergebnislos (877).

Systolische Geräusche. Zusammenstellungen aus dem Weltschrifttum lassen erkennen, daß bei knapp zwei Drittel aller Fälle von Cor triatriatum ein systolisches Geräusch vorhanden ist. Es wird als mittellaut bis laut und hochfrequent (882, 897, 899, 901, 905, 906), weich (888, 889), blasend (887, 891), rumpelnd (879) und „tick-tack-artig" (896) beschrieben. Sein p.m. kann es sowohl im Spitzenbereich (895, 906), als auch am mittleren und unteren linken Sternalrand (899, 901), als auch über der Auskultationsstelle der Art. pulmonalis (890) haben. Am häufigsten, nämlich in etwa der Hälfte der Fälle, wird es am lautesten im 3. bis 4. ICR links parasternal angetroffen (10), in etwas über einem Drittel der Fälle besteht eine apikale Präponderanz.

Jegliche Geräusche wurden beim Cor triatriatum mehrfach vermißt (876, 890, 893, 897, 905). Zwar handelte es sich bei diesen Patienten häufig um Säuglinge und Kleinkinder, bei denen die Feststellung von Geräuschen bekanntermaßen auf Schwierigkeiten stoßen kann. Es gehören aber auch ältere Kinder in diese Gruppe, so daß eine Erklärung, die das Fehlen von Geräuschen lediglich auf Unzulänglichkeiten der Technik und des menschlichen Ohres zurückführt, nicht stichhaltig ist. Geräuschlose triatrialisierte Herzen müssen vielmehr als Realität angesehen werden.

Diastolische Geräusche. Apikale diastolische Geräusche, durch ein Intervall vom zweiten Herzton getrennt, von weichem, teils aber auch dumpfem und rumpelndem Charakter wurden, wenn auch in der Minderzahl der Fälle, wiederholt gehört oder registriert (877, 879, 892, 904, 905). Die Feststellung, Mitralstenosengeräusche gehörten nicht zum Cor triatriatum (10), besitzt also nur mit Abstrichen Gültigkeit. Interessant ist in diesem Zusammenhang, daß derartige diastolische Geräusche mit zunehmendem Alter mehr und mehr in den Vordergrund treten können (882).

Im Gegensatz zu apikalen diastolischen Intervallgeräuschen ist das präsystolische Crescendogeräusch der Mitralstenose dem Cor triatriatum fremd. Lediglich BORST will ein derartiges Geräusch gehört haben. Das Geräusch wurde nicht registriert. Mit größter Wahrscheinlichkeit dürfte es sich um ein proto- bzw. protomesodiastolisches Geräusch bei Tachykardie und nicht um ein echtes präsystolisches, also auf die Vorhofkontraktion zurückzuführendes Geräusch gehandelt haben.

Diastolische Sofortgeräusche mit p.m. am oberen linken Sternalrand im Sinne eines Graham-Steellschen Geräusches kommen gelegentlich vor (890, 906).

c) Postoperative Befunde

In einigen wenigen Fällen von Cor triatriatum wurde bisher eine Operation durchgeführt, wobei der Eingriff in der Regel unter der Annahme einer Mitralstenose erfolgte, und das Vorliegen eines den linken Vorhof unterteilenden anomalen Septums intra operationem entdeckt wurde.

Als bemerkenswerte postoperative Schalländerung ist eine Abnahme der Lautstärke und Dauer des systolischen Geräusches zu nennen (*904, 906*).

d) Bedeutung der Hämodynamik für die Schallbefunde

Das wesentliche hämodynamische Faktum des Cor triatriatum ist die Erschwerung der Entleerung des posterosuperioren Untervorhofs. Sie zieht eine Drucksteigerung in diesem Vorhofabschnitt und damit in den Lungenvenen und sekundär im gesamten kleinen Kreislauf und rechten Herzen nach sich.

Fälle der Gruppe I nach SCHAUER entsprechen in ihrem klinischen und hämodynamischen Befund weitgehend der Mitralstenose, Fälle der Gruppe III dem Lutembacher-Komplex. Patienten der Gruppe II bieten variablere Bilder. Die Erscheinungsform wird diktiert durch einen bidirektionalen Shunt mit Mischungscyanose und unterschiedlichen Volumenbelastungen. Die Prognose aller drei Formen ist im allgemeinen schlecht. Die übergroße Mehrzahl der Fälle stirbt in den ersten Lebensmonaten oder -jahren, wenn auch in Einzelfällen ein hohes Alter mit Cor triatriatum nicht unvereinbar zu sein scheint (*888, 904*).

Versuche, gewisse Schallerscheinungen einer bestimmten Gruppe der Schauerschen Einteilung zuzuordnen, müssen vorerst als gescheitert angesehen werden. In besonderem Maße gilt das für die systolischen Geräusche. Sie werden mit nahezu gleicher Häufigkeit bei allen Gruppen angetroffen. Dieses an sich enttäuschende Ergebnis wird verständlich, wenn wir uns nach der Ursache der systolischen Geräusche beim Cor triatriatum fragen. Systolica mesosternal, über dem linken mittleren und unteren Sternalrand sowie im Spitzenbereich sind als Ausdruck einer relativen Tricuspidalinsuffizienz zu werten. Weitere klinische Merkmale einer Tricuspidalinsuffizienz sowie die, wenn auch inkonstant nachweisbare inspiratorische Zunahme des Geräusches offerieren diese Interpretation. Ein apikales p.m. ist bei hypoplastischem linken Ventrikel und Rotation des Herzens als Folge einer Rechtshypertrophie und -dilatation nicht ungewöhnlich und widerspricht dieser Annahme nicht. Damit wird klar, daß im wesentlichen allein die Druckbelastung des rechten Ventrikels als Folge eines postcapillären pulmonalen Hochdrucks, nicht dagegen die anatomischen Gegebenheiten für die Entstehung dieser Geräusche verantwortlich zeichnen.

Da aber bei allen drei Gruppen des Cor triatriatum eine sekundäre pulmonale Hypertonie resultiert, stellt die Unabhängigkeit der Tricuspidalinsuffizienz vom pathologisch-anatomischen Befund lediglich eine logische Konsequenz dar.

Das gleiche gilt für die systolischen Geräusche mit einem p.m. über der Art. pulmonalis. In analoger Weise wie bei anderen Ursachen einer pulmonalen Drucksteigerung einschließlich der Mitralstenose haben wir es mit Strömungsgeräuschen als Ausdruck einer relativen Pulmonalstenose zu tun. Als begünstigendes Moment kann bei Fällen der Gruppe II und III noch ein größerer Links-Rechts-Shunt hinzukommen.

Bei dieser Sachlage bereitet auch das Verständnis des Fehlens systolischer Geräusche bei rund einem Drittel der Fälle keine Schwierigkeiten. Ihr Vorhandensein oder Fehlen ist kein qualitatives, sondern ein quantitatives Problem. Bei Drucksteigerungen geringeren Ausmaßes, also bei Fällen mit relativ breiter Kommunikation zwischen posterosuperiorem und anteroinferiorem Untervorhof, kann die Voraussetzung sowohl für eine relative Pulmonalstenose als auch für eine relative Tricuspidalinsuffizienz fehlen. In diesem Zusammenhang ist auch die postoperative Abschwächung systolischer Geräusche leicht zu verstehen und zwanglos zu erklären.

Mit Vorbehalten ist damit zumindest der Schluß gestattet, daß ein systolisches Geräusch beim Cor triatriatum gravierende hämodynamische Folgen wahrscheinlich macht.

Auch aus dem Verhalten des zweiten Herztons lassen sich zunächst lediglich Rückschlüsse auf die pulmonale Drucksteigerung ableiten. Die im Hinblick auf die Verhältnisse beim Vorhofseptumdefekt naheliegende Vermutung, daß die weite Spaltung des zweiten Herztones das Vorliegen oder Fehlen eines Links-Rechts-Shunts auf Vorhofebene anzeigt, hat durch die bisherigen Beobachtungen keine Stütze erfahren. Weite Spaltungen wurden auch bei intaktem Vorhofseptum beobachtet, sie können also lediglich Symptom einer verlängerten rechtsseitigen Systolendauer bei überlasteter rechter Herzkammer sein.

Diastolische Sofortgeräusche am oberen linken Sternalrand bedürfen keiner besonderen Erörterung. Sie sind Ausdruck einer relativen Pulmonalinsuffizienz und folglich unter den gleichen Bedingungen wie die systolischen Geräusche und also auch unabhängig vom anatomisch-pathologischen Befund im unterteilten Vorhof zu erwarten und zu beobachten.

Apikale diastolische Intervallgeräusche lassen zwei Deutungsmöglichkeiten zu. Einmal könnten sie während der raschen Füllungsphase an der als Reduzierventil wirkenden Öffnung im anomalen Septum entstehen, also dann, wenn durch die Öffnung der Mitralklappe ein Abstrom aus dem unter erhöhtem Druck stehenden posterosuperioren in den anteroinferioren Untervorhof ermöglicht wird, was eine Öffnung des anomalen Septums von mehr als 5 mm und ein intaktes Vorhofseptum zur Voraussetzung haben soll (*894*). Zum anderen erscheint eine relative Tricuspidalstenose nicht ausgeschlossen. Eine klare Entscheidung erlauben die bisherigen Beobachtungen nicht. Die Lokalisation dient für differentialdiagnostische Überlegungen aus den gleichen Gründen nicht, wie sie bei den systolischen Geräuschen dargelegt worden sind.

Das Fehlen eines Mitralöffnungstones und präsystolischen Crescendogeräusches beim Cor triatriatum überrascht nicht. Im Gegenteil, ihr Vorhandensein würde verwundern und unsere Ansicht über die Ursache dieser Schallphänomene in Frage stellen. Sie verdanken ihre Entstehung ja nicht der Tatsache einer Drucksteigerung im linken Vorhof und kleinen Kreislauf, sondern einem durch die Vorhofkontraktion hervorgerufenen Preßstrahl an der stenosierten Klappe bzw. einer Bewegungsbehinderung oder -bremsung der zwar schwingbaren, aber durch Verwachsungen in der Bewegung behinderten Mitralis während der raschen Füllung in der Protodiastole.

Das letztere Moment entfällt beim Cor triatriatum völlig, während die muskuläre Masse und Kraft des posterosuperioren Vorhofs offensichtlich nicht genügen, um präsystolisch am engen Orificium zwischen beiden Untervorhöfen Wirbelbildungen zu erzeugen, die ausreichen, präkordial wahrnehmbare Geräusche hervorzurufen. Immerhin erscheint es denkbar, daß bei großem posterosuperioren Untervorhof und damit ceteris paribus größerer Muskelkraft auch einmal ein präsystolisches Geräusch auftreten kann. Ein solches Geräusch muß also ein Cor triatriatum nicht unbedingt ausschließen.

Das Fehlen eines akzentuierten oder paukenden ersten Herztons beim Cor triatriatum deutet an, daß diejenigen recht haben, die für sein Vorhandensein bei der Mitralstenose nicht verminderten Füllungs- oder Schlagvolumina oder der reduzierten Muskelmasse des linken Ventrikels bzw. der Kombination beider, sondern dem valvulären Prozeß selbst die Hauptbedeutung zuerkennen.

Differentialdiagnostisch haben infolge ihres weitgehend identischen klinischen Bildes gegenüber dem Cor triatriatum insbesondere die postcapilläre pulmonale Hypertonie der Mitralstenose und der linksseitigen Vorhoftumoren und die präcapilläre pulmonale Hypertonie des sog. primären pulmonalen Hochdrucks und der Eisenmenger-Reaktion Berücksichtigung zu finden. Dem Herzschall kommt hierbei kaum eine Bedeutung zu. Das Fehlen eines Mitralöffnungstones oder eines präsystolischen Geräusches beim Cor triatriatum ist für die Abgrenzung gegenüber der Mitralstenose weniger aufschlußreich als das Vorhandensein dieser Schallphänomene bei der Mitralstenose. Da aber allein im Hinblick auf das Manifestationsalter bei der übergroßen Mehrzahl der Fälle nicht die erworbene, sondern die angeborene Mitralstenose ins Kalkül einzubeziehen ist, für diese aber uncharakteristische Schallerscheinungen charakteristischer sind als typische Befunde, kann man sich den geringen differentialdiagnostischen Wert des Herzschalls leicht ausmalen.

Da weiterhin beim Cor triatriatum akustisch im wesentlichen die Tatsache der Drucksteigerung im kleinen Kreislauf und rechten Herzen ihren Niederschlag findet, bedarf es keiner besonderen Erläuterung, warum dem Herzschall auch im Hinblick auf die Abgrenzung des Cor triatriatum gegenüber pulmonalen Drucksteigerungen anderer Genese ein Nutzen abgesprochen werden muß.

e) Anhang: Pulmonalvenenstenose

Im Weltschrifttum sind einige – weniger als 10 – Fälle von Stenose der Pulmonalvenen an ihrer Einmündungsstelle in den linken Vorhof beschrieben. Die funktionellen Auswirkungen sind hierbei grundsätzlich die gleichen wie beim Cor triatriatum.

Die Druckerhöhung im kleinen Kreislauf führt zu einer Zunahme des zweiten Pulmonaltones bzw. des Pulmonalklappenschlußtones. Geräusche sind allenfalls fakultativ, und zwar in gleicher Weise wie beim Cor triatriatum, als Folge der pulmonalen Hypertension zu erwarten (*902, 903*).

XV. Ebstein-Syndrom

a) Anatomie

Der Ebsteinschen Anomalie liegt eine Mißbildung und Verlagerung der Tricuspidalklappe zugrunde, die insbesondere das posteriore und septale Segel betreffen. Die Segel sind mißgestalt und zum Teil mit dem parietalen Endokard verlötet oder total verwachsen. Der Klappenansatz ist meist in den Bereich des rechten Ventrikels verlagert, seltener stülpt sich die Tricuspidalklappe sack- oder trichterförmig in die Lichtung der rechten Herzkammer vor. Das Tricuspidalostium kommt auf diese Weise etwa zwischen Einfluß- und Ausflußbahn des rechten Ventrikels zu liegen. Es trennt nicht mehr – wie normal – den rechten Vorhof von der rechten Kammer, sondern einen in den Raum des rechten Vorhofs einbezogenen supravalvulären von einem kleineren und häufig hypoplastischen infravalvulären Ventrikelteil. Das rechte Atrium (eigentlicher Vorhof + supravalvuläre Kammer) ist dilatiert, es kann monströse Ausmaße erreichen.

In der großen Mehrzahl der Fälle besteht eine interatriale Kommunikation in Form eines offenen Foramen ovale oder eines Vorhofseptumdefektes. Weitere zusätzliche Anomalien sind jedoch recht selten. Bei Transposition der großen

Gefäße wurde als extreme Rarität eine Ebsteinsche Anomalie der linken Herzseite beobachtet (*912, 943*).

b) Herzschall

Erster Herzton. Lautstärke und Frequenzcharakteristik des ersten Herztones werden im Schrifttum verschieden beschrieben (*21, 33, 907, 913, 921, 939, 950, 956, 958*). Er soll ganz fehlen können, andere Autoren fanden ihn leise, von normaler Lautstärke oder verstärkt. Diese unterschiedlichen Angaben beruhen nicht allein auf einem tatsächlich relativ wechselhaften Verhalten des ersten Herztones. Sie haben ihren Grund auch darin, daß differente Schallphänomene mit der Bezeichnung erster Herzton belegt werden.

Wie wir noch sehen werden, sind Galopprhythmen unterschiedlicher Genese und Prägung beim Ebstein-Syndrom ungemein häufig. Für das menschliche Ohr ist es unter diesen Umständen, vor allem bei tachykarder Herzaktion, nahezu unmöglich, eine zutreffende zeitliche Einordnung der eizelnen Schallphänomene in den Herzcyclus vorzunehmen. Da nun ein dem eigentlichen ersten Herzton häufig folgender Ton nicht selten klickartig ist und damit als laut imponieren kann, dürften auskultatorische Irrtümer nicht zu vermeiden sein. Die Analyse der Schallerscheinungen des Ebstein-Syndroms kann der Phonokardiographie nicht entraten, und nur ihr kommt bei den häufig bizarren akustischen Bildern (*940*) Beweiswert zu.

Phonokardiographisch zeigt sich nun, daß der erste Herzton meist von normaler Lautstärke oder abgeschwächt ist, unter Umständen bis an die Grenze der Nachweisbarkeit. Eine Akzentuation des ersten Herztones muß demgegenüber als Ausnahme bezeichnet werden.

Eine Verspätung des ersten Herztones gegenüber dem Beginn von QRS des Elektrokardiogramms wird häufig angetroffen. Eine Verbreiterung dagegen ist ungewöhnlich. Dagegen findet sich im Schrifttum wiederholt eine Spaltung mit meist relativ langem Spaltungsintervall vermerkt. Nach unserem Dafürhalten handelt es sich hierbei jedoch sicher nicht um den gleichen Vorgang, der normalerweise einer Spaltung des ersten Herztones zugrunde liegt. Es erscheint uns deshalb zweckmäßig, diese beiden voneinander getrennten Schallerscheinungen zu Beginn der Systole nicht als Spaltung zu deklarieren, sondern den ersten Anteil als ersten Herzton und den zweiten Anteil als systolischen Extraton zu bezeichnen (s. unten).

Zweiter Herzton. Lautstärke und Frequenz des zweiten Herztones unterscheiden sich über der Basis in etwa zwei Drittel der Fälle nicht von dem, was man unter normalen Bedingungen zu sehen gewohnt ist. In den übrigen Fällen kann er lauter oder leiser sein.

Eine Spaltung wird häufig beobachtet. Das Spaltungsintervall ist von auffallender Uneinheitlichkeit.

Sowohl die Lautstärke als auch die Tonhöhe des zweiten Herztones werden durch dessen aortalen Anteil bestimmt. Der Pulmonalanteil tritt demgegenüber zurück. Im Kindesalter kann nach SCHIEBLER u. Mitarb. II_A allerdings von II_P übertroffen werden. Von verschiedenen Autoren wird das Spaltungsintervall als weit bezeichnet. Werte bis 0,09 sec wurden angegeben. In der Mehrzahl der Fälle allerdings wird eine Spaltung entweder völlig vermißt, oder es findet sich lediglich ein kurzes Spaltungsintervall, und zwar, wie ONGLEY besonders hervorhob, obwohl das Elektrokardiogramm rechtsventrikuläre Leitungsstörungen oder Blockbilder aufweist. Nach den üblichen Erfahrungen müßte unter diesen Umständen ein überdurchschnittlich langes Spaltungsintervall erwartet werden.

Dritter Herzton. Ein dritter Herzton wird beim Ebstein-Syndrom mit großer Regelmäßigkeit beobachtet. Nicht selten ist er von größerer Amplitude, also laut, und hoher Frequenz. Frequenzen um 150 Hz sind keine Seltenheit. Manche Autoren haben ihn nie vermißt. Sein p.m. liegt apikal oder medial der Herzspitze, sein Intervall zum zweiten Herzton schwankt zwischen 0,13 und 0,16 sec.

Auskultatorisch ruft der laute dritte Herzton einen Galopprhythmus hervor, einen Befund, den McKusick u. a. als recht charakteristisch für das Ebstein-Syndrom erachteten.

Vorhofton. Ein vierter Herzton ist nicht selten (Abb. 42), er kann geräuschartig sein. Meist folgt er der P-Zacke des EKG mit kurzem Abstand (957). Er pflegt mittlere Frequenzen zu enthalten und leise bis mittellaut zu sein. Mitunter kann er jedoch den ersten Herzton an Lautstärke übertreffen (959), was auskultatorisch leicht zu Fehldeutungen Anlaß gibt.

Durch den Vorhofton, dessen p.m. meist links parasternal liegt, entsteht der Schalleindruck eines präsystolischen Galopps. Ist außerdem ein dritter Herzton vorhanden, kommt es zu einem Viererrhythmus, welcher bei kurzer Diastole in einen Summationsgalopp übergehen kann.

Systolischer Extraton. Wie bereits erwähnt, kann beim Ebstein-Syndrom dem ersten Herzton nach einem meist etwas langen Intervall (0,08--0,12 sec) ein weiterer Ton folgen, wodurch auskultatorisch der Eindruck einer weiten Spaltung des ersten Herztones hervorgerufen wird. Es handelt sich hierbei um einen meist proto-, seltener mesosystolischen Extraton, welcher mitunter sogar als sehr kurzes spindelförmiges Geräusch imponieren mag (Abb. 42). Der Extraton kann den ersten Herzton an Lautstärke erheblich übertreffen und dann selbst für den ersten Herzton gehalten werden. Das p.m. des systolischen Extratons liegt im Bereich der absoluten Herzdämpfung. Eine Fortleitung in Richtung der Art. pulmonalis wird gefunden.

Systolische Geräusche. Systolische Geräusche werden beim Ebstein-Syndrom mit großer Regelmäßigkeit angetroffen, wenn auch einzelne Fälle ohne jegliche Geräuschphänomene publiziert worden sind (907, 913, 916, 927, 939, 953, 960). Nach bisherigen

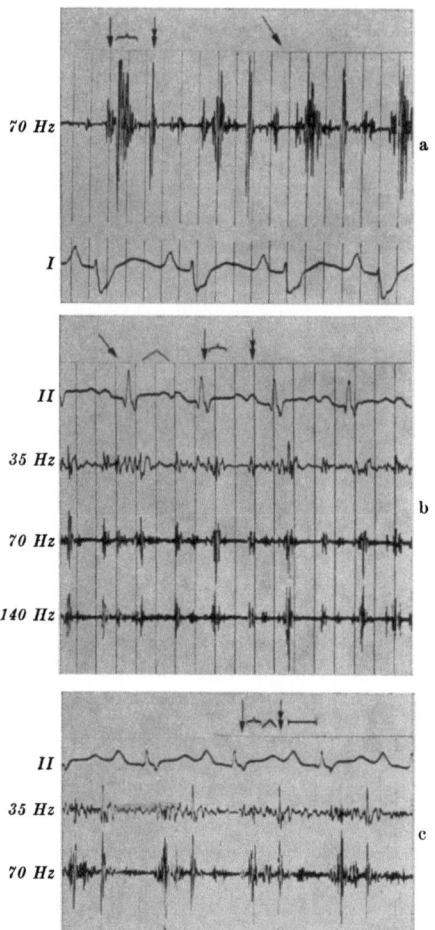

Abb. 42a—c. Herzschallkurven bei 3 Patienten mit Ebstein-Syndrom
a Wechselnd lauter 4. Herzton, relativ leiser 1. Herzton, dem ein lauter, im Sinne eines kurzen Geräusches verlängerter protosystolischer Extraton folgt. 2. Herzton singulär, kein diastolisches Geräusch
b Deutlicher und hochfrequenter 4. Herzton, sehr leiser 1. Herzton und lauter protosystolischer Extraton. Leises systolisches Geräusch. 2. Herzton eng gespalten
c Leiser 1. Herzton. Ihm folgt, deutlich abgesetzt, eine Schwingungsgruppe von hoher Frequenz und großer Amplitude, die wiederum von einem nachfolgenden systolischen Geräusch getrennt ist. Das Geräusch endet vor dem 2. Herzton. Längeres mesodiastolisches Geräusch. Ableitungsstellen: Herzmitte. Papiergeschwindigkeit: 50 mm/sec. Zeichenerklärung: ↓ = 1. Herzton; ↓ = 2. Herzton; ↘ = 4. Herzton; ⌒ = protosystolischer Extraton (4'); ⌒ = systolisches Geräusch; ⊢——⊣ = diastolisches Geräusch

Erfahrungen beläuft sich der Prozentsatz an geräuschlosen Ebstein-Syndromen auf weniger als 10%.

Das systolische Geräusch, das bei der Minderzahl der Patienten mit einem Schwirren verbunden ist, variiert hinsichtlich Lautstärke und Dauer von Fall zu Fall. Laute Geräusche stehen leisen gegenüber, im Charakter sind sie hauchend, blasend oder kratzend. Sie erstrecken sich auf den Anfangsteil der Systole, meso- oder holosystolische Geräusche kommen gleichermaßen vor (Abb. 42). Das Geräuschmaximum fällt aber praktisch stets in die erste Systolenhälfte. Ihr p.m. haben die Geräusche im Bereiche der absoluten Herzdämpfung, links parasternal in Höhe des dritten und vierten ICR, seltener im Spitzengebiet oder gar noch weiter lateral (*946*). Fortleitung in Richtung der linken Axilla wurde vereinzelt festgestellt (*914*).

Die systolischen Geräusche enthalten nach eigenen Beobachtungen in Übereinstimmung mit den Erhebungen von SCHIEBLER u. Mitarb. Frequenzen bis über 400 Hz. Während des Inspiriums nimmt das Geräusch gewöhnlich an Lautstärke zu (positives Rivero-Carvallosches Zeichen). Manche Autoren sahen allerdings niemals eine inspiratorische Amplitudenzunahme des Geräusches (*909*). Beim Valsalvaschen Versuch wird es während der pressorischen Phase eindeutig leiser oder verschwindet völlig. Postpressorisch tritt es ohne Verspätung sofort nach Aufhebung der intrathorakalen Drucksteigerung mit praktisch gleicher Lautstärke wie präpressorisch wieder auf.

Im Phonokardiogramm stellen sich die Systolica sowohl als Decrescendo- als auch als Spindelgeräusche dar. Interessant sind hierbei die Beziehungen zu dem erwähnten systolischen Extraton. Liegen Decrescendogeräusche vor, bestehen meist keine zeitlichen Beziehungen zu diesem Extraton, oder er wird auch vom Geräusch verdeckt. Spindelgeräusche schließen sich demgegenüber gern unmittelbar an den systolischen Extraton an.

Diastolische Geräusche. Diastolica als alleinige Geräusche sind beim Ebstein-Syndrom selten, in Kombination mit systolischen Geräuschen dagegen häufig, und zwar sowohl als proto-, als auch als mesodiastolische und/oder präsystolische Geräusche. Die Behauptung, ein diastolisches Geräusch sei beim Ebstein-Syndrom nie gehört worden (*955*), wird durch zahlreiche kasuistische Mitteilungen im internationalen Schrifttum widerlegt. Meist sind sie relativ leise bis mittellaut, rumpelnd und von kurzer Dauer. In gleicher Weise wie systolische Geräusche nehmen sie während des Inspiriums an Intensität und mitunter auch an Dauer zu. Präsystolische Geräusche weisen fast nie einen Crescendocharakter auf, was ONGLEY auf die meist verlängerte atrioventrikuläre Überleitungszeit zurückführt. Die diastolischen Geräusche beim Ebstein-Syndrom bewegen sich gewöhnlich in Frequenzbereichen bis 140 Hz. Ihr p.m. stimmt in der Regel mit dem der systolischen Geräusche überein.

Sonstige Schallerscheinungen. Gelegentlich wurden beim Ebstein-Syndrom Reibegeräusche entsprechend einem perikardialen Reiben beobachtet (*936, 939, 950*). In zwei Fällen von SCHIEBLER u. Mitarb. konnten autoptisch perikarditische Veränderungen nachgewiesen werden. Nach Ansicht dieser Autoren sei dieser Befund beim Ebstein-Syndrom relativ häufig und auf Extravasate als Folge eines erhöhten Coronarvenendruckes zu beziehen.

c) Bedeutung der Hämodynamik für die Schallbefunde

Wenn auch die Hämodynamik beim Ebstein-Syndrom nahezu normal sein kann, haben die dislozierten und fehlgestalteten Tricuspidalklappen fast stets eine Funktionsstörung zur Folge, die sich in Form einer Klappeninsuffizienz und/oder -stenose auswirkt. Hinzu kommt die verminderte Förderleistung der an sich funktionstüchtigen, aber infolge ihres auf die Ausflußbahn bzw. das Infundibulum verkleinerten Fassungsvolumens beeinträchtigten infravalvulären Kammer.

Es resultiert ein Blutstau vor der Tricuspidalklappe mit konsekutiver Dilatation, wovon besonders der atrialisierte supravalvuläre Ventrikelanteil betroffen zu sein pflegt, da er sowohl während der Systole (retrograd) als auch während der Diastole (orthograd) einem erhöhten Blutangebot ausgesetzt ist. Eine Hypertrophie der eigentlichen Vorhofmuskulatur stellt sich ein, sie ist für den Vorhofton verantwortlich zu machen. Der Ursprung des vierten Herztones ist beim Ebstein-Syndrom also im rechten und nicht im linken Vorhof zu suchen.

Das Ausmaß der Funktionsstörungen im Bereich des rechten Herzens wird nicht zuletzt vom Grad der Tricuspidalklappendeformierung und -verlagerung bestimmt. Je tiefer das Tricuspidalostium in den rechten Ventrikel hineinragt, desto ausgesprochener ist in der Regel seine Schlußunfähigkeit. Selbst wenn sich unter diesen Umständen die Klappendeformierungen nicht selbst als Stenose auswirken, sind die Entleerungsmöglichkeiten des rechten Vorhofes hochgradig eingeschränkt. Das Tricuspidalostium wird für den Blutstrom zu einer relativen Enge. Dazu kommt, daß während der Kammerdiastole die Tricuspidalsegel kammerwärts gestoßen werden, hierbei die Ventrikellichtung partiell verschließen und auf diese Weise den Einstrom zusätzlich behindern können.

Der infravalvuläre Ventrikel ist fast stets hypoplastisch. Er kann jedoch mitunter mit einer gewissen Abhängigkeit von der Stärke der Tricuspidalinsuffizienz hypertrophieren.

Besondere Beachtung verdient ein Befund, welcher von BLOUNT u. Mitarb., BROWN u. Mitarb. und GØTZSCHE u. Mitarb. erhoben wurde. Auch in unserem eigenen Material findet sich eine entsprechende Beobachtung. Gewöhnlich liegt der systolische Druck im infravalvulären Ventrikelabschnitt über dem gleichzeitigen Druck der supravalvulären Kammer. In manchen Fällen konnte nun aber festgestellt werden, daß vom supravalvulären zum infravalvulären Ventrikel ein systolischer Druckabfall besteht, was zu der Folgerung Anlaß geben muß, daß sich die supravalvuläre Kammer, soweit zwischen infravalvulärem Ventrikel und Art. pulmonalis kein systolischer Druckgradient vorhanden ist, systolisch in die Art. pulmonalis entleert. Diese Interpretation kann, muß aber nicht zutreffend sein. Da diese supravalvuläre Kammer zwar räumlich dem rechten Vorhof zugeordnet ist, sich hinsichtlich ihrer Kontraktions- und Erschlaffungsphase aber wie ein Ventrikel verhält, könnte der Druckgradient im Bereich der Tricuspidalklappe auch durch eine organische oder relative Stenosewirkung, bedingt durch Klappenveränderungen und Blutaufstau oder -rückstrom, verursacht sein. Eine systolische Entleerung des supravalvulären in den infravalvulären Kammerteil kann unter diesen Bedingungen beim Vorliegen eines ausreichenden Druckgefälles erfolgen.

Die meist vorhandene Kommunikation zwischen rechtem und linkem Vorhof stellt für den volumenbelasteten und dilatierten rechten Vorhof einschließlich der supravalvulären Kammer ein Überlaufventil dar, welches sowohl systolisch als auch diastolisch benützt werden kann. Da die interatriale Verbindung häufig aber nicht allzu groß ist, kann dieses Ventil jedoch nur wirksam werden, wenn der Druck im rechten Vorhof denjenigen des linken übertrifft. Da das interindividuell und intraindividuell keineswegs regelmäßig der Fall ist, erklärt sich, warum nicht in jedem Fall und beim einzelnen Patienten nicht zu jeder Zeit eine zentrale Cyanose als Folge eines Rechts-Links-Shunts auf Vorhofebene vorhanden ist.

So findet sich beim Ebstein-Syndrom häufig zum Zeitpunkt der Geburt und im unmittelbaren Anschluß daran eine Cyanose. Für eine verschieden lange Dauer ist dann aber keine

Cyanose mehr nachweisbar oder zumindest auffällig, während später, mitunter erst terminal eine Mischungscyanose das äußere Erscheinungsbild wieder beherrscht. Während für die postnatale Zyanose die zunächst noch vorhandene Drucksteigerung im kleinen Kreislauf verantwortlich ist, geht die Spätcyanose auf eine fortschreitende Störung der Tricuspidalklappenfunktion und auf myokardiales Versagen zurück. Rund 30—40% der Ebstein-Fälle sterben an Herzinsuffizienz.

Die hämodynamischen Besonderheiten des Ebstein-Syndroms (Tricuspidalinsuffizienz, Tricuspidalstenose, protosystolischer Druckgradient zwischen supra- und infravalvulärer Kammer, veränderte Wandspannung infolge füllungs- oder insuffizienzbedingter Dilatation) erklären die besprochenen und scheinbar verwirrend vielgestaltigen auskultatorischen und phonokardiographischen Befunde.

Die systolischen Decrescendogeräusche mit ihrer meist recht gut nachweisbaren Zunahme während des Inspiriums sind Ausdruck der Tricuspidalinsuffizienz. Da das Ausmaß der tricuspidalen Regurgitation nicht allein vom anatomischen Befund, sondern auch von den Druckverhältnissen vor und hinter der Klappe und vom Zustand des Herzmuskels bestimmt wird, ist es gut verständlich, daß einmal beim gleichen Patienten entsprechende Geräusche nicht konstant gefunden werden, und daß sie zum anderen auch von Fall zu Fall in erheblichem Grade variieren. Ebenfalls auf die Schlußunfähigkeit der Tricuspidalklappe ist die häufig anzutreffende Abschwächung des ersten Herztones zurückzuführen. Die diastolischen Geräusche lassen, wie erwähnt, meist ebenfalls eine Lautstärkenzunahme während des Inspiriums erkennen. Diese Tatsache spricht für ihre Entstehung im Bereich des rechten Herzens. Auch BLOUNT u. Mitarb. betonen, daß die diastolischen Geräusche trotz ihres etwas unterschiedlichen zeitlichen Intervalls an der Tricuspidalklappe ausgelöst werden und deren organische oder relative Stenose anzeigen.

Bei Patienten mit großem Rechts-Links-Shunt muß allerdings auch die Möglichkeit einer relativen Mitralstenose als Ursache diastolischer Geräusche in Betracht gezogen werden. An diese Möglichkeit ist besonders dann zu denken, wenn bei hochgradiger Cyanose eine respiratorische Beeinflussung diastolischer Geräusche fehlt.

Dem p.m. der Geräusche kann keine differentialdiagnostische Bedeutung beigemessen werden. Infolge Rotation und der häufig hochgradigen Vergrößerung des rechten Herzens wird das p.m. tricuspidaler Geräuschphänomene spitzenwärts verschoben und kann somit an eine Stelle rücken, an der sich üblicherweise mitrale Schallerscheinungen zu erkennen geben.

Dritter und vierter Herzton und damit Galopp, bzw. Dreier- oder Viererrhythmus entstehen nahezu stets im rechten Herzen. Wie im Bereiche des linken Herzens bei der Mitralinsuffizienz bekannt, wird auch bei Ebstein-Syndromen im rechten Ventrikel ein dritter Herzton praktisch nur dort beobachtet, wo eine relevante Tricuspidalinsuffizienz anzunehmen ist. Da, wie ausgeführt, eine solche Tricuspidalinsuffizienz in einer gewissen Abhängigkeit vom Zustand des Herzmuskels steht, ist es nicht verwunderlich, daß ein dritter Herzton bzw. ein protodiastolischer Galopp häufig einer kardialen Dekompensation koordiniert ist oder auf eine solche hinweist.

Der vierte Herzton hat als Indikator abnormer Schwingungen im Bereiche des eigentlichen rechten Vorhofs als Folge der Dilatation und/oder Drucksteigerung zu gelten.

Einer besonderen Besprechung bedarf der proto- oder mesosystolische Extraton. Zu seinem Verständnis sollten wir uns nochmals vergegenwärtigen, daß
1. die verlagerte und fehlgestaltete Tricuspidalklappe beim Ebstein-Syndrom im Sinne einer Stenose fungieren kann,
2. in der frühen und mittleren Systole ein positiver Druckgradient zwischen supra- und infravalvulärem Ventrikel bestehen kann, und

3. der supravalvuläre Kammerabschnitt zwar mit dem eigentlichen rechten Vorhof einen gemeinsamen Raum bildet, daß aber die Systolen der durch die Tricuspidalklappe getrennten supra- und infravalvulären Kammer praktisch zusammenfallen.

Aus diesen drei Überlegungen ist abzuleiten, daß der proto- oder mesosystolische Extraton durch die Aktion der supravavulären Kammermuskulatur entstehen dürfte. Drei Möglichkeiten sind gegeben:
1. Der Extraton ist ein Tricuspidalöffnungston.
2. Der Extraton markiert eine kurze Austreibungsperiode der supravalvulären Kammer.
3. Der Extraton wird durch die Kontraktion der unter erhöhtem Druck stehenden supravalvulären Kammer hervorgerufen.

Für die Deutung als Tricuspidalöffnungston oder als Ausdruck von Schwingungen der supravalvulären Ventrikelmuskulatur spricht der Befund, daß sich diesem Extraton mitunter ein mehr oder minder kurzes spindelförmiges Geräusch, welches auch von BLOUNT u. Mitarb. als Austreibungsgeräusch der supravalvulären Kammer aufgefaßt wird, anschließt. Bei der Herzkatheterisierung konnten wir in einem Fall beobachten, daß der Extraton zeitlich der supravalvulären Druckspitze entsprach.

Weiterhin sind bestimmte zeitliche Beziehungen zu elektrokardiographischen Besonderheiten, auf die wir vor mehreren Jahren aufmerksam machten, aufzuzeigen.

Im EKG finden sich beim Ebstein-Syndrom, soweit kein WPW-Syndrom vorliegt, Deformierungen von QRS, welche gern als atypischer Rechtsschenkelblock benannt werden. Nach unserer Ansicht kommen diese Bilder jedoch nicht durch eine Blockierung des rechten Tawara-Schenkels, sondern durch eine Deformierung von QRS durch die mit kurzer Verspätung, da offenbar vorwiegend über Muskelbrücken erfolgende Erregung des supravalvulären Kammerabschnitts zustande, wodurch während des absteigenden Schenkels oder in unmittelbarem Anschluß an QRS eine träge Schwankung auftritt, die wir wegen ihrer Ähnlichkeit mit der P-Zacke als P′ bezeichnet haben.

Nur am Rande sei darauf hingewiesen, daß auch das Fehlen einer weiten Spaltung oder einer Spaltung des zweiten Herztones überhaupt gegen eine Leitungsverzögerung oder -unterbrechung im rechten Schenkel spricht.

Der Grazer Arbeitskreis um STERZ konnte nun bei einigen Fällen wahrscheinlich machen, daß der systolische Extraton einerseits in einem bestimmten zeitlichen Verhältnis zu P′ zu stehen scheint, und daß zum anderen das elektrokardiographische Intervall P-P′ weitgehend mit dem Intervall Vorhofton (vierter Herzton) — systolischer Extraton übereinstimmt. Der systolische Extraton folgt danach P′ etwa in gleichem Abstand wie der Vorhofton der P-Zacke. STERZ u. Mitarb. folgern daraus, daß der systolische Extraton durch die Kontraktion der atrialisierten supravalvulären Kammer hervorgerufen wird und benannten ihn deshalb in Analogie zu P′ als IV′.

Schließlich spricht für die hier gegebene Deutung der Entstehung des systolischen Extratons auch der Umstand, daß, soweit wir Einblicke in Originalkurven nehmen konnten, beim Ebstein-Syndrom mit WPW-Syndrom im EKG offenbar keine sicheren systolischen Extratöne gehört oder registriert werden konnten. In diesem Falle muß man aber annehmen, daß die Erregung der supravalvulären Kammer nicht nach, sondern vor der Erregung der normalen rechten Kammermuskulatur erfolgt.

Die vorstehenden Argumente rechtfertigen u. E. die Annahme, daß der *systolische Extraton durch die Öffnung der Tricuspidalklappe und/oder Anspannung der Muskulatur der supravalvulären Kammer hervorgerufen wird. Ein sich anschließendes systolisches Spindelgeräusch ist in konsequenter Verfolgung dieser Gedankengänge im Sinne von* BLOUNT *u. Mitarb. als Ausdruck einer relativen oder echten Tricuspidalklappenstenose zu werten.*

Das Ebstein-Syndrom stellt damit akustisch ein kardiologisches Unikat dar. Während Tricuspidalöffnungston und Tricuspidalstenosegeräusche entsprechend den gewöhnlichen hämodynamischen Bedingungen hinter dem zweiten Herzton in der frühen Diastole plaziert sind, fallen sie beim Ebstein-Syndrom als Folge der sich während der gleichen Herzphase kontrahierenden, aber durch die verlagerte Tricuspidalklappe voneinander getrennten supra- und infravalvulären Kammerabschnitte in die frühe Systole.

Abschließend bedarf es wohl kaum noch des Hinweises, daß das Ebstein-Syndrom auf Grund seiner phonokardiographischen bzw. auskultatorischen Besonderheiten in Verbindung mit den erwähnten elektrokardiographischen Eigenarten und einer erheblichen Kardiomegalie mit großer Treffsicherheit ohne eingreifendere diagnostische Maßnahmen, vor denen gerade beim Ebstein-Syndrom wiederholt gewarnt wurde, richtig erkannt werden kann. Ganz besonders wird man an diese Möglichkeit zu denken haben, wenn neben den erwähnten Symptomen eine diskrete oder wechselnde Cyanose besteht.

XVI. Tricuspidalstenose und Hypoplasie der rechten Kammer

a) Anatomie

Kongenitale Tricuspidalstenosen und Hypoplasien der rechten Herzkammer treten — insgesamt sehr selten — kombiniert und isoliert auf. Klinisch und hämodynamisch ähneln diese Fehlbildungen, bei denen fast regelmäßig zusätzliche Anomalien, vor allem ein Vorhofseptumdefekt, vorhanden sind, der Tricuspidalatresie. Auch die Hypoplasie der Tricuspidalklappe, die sich pathologisch-anatomisch von der Tricuspidalstenose abgrenzen läßt (Verkleinerung des Tricuspidalostiums infolge eines engen Klappenrings bei normalen Klappensegeln, Sehnenfäden und Papillarmuskeln bei der Klappenhypoplasie; infolge mangelnder Separierung der Klappen Verdickung, Schrumpfung und Verwachsung der Klappen, Sehnenfäden und Papillarmuskeln bei der Tricuspidalstenose), ist hinsichtlich ihrer klinischen Auswirkungen hier einzureihen.

Offenbar sind zwischen den einzelnen Anomalien und ihren Kombinationen lediglich graduelle Unterschiede anzunehmen. Insgesamt sind sie als Teilerscheinungen einer Hypoplasie der rechten Herzantimere aufzufassen, stellen also eine einheitliche Fehlbildung dar, bei der lediglich Ausmaß und Lokalisation variieren können.

Sieht man von der Tricuspidalatresie, bei der eine Hypoplasie des rechten Ventrikels ja recht häufig ist, ab, so müssen neben dem Vorhofseptumdefekt als zusätzliche Anomalien einer Tricuspidalstenose, -hypoplasie und Hypoplasie der rechten Kammer vor allem Ventrikelseptumdefekte und Pulmonalstenosen Erwähnung finden.

Hämodynamisch entspricht, wie bereits erwähnt, das Bild weitgehend dem der Tricuspidalatresie. Die funktionelle Verwandtschaft drückt sich auch im Elektrokardiogramm und im Röntgenbild aus. In jenen Fällen, in denen ein Vorhofseptumdefekt fehlt oder so klein ist, daß er keinen nennenswerten Shunt auf Vorhofsebene erlaubt, gleichen Symptomatik und hämodynamische Auswirkungen weitgehend denjenigen, wie man sie bei erworbener Tricuspidalstenose zu sehen gewohnt ist.

Ein für die hier genannten Anomalien ungewöhnlicher Links-Rechts-Shunt mit einem Kleinkreislaufminutenvolumen, das größer ist als das Großkreislaufminutenvolumen, kann dann angetroffen werden, wenn zusätzlich eine Mitralklappenanomalie vorhanden ist, und der Strömungswiderstand an der Mitralklappe denjenigen der Tricuspidalklappe überschreitet (*975*).

b) Herzschall

Der erste Herzton kann unauffällig, laut oder gedoppelt sein, das gleiche gilt für den zweiten Herzton.

Extratöne wurden wiederholt beobachtet. Zum Teil wurden sie als spätdiastolischer Extraton (*977*), z. T. als proto- oder präsystolischer Galopp beschrieben (*970, 978*). Bei intrakardialer Schallschreibung gelang in einem Falle, als Ursprungsort eines protodiastolischen Extratons den rechten Ventrikel wahrscheinlich zu machen (*978*). Bei diesen Extratönen handelt es sich entweder um einen Tricuspidalöffnungston oder um einen vierten Herzton. Diesen Extratönen oder Galopprhythmen wird dann, wenn sie zusammen mit Cyanose, Venenstauung und Linksherzhypertrophie auftreten, eine große diagnostische Bedeutung für die kongenitale Tricuspidalstenose oder Hypoplasie der rechten Kammer eingeräumt. Verwechslungen mit dem unter Umständen sehr ähnlichen klinischen und auskultatorischen Bild des Ebstein-Syndroms lassen sich praktisch stets vermeiden, wenn gleichzeitig das Elektrokardiogramm, dem für das Ebstein-Syndrom ja nahezu pathognomonische Bedeutung zufällt, beachtet wird.

Systolische Geräusche wurden mit wechselnder Häufigkeit gefunden. Fälle ohne jedes Geräusch scheinen keine Seltenheit zu sein (*977, 978*). Allgemein kann aus den bisherigen Beobachtungen abgeleitet werden, daß systolische Geräusche praktisch immer durch zusätzliche Anomalien (Pulmonalstenose, Ventrikelseptumdefekt, Tricuspidalinsuffizienz) hervorgerufen werden und damit das diagnostische Bild verwischen und verwirren. Das gilt auch für links parasternal lokalisierte weiche systolische Geräusche, wie sie gelegentlich bei isolierter Tricuspidalstenose beobachtet wurden (*962*).

Eine wesentlich größere Bedeutung fällt **diastolischen Intervallgeräuschen** zu, welche sowohl bei Tricuspidalstenosen als auch bei isolierter Hypoplasie der rechten Herzkammer vorhanden sein können (*978*). Wenn sie aber häufig die Aufmerksamkeit von der Tricuspidalklappe ab- und zur Mitralstenose hinlenken, dann deshalb, weil sie ihr p.m. nicht selten im Spitzenbereich haben. Zeitlich füllen sie entweder die Protodiastole oder die Präsystole aus. Koexistente Septumdefekte pflegen die diastolischen Geräusche insofern zu modifizieren, als präsystolische Geräusche insbesondere bei großem Vorhofseptumdefekt unscheinbar oder vollkommen vermißt werden. Das größere Blutvolumen passiert unter diesen Umständen nicht die mißgestaltete oder verengte Klappe zwischen rechtem Vorhof und rechtem Ventrikel, sondern gelangt via Vorhofseptumdefekt auf die linke Herzseite und in den großen Kreislauf. Ein vom zweiten Herzton abgesetztes proto- bis mesodiastolisches Geräusch bleibt aber auch unter diesen Bedingungen meist noch wahrnehmbar.

Neben der Lokalisation gilt die Atemabhängigkeit mit Intensitätszunahme während des Inspiriums als besonderes Kriterium tricuspidaler Geräusche. Leider läßt aber bei den hier besprochenen Anomalien auch dieses Merkmal häufig im Stich (*10*). Solange es sich um eine isolierte Tricuspidalstenose handelt oder ein Ventil im Vorhofseptum fehlt, kann man noch am ehesten mit einem positiven Rivero-Carvalloschen Phänomen rechnen. Fast regelmäßig sucht man aber vergebens nach ihm, wenn ein Vorhofseptumdefekt vorhanden ist und die respirationsabhängigen Schwankungen des Füllungsvolumens nivelliert.

Insgesamt ergibt sich hinsichtlich der Bedeutung des Auskultationsbefundes für die Diagnose einer kongenitalen Tricuspidalstenose oder Hypoplasie der rechten Herzkammer, daß Hinweiszeichen oder Verdachtsmomente im allgemeinen nur dann zu erwarten sind, wenn zusätzliche Anomalien die Strömungsverhältnisse nicht so ändern, daß das Strömungsvolumen im wesentlichen von der eingeengten oder reduzierten Tricuspidalklappe weggeleitet wird. Ein solcher „Umgehungskreislauf" muß natürlich auch die akustischen Erscheinungen der umgangenen Stelle beeinträchtigen oder hinfällig machen.

XVII. Tricuspidalinsuffizienz

a) Anatomie

Ähnliche Fehlbildungen, wie sie einer angeborenen Mitralinsuffizienz zugrunde liegen, können an der Tricuspidalklappe zu einer kongenitalen Schlußunfähigkeit führen. Abnorme Klappenzahl (*10, 963, 966, 969, 972*), Anomalien der Klappenränder, mißgestaltete Papillarmuskeln und Sehnenfäden sowie doppelte Ostienbildung (*980*) wurden als Ursache einer Tricuspidalinsuffizienz beobachtet. Insgesamt dürften die bisher mitgeteilten Fälle kaum die Zahl 20 übersteigen.

Selbstverständlich ist hierbei die Ebsteinsche Anomalie ausgeklammert. Sie nimmt, obwohl kongenitale Tricuspidalinsuffienzen mitunter als Ebstein-Syndrom fehldiagnostiziert wurden, durch die für sie charakteristische Dislokation des Klappenansatzes eine Sonderstellung ein und wird deshalb auch gesondert besprochen.

Die isolierte Tricuspidalinsuffizienz besitzt im allgemeinen nur geringe hämodynamische Bedeutung. Die Defekte und die für das Ausmaß des Rückflusses bedeutsame systolische Druckdifferenz zwischen rechtem Ventrikel und rechtem Vorhof sind meist nicht sehr groß, das Regurgitationsvolumen bewegt sich damit in einer tolerierbaren Größenordnung. Die größte klinische Bedeutung erlangt die kongenitale Tricuspidalinsuffizienz im allgemeinen im Säuglingsalter. Der in dieser Zeit noch erhöhte systolische Druck im kleinen Kreislauf und rechten Ventrikel sorgt während dieser Lebensphase für ein großes Rückflußvolumen. Rechtsherzinsuffizienzen und eine relativ hohe Mortalität sind die Folge.

b) Herzschall

Erster und zweiter Herzton weisen kein besonderes Verhalten auf. Systolische *Extratöne* treten nicht hervor, ein *dritter Herzton*, der dem rechten Ventrikel entstammt, kann vorhanden sein.

Ein systolisches Geräusch mit p.m. im 4. ICR links parasternal oder mesokardial mit inspiratorischer Intensitätszunahme und gelegentlicher Ausstrahlung nach der rechten Thoraxseite und rechten Axilla ist die konstanteste akustische Erscheinung der kongenitalen Tricuspidalinsuffizienz. Es besteht also der gleiche Befund wie bei der erworbenen Tricuspidalinsuffizienz.

Bei der kongenitalen Form sind allerdings einige autoptisch gesicherte Fälle bekannt geworden, bei denen zu Lebzeiten ein systolisches Geräusch vermißt worden war (*966, 980*).

Diastolische Geräusche wurden bisher bei isolierter kongenitaler Tricuspidalinsuffizienz augenscheinlich nicht beobachtet.

XVIII. Tricuspidalatresie

a) Anatomie

Die Tricuspidalatresie gehört zu den seltenen kongenitalen Anomalien. Sie macht etwa 1–3% der angeborenen Herzgefäßmißbildungen und 4–6% der cyanotischen Fehler aus (*10*).

Die Tricuspidalatresie ist immer, praktisch stets aber dominierender Teil einer komplexen Fehlbildung. Regelmäßig findet sich eine Verbindung zwischen beiden Vorhöfen und eine Hypoplasie des rechten Ventrikels. Bei der Kommunikation zwischen beiden Vorhöfen handelt es sich in der Regel um ein offenes Foramen ovale (*985*). Echte Vorhofseptumdefekte sind seltener, können aber in multipler Form vorliegen.

Das Verhalten der großen Gefäße hat bereits 1906 zu einer Unterteilung von Tricuspidalatresien mit und ohne Transposition von Aorta und Arteria pulmonalis geführt (*988*). Nach einer auf Sektionsmaterial basierenden Literaturzusammenstellung von KEITH u. Mitarb. ist bei rund 70% der Fälle keine Transposition vorhanden. Eine weitere Unterteilung dieser beiden Gruppen wurde nach dem anatomischen Befund der Pulmonalklappe bzw. Ausflußbahn des rechten Ventrikels vorgenommen (*16, 985*). Danach ergibt sich:

I. Tricuspidalatresie ohne Gefäßtransposition.
 a) Mit Pulmonalatresie, intaktem Ventrikelseptum und funktionsloser, rudimentärer rechter Kammer. Lungendurchblutung erfolgt über einen offenen Ductus Botalli oder über Kollateralgefäße.
 b) Mit valvulärer oder subvalvulärer Pulmonalstenose, pulmonaler Hypoplasie und kleinem Ventrikelseptumdefekt. Der Ductus Botalli ist meist obliteriert oder sehr englumig.
 c) Ohne Pulmonalstenose oder Pulmonalhypoplasie, aber mit einem meist größerem hochgelegenen Ventrikelseptumdefekt.

II. Tricuspidalatresie mit meist kompletter, seltener partieller Gefäßtransposition. Gewöhnlich besteht ein großer Ventrikelseptumdefekt.
 a) Mit Pulmonalatresie und offenem Ductus Botalli.
 b) Mit valvulärer oder subvalvulärer Pulmonalstenose. Die Aorta entspringt rechts, die Arteria pulmonalis links.
 c) Ohne Pulmonalstenose.

Die häufigsten Fälle entsprechen den Formen I b und II c. Bei Tricuspidalatresien der Gruppe II wurde relativ oft als weitere zusätzliche Fehlbildung eine Aorteninsthmusstenose gefunden.

b) Herzschall

Erster Herzton. Der erste Herzton ist durchweg gut hörbar (*991*). In acht eigenen Fällen war er stets laut und hochfrequent mit einem p.m. über der Spitze und medial davon. Eine Spaltung des ersten Herztons in einen Mitral- und Tricuspidalanteil schließt eine Tricuspidalatresie aus.

Zweiter Herzton. Der zweite Herzton ist über der Basis meist laut (*987, 990, 991*), gelegentlich hat er auch sein p.m. im Spitzenbereich und am linken unteren Sternalrand mit Intensitätsverlust nach der Basis hin (*983*).

Der zweite Herzton kann auch dann deutlich wahrgenommen werden, wenn eine Pulmonalatresie vorliegt. Er wird also ganz vorwiegend vom Aortenklappenschluß erzeugt. Beim Vorliegen einer Pulmonalatresie ist er aber stets singulär. Seine Spaltung setzt voraus, daß die Pulmonalklappe durchgängig ist. Besteht eine Pulmonalstenose, verhalten sich Spaltungsintervall und Lautstärke des Pulmonalklappenschlußtones in gleicher Weise, wie bei der Pulmonalstenose besprochen. Es resultiert also in Abhängigkeit von der Schwere der Stenose bzw. dem pulmonalen Durchflußvolumen ein verspäteter und abgeschwächter Pulmonalklappenschlußton. Bei schwerer Pulmonalstenose kann der Pulmonalklappenschluß meist weder phonokardiographisch noch auskultatorisch erfaßt werden. Große Ventrikelseptumdefekte bewirken, insbesondere beim Fehlen einer Pulmonalstenose, fast regelmäßig deutliche Spaltungen mit evtl. sogar verstärktem Pulmonalklappenschlußton.

Extratöne. Gelegentlich wird bei Fällen mit Pulmonalstenose oder Pulmonalatresie ein systolischer ejection click aortalen Ursprungs gefunden (704). Das

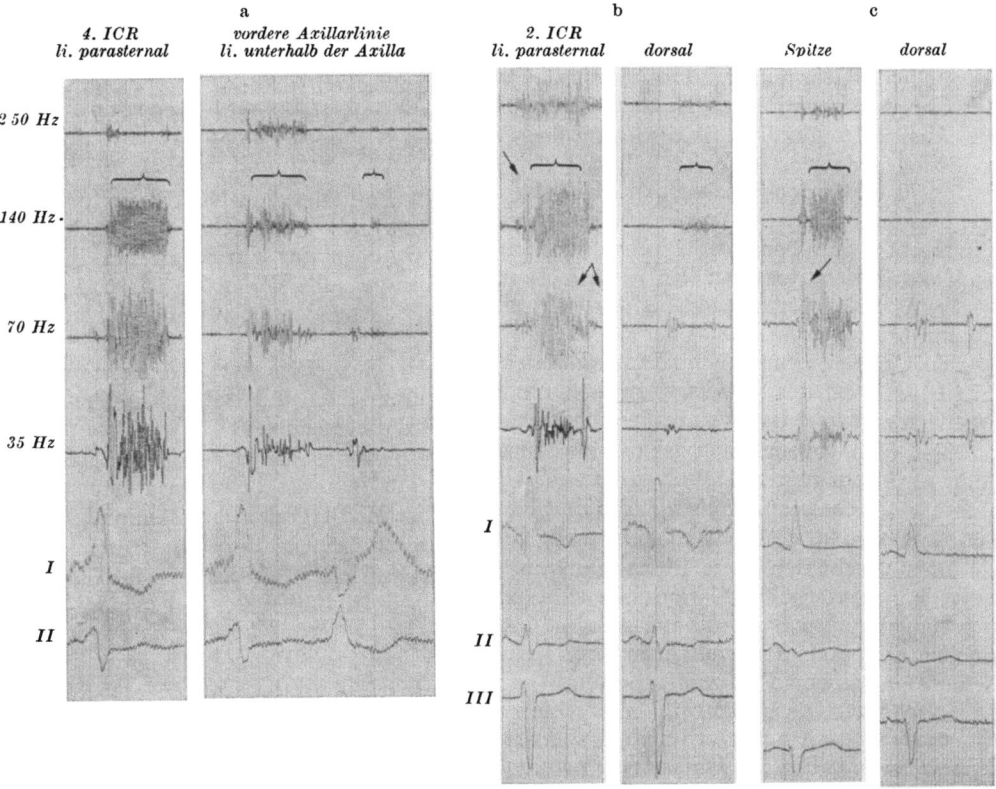

Abb. 43a—c. Herzschallkurven bei Patienten mit Tricuspidalatresie. Diagnose jeweils durch Angiokardiographie gesichert
a 19jähr. Patient, nach dem Angiokardiogramm zur Gruppe I c gehörig. Lautes bandförmiges systolisches Geräusch (~~), Abgrenzung vom 1. und 2. Herzton kaum oder nicht möglich. Das Geräusch wird zur linken Thoraxseite fortgeleitet. Merkliche Abhängigkeit des Geräusches von der vorausgehenden Diastolendauer: Hochgradige Abschwächung und Verkürzung des Geräusches bei Extrasystolen
b 9jähr. Mädchen, nach dem Angiokardiogramm zur Gruppe I b gehörig. Zustand nach Anlegung eines künstlichen aortopulmonalen Shunts. Holosystolisches Geräusch (~~) von angedeuteter Spindelform, p.m. über der Art. pulm. 2. Herzton weit gespalten (exspiratorisches Spaltungsintervall 0,055 sec) mit lautem Aorten- und sehr leisem Pulmonalsegment (/\ ). Leiser, aber hochfrequenter 4. Herzton (\). Dem 2. Herzton folgt ein fast ausschließlich in hohen Frequenzbereichen nachweisbares diastolisches Decrescendogeräusches als Teil eines durch den künstlichen aortopulmonalen Shunt hervorgerufenen kontinuierlichen Geräusches
c 10jähr. Mädchen, nach dem Angiokardiogramm zur Gruppe II c gehörig. Vom 1. Herzton abgesetztes systolisches Geräusch (~~), das offenbar durch einen pulmonalen ejection click eingeleitet wird (/). Das Geräusch, das seine größte Lautstärke links unten parasternal und apikal hat, zeigt nur geringe Ausbreitungstendenz. Trotz eines anteriorposterioren Thoraxdurchmessers von nur 14 cm konnte dorsal nur der 1. und 2. Herzton, hingegen kein Geräusch gehört oder registriert werden. Papiergeschwindigkeit: 50 mm/sec

Vorkommen eines frühsystolischen Klicks pulmonalen Ursprungs würde bei Fällen der Gruppe IIc nicht überraschen.

Weiterhin wurden vereinzelt präsystolische, protodiastolische und Summationsgalopps beobachtet. Sie entstehen vorwiegend im linken Herzen.

Systolische Geräusche. Bei der Tricuspidalatresie kann jegliches Geräusch fehlen (*10, 990*), doch darf ein systolisches Geräusch als nahezu regelmäßiger Befund bezeichnet werden. Nicht selten ist gleichzeitig ein systolisches Schwirren vorhanden.

Das Geräusch ist in der Mehrzahl der Fälle holosystolisch, von rauhem Charakter und unterscheidet sich weder klangmäßig noch im phonokardiographischen Bild vom Geräusch des Ventrikelseptumdefektes (Abb. 43). In allen unseren Fällen wies es am Punkt seiner größten Lautstärke Bandform auf und setzte sich aus Frequenzen bis über 400 Hz zusammen. Eine Abgrenzung vom ersten und zweiten Herzton gelingt an diesen Stellen häufig nur in den niederen Frequenzbereichen. Mitunter nimmt es musikalischen Charakter an (*990*).

Geräusche geringerer Lautstärke wurden vereinzelt beschrieben (*990, 991*).

Ausbreitung und p.m. des Geräusches sind beträchtlichen individuellen Unterschieden unterworfen. Zwar befindet sich das p.m. meist links parasternal (*984, 987, 990, 992*), doch wechselt die Höhe von Fall zu Fall. Bei einzelnen Patienten liegt es am oberen, bei anderen am unteren Sternalrand. Vereinzelt wurde auch ein rechts parasternales Geräuschmaximum (*983*) oder gar ein Maximum in suprakardialen Regionen (*990*) beobachtet. In unseren acht Fällen lag das p.m. stets links parasternal und über der Sternummitte. Es war niemals auf einen engen Raum begrenzt.

Fortleitung zum Hals und zum Rücken wurde wiederholt notiert. Bei unseren Patienten war das Geräusch auch dann im Jugulum laut und mit hohen Frequenzen nachweisbar, wenn über den Carotiden Stille herrschte.

Um eine gleichzeitig vorhandene Aortenisthmusstenose zu erkennen, achte man vor allem auf das Verhalten dorsaler Geräusche. Weisen sie die bei der Aortenisthmusstenose besprochenen Besonderheiten auf, ist die Diagnose klar. Zum anderen kommt den Blutdruckwerten große Bedeutung zu.

Diastolische Geräusche. Sieht man von jenen diastolischen Geräuschen, die Teil eines kontinuierlichen Geräusches sind, ab, so stößt man bei der Tricuspidalatresie gelegentlich sowohl auf basale diastolische Sofortgeräusche (*984, 989*), als auch auf apikale Intervallgeräusche. Mittels intrakardialer Phonokardiographie konnte in einem Fall wahrscheinlich gemacht werden, daß derartige apicale Geräusche ihren Ursprung im Mitralklappenbereich haben (*986*). Das Geräusch konnte in diesem Falle nur im Einflußtrakt des linken Ventrikels in unmittelbarer Nachbarschaft der Mitralklappe registriert werden.

Diastolische Basisgeräusche werden praktisch ausschließlich bei Fällen mit Transposition der großen Gefäße beobachtet. Während sie als Ausdruck einer relativen Pulmonalinsuffizienz gewertet werden müssen, sind apikale Intervalldiastolica im Sinne einer relativen Mitralstenose zu interpretieren.

Kontinuierliche Geräusche. Gelegentlich kann unterhalb des linken Schlüsselbeins ein kontinuierliches Geräusch gehört werden. Es wird gewöhnlich durch einen offenen Ductus, seltener durch Kollateralgefäßströmung hervorgerufen (*32*). Das Fehlen eines kontinuierlichen Geräusches schließt bei der Tricuspidalatresie einen offenen Ductus Botalli nicht aus (*10*).

c) Postoperative Befunde

Bei Fällen einer Tricuspidalatresie mit verminderter Lungendurchblutung sind entsprechend den Vorstellungen bei der Fallotschen Fehlbildung wiederholt Blalocksche Operationen vorgenommen worden. Es wurden vorübergehende Besserungen erzielt (*5*), die Spätergebnisse sind aber eindeutig schlechter als bei den Fallotschen Kombinationsformen (*993*).

In gleicher Weise wie beim Fallot kann ein kontinuierliches Geräusch das Funktionieren der künstlichen Gefäßbrücke anzeigen. Trotz eindeutig klinischen Effektes, also hämodynamischer Wirksamkeit der Anastomose, scheinen nach Blalockschen Operationen bei der Tricuspidalatresie kontinuierliche Geräusche seltener als beim Fallot zu sein. In drei eigenen mit Hilfe eines künstlichen Shunts zwischen Aorta und Art. pulmonalis operativ korrigierten Fällen war postoperativ nur einmal ein leises und niederfrequentes kontinuierliches Geräusch im zweiten ICR links parasternal nachzuweisen (Abb. 43).

d) Bedeutung der Hämodynamik für die Schallbefunde

Die hämodynamische Situation ähnelt bei der Tricuspidalatresie weitgehend jener des Cor biloculare. Im Vorhofbereich findet bereits eine totale Durchmischung des venösen und arteriellen Blutes statt. Aus dem linken Ventrikel gelangt das Blut sowohl in den großen Kreislauf als auch, abgesehen von Fällen der Gruppen Ia und IIa, über einen Septumdefekt zum rechten Ventrikel und in die Art. pulmonalis. Sind die großen Gefäße transponiert, erreicht das Blut in den meisten Fällen den kleinen Kreislauf ebenfalls über die Art. pulmonalis.

Die Größe der Lungenzirkulation wird bestimmt durch das Verhältnis der Strömungswiderstände in beiden Kreislaufhälften (10), wobei der Strömungswiderstand einer Pulmonalstenose und eines kleinen Ventrikelseptumdefektes in die Rechnung einzubeziehen ist. Beim Fehlen einer Gefäßtransposition wird deshalb das Großkreislaufvolumen, bei ihrem Vorhandensein dagegen häufig das Kleinkreislaufvolumen größer sein. Fälle der Gruppen Ia und IIa sind hierbei wiederum ausgenommen. Bei ihnen erfolgt die Lungendurchblutung stets nur über Kollateralen oder über einen offenen Ductus, wird also praktisch immer gegenüber der Durchblutung der Körperperipherie benachteiligt sein.

Da nachweisbare Schallphänomene stets in den hämodynamischen Verhältnissen wurzeln, müssen die skizzierten Gegebenheiten auch auf die akustischen Erscheinungen bei der Tricuspidalatresie Einfluß gewinnen. Es wurde oben bereits dargestellt, in welchem Maße das beim zweiten Herzton und den diastolischen Geräuschen der Fall ist. Die etwas unterschiedliche Beurteilung, die systolische Geräusche bei der Tricupidalatresie erfahren haben, ist nicht zuletzt darauf zurückzuführen, daß für diese Geräusche bei der Tricuspidalatresie verschiedene Ursachen verantwortlich gemacht werden müssen. Einmal können sie an der Pulmonalstenose (8), zum anderen am Ventrikelseptumdefekt entstehen, und schließlich kann es sich um banale Strömungsgeräusche der Aorta (32) handeln.

Allgemein wird dem Auskultationsbefund für die Diagnose einer Tricuspidalatresie lediglich eine untergeordnete oder überhaupt keine Bedeutung beigemessen. Taussig erwähnte als pathognomonische Trias Cyanose, Linkstyp im EKG und linksbetontes Herz bei konkaver Herztaille und steilabfallendem rechten Herzrand („nackter" rechter Wirbelsäulenschatten). Man wird der Ansicht, daß die auskultatorischen Phänomene bei der Tricuspidalatresie nicht zu den führenden diagnostischen Symptomen gehören, ohne Widerspruch beipflichten. Ist aber erst einmal auf Grund der erwähnten Trias die Diagnose einer Tricuspidalatresie gestellt oder wahrscheinlich gemacht worden, vermag der Herzschallbefund zur weiteren Differenzierung beizutragen. In Tab. 5 wurden die auskultatorischen Besonderheiten oder Hinweiszeichen in Abhängigkeit vom pathologisch-anatomischen Befund zusammengestellt. Die einzelnen Schallbefunde wurden nach Gesichtspunkten eingetragen, wie sie sich bei Abwägung der hämodynamischen Situation und anhand einzelner genauer analysierter Fälle ergeben. Die Zahl solcher eingehend untersuchter Fälle ist aber klein, was zur Folge hat, daß einzelne der in

Tabelle 5. *Die Beziehungen besonderer auskultatorischer Merkmale zum anatomisch-pathologischen und hämodynamisch-funktionellen Befund bei der Tricuspidalatresie*

*	Funktionelle Situation	Systolische Geräusche	Sonstige Geräusche	Zweiter Herzton
Ia	Das gesamte Blut verläßt das Herz über die Aorta. Die Lunge wird über einen offenen Ductus Botalli oder über Kollateralgefäße versorgt. Verminderte Lungendurchblutung.	Geräusch kann fehlen oder Basissystolicum in Form eines Strömungsgeräusches von geringer bis mäßiger Lautstärke; aortaler ejection click möglich.	Kontinuierliches Geräusch vorhanden oder fehlend; apikales Intervalldiastolicum oder — sehr selten — relatives Arteninsuffizienzgeräusch möglich.	Ungespalten.
Ib	Großkreislaufvolumen > Kleinkreislaufvolumen. Verminderte Lungendurchblutung.	Lautes bandförmiges holosystolisches Geräusch mit p.m. über Mitte und unterem Sternum.	Kontinuierliches Geräusch nur vereinzelt; apikales Intervalldiastolicum möglich.	Wenn gespalten, dann verlängertes Intervall und abgeschwächter Pulmonalklappenschlußton.
Ic	Großkreislaufvolumen überwiegt meist noch, ausnahmsweise können sich Großkreislauf- und Kleinkreislaufvolumen die Waage halten. Lungendurchblutung vermindert oder normal.	Band- oder spindelförmiges Geräusch, p.m. häufig höher als bei Ib.	Kein kontinuierliches Geräusch; apikales Intervalldiastolicum möglich.	Wenn gespalten, dann meist kurzes Spaltungsintervall und normaler Pulmonalschlußton.
IIa	Das gesamte Blut verläßt auf dem Umweg über einen Ventrikelseptumdefekt und den rechten Ventrikel das Herz über die Aorta. Durchblutung der Lunge über offenen Ductus Botalli oder Kollateralgefäße. Verminderte Lungendurchblutung.	Mäßig lautes bis lautes, mehr oder weniger bandförmiges systolisches Geräusch mit meist tieferem p.m.	Siehe Ia.	Ungespalten.
IIb	Großkreislaufvolumen angenähert gleich oder größer als Kleinkreislaufvolumen. Lungendurchblutung normal oder vermindert.	Spindelförmiges, bandförmiges oder unregelmäßiges systolisches Geräusch, p.m. kann sowohl im oberen als auch unteren Sternalbereich liegen.	Siehe Ib.	Da Pulmonalklappenschluß vor Aortenklappenschluß erfolgt, keine oder zumindest keine abnorm weite Spaltung. Der Pulmonalklappenschluß unter Umständen vor dem Aortenklappenschlußton nachweisbar. Aortenklappenschlußton wohl meist lauter als Pulmonalklappenschlußton.
IIc	Kleinkreislaufvolumen > Großkreislaufvolumen. Vermehrte Lungendurchblutung.	Einfaches basales Strömungsgeräusch oder mehr bandförmiges Septumdefektgeräusch. Pulmonaler ejection click möglich.	Siehe Ib.	Paradoxe Spaltung möglich, Pulmonalklappenschlußton normal oder verstärkt.

* Anatomisch-pathologischer Befund entsprechend der Einteilung auf S. 166.

Tab. 5 niedergelegten Fakten noch hypothetischer Natur und das Ergebnis logischer Überlegungen sind. Die anatomische Vielgestaltigkeit im Bereiche des Ventrikelseptumdefektes und der pulmonalen Ausflußbahn sowie das unterschiedliche Verhalten der Art. pulmonalis bei partieller und totaler Transposition können den akustischen Befund modifizieren, an den grundsätzlichen Überlegungen ändert das aber nichts.

XIX. Transposition der großen Gefäße
a) Anatomie

Eine Transposition der großen Gefäße tritt in verschiedenen Abarten auf, welche z. T. nicht allein recht komplizierte anatomische Verhältnisse schaffen, sondern auch dem Verständnis erhebliche Schwierigkeiten bereiten können. Unterschiedliche terminologische Auffassungen stellen den Niederschlag dieser Tatsache dar, tragen aber nicht zur Förderung des Verständnisses bei.

Generell haben wir zu trennen zwischen kompletter (oder totaler), partieller und korrigierter Transposition. Bei der kompletten Transposition entspringt die Aorta vom rechten, die Art. pulmonalis vom linken Ventrikel. Venöses und arterielles Blut zirkulieren also verbindungslos in voneinander unabhängigen Kreislaufhälften. Es fehlt die physiologische Überkreuzung. Lebensfähigkeit ist unter diesen Umständen nur gegeben, wenn durch zusätzliche intra- oder extrakardiale Anomalien unphysiologische Verbindungen zwischen System- und Lungenkreislauf hergestellt werden. Diese Anomalien üben damit einen korrigierenden Einfluß aus. Trotzdem wird unter diesen Bedingungen — funktionelle Korrektur — so gut wie nie von einer korrigierten Transposition gesprochen. Dieser Ausdruck wird von der großen Mehrzahl der Autoren jenen Formen vorbehalten, bei denen — anatomische Korrektur — durch eine zusätzliche weitere Seitenverkehrung der normalen anatomischen Beziehungen die durch die Transposition der großen Gefäße hervorgerufene Situation rückgängig gemacht wird, und die großen Gefäße dann, obwohl sie das Herz an falscher Stelle und aus der falschen Herzhöhle — Aorta rechts vorn, Art. pulmonalis links hinten — verlassen, allein oder überwiegend das ihnen zugehörige Blut — Aorta arterialisiertes, Art. pulmonalis venöses Blut — führen. Diese anatomische Korrektur besteht entweder in einer Pulmonalvenentransposition oder in einer bulbären, bulboventriculären (das venöse Blut nimmt seinen Weg vom rechten Vorhof über der linken Ventrikel in die rechts liegende Art. pulmonalis), sinoatrialen (das venöse Blut fließt über den linken Vorhof, rechten Ventrikel in die rechts liegende Aorta) oder sinoatrioventrikulären Inversion (praktisch normale, lediglich seitenverkehrte Verhältnisse). Sowohl bei der unkorrigierten als auch bei der korrigierten Transposition sind weitere Fehlbildungen recht häufig und zum großen Teil für die klinischen und auch für die akustischen Erscheinungen bestimmend. Erwähnt seien: Ventrikelseptumdefekt, Vorhofseptumdefekt oder offenes Foramen ovale, Ductus Botalli apertus, persistierender Atrioventrikularkanal, Tricuspidalatresie, Cor triloculare biatriatum, Pulmonalstenose, Aortenisthmusstenose, Mitralklappenmißbildungen, fehlortige Coronargefäßabgänge, Lageanomalien (insbesondere auch Laevokardie: Herz im linken Thorax bei Situs inversus abdominalis).

Am Gesamtmaterial kongenitaler Vitien ist die komplette Transposition mit 1% (32) bis rund 7% (1) beteiligt. Sie stellt nach MANNHEIMER rund 5%, nach FANCONI und ROSSI 20% der cyanotischen Angiokardiopathien des Kindesalters. Ihre Prognose ist auch beim Vorhandensein korrigierender Faktoren schlecht. 85% der Fälle sterben innerhalb der ersten 6 Monate nach der Geburt (1025).

Zum Unterschied von der kompletten ist bei der partiellen Transposition nur eines der beiden vom Herz abgehenden großen Gefäße in den falschen Ventrikel verlagert. Grundsätzlich bestehen zwei Möglichkeiten: Abgang beider Gefäße aus dem rechten oder aus dem linken Ventrikel. Die letztere Möglichkeit ist nur extrem selten realisiert. Soll eine weitere Unterteilung getroffen werden, hat sie die Beziehungen des nicht transponierten Gefäßes zum gleichzeitig bestehenden Ventrikelseptumdefekt zu berücksichtigen. Insbesondere die Kombination einer in den rechten Ventrikel verlagerten Aorta bei einer über einem Ventrikelseptumdefekt reitenden Art. pulmonalis hat als sog. Taussig-Bing-Komplex eine gewisse literarische Eigenständigkeit erlangt.

Auch bei der partiellen Transposition sind neben Septumdefekten zusätzliche Fehlbildungen nicht selten. Insbesondere sei auf Aortenisthmustenosen und Pulmonalstenosen hingewiesen (*998, 1020, 1023*).

b) Herzschall

Erster Herzton. Insgesamt uncharakteristisches Verhalten, wenn auch Verstärkungen nicht ungewöhnlich zu sein scheinen (*1025*). Mit Geräuschüberlagerungen ist allenthalben zu rechnen (*994*).

Totale atrioventrikuläre Blöcke sind bei der Gefäßtransposition nicht selten. In gleicher Weise wie beim totalen Block ohne andere Anomalie zeigt die Lautstärke des ersten Herztones mitunter einen erheblichen Wechsel, der bis zum Auftreten von „Kanonentönen" bei kurzen PQ-Intervallen reicht.

Zweiter Herzton. Der zweite Herzton ist über der Aukultationsstelle der Art. pulmonalis bei allen Formen einer Transposition akzentuiert, laut oder klappend (*996, 1004, 1010, 1019, 1021, 1024, 1025*). Die Betonung des zweiten Herztones und auch sein Gehalt an hohen Frequenzen stellen sich mitunter erst mit der Zeit ein (*1009*) und werden deshalb auch vor allem bei älteren Kindern angetroffen (*10*).

Obwohl das Lautstärkemaximum bei der Transposition der großen Gefäße bis auf wenige Ausnahmen (*1019*) links parasternal liegt, geht diese Akzentuation auf den Aortenklappenschluß zurück. Als Folge der Gefäßverlagerung tritt die vorn gelegene Aorta in engen Kontakt mit der vorderen Brustwand. Aortale Schallphänomene finden damit besonders günstige Fortleitungsbedingungen. *Der veränderten Tiefenstaffelung der beiden großen Gefäße kommt für die Akzentuierung des zweiten Herztones damit eine größere Bedeutung als der Seitenverschiebung zu.*

Da eine Akzentuation des zweiten Herztons am linken oberen Sternalrand gewöhnlich als Ausdruck einer besonderen Über- oder Belastung des kleinen Kreislaufs mit den Zeichen einer Rechtsherzhypertrophie einhergeht, bei der Gefäßtransposition diese Akzentuation aber ohne derartige Rechtshypertrophie vorzukommen pflegt, stellt diese Kombination ein gewisses diagnostisches Verdachtsmoment dar (*996*). Wiederholt wurde aus dem akzentuierten zweiten Herzton über der Art. pulmonalis irrtümlich auf eine pulmonale Hypertonie geschlossen (*996, 1009, 1029*).

Der zweite Herzton kann gespalten sein (*16, 1006, 1022*), muß es aber nicht (*996, 1025*). Diagnostisch wichtiger als das Fehlen oder Vorhandensein einer Spaltung kann deren atypische Lokalisation sein. So fanden GASUL u. Mitarb. am rechten Sternalrand einen gespaltenen zweiten Herzton, links parasternal dagegen nur einen singulären und lauten Ton. Wir selbst beobachteten eine Spaltung über mittleren Sternalabschnitten beim Fehlen einer solchen über der Basis bzw. links oben parasternal.

Da die Aortenkomponente des zweiten Herztones nicht allein an Lautstärke, sondern häufig auch an Dauer zunimmt, kann der Versuch, zwei Klappenschlußtöne zu differenzieren, auf große, nicht selten unüberwindliche Schwierigkeiten stoßen, und zwar auch während des Inspiriums. Am ehesten gelingt es noch bei erhöhtem Pulmonalarteriendruck, da dann der Pulmonalklappenschlußton an Lautstärke gewinnt. Freilich kann die meist damit verbundene Verkürzung des Spaltungsintervalls die Abgrenzung wiederum erschweren. Wichtig erscheint, daß sich nicht allein beim zusätzlichen Vorliegen einer Pulmonalstenose der Pulmonalklappenschlußton fast stets der Registrier- und Hörbarkeit entzieht (*32, 1004*), sondern daß er auch bei erhöhtem Pulmonaldurchfluß meist fehlt, solange keine Drucksteigerung als Folge einer pulmonalen arteriolären Widerstandserhöhung vorhanden ist.

Die an sich zu erwartende Umkehrung der normalen Reihenfolge beider Semilunarklappenschlußtöne bei der kompletten Transposition scheint bisher nicht, zumindest nicht mit hinreichender Sicherheit nachgewiesen worden zu sein. Wenn hieran vielleicht auch z. T. die schlechte Nachweisbarkeit des Pulmonalklappenschlußtones Schuld trägt, so spielen doch sicher auch die zusätzlichen, die Kreislaufsituation erheblich komplizierenden und zu Lebzeiten häufig nur ungenügend überschaubaren Fehlbildungen eine nicht unbeträchtliche Rolle.

Dritter Herzton. In ungefähr 25% der Fälle ist ein dritter Herzton vorhanden (*1025*). Meist steht sein Auftreten zeitlich mit der bei dieser Anomalie häufig bald einsetzenden myokardialen Insuffizienz im Zusammenhang.

Vierter Herzton. Die Transposition der großen Gefäße geht nur selten mit einem Vorhofton einher. In der Regel ist er in der gleichen Weise wie der dritte Herzton kardiales Dekompensationssymptom. Er kann mit dem dritten Herzton im Sinne eines Summationsgalopps zusammenfallen.

Da bei der Transposition aber nicht selten die atrioventrikuläre Überleitung blockiert ist, werden gelegentlich auch ohne Herzinsuffizienz niederfrequente Vorhoftöne registriert (*994*). Der Phonokardiographie gebührt bei der Feststellung dieser „normalen Vorhoftöne" der Vorzug. Es gelingt nur ausnahmsweise, sie mit dem Ohr bzw. dem Stethoskop zu erfassen.

Frühsystolischer Extraton. Unter 50 Fällen mit kompletter Transposition fanden NOONAN u. Mitarb. 6mal einen frühsystolischen Extraton, der mit großer Wahrscheinlichkeit als pulmonaler Dehnungston zu interpretieren ist, denn er ist nahezu ausschließlich Fällen mit vermehrtem pulmonalen Zirkulationsvolumen zugeordnet. Man findet ihn deshalb auch relativ konstant beim Taussig-Bing-Komplex (*1027*). Da die Art. pulmonalis bei der Transposition aber mehr den Ort der Aorta einnimmt, eignet sich der pulmonale Dehnungston Merkmale an, die sonst dem aortalen Klick zukommen. Entsprechend liegt sein p.m. auch nicht am oberen linken Sternalrand, wie sonst bei pulmonalem frühsystolischen Klick üblich, sondern im Spitzenbereich.

Systolische Geräusche. Bei der großen Mehrzahl von Transpositionen der großen Gefäße, gleich welcher Form, sind systolische Geräusche unterschiedlichen Charakters und unterschiedlicher Lokalisation wahrnehmbar (Abb. 44). Diese Geräusche sind weniger für die Diagnose als für die Beurteilung der hämodynamischen Situation bedeutsam.

Nach einer Zusammenstellung von KEITH u. Mitarb. über 101 Fälle mit totaler Transposition der großen Gefäße wird bei rund einem Drittel der Patienten ein Geräusch vermißt, nach INGOMAR u. TERSLEV hingegen in fast der Hälfte der Fälle. Ein weiteres Drittel weist ein kurzes und weiches systolisches Geräusch unterschiedlicher Lokalisation auf, das der Untersucher meist nicht als „organisch" anspricht, und das letzte Drittel schließlich geht mit lauten und rauhen systolischen Geräuschen einher. Bei diesen Fällen wurde in 17% das Ventrikelseptum geschlossen gefunden, in 60% bestand ein Ventrikelseptumdefekt, in 23% eine Pulmonalstenose. Andere Autoren vermißten bei allerdings kleineren

Fallzahl niemals ein systolisches Geräusch (*1016, 1025*), wobei in rund 25% der Fälle nur leise und in 10% sehr laute, gewöhnlich scharfe, blasende Geräusche feststellbar waren. Das Geräusch, das in 20—30% von einem Schwirren begleitet ist, hat sein p.m. entweder am linken oberen Sternalrand, am mittleren linken Sternalrand bzw. über Sternummitte oder, bei der totalen, nicht korrigierten Transposition allerdings sehr selten, im Spitzenbereich. Ihrem Charakter nach entsprechen zumindest die lauten Geräusche entweder einem Ventrikelseptumdefektgeräusch oder einem Austreibungs- bzw. Semilunarklappenströmungsgeräusch. Letztere haben ihr p.m. gewöhnlich höher als Ventrikelseptumdefektgeräusche. Nicht selten irradiieren die Geräusche über weite präkordiale Bereiche,

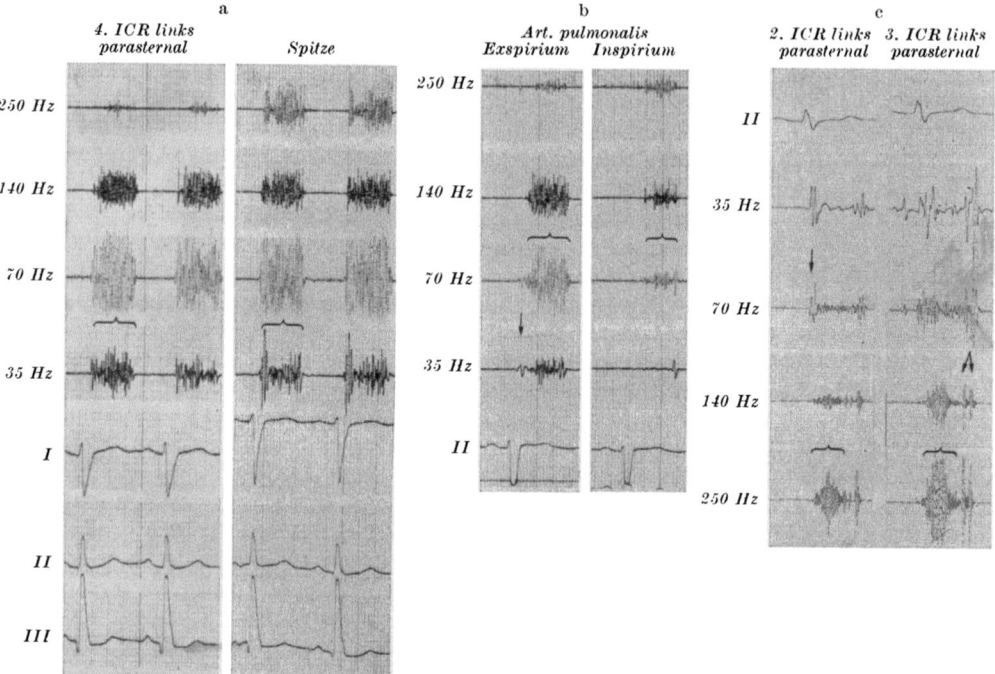

Abb. 44a—c. Herzschallkurven von Patienten mit Transposition der großen Gefäße
a Komplette Transposition bei einem 3jähr. Kind (angiokardiographisch gesichert). Lautes und hochfrequentes holosystolisches Geräusch (⌢⌢) vom Charakter eines Ventrikelseptumdefektgeräusches mit p.m. über Herzmitte und weiter Ausbreitung über den gesamten Thorax und zum Rücken. 1. und besonders 2. Herzton auch in niederen Frequenzbereichen nicht oder nur unsicher abgrenzbar
b Partielle Transposition (Taussig-Bing-Komplex) mit zusätzlicher Pulmonalstenose (Diagnose gesichert durch Herzkatheter und Angiokardiographie) bei einem 6jähr. Mädchen. Leiser 1. Herzton (↓). Vom 1. Herzton abgesetztes, mit dem 2. Herzton aber verschmolzenes, nahezu holosystolisches Geräusch von angedeuteter Spindelform (⌢⌢). Auskultatorisch 2. Herzton über der Aorta laut. Auffallende Atmungsabhängigkeit der Lautstärke und Dauer des Geräusches
c Korrigierte Transposition + Vorhofseptumdefekt (diagnostiziert durch Herzkatheterismus) bei einem 15jähr. Knaben. Lautes systolisches pulmonales Strömungsgeräusch (⌢⌢), das nach dem niederfrequenten 1. Herzton (↓) beginnt und fast bis zu dem lauten 2. Herzton reicht. Über der Art. pulm. ist keine sichere Spaltung des 2. Herztons nachweisbar. Einen ICR tiefer jedoch laute klappende Spaltung (⋀). Die Spaltung ist fixiert. Papiergeschwindigkeit: 50 mm/sec

gelegentlich auch bis zur Axillarlinie, zum Rücken und zum Hals. Diese Ausstrahlung findet sich mitunter auch bei leiseren und unscheinbaren präkordialen systolischen Geräuschen, die man, legt man der Beurteilung nur den ventralen Geräuschbefund zugrunde, als „physiologisch" bzw. „nicht organisch" deklarieren würde bzw. könnte. Das Vorhandensein eines dorsalen Geräusches entzieht einer solchen Annahme jedoch den Boden und macht ein funktionelles Geräusch praktisch unwahrscheinlich.

Der Lautstärke des Geräusches geht der Frequenzgehalt weitgehend parallel. Laute Geräusche enthalten reichlich hohe Fequenzen (250 Hz und mehr), leise und weiche Geräusche setzen sich überwiegend aus niederen Frequenzen zusammen.

Besteht ein totaler av-Block, kann die Geräuschintensität in mutmaßlicher Abhängigkeit vom zeitlichen Intervall zwischen Vorhof- und Kammerkontraktion variieren (*994*). Das Geräusch ist leiser, wenn sich der Vorhof unmittelbar vor der Kammererregung kontrahiert, sein Blut also nicht mehr oder nicht mehr vollständig in den Ventrikel entleeren kann. Es gewinnt an Lautstärke, wenn die Vorhofkontraktion bei geöffneter atrioventrikularer Klappe erfolgt und damit die Ventrikelfüllung und unter sonst gleichen Bedingungen folglich auch das Schlagvolumen vermehrt. Zwischen der Lautstärke des ersten Herztons und des systolischen Geräusches kann somit ein inverses Verhalten zu konstatieren sein.

Bei der korrigierten Transposition begegnen wir grundsätzlich den gleichen Geräuschvarianten. Auch hier können wir zwischen Geräuschen vom Stenosetyp, Defekttyp und „physiologischen" Typ unterscheiden. Auch hier finden wir zirkumskripte und weit ausstrahlende Geräusche. In gleicher Weise wie bei der nicht korrigierten Transposition sind die Geräusche in der Regel schon unmittelbar, zumindest aber kurze Zeit nach der Geburt registrier- oder hörbar (*1009, 1031*). Neben den bei der nicht korrigierten totalen Transposition apostrophierten puncta maxima systolischer Geräusche werden bei der korrigierten Transposition relativ häufig noch apikale holosystolische Decrescendogeräusche angetroffen, und zwar entweder isoliert oder in Kombination mit links parasternalen oder mesokardialen systolischen Geräuschen (*996, 1011, 1015, 1019, 1030*). Diesen Geräuschen liegt meist eine der oben erwähnten zusätzlichen Mitralklappenmißbildungen zugrunde. Es handelt sich also um ein echtes Mitralinsuffizienzgeräusch, das dementsprechend auch in der Regel eine Ausstrahlung zur linken Axilla hin erkennen läßt.

Die Kombination einer Gefäßtransposition mit Laevokardie führt grundsätzlich zu keiner Änderung des Geräuschbildes (*1026, 1027*). Sonstige Anomalien können die akustischen Erscheinungen der Gefäßtransposition modifizieren, verwischen oder unbeeinflußt lassen. Es dürfte im Einzelfall ohne Zuhilfenahme eingreifenderer Untersuchungsverfahren unmöglich sein, auch nur mit Annäherung zu entscheiden, ob und welche zusätzlichen Anomalien vorliegen. Verwechslungen sind besonders dort leicht möglich, wo das Geräusch einer Pulmonalstenose oder eines Vorhofseptumdefektes am oberen rechten Sternalrand lokalisiert ist und auf diese Weise eine Aortenstenose simuliert (*1012*).

Auch die bedeutsame Frage, ob eine komplette oder partielle Transposition anzunehmen ist, kann auf Grund des akustischen Befundes nicht entschieden werden, da die Schallerscheinungen der partiellen und der kompletten Transposition weitgehend identisch sind. Bei beiden Formen finden sich die aufgeführten verschiedenen Geräuschqualitäten, unterschiedlichen Geräuschmaxima und -figurationen und die wechselnde Ausstrahlung (*997, 1003, 1010, 1024, 1032*). Die anatomische Beziehung des nicht transponierten Gefäßes zum Ventrikelseptumdefekt ist hierbei ohne Belang. Häufiger als bei der kompletten Transposition findet sich bei der partiellen Transposition allerdings ein apikales systolisches Geräusch im Sinne einer organischen oder funktionellen Mitralinsuffizienz (*1010, 1024, 1028*).

Besonders laute Geräusche vom Charakter eines Austreibungsgeräusches wurden wiederholt beim Taussig-Bing-Syndrom beobachtet. In gleicher Weise wie auch bei anderen Transpositionsformen muß diesem Geräusch nicht unbedingt eine organische Klappen- oder Infundibulumstenose der Pulmonalis zugrunde liegen (*1000*). In zwei eigenen Fällen (*998*) ging das Geräusch aber tatsächlich auf eine Pulmonalklappenstenose zurück (Abb. 44). Eine solche Stenose übt, da sie den Weg des arteriellen Blutes von der Pulmonalarterie weg und hin zur Aorta leitet, eine korrigierende Funktion aus.

Diastolische Geräusche. Über die Häufigkeit diastolischer Geräusche bei der totalen und partiellen Transposition der großen Gefäße lassen sich dem Schrifttum die widersprechendsten Angaben entnehmen. Die mitgeteilten Zahlen schwanken zwischen 1 und 85% (*16, 1001*)! Es kann kaum einem Zweifel unterliegen, daß bei derartig großen Differenzen nicht allein unterschiedliche Häufigkeiten in Abhängigkeit von bestimmten Faktoren (z. B. Alter, Geschlecht, Hämodynamik), sondern auch unterschiedliche technische Möglichkeiten und Fähigkeiten sowie unterschiedliche subjektive Auffassungen eine Rolle spielen müssen.

Grundsätzlich kommen bei sämtlichen Formen einer Transposition der großen Gefäße zwei Arten diastolischer Geräusche vor: Basale Decrescendogeräusche von relativ hoher Frequenz im unmittelbaren Anschluß an den zweiten Herzton und apikale oder mesokardiale protodiastolische Intervallgeräusche niederer oder mittlerer Frequenz.

Basale Geräusche sind selten und meist Ausdruck einer Eisenmenger-Reaktion (*1009, 1010, 1024, 1025, 1028*), wobei das diastolische Geräusch als Fortsetzung des vorausgehenden systolischen Geräusches anmuten kann (*1010*). Diastolische Intervallgeräusche an der Spitze oder links unten parasternal von kurzer Dauer sind häufiger (*997, 1015, 1019, 1024, 1025, 1028*). Sie beschränken sich auf die Phase der raschen Ventrikelfüllung, können ausgesprochen rumpelnde Qualität aufweisen und zeichnen sich phonokardiographisch meist durch eine zumindest angedeutete Spindelform aus.

Kontinuierliche Geräusche. Ductusbedingte kontinuierliche Geräusche können vorhanden sein, wenn der Botallische Gang persistiert. Kontinuierliche Geräusche als Ergebnis einer kollateralen Blutströmung sind dagegen auch den cyanotischen Erscheinungsformen fremd.

c) Postoperative Befunde

Eine befriedigende Methode zur operativen Korrektur der Gefäßtransposition existiert bisher nicht. Auch jene Verfahren, die sich des extrakorporalen Kreislaufs bedienen, befinden sich noch im experimentellen Stadium. Versuche, welche durch Anlegung eines künstlichen Vorhofseptumdefektes oder aortopulmonalen Shunts oder durch artefizielle Transponierung der zuführenden Venen eine bessere Arterialisierung des in der aus dem rechten Ventrikel entspringenden Aorta fließenden Blutes anstreben, haben sich nicht bewährt, sind nur vereinzelt vorgenommen und praktisch ausnahmslos wieder verlassen worden. Damit fehlen auch verwertbare postoperative Schallbefunde bzw. -änderungen. Nennenswerte Änderungen sind nach den bisher praktizierten Verfahren auch nicht zu erwarten.

d) Bedeutung der Hämodynamik für die Schallbefunde

Bei der Besprechung der systolischen Geräusche ist dargetan worden, daß der Schallbefund bei der Transposition der großen Gefäße kaum diagnostische Bedeutung besitzt, daß er dagegen Einblicke in die hämodynamische Situation zu vermitteln vermag. Wenn dieser Ansicht die relative Vielfalt der bei der Gefäßtransposition zu beobachtenden Schallphänomene zu widersprechen scheint, dann sollte nicht vergessen werden, daß der Gefäßtransposition auch hämodynamisch kein uniformes und in allen Fällen reproduziertes Verhalten eigen ist. Die verschiedenen anatomischen Spielformen, vor allem die assoziierten Mißbildungen eröffnen so verschiedenartige Möglichkeiten, daß es fast erstaunlich ist, daß die Schallpalette bei der Transposition der großen Gefäße nicht noch reichhaltiger ausstaffiert ist, als es tatsächlich schon der Fall ist.

Genau wie das klinische Bild der Transposition durch die zusätzlichen Anomalien in der Regel aber verschleiert wird, steuern auch die zusätzlichen Anomalien (z. B. ein Vorhofseptumdefekt) nur zu häufig nicht die ihnen eigentümlichen

Schallerscheinungen zum Schallbild der Transposition bei, sondern verwischen das Ganze und maskieren damit sich selbst und die Transposition. Die akustische Phänomenologie weist vielfach nicht mehr auf Ort und Art der Fehlbildung, sondern nur auf deren hämodynamische Resultante.

Es war bereits erwähnt worden, daß die Gefäßtransposition nur dann, wenn auch nur begrenzt, lebensfähig ist, wenn die fehlende Überkreuzung des System- und Lungenkreislaufs funktionell oder anatomisch korrigiert wird. Bei der als funktionell deklarierten Korrektur, also beim Vorhandensein abnormer Brücken zwischen linkem und rechtem Herzen, bzw. zwischen Aorta und Art. pulmonalis, ist zu betonen, daß im allgemeinen eine einzige Abnormität nicht genügt. Es ist ja nicht allein erforderlich, daß das im rechten Herzen und damit im großen Kreislauf zirkulierende Blut dem linken Herzen und somit der Art. pulmonalis zugeführt wird. Das arterialisierte Blut des linken Herzens muß auch dem rechten Herzen wieder zugeleitet werden. Eine derartige bidirektionale Durchmischung wird relativ leicht erreicht, wenn es sich anatomisch oder funktionell um ein Cor triloculare oder biloculare handelt, wenn also im Vorhof- oder Kammerbereich das Septum völlig fehlt oder ein derartig großer Septumdefekt vorhanden ist, daß die Septumreste der Blutdurchmischung praktisch kein Hindernis mehr entgegenstellen. Eine Blutdurchmischung bietet auch dort keine besonderen Probleme, wo, wie bei der Kombination von Transposition und Tricuspidalatresie, das Blut beider Kreisläufe gezwungen ist, einen gemeinsamen Weg vom Vorhof zu den Ventrikeln zu gehen. Eine ausreichende Arterialisierung des aortalen Blutes als Ergebnis einer arteriovenösen Blutmischung kann bei der kompletten und partiellen Transposition aber schwierig werden, wenn die atrioventrikulären Klappen durchgängig und die Septen ganz oder partiell vorhanden sind. Defekte des Ventrikelseptums werden unter diesen Bedingungen zwar nicht regelmäßig, aber häufig angetroffen. Da sie aber meist einen Durchmesser von weniger als 5 mm haben (16), vermögen sie zwar die Schallphänomene des Ventrikelseptumdefektes zu entwickeln, ihr hämodynamischer Nutzen aber bleibt gering. Für eine ausreichende Blutdurchmischung sind sie ungeeignet. Weitere Querverbindungen (Vorhofseptumdefekt, Pulmonalvenentransposition, offener Ductus) sind, soweit nicht eine anatomische Korrektur im eingangs erörterten Sinne vorliegt, unbedingt erforderlich. Schallmäßig haben wir es hier mit jenen Transpositionen zu tun, welche mit einem holosystolischen hochfrequenten Geräusch mehr oder weniger bandartiger Konfiguration und einem p.m. am unteren Sternalrand oder über Herzmitte einhergehen, mit einem Geräusch also, das als Defektgeräusch anzusprechen ist. Verwechslungen mit einem unkomplizierten Ventrikelseptumdefekt drohen so lange nicht, als das Krankheitsbild mit einer Mischungscyanose verbunden ist. Sie sind aber relativ leicht möglich, wenn es sich um eine korrigierte und acyanotische Transposition handelt. Da die Zirkulation trotz anatomischer Absonderlichkeit in diesen Fällen funktionell weitgehend oder vollständig den normalen Kreislaufverhältnissen angepaßt ist, zieht eine derartige Verwechslung nur ausnahmsweise Konsequenzen nach sich. Effektiv wird die hämodynamische Situation in diesen Fällen eben durch den Ventrikelseptumdefekt geprägt, und die Diagnose eines Ventrikelseptumdefektes ist nicht falsch, sondern lediglich unvollständig. Da aber selbst ein operativer Verschluß des Ventrikelseptumdefektes im Gegensatz zu lediglich funktionell korrigierten Transpositionen bei der anatomisch korrigierten Transposition nicht mit Gefahren verbunden ist, kommt dieser Unvollständigkeit kaum praktische Bedeutung zu.

Systolische Geräusche vom Defektcharakter begleiten jedoch nur die Minderzahl von Transpositionen der großen Gefäße. In der Mehrzahl finden sich systolische Geräusche unterschiedlicher Lautstärke von mehr oder minder deutlichem

Spindelcharakter mit p.m. am linken oberen Sternalrand bzw. über dem oberen Sternum. Sie spiegeln die Blutströmung durch die Art. pulmonalis wider. Solange nämlich die Kreislaufwiderstände im kleinen und großen Kreislauf normal oder zumindest annähernd normal sind, ist die Durchblutung der Art. pulmonalis besser als diejenige der Aorta (Kleinkreislaufminutenvolumen > Großkreislaufminutenvolumen). Es besteht also ein Rechts-Links-Shunt. Das Auftreten der gleichen Geräusche, wie sie bei Links-Rechts-Shunt bei nicht transponiertem arteriellen Gefäßsystem üblich sind, bedarf damit keiner besonderen Erklärung oder Erläuterung.

Es sei also festgehalten, daß die basalen systolischen Geräusche bei der kompletten und partiellen Transposition Ausdruck einer relativen Pulmonalstenose bei erhöhtem Pulmonaldurchflußvolumen sind. Entsprechend geben ihre Lautstärke, vor allem aber ihre Dauer gewisse Hinweise auf die Größe der pulmonalen Durchblutungssteigerung und erlangen damit Bedeutung für die Abschätzung der funktionellen Situation. Wenn im Gegensatz zu pulmonalen Strömungsgeräuschen bei Links-Rechts-Shunt ohne arterielle Gefäßtransposition der pulmonale Anteil des zweiten Herztones leise zu sein pflegt oder völlig fehlt, so zeichnen hierfür, wie schon betont, allein die ungünstigen Schalleitungsbedingungen infolge der ungewöhnlichen Entfernung der Pulmonalklappe von der vorderen Brustwand verantwortlich.

Dieses pulmonale Strömungsgeräusch stellt sich besonders deutlich dar, wenn nicht allein eine relative, sondern eine organische Pulmonalstenose vorliegt; allerdings nur dann, wenn der durch die Stenose erzeugte Widerstand unter dem Großkreislaufwiderstand liegt. Übersteigt der Stenosewiderstand den peripheren Strömungswiderstand des Systemkreislaufs, so resultiert ein Links-Rechts-Shunt. Sowohl hyämodynamisch als auch geräuschmäßig entsprechen die Verhältnisse jetzt denen beim Fallot, nur daß bei der Gefäßtransposition die Pulmonalstenose unter diesen Bedingungen für den Großkreislauf einen gerade gegenteiligen Effekt wie beim Fallot ausübt: Der Aorta wird nicht zusätzlich venöses, sondern vermehrt arterialisiertes Blut zugeführt. Damit kommt der Pulmonalstenose eine korrigierende Funktion zu, und es überrascht nicht, daß die Prognose bei der Kombination Transposition und Pulmonalstenose günstiger zu sein scheint als bei der Transposition ohne Pulmonalstenose. Wahrscheinlich wäre sie noch besser, wenn der rechte Ventrikel, der ja für die Versorgung des großen Kreislaufs zu sorgen hat, über Anpassungsmöglichkeiten gleichen Ausmaßes verfügen würde wie die linke Herzkammer. Da das aber nicht der Fall ist, führt jede zusätzliche oder übermäßige Volumen- und Druckbelastung häufig nur zu rasch zu einem myokardialen Versagen und nicht selten zum Tod an Herzinsuffizienz. Das versagende Herz seinerseits ruft dann dritte und vierte Herztöne hervor.

Funktionell ähnliche Verhältnisse wie bei der Pulmonalstenose treten ein, wenn sich zur kompletten oder partiellen Transposition eine Eisenmenger-Reaktion gesellt. Trotz verminderter Lungendurchblutung ist auch jetzt das Blut der Aorta besser oxygeniert als bei ,,unkomplizierter" Transposition. Auch jetzt aber droht das rechtsventrikuläre Versagen. Schallmäßig imitiert diese Kombination weitgehend das Bild des Ventrikelseptumdefektes mit pulmonaler Hypertonie. Das systolische Geräusch über der Art. pulmonalis verliert mehr und mehr seine Spindelform, seine Lautstärke und seine Dauer. Es wird leiser, kürzer und kann in manchen Fällen ganz fehlen (*999, 1005, 1010, 1013*). Neben dem basal-systolischen Geräusch wird jetzt mitunter ein apikales systolisches Decrescendogeräusch als Ausdruck einer relativen Mitralinsuffizienz beobachtet (*1010, 1024, 1028*).

Um falschen Vorstellungen vorzubeugen, sei hinzugefügt, daß das Fehlen systolischer Geräusche bei der Eisenmenger-Reaktion für diesen Prozeß nicht beweisend ist. Auch ohne

Eisenmenger-Reaktion kann bei der Transposition der großen Gefäße jegliches Geräusch fehlen.

Außer apikalen systolischen Geräuschen als Ausdruck einer relativen Mitralinsuffizienz bei Drucksteigerungen im linken Ventrikel bzw. linken Ventrikel und kleinem Kreislauf werden gleiche Geräusche, wie ebenfalls schon erwähnt, auch bei organischer Insuffizienz als Folge einer Mißbildung des Mitralklappenapparates angetroffen. Derartige Mitralklappenanomalien sind häufiger Teilerscheinung einer anatomisch korrigierten Transposition.

Für den pulmonalen ejection click gilt sinngemäß das gleiche, wie es bei Links-Rechts-Shunt mit pulmonalem Hochdruck ausgeführt worden ist.

Basale-diastolische Sofortgeräusche werden fast stets durch eine relative Pulmonalinsuffizienz hervorgerufen. Ursache dieser Insuffizienz ist praktisch immer eine Drucksteigerung im kleinen Kreislauf und nur ausnahmsweise eine Volumenüberlastung. Im basalen Diastolicum haben wir damit bei der Transposition im wesentlichen ein Kriterium der Eisenmenger-Reaktion.

Umgekehrt verhält es sich bei den apikalen Intervalldiastolica. Sie zeigen meist eine relative Mitralstenose bei großem Durchflußvolumen an und sind damit den Transpositionsformen mit vermehrtem pulmonalen Minutenvolumen, also den Fällen mit großem Rechts-Links-Shunt zugeordnet. Kombinationen beider diastolischer Geräusche kommen gelegentlich vor. Fast ausnahmslos handelt es sich dabei um Fälle mit pulmonaler Widerstandserhöhung, die aber noch unter dem Großkreislaufwiderstand liegt, also noch mit Rechts-Links-Shunt und gegenüber dem Großkreislaufminutenvolumen erhöhtem Kleinkreislaufminutenvolumen einhergeht.

Fassen wir zusammen, so bleibt festzustellen, daß der Herzschall zwar einzelne Hinweise (z. B. abnorme Lokalisation der Spaltung des zweiten Herztons), jedoch keine für die Transposition der großen Gefäße als spezifisch anzusprechenden Elemente enthält, daß er aber häufig die zirkulatorische Situation des kleinen Kreislaufs relativ getreu reflektiert und anzeigt, ob eine vermehrte Volumen- oder Druckbelastung des Lungenkreislaufs vorliegt. Diese Tatsache kann insbesondere für die Verlaufsbeobachtung von großem Wert sein.

XX. Truncus arteriosus communis

a) Anatomie

Beim Truncus arteriosus communis verläßt das Blut das Herz über ein einziges Gefäß. Im Gegensatz zum Pseudotruncus, bei dem sowohl Aorta als auch Art. pulmonalis als vom Herz abgehendes Gefäß angelegt sind, ein Gefäß aber atretisch ist (Pseudotruncus pulmonalis = Aortenatresie, s. S. 29; Pseudotruncus aortalis = Pulmonalatresie, s. S. 73), findet sich beim echten Truncus nur ein einziger Gefäßstamm, von dem dann Gefäße zur Lunge abzweigen. Die Unterscheidung zwischen echtem Truncus und Pseudotruncus bereitet anatomisch-pathologisch keine Schwierigkeiten, klinisch gelingt sie auch beim Einsatz modernster Untersuchungsverfahren keineswegs regelmäßig. Nicht selten führt deshalb erst die Autopsie eine Klärung herbei.

Man kann den Truncus arteriosus communis in verschiedene Typen klassifizieren:

Typ I: Vom Herzen geht ein einziger arterieller Gefäßstamm ab, der sich nach kurzem Verlauf in die Aorta und Art. pulmonalis teilt. Dieser Typus macht etwa die Hälfte aller Truncusfälle aus.

Typ II: Vom Truncus, der sich als Aorta fortsetzt, entspringen beide Pulmonalarterien gegenständig dicht beieinander. Diese Form wird in ungefähr 30% der Fälle gefunden.

Typ III: Die Arteriae pulmonales entspringen unabhängig voneinander vom Truncus, oder aber es ist nur eine Art. pulmonalis vorhanden, während die andere Lunge über Kollateralgefäße durchblutet wird (etwa 15% der Gesamtfälle).

Typ IV: Die Versorgung des Funktionskreislaufes der Lunge erfolgt ausschließlich über Bronchialarterien. Es ist weder eine Pulmonalarterie noch ein offener Ductus Botalli vorhanden.

Diese im wesentlichen auf COLLETT und EDWARDS zurückgehende Typisierung ist z. T. noch erweitert, z. T. kritisiert worden (DOERR; MORAGUES). Letztlich will sie nichts anderes, als eine gewisse Ordnung in die Vielfalt der Erscheinungen bringen. Der Truncus besitzt meist 4 Semilunarklappen. Die Zahl variiert jedoch zwischen 2 und 6. Zusätzliche Anomalien sind häufig, nahezu regelmäßig findet sich zumindest ein Defekt der bulbären Partien des vorderen Ventrikelseptums. Das Leck zwischen beiden Kammern kann aber so groß werden, daß funktionell ein singulärer Ventrikel entsteht.

b) Herzschall

Erster Herzton. Der erste Herzton verhält sich beim Truncus arteriosus communis sehr variabel. Über der Spitze wurde er mitunter etwas akzentuiert gefunden (*1042*). In der Regel ist er vom nachfolgenden Geräusch gut abgesetzt (*1050*).

Zweiter Herzton. Sowohl beim Truncus als auch beim Pseudotruncus besteht das *wesentliche Merkmal des zweiten Herztons darin, daß er ungespalten ist, und sich eine Spaltung auch durch tiefe Inspiration nicht provozieren läßt*. Es bedarf kaum einer besonderen Erläuterung, daß, da nur ein Gefäß vorhanden ist, dessen einzelne Klappen gleichzeitig ihre Ventilwirkung entfalten, zwei getrennte Klappenschlußtöne mit der Annahme eines Truncus unvereinbar sind. Tatsächlich wollen aber wenige Autoren eine Spaltung des zweiten Herztons beim Truncus arteriosus communis festgestellt haben (*9, 1042, 1048*). Da keiner dieser Fälle aber durch Obduktion gesichert ist, muß entweder die Diagnose oder die Deutung des akustischen Befundes bezweifelt werden. Möglicherweise wurden mit der Kollateraldurchströmung oder der abnormen Pulmonaldurchblutung im Zusammenhang stehende Schallerscheinungen, etwa in Analogie zu den Wirbelstromtönen des offenen Ductus Botalli, als gespaltener zweiter Herzton interpretiert. Eine derartige Möglichkeit ist auch deshalb ins Auge zu fassen, weil der zweite Herzton mitunter als „länger" (*21*), von anderen Autoren wiederum als „verkürzt" beschrieben worden ist (*1054*). LEVINE u. Mitarb. betonen ausdrücklich, daß diese „Verlängerung" des zweiten Herztones mitunter mit einer weiten Spaltung verwechselt werden könne. Es erscheint angebracht, in Fällen von Truncus arteriosus communis, in denen der akustische Eindruck eines gespaltenen zweiten Herztones besteht, phonokardiographisch genau zu prüfen, ob nicht strömungsbedingte protodiastolische Wirbeltöne für diesen Eindruck verantwortlich zu machen sind. Bisher ist das offenbar nicht geschehen, da eben eine echte Spaltung des zweiten Herztons die Diagnose eines Truncus arteriosus communis verbietet, und zum anderen „falsche Spaltungen" augenscheinlich doch extrem selten sind.

Der reine und ungespaltene zweite Herzton ist beim Truncus arteriosus communis über der Basis fast regelmäßig laut bzw. akzentuiert (*28, 1034, 1040, 1047, 1054*). Er enthält durchschnittlich Frequenzen bis 250 Hz.

Um Mißverständnisse zu vermeiden, sei noch angefügt, daß ein ungespaltener zweiter Herzton zwar zum Truncus arteriosus communis gehört, daß, da er auch bei anderen Prozessen vorkommt, aus dieser Tatsache aber nur insofern Folgerungen gezogen werden dürfen, als *ein gespaltener zweiter Herzton einen Truncus ausschließt, ein ungespaltener zweiter Herzton einen Truncus jedoch nicht beweist.*

Dritter Herzton. Ein dritter Herzton kann beim Truncus arteriosus communis unter den gleichen Voraussetzungen vorhanden sein, wie sie auch sonst für diesen Extraton maßgebend sind.

Vierter Herzton. Ein Vorhofton wurde beim Truncus arteriosus communis mehrfach gefunden. Er geht auf eine atriale Drucksteigerung zurück.

Ejection click. In rund 80% der Fälle ist ein protosystolischer ejection click nachweisbar *(21, 704, 1053)*. Sein Intervall zum ersten Herzton bewegt sich zwischen 0,05 und 0,1 sec. Bei kurzem Intervall ist er wohl mehr auf die Klappenöffnung, bei längerem Intervall dagegen auf die Dehnung der herznahen Truncusabschnitte zu beziehen.

Systolische Geräusche. Der Truncus arteriosus communis ist insgesamt durch recht variable Geräuschbefunde gekennzeichnet. *Trotzdem fehlt ein systolisches Geräusch fast nie* (Abb. 45). In rund 70% der Fälle nimmt es sogar einen ausgesprochenen rauhen Charakter an *(16)*. Fälle ohne jedwedes systolische Geräusch sind beim Truncus arteriosus communis so selten *(21, 1034)*, daß ein derartiger Umstand die Diagnose fraglich macht *(1045)*.

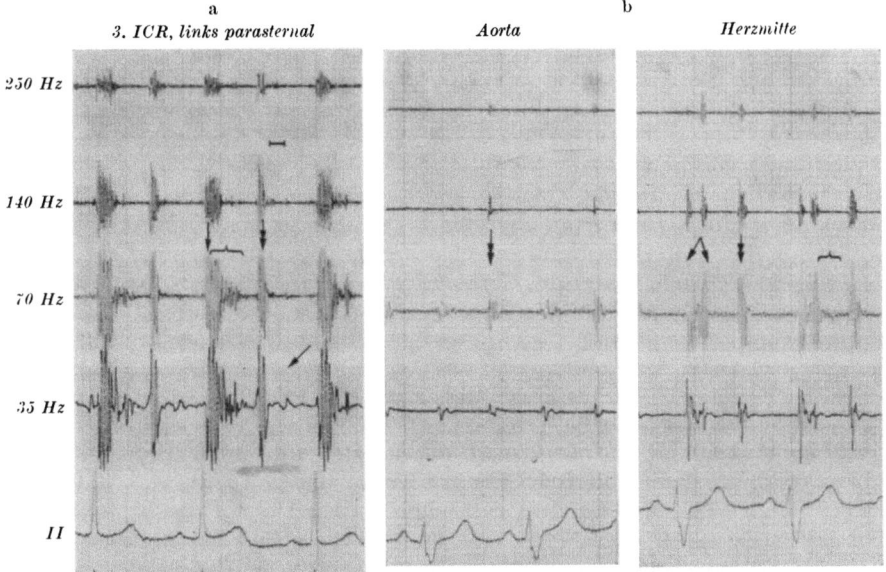

Abb. 45a u. b. Schallkurven bei Kindern mit angiokardiographisch gesichertem Truncus arteriosus communis.
a 6jähr. Knabe mit hochgradiger Cyanose. Neben einem lauten 1. Herzton (↓) und einem ungespaltenen 2. Herzton (↓) findet sich in unmittelbarem Anschluß an den 1. Herzton ein rauhes, lautes und hochfrequentes systolisches Geräusch (∼), das kurz nach Systolenmitte endet. Lediglich in hohen Frequenzbereichen ist in der Mitte des linken Sternalrandes ein sehr kurzes und sehr leises diastolisches Geräusch (⊢——⊣) nachweisbar. Leiser und niederfrequenter 3. Herzton (∕).
b 7jähr. Knabe mit ebenfalls beträchtlicher Cyanose. Das Schallbild ist noch unauffälliger und nichtssagender als unter a. Sehr leise Herztöne über der Basis, 2. Herzton ungespalten (↓). Über Herzmitte kommt eine weite Spaltung des 1. Herztons (∕\) bei intraventrikulärer Leitungsstörung, also asynchronem Atrioventrikularklappenschluß zur Darstellung. Das systolische Geräusch (∼) ist derart unscheinbar, daß dieser Patient zu den seltenen Fällen ohne Geräusch gezählt werden kann. Papiergeschwindigkeit: 50 mm/sec

Das Geräusch, dem sich mitunter ein Schwirren beigesellt, ist meist von den Herztönen abgrenzbar, weist mehr oder weniger Crescendo-Decrescendo-Form auf, hat sein p.m. am mittleren, seltener am unteren linken Sternalrand und kann über mehr oder weniger ausgedehnte Thoraxpartien ausstrahlen *(6, 16, 28, 1034, 1040, 1041, 1045, 1052)*. In anderen Fällen wiederum gleicht das systolische Geräusch dem des Ventrikelseptumdefektes. Die Mehrzahl der Geräusche setzt sich aus hohen Frequenzen zusammen.

Eigenartigerweise scheinen bestimmte Beziehungen zwischen Lautstärke des Geräusches und Prognose der Krankheit zu bestehen. Gewöhnlich ist das Geräusch um so lauter, je geringer die Cyanose, je besser damit die Lungendurchblutung und ceteris paribus die Prognose sind. Fälle mit leisen Geräuschen sollen gewöhnlich schon in der frühen Kindheit sterben (*21*).

Es bleibt lediglich zu ergänzen, daß das systolische Geräusch beim Truncus arteriosus communis fast stets schon unmittelbar oder kurze Zeit nach der Geburt nachgewiesen werden kann (*1034, 1052*).

Diastolische Geräusche. Die Gesamtzahl diastolischer Geräusche — die diastolische Komponente kontinuierlicher Geräusche ist hier ausgeklammert — beläuft sich beim Truncus arteriosus communis auf etwa 20—30%. Es handelt sich entweder um Sofortgeräusche, die sich unmittelbar an den zweiten Herzton anschließen, Decrescendocharakter aufweisen und ihr p.m. etwa an der gleichen Stelle wie das systolische Geräusch haben (*1034, 1035, 1038, 1042, 1043*). Sie bilden mit dem systolischen Geräusch ein typisches systolisch-diastolisches Zweitaktgeräusch und werden überwiegend bei Patienten gehört, die das frühe Kindesalter überlebt haben.

Wesentlich seltener kann ein diastolisches Intervallgeräusch mit p.m. im Spitzenbereich oder über dem unteren Sternum bzw. unmittelbar links oder rechts davon (evtl. mit positivem Rivero-Carvalloschen Zeichen) gehört oder registriert werden. Es fällt praktisch stets durch seinen niedrigeren Frequenzgehalt als die Basisdiastolica und seine kurze Dauer auf. Ein dumpfer Klangcharakter kann, muß aber nicht vorhanden sein.

Kontinuierliche Geräusche. Ursache kontinuierlicher Geräusche beim Truncus arteriosus communis ist entweder ein offener Ductus oder ausgeprägte Kollateraldurchblutung. Die Unterscheidung zwischen beiden Möglichkeiten hat die Lokalisation und den Klangcharakter des Geräusches zu berücksichtigen. Das p.m. eines Ductusgeräusches stimmt mit der Lage des Aortenbogens überein, Kollateralgefäßgeräusche können zwar gleiche topographische Beziehungen aufweisen, haben aber meist von der Lokalisation des Aortenbogens abweichende Geräuschmaxima. Nach umfassenden Untersuchungen von CAMPBELL und DEUCHAR haben kontinuierliche Geräusche beim Truncus und Pseudotruncus in rund der Hälfte der Fälle ihr Maximum links oben basal. Bei der Mehrzahl handelt es sich hierbei um ductusbedingte kontinuierliche Geräusche. In einem Drittel der Fälle liegt das p.m. rechts basal und in dem restlichen Sechstel der Fälle beidseits. Die letzten beiden Gruppen rekrutieren sich ganz überwiegend aus kollateralgefäßbedingten kontinuierlichen Geräuschen. Im Gegensatz zu den relativ seltenen kontinuierlichen Geräuschen gleicher Ursache beim Fallot sind systolisch-diastolische kollaterale Strömungsgeräusche beim Truncus arteriosus communis meist ziemlich laut und leicht zu hören. Sie zeigen häufig beträchtliche Ausbreitung und werden mitunter selbst von ventral nach dorsal fortgeleitet. Die Seite der besten Hörbarkeit variiert von Patient zu Patient und manchmal auch von Zeit zu Zeit (*1036, 1046, 1049*). Auch periodische Änderungen der Geräuschintensität können beobachtet werden (*16*). Wenn auch die Kollateralgefäßgeräusche meist relativ laut sind, so besitzen sie doch in der Regel eine weichere Klangqualität als kontinuierliche Geräusche als Folge eines offenen Ductus.

WOOD hat die Ansicht vertreten, kollateralgefäßbedingte kontinuierliche Geräusche seien ganz überwiegend beim Pseudotruncus zu beobachten, und deshalb die Folgerung gezogen, daß ein derartiges Geräusch differentialdiagnostisch für Pseudotruncus und gegen echten Truncus spreche. Diese Ansicht ist in dieser Ausschließlichkeit nicht haltbar. Bei den Typen III und IV des Truncus arteriosus communis ist nicht nur theoretisch mit Kollateralgefäßgeräuschen zu rechnen, sie wurden vielmehr auch tatsächlich bei ihnen schon vielfach nachgewiesen (*1036*). Bei älteren Patienten bzw. Erwachsenen finden sie sich häufiger als bei Säuglingen und Kleinkindern (*16*).

c) Bedeutung der Hämodynamik für die Schallbefunde

Beim Truncus arteriosus communis erfolgt spätestens im Truncus, häufig aber schon früher eine Durchmischung arteriellen und venösen Blutes. Beide Ventrikel stehen unter Systemdruck. Sind die anatomischen Voraussetzungen für eine stärkere Lungendurchblutung gegeben, liegt das Kleinkreislaufminutenvolumen wegen des niedrigen Gefäßwiderstandes häufig etwas über dem Großkreislaufminutenvolumen. Diese Voraussetzung ist nur selten erfüllt, wenn die Lungendurchblutung ausschließlich über Bronchialgefäße erfolgt. Das Bild gleicht unter diesen Bedingungen in seinen wesentliche Zügen dem eines extremen Fallot (*10*). Ganz sicher gibt es aber auch Fälle, in denen allein über Bronchialgefäße eine pulmonale Hypervolämie erzeugt werden kann (*1034*).

Die Größe der Lungendurchblutung ist maßgeblich für den Grad der Cyanose, die Höhe des intraventrikulären Drucks für die Möglichkeit eines rechtsventrikulären Versagens.

Das nahezu obligate systolische Geräusch am linken oberen Sternalrand ist als relatives Stenosegeräusch anzusehen. Die gesamte Blutmenge zweier Ventrikel wird in ein Gefäß gepreßt. Selbst wenn der Querschnitt dieses Gefäßes der Summe der Querschnitte einer normalen Aorta und Art. pulmonalis entspräche, was keineswegs regelmäßig der Fall ist, müßte der Truncus im Sinne einer relativen Stenose wirken und damit zur Geräuschentstehung Anlaß geben. Das Ausmaß dieser relativen Stenose bestimmt bis zu einem gewissen Grade die Lautstärke des Geräusches. Daneben ist aber auch die Kontraktionskraft der Ventrikelmuskulatur von Bedeutung. Wenn die Empirie lehrt, daß Säuglinge bzw. Kleinstkinder mit keinem oder nur sehr leisem Geräusch eine äußerst schlechte Lebenserwartung haben, dann ist die hämodynamische Ursache dieser empirischen Tatsache in einem insuffizienten Herzmuskel zu suchen.

Läßt das systolische Geräusch mehr die Charakteristika eines Septumdefektgeräusches erkennen, so geht es selbstverständlich auch auf den fast stets vorhandenen Septumdefekt zurück. In der Mehrzahl dieser Fälle dürfte das am Truncusansatz entstehende Strömungsgeräusch durch das Defektgeräusch übertönt werden.

Diastolische Basisgeräusche sind Ausdruck einer relativen Insuffizienz der Semilunarklappen. Mit einer solchen relativen, gelegentlich wohl auch einmal einer echten Schlußunfähigkeit der Klappen ist besonders dort zu rechnen, wo die Klappen in abnormer Zahl ausgebildet sind. Der Umstand, daß derartige Geräusche vorwiegend bei etwas älteren Patienten vorzufinden sind, zeigt aber an, daß eine sukzessive Dilatation als Folge regressiver Veränderungen und permanenter Überflutung des einzigen vom Herzen abgehenden Gefäßes mit endlichem Mißverhältnis zwischen Klappenring und der von den Klappen während der Diastole zu deckenden Fläche in gleicher Weise für eine relative Insuffizienz der Semilunarklappen verantwortlich sein kann.

Diastolische Intervallgeräusche gehen entweder auf eine relative Mitralstenose als Folge eines erhöhten pulmonalen Strömungsvolumens oder auf eine relative Tricuspidalstenose bei erhöhtem rechtsventrikulären Druck zurück. Im letzteren Falle kann nicht allzu selten auch ein Vorhofton wahrgenommen werden.

Die Ursache kontinuierlicher Geräusche beim Truncus arteriosus communis ist bereits erörtert worden. In welchem Maße sie für die gesamte Kreislaufsituation und damit natürlich auch für die Prognose von Bedeutung sind, kann schon aus der erwähnten Beobachtung abgeleitet werden, daß sie vorwiegend bei älteren Personen angetroffen werden. Berücksichtigt man die Tatsache, daß in diesen Fällen nicht nur auf der Seite des kontinuierlichen Geräusches gewöhnlich auch die bessere Pulmonaldurchblutung röntgenologisch und angiokardiographisch feststellbar ist, sondern daß weiterhin als selbstverständliche Folge bei ihnen auch der Cyanosegrad geringer ist, so scheint der Schluß berechtigt, daß das Vorhandensein kontinuierlicher Geräusche bei älteren Patienten mit Truncus arteriosus communis kein zufälliges Zusammentreffen darstellt, sondern daß diese Patienten ein höheres Alter erreichen, weil bei ihnen die Gefäßbrücke zwischen Körper- und Lungenkreislauf besser konstruiert ist als bei jenen Patienten, die ihrer schweren kongenitalen Angiokardiopathie frühzeitig erliegen.

XXI. Abnorme Ventrikelzahl
a) Anatomie und Hämodynamik

Zu den Fällen mit abnormer Kammerzahl haben wir jene Herzen zu zählen, bei denen entweder nur ein oder drei Ventrikel angelegt sind. Beim Vorliegen eines singulären Ventrikels ist, je nachdem ob ein Vorhofseptum vorhanden ist oder nicht, zwischen einem Cor triloculare biatriatum und einem Cor biloculare zu unterscheiden.

A. Cor triloculare biatriatum (= single ventricle).

Die Anomalie ist selten. Nach ABBOTT macht sie 1,3% der kongenitalen Angiokardiopathien aus. Nur etwa 15% erreichen das 15. Lebensjahr. Unter einem Cor triloculare biatriatum haben wir nicht nur die Fälle zu verstehen, bei denen jegliche Andeutungen eines Ventrikelseptums fehlen, sondern auch jene, bei denen zwar rudimentäre Septumanteile vorhanden sind, funktionell aber die Situation derjenigen eines einzigen Ventrikels gleicht. Nach der Einteilung von ROGERS u. Mitarb. lassen sich zwei Typen des Cor triloculare biatriatum abgrenzen:

Typ I: Mit Transposition der großen Gefäße.

a) Ein Ausflußteil des gemeinsamen Ventrikels ist so geformt, daß ein enger subaortaler Kanal entsteht.

b) Ein Ausflußteil des gemeinsamen Ventrikels ist so geformt, daß ein enger subpulmonaler Kanal entsteht.

c) Der Ausflußtrakt ist in einen subaortalen und subpulmonalen Kanal gleicher Enge unterteilt.

d) Der Ausflußtrakt läßt keine Unterteilung erkennen.

Typ II: Ohne Transposition der großen Gefäße.

Fälle ohne Transposition der großen Gefäße sind äußerst selten (*1059*). Auch abgesehen von einer Gefäßtransposition sind zusätzliche Anomalien beim Cor triloculare biatriatum häufig. Vor allem sind Vorhofseptumdefekte (etwa 75% der Fälle), Pulmonalstenosen (etwa 25% der Fälle), Aortenstenosen, Hypoplasie eines oder beider großen Gefäße, Truncus arteriosus communis und Mißbildungen der Mitralklappe zu nennen.

Das wesentliche hämodynamische Faktum des Cor triloculare biatriatum ist die arteriovenöse Durchmischung in der gemeinsamen Kammer und der Auswurf arteriovenösen Mischblutes sowohl in den großen als auch in den kleinen Kreislauf. Das Kleinkreislaufminutenvolumen übertrifft das Großkreislaufminutenvolumen, solange der Strömungswiderstand im kleinen Kreislauf unter dem des großen Kreislaufs liegt. Diese Situation ändert sich dann, wenn zusätzlich eine Pulmonalstenose, eine hypoplastische Pulmonalarterie oder eine Eisenmenger-Reaktion vorhanden sind.

B. Cor biloculare.

Die Anomalie, bei der sowohl das Vorhof- als auch das Ventrikelseptum entweder völlig fehlen oder in kümmerlichen und funktionell wirkungslosen Rudimenten angelegt sind, ist extrem selten. Es werden 3 Typen unterschieden (*10*):

Typ I: Komplette Form mit Truncus arteriosus communis.
Typ II: Komplette Form mit Septierung von Aorta und Art. pulmonalis.
Typ III: Inkomplette Form mit rudimentärem Septum und gemeinsamen Ostium atrioventriculare.

Zusätzliche Anomalien werden beim Cor biloculare sehr häufig angetroffen, insbesondere auch Venenanomalien und Pulmonalstenosen. Weiterhin besteht nicht selten ein Situs inversus abdominalis.

Hämodynamisch entspricht das Bild weitgehend demjenigen des Cor triloculare biatriatum, wobei lediglich die arteriovenöse Blutdurchmischung schon auf Vorhofebene und nicht erst auf Ventrikelebene beginnt bzw. erfolgt.

C. Cor triventriculare.

Es handelt sich um eine extrem seltene Anomalie, welche lediglich aus Gründen der Vollständigkeit Erwähnung findet. Bei ihr ist eine mit dem linken Ventrikel, mitunter auch mit dem linken Ventrikel und dem linken Vorhof in Verbindung stehende akzessorische Kammer ohne größere hämodynamische Bedeutung (*1056*) oder eine unvollständige Unterteilung des rechten Ventrikels (*1070*) vorhanden.

b) Herzschall

Erster Herzton. Es bestehen keine signifikanten Abweichungen von der Norm. Lediglich in den Fällen eines Cor biloculare mit einem einzigen atrioventrikulären Ostium ist selbstverständlich keine Spaltung des ersten Herztones in einen Mitral- und Tricuspidalklappenschlußton vorhanden. Da eine solche Spaltung aber auch trotz eines separaten Mitral- und Tricuspidalostiums häufig nicht erkennbar ist, kommt diesem Umstand beim Cor biloculare keine Bedeutung zu. Daß auch ein atrioventrikuläres Ostium genügt, um einen lauten ersten Herzton zu produzieren, wird durch die Beobachtungen von ANDERSON u. Mitarb. bestätigt. Wenn andererseits bei mehreren Fällen von Cor triloculare biatriatum niederamplitudige erste Herztöne beobachtet wurden (*1086*), so ist darin kein spezifisches Merkmal, sondern augenscheinlich lediglich eine zufällige Häufung eines bestimmten in den Rahmen der Streuung fallenden Befundes zu sehen.

Zweiter Herzton. Beim Cor biloculare wurde der zweite Herzton kräftig gefunden (*1055*).

Vom Vorliegen eines Truncus arteriosus communis oder einer getrennten Aorta und Art. pulmonalis hängt es ab, ob eine Spaltung des zweiten Herztons nachweisbar oder durch tiefe Inspiration provozierbar ist oder nicht. Es bedarf keiner besonderen Erläuterung, daß selbstverständlich bei einem Truncus lediglich ein singulärer zweiter Herzton vorhanden sein kann.

Mit großer Übereinstimmung wurde beim Cor triloculare biatriatum ein lauter zweiter Herzton über der Art. pulmonalis gehört und registriert (*1057, 1059, 1062, 1071, 1086*). Er ist am linken oberen Sternalrand meist lauter bzw. von größerer Amplitude als über der Aorta. Bei Rückschlüssen auf das Vorhandensein einer Gefäßtransposition aus der Lautstärke des zweiten Herztones sollte man sich beim Cor triloculare biatriatum großer Zurückhaltung befleißigen.

Spaltungen des zweiten Herztones mit normaler respiratorischer Verschieblichkeit wurden wiederholt gesehen, aber auch ungespaltene zweite Herztöne sind beobachtet worden (*1064*). Es darf aber nicht vergessen werden, daß Anteile des zweiten Herztones, mitunter der gesamte zweite Herzton, vom vorausgehenden Geräusch „verschluckt" werden und sich damit des Nachweises entziehen können.

Es wurde oben erwähnt, daß in rund 75% der Fälle ein Vorhofseptumdefekt das Cor triloculare biatriatum kompliziert. Die beim isolierten Vorhofseptumdefekt feststellbaren besonderen Änderungen des zweiten Herztones (verlängertes und fixiertes Spaltungsintervall) können beim Cor triloculare biatriatum nicht wirksam werden, da durch das Fehlen eines Ventrikelseptums eine unterschiedliche Systolendauer und Volumenbelastung beider Ventrikel in Abhängigkeit von den Atemphasen nicht stattfinden kann.

Die Akzentuation des zweiten Herztones über der Art. pulmonalis ist meist Ausdruck des gegenüber dem Großkreislaufminutenvolumen erhöhten Kleinkreislaufminutenvolumens. Sie gerät in Wegfall, wenn zusätzlich eine Pulmonalstenose oder eine hypoplastische Pulmonalis vorhanden sind.

Dritter Herzton. Beim Cor triloculare biatriatum sind mitunter Schwingungen festgestellt worden, die einem dritten Herzton entsprechen könnten (*1086*). Es gelang jedoch, und zwar auch in den niederen Frequenzbereichen nicht, keine sichere Abgrenzung gegenüber einem diastolischen Geräusch.

Vierter Herzton. Ein präsystolischer Galopp wurde beim Cor triloculare biatriatum von BARRY u. Mitarb. beschrieben.

Systolische Geräusche. Beim *Cor triloculare biatriatum* wird ein systolisches Geräusch nur ausnahmsweise vermißt (*1, 1057, 1059, 1062, 1065, 1066, 1067, 1068, 1069, 1070, 1072, 1073, 1074, 1077, 1080, 1082, 1084, 1085, 1086, 1087*). Das Fehlen jeglichen Geräusches wurde nur ganz vereinzelt festgestellt (*1064, 1083*). Fast stets waren diese Fälle der Neonatalperiode noch nicht oder kaum entwachsen. Bei etwas älteren Kindern gehören systolische Geräusche jedenfalls zum Krankheitsbild. Diese Regelmäßigkeit systolischer Geräusche darf jedoch nicht darüber hinwegtäuschen, daß dem Geräusch selbst keine diagnostische Bedeutung beigemessen werden kann. Weder hinsichtlich seiner Qualität, noch hinsichtlich seines p. m., seiner Lautstärke und seiner Dauer weist das systolische Geräusch beim Cor triloculare biatriatum charakteristische oder einheitliche Merkmale auf. TAUSSIG betont das Fehlen der "rasping quality", die sonst kongenitalen Angiokardiopathien gewöhnlich eigen sei.

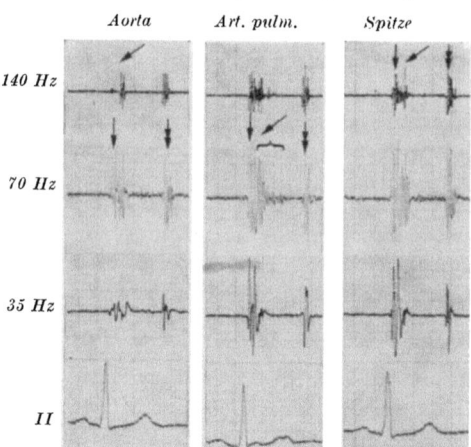

Abb. 46. Herzschallkurve eines 3jähr., erheblich cyanotischen Kindes, bei dem nach dem Angiokardiogramm ein Cor triloculare biatriatum vom Typ Ib (mit Transposition und subpulmonaler Pulmonalstenose) besteht. Lediglich im 2. ICR links oben parasternal besteht ein laut beginnendes und rasch leiser werdendes protomesosystolisches Geräusch (⌒) mittlerer Frequenz. 2. Herzton (↓) laut. Über dem gesamten Herzen findet sich ein aortaler ejection click (↙), der rechts oben parasternal lauter und hochfrequenter als der 1. Herzton (↓) ist.
Papiergeschwindigkeit: 50mm /sec

Das p.m. des Geräusches liegt bei der Mehrzahl der Fälle links oben parasternal (*1057, 1059, 1062, 1066, 1071, 1080, 1084, 1086*). Auch über andere, unter anderem apikale Lokalisationen, wurde jedoch berichtet (*1068, 1085, 1087*). Bei gleichzeitiger Dextrokardie — ein nicht allzu seltenes Vorkommnis — wird das Geräuschmaximum natürlich nach rechts verlagert (*1084*). Das Geräusch kann die Protosystole, die Spätsystole oder die gesamte Systole ausfüllen (Abb. 46). Meist läßt es zumindest angedeutet eine Spindelform erkennen. Überlagerungen mit einem normalen ersten Herzton stellen Ausnahmen dar, beim zweiten Herzton finden sie sich schon eher.

Das Geräusch wird gelegentlich von einem Schwirren begleitet und strahlt mitunter nach links oben und links außen, recht selten dagegen nach dorsal aus.

Als Ursache systolischer Geräusche mit p.m. links oben parasternal und Umgebung ist eine relative Pulmonalstenose als Folge des erhöhten pulmonalen Durchflußvolumens anzuschuldigen. Mesokardiale und apikale systolische Geräusche sind ebenfalls am ehesten auf Strömungsbesonderheiten zurückzuführen, wobei zusätzlichen Fehlbildungen, insbesondere auch solchen der Mitralklappe, Bedeutung beizumessen ist.

Die systolischen Geräusche mit p.m. im zweiten und dritten ICR li. parasternal nehmen ausgesprochenen Preßstrahlcharakter an, wenn das Cor triloculare biatriatum mit einer Pulmonalstenose koinzidiert. Das Geräusch weist dann die Charakteristika eines echten Stenosegeräusches auf.

Wenn bezüglich der systolischen Geräusche zwischen Cor triloculare biatriatum und Cor biloculare überhaupt ein Unterschied profiliert werden soll, dann allenfalls der, daß beim *Cor biloculare* das Geräusch noch unauffälliger, wechselhafter und uncharakteristischer ist. Im wesentlichen muß aber gesagt werden, daß weitestgehende Analogie besteht (*11, 1055, 1078*).

Bei den extrem seltenen Fällen von *Cor triventriculare* wurde regelmäßig ein holosystolisches Decrescendogeräusch (*1056*), das alle Merkmale eines systolischen Mitralinsuffizienzgeräusch aufwies, oder ein scharfes systolisches Strömungsgeräusch links parasternal (*1070*) beobachtet. Dieses Geräusch hat seine Ursache entweder in eine Regurgitation aus dem akzessorischen 3. Ventrikel über eine direkte Kommunikation in den linken Vorhof, oder in einem Rückfluß aus dem eigentlichen linken Ventrikel in die appendikuläre 3. Kammer, oder in einer Passage stenosierender Unterteilungen eines Ventrikels.

Diastolische Geräusche. Diastolische Geräusche sind beim *Cor triloculare biatriatum* keine Seltenheit (*1, 1057, 1059, 1061, 1068, 1074, 1075, 1079, 1081, 1086*). In der Regel handelt es sich um niederfrequente, vom zweiten Herzton abgesetzte apikale proto-, meso- oder protomesodiastolische Geräusche von kurzer Dauer. Diese Geräusche werden praktisch ausschließlich bei den Fällen mit erhöhter pulmonaler Zirkulation beobachtet und sind als Ausdruck einer relativen Mitralstenose bzw. einer Wirbelbildung während der raschen Füllungsphase zu werten.

Sofort an den zweiten Herzton anschließende diastolische Decrescendogeräusche mit p.m. links oben parasternal, die sich mit dem systolischen Geräusch gleicher Lokalisation zu einem systolisch-diastolischen Zweitaktgeräusch vereinen und unter Umständen gar ein kontinuierliches Geräusch imitieren können, sind dagegen weitaus seltener (*1, 1057, 1059, 1068, 1075, 1079*). Diese auf eine relative Pulmonalinsuffizienz zurückgehenden Geräusche sind ebenfalls Folge des vergrößerten pulmonalen Durchflußvolumens oder aber einer pulmonalen Widerstandserhöhung im Rahmen einer Eisenmenger-Reaktion.

Auch beim *Cor biloculare* wurden unter den gleichen Voraussetzungen wie beim Cor triloculare biatriatum gelegentlich diastolische Geräusche beobachtet (*1, 1063*).

c) Postoperative Befunde

Bei den die Minderzahl darstellenden Fällen mit verringertem pulmonalen Blutdurchfluß kann durch eine Shuntoperation nach dem Muster der Blalockschen Anastomose eine Besserung erzielt werden. Die postoperativen Geräuschbefunde entsprechen denjenigen, wie sie nach der Blalockschen Operation bei der Fallotschen Tetralogie (S. 80) eingehend dargelegt und erörtert wurden.

XXII. Ductus Botalli apertus

a) Anatomie

Merkmal: Persistieren der fetalen Verbindung zwischen Art. pulmonalis und Aorta. Von manchen Autoren wird eine Zeit bis zu 2 Jahren für den endgültigen und totalen Verschluß des Ductus Botalli der Menschen eingeräumt. Bei der großen Mehrzahl der Menschen dürfte der vollständige morphologische Verschluß jedoch allenfalls 4—8 Wochen beanspruchen (*1132*). Ein Offenbleiben über diese Zeit hinaus berechtigt zu der Annahme eines Ductus Botalli apertus bzw. persistens.

Verlaufsrichtung und Sitz des offenen Ductus sind von der Lage des Aortenbogens abhängig. Bei normaler Topographie zieht der Ductus von der Art. pulmonalis nach links, bei rechtsseitigem Aortenbogen dagegen nach rechts.

Durchmesser und Länge des Ductus variieren erheblich, stets ist er jedoch, soweit er die einzige Anomalie darstellt, kleiner als die Aorta. Sowohl im Bereiche der pulmonalen als auch aortalen Mündungsstelle können spindelförmige oder aneurysmatische Erweiterungen vorhanden sein.

Extreme Raritäten sind doppelseitige Ductus aperti oder Einmündung in andere arterielle Gefäße (z. B. Art. suclavia). Kombinationen eines offenen Ductus mit anderen angeborenen oder erworbenen Angiokardiopathien werden dagegen relativ häufig beobachtet.

b) Herzschall

Erster Herzton. Weder im Frequenzgehalt, noch in der Lautstärke, noch in seinem p.m. besteht zwischen Herzgesunden und Patienten mit offenem Ductus ein nennenswerter Unterschied im Verhalten des ersten Herztones.

Vereinzelt wurde über weite Spaltungen des ersten Herztones berichtet (*1208*). Es handelt sich hierbei praktisch stets um einen verspäteten Tricuspidalklappenschluß in Zusammenhang mit einer kompletten oder inkompletten Blockierung der rechtsseitigen ventrikulären Erregungsausbreitung als Folge einer den offenen Ductus komplizierenden pulmonalen Hypertonie.

Zweiter Herzton. In der Mehrzahl der Fälle wird der zweite Herzton über der Basis (besonders über Art. pulmonalis) und links parasternal vollkommen oder zumindest weitgehend von Geräuschen überdeckt, so daß er nur über der Spitze bzw. spitzenwärts gehört und registriert werden kann.

Wenn er über der Basis nachweisbar ist, unterscheidet er sich nicht vom Verhalten, wie es üblicherweise auch bei Gesunden gefunden wird. Vorhandene Spaltungen weisen dementsprechend ein normales zeitliches Intervall und eine Zunahme des Intervalls während der Inspiration auf.

Abnorm enge Spaltungen, stets verbunden mit einer Akzentuation des zweiten Herztones unter Bevorzugung des Pulmonalanteils, kennzeichnen den offenen Ductus mit erhöhtem pulmonalen Widerstand. Allerdings kann es unter dieser Bedingung auch einmal zu einer ungewöhnlich weiten Spaltung kommen, dann nämlich, wenn eine rechtsseitige Leitungsstörung mit verspätetem Pulmonalklappenschluß vorliegt.

Bei großem Links-Rechts-Shunt ist als Zeichen einer verlängerten linksventrikulären Systolendauer eine paradoxe Spaltung möglich (*1145, 1170, 1194*).

Dritter Herzton. Ein dritter Herzton mit Frequenzen bis 70 Hz ist bei offenem Ductus Botalli nicht ungewöhnlich. Nach unseren Erfahrungen findet man ihn im Spitzenbereich besonders im Kindesalter und in der Jugend, hingegen kaum noch bei Erwachsenen. Es besteht damit eine analoge Situation wie bei Herzgesunden. Wahrscheinlich ist in diesen Altersunterschieden die Ursache für die von verschiedenen Autoren angegebenen Häufigkeitsdifferenzen zu suchen. Setzt sich das

Beobachtungsgut überwiegend aus Kindern und Jugendlichen zusammen, wird ein dritter Herzton in über der Hälfte der Fälle angetroffen (*1188*). Bei großem Links-Rechts-Shunt und damit starker Volumenbelastung des linken Ventrikels wurden wiederholt auch bei Erwachsenen dritte Herztöne beobachtet (*1184, 1191*). Sie enthalten nicht selten Frequenzen über 100 Hz.

Vorhofton. Kommt bei offenem Ductus ein vierter Herzton vor, entstammt er meist dem rechten Vorhof und ist damit Attribut einer rechtsseitigen Drucksteigerung bei pulmonaler Hypertonie. Soweit er überhaupt hörbar ist, hat er sein p.m. am linken unteren Sternalrand oder über Herzmitte. Meist reichen die Eigenschaften des Ohres jedoch nicht aus, um ihn sicher wahrzunehmen. Hier ist das Phonokardiogramm der Auskultation überlegen. Registrierte Vorhoftöne sind meist von relativ kleiner Amplitude und enthalten nur ausnahmsweise Frequenzen von 100 Hz und mehr.

Geräusche. Das nahezu als pathognomonisch für den persistierenden Ductus Botalli anzusprechende Schallphänomen ist das kontinuierliche Geräusch, im angloamerikanischen Schrifttum auch nach dem Erstbeschreiber „Gibson-Geräusch" bezeichnet (Abb. 47). Die akustischen Eigenarten dieses Geräusches haben zu mannigfachen onomatopoetischen Wortprägungen Anlaß gegeben: Hin- und Her-Geräusch, Zug im Tunnel-Geräusch, Maschinen-Geräusch. Leider werden aber die einzelnen Begriffe nicht einheitlich gehandhabt, so daß es, um Verwirrungen zu vermeiden, zweckmäßig erscheint, lediglich die Bezeichnung „kontinuierliches Geräusch" zu verwenden.

Dieser Name soll besagen, daß das Geräusch nicht auf eine Phase der Herzrevolution beschränkt ist, sondern in der Systole beginnt und kontinuierlich, also ohne wesentliche Unterbrechung, nahtlos in die Diastole hinüberreicht. Das Crescendo des Geräusches liegt in der Systole, das Decrescendo in der Diastole, das Geräuschmaximum fällt in der Regel mit dem zweiten Herzton zusammen, kann ihm aber auch kurz vorausgehen oder nachfolgen. Der zweite Herzton wird, wie bereits erwähnt, über der Basis nicht selten „ausgelöscht". Die insbesondere auch bei graphischer Registrierung imponierende Kontinuität hinterläßt den Eindruck eines „Eintaktgeräusches", womit ein wesentliches Differenzierungsmerkmal gegenüber den systolisch-diastolischen „Zweitaktgeräuschen" gegeben ist, bei denen der Geräuschfluß unterbrochen ist, abrupte Lautstärkeänderungen eingestreut sind, und bei graphischer Registrierung Unregelmäßigkeiten und Einkerbungen das sich über Systole und Diastole erstreckende Crescendo-Decrescendobild deformieren oder gänzlich aufheben (*1183*).

Ein echtes kontinuierliches Geräusch setzt einen gleichgerichteten Fluß während Systole und Diastole voraus und kann deshalb seinen Ursprung nur in Gefäßen haben. Ein systolisch-diastolisches Zweitaktgeräusch weist dagegen auf herzphasenabhängige Strömungen oder Strömungsänderungen. Sein Entstehungsort ist deshalb meist das Herz selbst. Wenn oben das kontinuierliche Geräusch für den offenen Ductus Botalli als weitgehend pathognomonisch bezeichnet wurde, so gewinnt diese Ansicht ihre Berechtigung daraus, daß einmal mit einem kontinuierlichen Geräusch einhergehende andere Anomalien oder Funktionsbesonderheiten, gemessen an ihrer Häufigkeit, gegenüber dem Ductus Botalli apertus immer nur die Ausnahme darstellen, und daß zum anderen der offene Ductus Botalli die Ursache von 90–95% aller kontinuierlichen Geräusche abgibt.

Wenn auch in Einzelfällen zu keinem Zeitpunkt der Herzaktion akustische Ruhe herrschen kann, so darf doch als Regel gelten, daß der systolische Anteil des kontinuierlichen Geräusches vom ersten Herzton durch ein kürzeres oder längeres freies Intervall getrennt ist (Abb. 47). Das Geräusch beginnt frühestens nach der

Anspannungszeit der linken Herzkammer. Da aber die Anspannungszeit den ersten Herzton um die Zeit des Druckanstiegs, also der isometrischen Kontraktionsphase, und damit um 0,02—0,04 sec überdauert, und das Geräusch erst nach Ankunft der aortalen Druckwelle an der Ductusmündung einsetzen kann, ist gegenüber dem ersten Herzton mit Verspätungen des Geräuschbeginns in einer Größenordnung von mindestens 0,05—0,1 sec zu rechnen. Das Ende des kontinuierlichen Geräusches kann proto-, mesodiastolisch oder präsystolisch liegen. Ausnahmsweise kann die diastolische Geräuschkomponente bis zum ersten Herzton

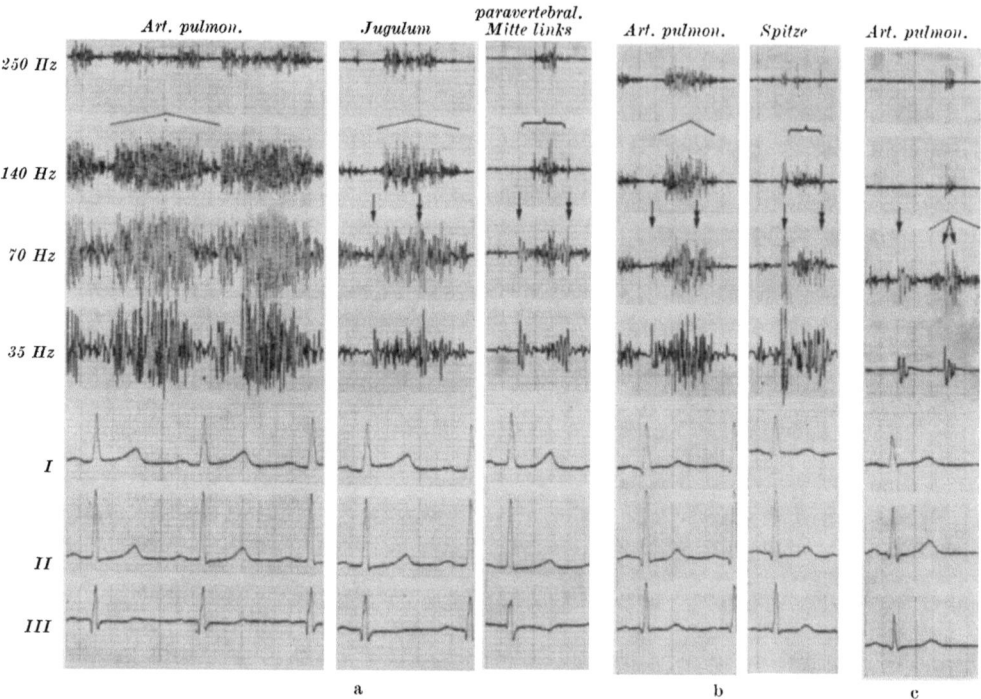

Abb. 47a—e. Herzschallkurven bei Patienten mit offenem Ductus Botalli

a 7jähr. Mädchen. Beim Herzkatheterismus deutliche Zunahme der O$_2$-Sättigung des Blutes in der Art. pulm. gegenüber der Sättigung im rechten Ventrikel. Sehr lautes und hochfrequentes kontinuierliches Geräusch. Es besteht in keinem Augenblick der Herzaktion akustische Ruhe. 1. und 2. Herzton über der Art. pulm. nicht abgrenzbar. Das Geräusch wird laut über das gesamte Präcordium zum Hals und zum Rücken fortgeleitet. Am Rücken ist im wesentlichen jedoch nur noch die systolische Geräuschkomponente hör- und registrierbar
b 4jähr. Mädchen, bei dem nur eine geringe Zunahme der O$_2$-Sättigung in der Art. pulm., verglichen mit dem Blut des rechten Ventrikels, festgestellt werden konnte. Kontinuierliches Geräusch mit überwiegender systolischer Komponente. Der diastolische Geräuschanteil ist nur über der Art. pulm. feststellbar und geht bei der Geräuschfortleitung verloren. An der Spitze nur systolisches Geräusch. 1. und 2. Herzton über der Art. pulm. abgrenzbar
c 12jähr. Knabe mit großem Links-Rechts-Shunt. Relativ unscheinbares kontinuierliches Geräusch mit dominierender diastolischer Komponente. Deutliche Spaltung des 2. Herztons. Apikal findet sich als Zeichen des großen Shunts das diastolische Intervallgeräusch einer relativen Mitralstenose

reichen. Einem solchen Verhalten begegnet man nach unseren Beobachtungen in etwa 10% der Fälle. Da für das kontinuierliche Geräusch die hämodynamische Situation insgesamt, für die diastolische Komponente der „Weichteilpuffer" zwischen Geräuschquelle und Schallreceptor von erheblicher Bedeutung sind, besagen derartige Zahlen nicht viel.

Der systolische Geräuschanteil überwiegt den diastolischen gewöhnlich sowohl hinsichtlich der Lautstärke als auch der Frequenz. Während in der Systole meist recht laute, mitunter fauchende, rauhe Geräusche gehört werden, kann das Ausklingen des Geräusches während der Diastole einen mehr dumpfen, manchmal etwas hauchenden Charakter von meist geringerer Lautstärke bzw. Amplitude annehmen. Der Lautstärke des kontinuierlichen Geräusches oder seiner Komponenten kommt jedoch keine besondere diagnostische Bedeutung zu. Zu viele Faktoren modellieren sie, als daß Rückschlüsse auf einzelne Einflüsse möglich wären. Nach DÖNHARDT bewegt sich die systolische Geräuschkomponente in Frequenzbereichen zwischen 200 und 600 Hz, während die diastolische Komponente unter 150 Hz liegt. Diese Angaben decken sich nicht ganz mit unseren Beobachtungen. Nach unseren Erfahrungen werden in rund der Hälfte der Fälle

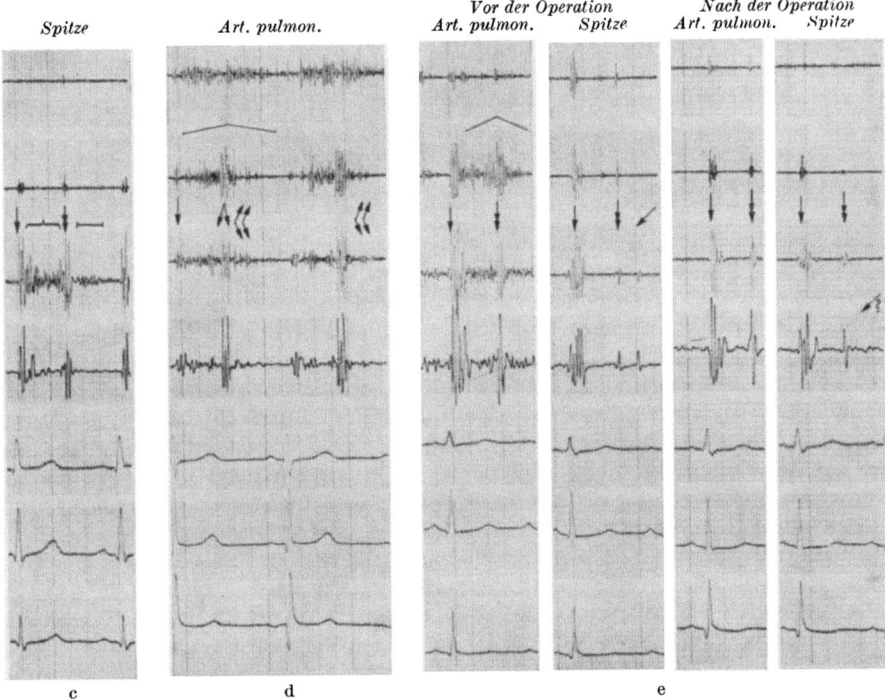

c   d   e

d 5 jähr. Mädchen, bei dem nach dem Angiokardiogramm ein großer Links-Rechts-Shunt vermutet werden muß. Das kontinuierliche Geräusch setzt sich vorwiegend aus hohen Frequenzen zusammen. Gespaltener 2. Herzton. Im Anschluß an den 2. Herzton finden sich mehrere mittelfrequente Wirbelstromtöne (eddy sounds) von kleiner Amplitude

e 14 jähr. Mädchen. Vergleich der Herzschallkurven vor und nach Operation. Vor der Operation deutliches, wenn auch nicht aufdringliches kontinuierliches Geräusch. Über der Spitze ist ein lauter und Frequenzen bis 70 Hz enthaltender 3. Herzton nachweisbar. Nach der Operation bestehen praktisch nur noch ein reiner 1. und 2. Herzton. Ein Geräusch fehlt. Der 3. Herzton ist allenfalls noch im 35 Hz-Bereich angedeutet. Papiergeschwindigkeit: 50 mm/sec. Zeichenerklärung: ↓ = 1. Herzton; ↓ = 2. Herzton; ⋀ = gespaltener 2. Herzton; ⁄ = 3. Herzton; ʒ = Wirbelstromtöne; ⁓ = systolisches Geräusch; ⊢—⊣ = diastolisches Geräusch; ⋀ = kontinuierliches Geräusch

diastolische Frequenzen von über 400 Hz und in rund 75% von über 250 Hz gefunden. Die systolische Geräuschkomponente war in unseren Fällen praktisch ausnahmslos mit meist beträchtlicher Amplitude im Frequenzfilter 250 Hz nachzuweisen und in über drei Viertel der Fälle im Frequenzfilter 400 Hz.

Das p.m. des Geräusches liegt im zweiten ICR links parasternal, häufig etwas lateral von der Auskultationsstelle der Art. pulmonalis. Bei manchen Patienten ist das Geräusch zwar auf einen kleinen umschriebenen Bezirk begrenzt, gewöhnlich zeigt es aber eine weite Ausbreitung über die mittlere und linke Brusthälfte und ist auch über den linksseitigen Rückenpartien nicht selten zu hören. Nach rechts kann es fortgeleitet werden, jedoch ist dieser Ausbreitungsmodus selten, und die Geräusche fast stets nur von geringer Intensität. Dagegen ist das Geräusch über den Halsgefäßen, und zwar beidseits, in etwa der Hälfte der Fälle gut wahrzunehmen. Sehr häufig läßt es sich im Jugulum feststellen, mitunter sogar fühlen. Zum Hals und Rücken wird die diastolische Komponente schlechter fortgeleitet als die systolische. Gelegentlich ist über diesem Bereich überhaupt nur ein systolisches Geräusch nachzuweisen.

Atypische Geräuschlokalisationen werden beobachtet, wenn ein offener Ductus Botalli mit einem Situs inversus oder einer hohen Rechtslage der Aorta kombiniert ist. In diesen Fällen verhalten sich p.m. des Geräusches und Geräuschausbreitung spiegelbildlich zu den eben beschriebenen Eigenschaften. Das p.m. liegt also im zweiten ICR rechts parasternal.

Als diagnostische Faustregel kann gelten, daß ein kontinuierliches Geräusch mit großer Wahrscheinlichkeit dann für einen offenen Ductus Botalli spricht, wenn sein p.m. mit der Lage des Aortenbogens identisch ist, daß hingegen eine andere Ursache angenommen werden muß, wenn beide nicht übereinstimmen.

Trotz Vorliegens eines typischen offenen Ductus wurden vereinzelte weitere atypische Lokalisationen des p.m. des Geräusches beschrieben: Mitte Sternum und isoliert dorsal.

Das kontinuierliche Geräusch des offenen Ductus Botalli weist eine auffallende Konstanz auf. Es kann, wenn auch keineswegs in allen Fällen, eine gewisse Abhängigkeit von der Atmung und der Körperhaltung vorhanden sein, insgesamt sind die Geräuschänderungen aber überraschend gering. Beobachtungen über Jahrzehnte haben gezeigt, daß selbst über eine so lange Zeit ein nennenswerter Wechsel der Geräuschqualität, -intensität und -dauer vermißt wird.

Eine akute Beeinflussung des Geräusches gelingt durch intrathorakale Drucksteigerung (Valsalvascher Versuch). Während des Pressens wird das Geräusch leiser und verschwindet mehr und mehr, und zwar zunächst in seinem diastolischen, später, aber häufig nicht so ausgeprägt, in seinem systolischen Anteil (3). In manchen Fällen ist pressorisch überhaupt kein Geräusch mehr nachweisbar. In der postpressorischen Phase kommt es vorübergehend zu einer Geräuschverstärkung, welche sich in der Regel nicht unmittelbar nach Freigabe der Atmung, sondern wie auch bei anderen Geräuschen, deren Ursprung im linken Herzen oder großen Kreislauf zu suchen ist, mit einer kurzen Latenz einstellt. Diese Latenz entspricht der Zeit, die das während des Pressens in den peripheren Venen aufgestaute Blut benötigt, um nach Aufhebung der venösen Einflußsperre über die Aorta bis zum Ductus zu gelangen.

Vereinzelte Fälle, bei denen die für den Ductus charakteristische Geräuschkonstanz fehlte, wurden im Schrifttum mitgeteilt:

SHAPIRO u. Mitarb. beobachteten eine Patientin, der selbst aufgefallen war, daß ihr „Waschmaschinengeräusch" in der Ruhe verschwinden konnte, dagegen bei Aufregungen stärker in Erscheinung trat. Bei der Untersuchung zeigte sich, daß das Geräusch mitunter im Stehen nicht hörbar war. Prinzipiell verschwand es in Ruhe und während des Schlafes in Rückenlage, und zwar entweder abrupt oder nach und nach. Das Wiederauftreten des Geräusches erfolgte ebenfalls abrupt oder schrittweise. Die Atmung rief nur zeitweise eine Änderung hervor. Einatmung reinen Sauerstoffs (Absinken des pulmonalen Blutdrucks) hatte genau so wenig einen Einfluß wie Druck auf den Carotissinus. Atmung eines sauerstoffarmen Gasgemisches (Anstieg des Drucks in der Art. pulmonalis) hatte lediglich stärkere respiratorische Schwankungen zur Folge.

Eine plausible Deutung des auffälligen Geräuschverhaltens vermochten die Verfasser nicht zu geben. Sicher läßt es sich nicht einfach durch Druck- oder Volumenschwankungen erklären. Ob anatomische Besonderheiten im Bereiche des Mediastinums, wie SHAPIRO u. Mitarb. annehmen, bedeutsam waren, sei dahingestellt.

In einem Fall von KEITH u. Mitarb. kam es auch zu einem intermitierenden Geräuschverschwinden ohne ersichtlichen Grund. Durch Belastungen, Änderung der Körperhaltung, Husten, VALSALVA konnte das einmal verschwundene Geräusch nicht wieder hervorgerufen werden. Plötzlich und ohne erkennbaren Grund war das Geräusch dann wieder vorhanden.

Bei der Operation fand sich im pulmonalen Ende des Ductus eine Art Klappe, welche offenbar zeitweilig einen vollständigen oder nahezu vollständigen Verschluß des Ductus bewirkt hatte.

Bei epikardialer, also direkter Geräuschregistrierung von der Herz- bzw. Gefäßoberfläche, wie sie bei der Operation möglich ist, wurden mit p.m. über der Art. pulmonalis in Höhe der Mündungsstelle des Ductus oder knapp unterhalb davon mit den Befunden bei präkordialer Schallschreibung übereinstimmende Phonokardiogramme erhoben (*1178, 1194*).

Bei intrakardialer Schallregistrierung gehören laute kontinuierliche Geräusche in der Art. pulmonalis und ihren Hauptästen zu den regelmäßigen Erhebungen, und zwar unter Umständen auch in solchen Fällen, in denen präkordial nur ein uncharakteristisches systolisches Geräusch besteht (*1127, 1171*). Das Zurückziehen des Herzschallkatheters aus der Art. pulmonalis in den rechten Ventrikel ist mit einem plötzlichen Verschwinden des kontinuierlichen Geräusches verbunden. Bei einem Vergleich der Frequenzspektra bei intrakardialer und präkordialer Schreibung waren hinsichtlich der systolischen Geräuschkomponente keine Unterschiede feststellbar. Dagegen wies die diastolische Komponente präkordial gegenüber intrakardial einen Frequenzverlust auf, der mit steigendem pulmonalen Blutdruck zunahm (*1185*).

Nicht selten ist das kontinuierliche Geräusch bei offenem Ductus Botalli mit einem deutlich fühlbaren Schwirren über der vorderen Brustwand, dessen Maximum dem p.m. des Geräusches zu entsprechen pflegt, kombiniert.

Als weitere Geräuschphänomene kommen beim Ductus Botalli apertus sog. atypische und zusätzliche Geräusche vor. Von atypischen Geräuschen spricht man, wenn das typische kontinuierliche Geräusch fehlt und durch rein systolische, rein diastolische oder systolisch-diastolische Geräusche, denen nicht das Charakteristikum des kontinuierlichen Crescendo-Decrescendo eigen ist, ersetzt wird. Selbst völlig reine Herztöne können vorkommen.

Das p.m. der atypischen Geräusche entspricht in der Regel dem p.m. des kontinuierlichen Geräusches. Die systolischen Geräusche weisen meist die Kriterien eines Strömungsgeräusches auf, sind also spindelförmig und vom ersten oder zweiten Herzton abgrenzbar. Die diastolischen Geräusche hingegen zeigen häufig ein mehr oder minder langes Decrescendo und gehen unmittelbar aus dem zweiten Herzton hervor. Auf diese Geräusche wird im Zusammenhang mit der Bedeutung der Hämodynamik für die Geräuschbildung beim Ductus Botalli zurückzukommen sein.

Zusätzliche Geräusche werden bei Fällen mit typischen kontinuierlichen Geräuschen und bei Fällen mit atypischen Geräuschen gefunden. Ihr p.m. stimmt nicht mit dem der typischen oder atypischen Ductusgeräusche überein.

Zu ihnen gehören insbesondere protomesodiastolische und präsystolische Spitzengeräusche. Sie sind, soweit keine organische Mitralstenose vorliegt, Ausdruck einer relativen Enge im Bereiche des Mitralostiums und werden deshalb ganz überwiegend bei großem Shuntvolumen und damit auch großem mitralen Durchflußvolumen beobachtet. Sie weisen eine Dauer von 0,08—0,15 sec auf und werden gelegentlich durch einen schnappartigen Ton eingeleitet. Gelegentlich werden auch apikale systolische Geräusche mit den Characteristica eines mitralen Insuffizienzgeräusches oder Strömungsgeräusches rechts parasternal gefunden. Letztere Geräusche sollen besonders bei Shuntumkehr vorkommen können (*1188*).

Zusätzliche Schallerscheinungen. Der bei den Spitzendiastolica erwähnte schnapp- oder klickartige Beginn kann in seltenen Fällen auch isoliert vorhanden sein. Er erinnert an einen **Mitralöffnungston** und wird wohl auch durch Schwingungen der Mitralsegel bei der Klappenöffnung hervorgerufen. Voraussetzung für sein Hörbarwerden ist allerdings, soweit eine organische Stenose fehlt, ein erhöhtes Durchflußvolumen während der raschen Füllungsphase des linken Ventrikels.

Bei einer Reihe von Fällen findet sich mit p.m. über der Art. pulmonalis bzw. im dritten ICR links parasternal ein frühsystolischer, seltener mehr mesosystolischer *Klick*. Mitunter kann er neben dem ersten und zweiten Herzton die einzige zusätzliche Schallerscheinung überhaupt sein. Dieser Klick (ejektion click) wird bei großem Shuntvolumen und bei erhöhtem pulmonalen Druck nur selten vermißt. Er folgt 0,07—0,16 sec nach dem ersten Herzton. Bei pulmonalem Hochdruck kann er gleich einem Peitschenknall die frühsystolische Stille durchbrechen.

In manchen Fällen ist neben dem pulmonalen noch ein aortaler Klick feststellbar. Beide sind durch ein Intervall von 0,03—0,08 sec getrennt. Wie epikardiale Schallaufnahmen wahrscheinlich machten, geht hierbei der pulmonale Klick dem aortalen voraus (*1159*). Bezüglich der phonokardiographischen Differenzierung sei auf das atmungsabhängige Verhalten beider Klicks hingewiesen: Der aortale Klick wechselt mit der Atmung allenfalls seine Intensität, nicht dagegen seinen Zeitabstand zum ersten Herzton. Der pulmonale Klick erfährt demgegenüber während der Exspiration eine Lautstärkenzunahme und Verspätung. Auskultatorisch gelingt eine Unterscheidung höchstens ausnahmsweise.

Von HUBBARD u. Mitarb. und NEILL u. Mitarb. wurde auf weitere besondere Schallerscheinungen aufmerksam gemacht, welche im Plural in der späten Systole und frühen Diastole auftreten, und zwar in einem Abstand bis zu 0,16 sec vor und 0,12 sec nach dem Aortenanteil des zweiten Herztons. Sie werden als *Wirbelstromtöne* (eddy sounds) bezeichnet und als Attribut eines großen Links-Rechts-Shunts durch den Ductus angesehen. Das Shuntvolumen macht in diesen Fällen mindestens über 50% des totalen Kreislaufvolumens aus. Ihre Ursache wird in turbulenter Strömung beim Aufeinanderprall des Schlagvolumens des rechten Ventrikels mit dem Kurzschlußvolumen über den Ductus gesehen.

Betont wird die Inkonstanz dieser Wirbelstromtöne. Sie wechseln hinsichtlich Zahl und Zeitpunkt von Schlag zu Schlag, sind aber von der Atmung und Körperposition weitgehend unabhängig. Es handelt sich um kurze, meist hochfrequente Schwingungen, die ihr p.m. meist über der Art. pulmonalis haben sollen, und zwar gewöhnlich etwas innerhalb des p.m. des kontinuierlichen Geräusches (*1159*).

c) Postoperative Befunde

Obwohl einzelne Autoren der Ansicht sind, daß nach der Operation trotz geglückter und vollständiger Unterbrechung des perductalen Blutflusses ein kontinuierliches Geräusch bestehen bleiben könne (*1152*), haben insbesondere die Operationen, bei denen der Ductus nicht nur unterbunden, sondern durchtrennt worden ist, eindeutig gezeigt, daß diese Maßnahmen zum sofortigen Verschwinden des kontinuierlichen Geräusches führen, soweit es tatsächlich durch einen offenen Ductus hervorgerufen war (*1156, 1188, 1189*).

Aus diesem zum Axiom zu erhebenden Satz ist abzuleiten:

Besteht unmittelbar postoperativ weiterhin ein präoperativ festgestelltes kontinuierliches Geräusch, erfolgte die Unterbindung des Ductus unvollständig, hat sich die Unterbindung postoperativ wieder gelockert oder völlig geöffnet oder wird das kontinuierliche Geräusch durch eine weitere Anomalie hervorgerufen (S. 270).

Tritt ein nach der Operation verschwundenes kontinuierliches Geräusch im späteren Verlauf, evtl. nach Jahren, erneut auf, muß eine Rekanalisation angenommen werden. Mit ihr ist ausschließlich dort zu rechnen, wo der Ductus lediglich unterbunden und nicht durchtrennt worden ist. HELSINGEN u. Mitarb. schätzen die Häufigkeit einer Rekanalisation bei einfacher Ligatur auf 1,6%.

Mit dem kontinuierlichen Geräusch verschwinden nach erfolgreicher Operation auch die auf ein vergrößertes mitrales Durchflußvolumen (relative Mitralstenose) zu beziehenden diastolischen Spitzengeräusche.

Relativ häufig bleiben über der Art. pulmonalis nach der Operation für längere Zeit oder dauernd proto- oder mesosystolische Geräusche mit Decrescendo- oder Spindelcharakter von meist niedriger Frequenz bestehen. Sie sind in der Mehrzahl der Fälle auf anatomische Besonderheiten zurückzuführen. Zu nennen sind pulmonale Dilatation, Ausstülpungen im pulmonalen oder aortalen Mündungsbereich des Ductus, aneurysmatische Erweiterungen, Verkalkungen an und um die aortale Ductusmündung. Weiterhin kann es sich um ein funktionelles Strömungsgeräusch handeln, wie es auch ohne vorhergehende Operation bzw. bei geschlossenem Ductus Botalli gefunden wird. Schließlich muß auch bei vorbestehender pulmonaler Hypertonie daran gedacht werden, daß die pulmonale Widerstandserhöhung postoperativ, soweit überhaupt, nicht schlagartig absinkt und deshalb ein systolisches Strömungsgeräusch über der Art. pulmonalis restieren kann.

Ein besonders interessanter Beitrag zu diesem Thema wurde von ANTONIUS u. Mitarb. geliefert. Bei einem Patienten mit offenem Ductus Botalli und pulmonaler Hypertonie trat am Tage nach der Operation für die Dauer von etwa 3 Monaten ein systolisch-diastolisches Doppelgeräusch auf. Anschließend war nur noch ein systolisches Geräusch hörbar, welches innerhalb eines Jahres immer leiser wurde und schließlich völlig verschwand.

Wenn nach der Operation über der Basis ein diastolisches Geräusch persistiert, dauert entweder eine relative Pulmonalklappeninsuffizienz, die stets präoperativ schon vorhanden gewesen sein muß, an, oder es besteht zusätzlich ein bis dahin nicht erkanntes Vitium. Meist handelt es sich hierbei um eine Aortenklappeninsuffizienz, deren Vorliegen präoperativ umso leichter übersehen werden kann, als eine vergrößerte Blutdruckamplitude und die übrigen bei Aorteninsuffizienz bekannten Gefäß- und Pulsbesonderheiten auch bei offenem Ductus Botalli zur Beobachtung gelangen.

d) Bedeutung der Hämodynamik für die Schallbefunde

Während der Embryonalzeit passiert das Blut den Ductus in Richtung Aorta. Der postnatale Druckabfall im kleinen Kreislauf und rechten Herzen führt zu einer Umkehr der Strömungsrichtung durch den Ductus. Bei persistierendem Ductus Botalli resultiert daher in der übergroßen Mehrzahl der Fälle ein Strömungskurzschluß von der Aorta zur Arteria pulmonalis. Die Umschaltung vom embryonalen zum postnatalen Blutfluß scheint beim Tier (Lamm, Kalb, Hund, Fohlen) unverzüglich nach der Geburt zu erfolgen (*1093, 1108, 1128, 1149*). Der vorhandene Links-Rechts-Shunt scheint ausnahmslos am sofort einsetzenden kontinuierlichen Geräusch erkennbar zu sein. Anders beim Menschen. Bei ihm dürfte zumindest für wenige Tage über den Ductus ein Rechts-Links-Shunt erfolgen (*1132*). Ein Geräusch ist in diesen Fällen nur selten vorhanden. Andererseits fällt auf, daß in ähnlicher Weise wie beim Lamm der physikalische Nachweis eines Geräusches wie bei offenem Ductus in den ersten Lebensstunden in rund 37% der Fälle (*1111*) gelingt, wenn eine Asphyxie vorliegt. Es ist wenig wahrscheinlich, daß für diese unterschiedlichen Beobachtungen differente Strömungsrichtungen im Ductus verantwortlich sind, es dürfte vielmehr der Größe des Durchflußvolumens eine Bedeutung zuzuerkennen sein. BURNARD scheint aber überhaupt zu bezweifeln, ob derartigen spätsystolisch beginnenden und in die frühe Diastole reichenden Geräuschen ein Blutfluß durch den Ductus zugrunde liegt. Er glaubt, sie vielmehr auf Strömungsbeschleunigungen in den großen Körpergefäßen in Abhängigkeit von durch Temperaturwechsel ausgelösten Schlagvolumenänderungen beziehen zu dürfen.

Dieses unmittelbar nach der Geburt hörbare kontinuierliche Geräusch verschwindet praktisch ausnahmslos innerhalb weniger Stunden nach der Geburt. Eine Korrelation zwischen dem Vorhandensein dieses Geräusches und einer späteren Persistenz eines Ductus Botalli konnte bislang nicht nachgewiesen werden.

Wie bereits erwähnt, dürfte der vollständige morphologische Verschluß der embryonalen Querverbindung zwischen Art. pulmonalis und Aorta und damit die Entwicklung vom Ductus zum Ligamentum Botalli im Mittel vier bis acht Wochen beanspruchen. Zumindest theoretisch ist während dieser Zeit mit einem wenn auch kleinen und progredient abnehmenden Shunt über den Ductus zu rechnen. Ein kontinuierliches Geräusch wird durch diesen „physiologischen Shunt" aber allenfalls ausnahmsweise hervorgerufen.

Von größter diagnostischer Wichtigkeit ist jedoch die Tatsache, daß selbst beim Vorhandensein eines pathologischen Shunts, also beim Offenbleiben des Ductus Botalli, beim Säugling und selbst beim Kleinkind das pathognomonische kontinuierliche Geräusch die Ausnahme, atypische Geräusche hingegen die Regel darstellen.

So fanden RUDOLPH u. Mitarb. unter 22 Fällen mit offenem Ductus im ersten Lebensjahr nur zwei mit einem kontinuierlichen Geräusch. Vierzehnmal bestand ein systolisches Geräusch über der Art. pulmonalis, sechsmal über der Spitze. HOLVE u. Mitarb. beobachteten bei Kleinkindern zwar systolisch-diastolische Zweitaktgeräusche, jedoch keine kontinuierlichen Geräusche. Weitere atypische Geräuschbefunde teilen CRUZE u. Mitarb. mit. Noch bis zum Ende des zweiten Lebensjahres überwiegen rein systolische Geräusche (*1100*).

Wenn auch ASH u. Mitarb. während des ersten Lebensjahres beim offenen Ductus Botalli in 59% der Fälle schon kontinuierliche Geräusche gefunden haben, stellen sich diese Geräusche nach den Beobachtungen der meisten Autoren erst während des zweiten und dritten Lebensjahres ein. Gesichertes Auftreten eines kontinuierlichen Geräusches erst im fünften und sechsten Lebensjahr wurde beschrieben (*28*).

Ein einmal aufgetretenes kontinuierliches Geräusch scheint sich im weiteren Verlauf nur in wenigen Fällen in Richtung eines atypischen Geräusches zu entwickeln. In der Mehrzahl läßt es sich in unveränderter Form, unter Umständen über Jahrzehnte und bis in das Greisenalter verfolgen (*1106, 1113, 1155, 1209*).

Da als wesentliche Determinanten des kontinuierlichen Geräusches das Shuntvolumen und der Druckgradient zwischen großem und kleinem Kreislauf als bewiesen angesehen werden dürfen, liegt es nahe, für das besondere Geräuschverhalten in den ersten Lebensjahren die hämodynamische Situation des Neugeborenen und Kleinstkindes verantwortlich zu machen. Während im Fetalstadium Druckausgleich zwischen kleinem und großem Kreislauf besteht, sinkt der Druck nach der Geburt im kleinen Kreislauf mehr und mehr bis auf Werte ab, welche unter normalen Verhältnissen ein Viertel bis ein Fünftel des Drucks im großen Kreislauf betragen. Nicht sofort, sondern nach und nach entwickelt sich nach der Geburt folglich über den Ductus ein Druckgefälle von der Aorta zur Art. pulmonalis mit konsekutivem Shunt. Die Erfahrungen an Erwachsenen mit Ductus Botalli apertus und pulmonaler Hypertonie lehren, daß diesen hämodynamischen Beziehungen ohne Zweifel eine besondere Bedeutung für das akustische Bild des Ductus Botalli zukommen, sie sind aber allein nicht imstande, das ungemein häufige Fehlen eines kontinuierlichen Geräusches trotz Vorhandenseins eines offenen Ductus in der ersten Lebensperiode zu erklären. Messungen der Druckwerte und der Shuntvolumina während des ersten Lebensjahres haben nämlich ergeben, daß auch beim Fehlen eines kontinuierlichen Geräusches ein deutliches Kurzschlußvolumen vorhanden war, welches das Kleinkreisvolumen gegenüber dem Großkreislaufvolumen mehr als verdoppeln kann. Häufig, jedoch nicht immer, war der pulmonale Druck erhöht, aber nicht in einem Maße, daß dadurch ein Druckausgleich zwischen beiden Kreislaufhälften erzielt wurde (*1198*).

Auch im Kleinstkindesalter können damit wie beim Erwachsenen Druck und Shunt nicht die einzigen Größen sein, welchen eine Bedeutung beizumessen ist. In welchem Maße hierbei anatomische Besonderheiten eine Rolle spielen, ist völlig ungewiß. Ob der Absolutmenge des Shuntvolumens ein Einfluß zukommt, ist ebenfalls offen, aber nach den Erfahrungen an Erwachsenen wenig wahrscheinlich.

Zunächst bleibt also nur die Feststellung, daß *ein offener Ductus Botalli beim Kleinstkind mit atypischen, gewöhnlich mit isolierten systolischen Geräuschen einherzugehen pflegt*, daß die Diagnose eines offenen Ductus also nicht vom Vorhandensein eines kontinuierlichen Geräusches abhängig gemacht werden darf.

Als Ursache atypischer Geräusche bei offenem Ductus kommen in Betracht:
1. Anatomische Besonderheiten im Ductusbereich: Sehr enger oder sehr weiter, in manchen Fällen auch sehr kurzer Ductus, partielle oder totale Verlegung einer Mündungsstelle.
2. Passagere hämodynamische Besonderheiten im Ductusbereich: Relativ niedriger Druck im großen Kreislauf und/oder relativ hoher Druck im kleinen Kreislauf.
3. Permanente hämodynamische Gründe: a) pulmonale Hypertonie, b) zusätzliche erworbene oder kongenitale Angiokardiopathien.

Zu 1.: Neben dem Druckgradient bestimmt der Ductusdurchmesser die Shuntgröße zwischen großem und kleinem Kreislauf. Einer allgemeinen Erfahrung entsprechend, können kontinuierliche Geräusche bei sehr großem und sehr kleinem Shuntvolumen vermißt werden. Offenbar wird in beiden Fällen beim Aufeinandertreffen des rechtsventrikulären Ausflußvolumens mit dem Shuntvolumen keine oder nicht so viel turbulente Strömung erzeugt, um als kontinuierliches Geräusch präkordial wahrnehmbar zu sein. Ins Bildliche übertragen, muß angenommen werden, daß im ersten Falle das Shuntvolumen wie ein Rinnsal in das Auswurfvolumen des rechten Ventrikels einmündet, ohne zu wesentlicher Wirbelbildung Anlaß zu geben. Im zweiten Falle ergießt sich das Shuntvolumen gleich einem breiten Strom in das Pulmonalbett und wird in seinem Fluß durch das effektive Kleinkreislaufvolumen nur wenig tangiert. Hierbei muß auch berücksichtigt werden, daß zusätzlich die Strömungsgeschwindigkeit eine Rolle spielt, und daß zum anderen der Zeitpunkt zur Erzeugung einer turbulenten Strömung überwiegend in der Systole gegeben ist, da während dieser Phase sowohl der rechte als der linke Ventrikel ihre Volumina auswerfen, die an der pulmonalen Mündung des Ductus aufeinanderprallen. Während der Diastole findet aus der Richtung des rechten Ventrikels kein Fluß mehr statt. Eine zusätzliche Strömung erfolgt jetzt allein von der Aorta über den Ductus zur Pulmonalis. Es ist deshalb verständlich, daß die diastolische Geräuschkomponente „anfällig" ist und bei den meisten atypischen Geräuschen fehlt, während in der Systole genügend Turbulenz vorhanden ist, um ein Geräusch zu erzeugen.

Bei einem Ductusdurchmesser von 1 cm und mehr überschreitet das Kleinkreislaufminutenvolumen das Großkreislaufminutenvolumen immer mindestens um das Doppelte. Atypische Geräusche können hierbei vorkommen. Bei einem Diameter von weniger als 1 cm ist praktisch stets mit dem Auftreten eines kontinuierlichen Geräusches zu rechnen. Ausnahmen hiervon bilden, wie schon erwähnt, nur ganz schmale Ductus Botalli aperti.

Bei großem Shuntvolumen können neben einem dritten Herzton und einem frühsystolischen Klick zusätzliche Geräusche, besonders während der Diastole, vorhanden sein. Hierzu zählen vor allem proto- oder mesodiastolische, vom zweiten Herzton abgesetzte Geräusche und präsystolische Geräusche als Ausdruck einer relativen Mitralstenose (Abb. 48). VERNANT spricht von einem preusomitralen Syndrom bei offenem Ductus. Systolische Mitralinsuffizienzgeräusche als bloße Folge einer Volumenbelastung des linken Herzens sind dagegen sehr selten.

Ebenfalls nur selten kommt es über der Pulmonalis zu diastolischen Decrescendogeräuschen, welche beim Fehlen eines kontinuierlichen Geräusches auf eine

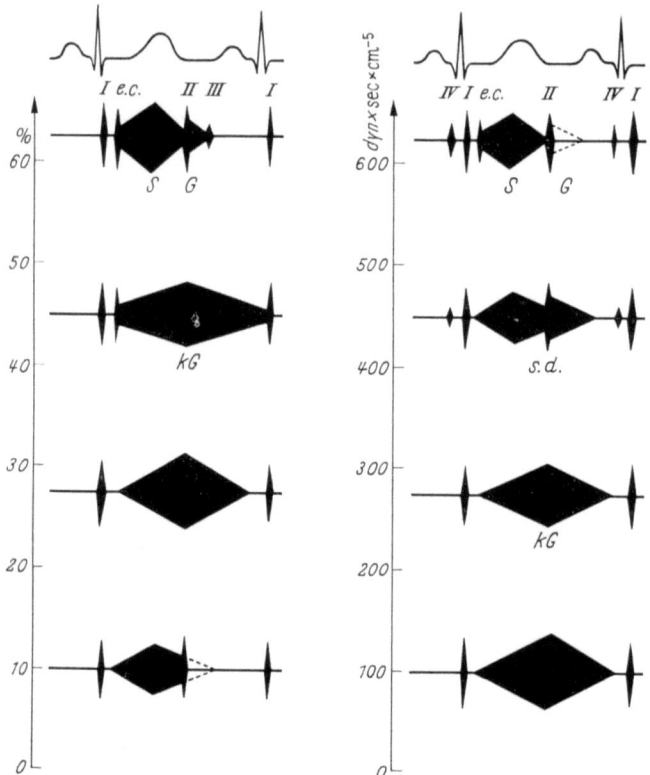

Abb. 48. Schematische Darstellungen der Beziehungen zwischen Herzschall, Größe des Shuntvolumens (in Prozent des Kleinkreislaufminutenvolumens) und des pulmonalen Arteriolenwiderstandes (in $dyn \times sec \times cm^{-5}$) bei offenem Ductus Botalli. Zeichenerklärung: I 1. Herzton; II 2. Herzton; III 3. Herzton; IV Vorhofton; $e.c.$ ejection click; $S.$ systolisches Geräusch; $s.d.$ systolisch-diastolisches Zweitaktgeräusch; kG kontinuierliches Geräusch; G Graham-Steell-Geräusch. Die strichlierte Linie besagt, daß entsprechende Befunde zwar nicht die Regel, aber auch nicht allzu selten sind

Pulmonalklappeninsuffizienz zu beziehen sind (Graham-Steell-Geräusch). Abgesehen von der als Funktion der Ductusgröße zu definierenden Menge des Shuntvolumens, spielen für die Geräuschbildung auch weitere anatomische Besonderheiten mit und ohne Beeinflussung der Shuntgröße eine Rolle. Genannt seien bestimmte Formgebungen der Ein- und Ausmündung des Ductus: Auftreibungen, trichterförmige Ausstülpungen, aneurysmatische Erweiterungen, echte und Pseudoklappen, ringförmige Verkalkungen, besonders am Aortenabgang des Ductus. Ein Atypischwerden eines bis dahin kontinuierlichen Geräusches kann seine Ursache auch in einer transitorischen oder dauernden Verlegung einer Ductusöffnung durch endarteriitische Vegetationen im Rahmen einer bakteriellen Endarteriitis haben, welche sich ja hin und wieder bei offenem Ductus entwickelt (*1115*).

Da eine derartige bakterielle Endarteriitis zu den gefährlichsten Komplikationen eines offenen Ductus Botalli gehört, stellt das Verschwinden eines bis dahin typischen kontinuierlichen Geräusches ein wichtiges diagnostisches Kriterium dar, welches zumindest solange den Verdacht auf die genannte Komplikation wachhalten muß, bis nicht das Gegenteil erwiesen ist.

Zu 2.: Passagere Verminderungen des Druckgradienten zwischen großem und kleinem Kreislauf bei Einhaltung der normalen Gefällrichtung von links nach rechts haben praktisch stets vorübergehende oder langdauernde Funktionsstörungen oder -änderungen zur Ursache. Da in der Regel aber bei derartigen Funktionsänderungen kleiner und großer Kreislauf annähernd parallel bzw. nur mit geringen Unterschieden betroffen werden, erklärt sich die meist auffallende Konstanz kontinuierlicher Geräusche beim gleichen Patienten, bzw. die geringe Beeinflußbarkeit des Geräusches durch Atmung, Lagewechsel u. ä. Daß aber tatsächlich mit einer Erhöhung des Druckes im kleinen Kreislauf und eine dadurch bedingte Verkleinerung des Druckgradienten zwischen Aorta und Art. pulmonalis die Geräuschqualität entscheidend geändert und aus einem typischen Geräusch ein atypisches Geräusch gebildet werden kann, beweist das Verhalten bei kardialer Linksinsuffizienz. Wiederholt wurde beobachtet, daß beim Auftreten einer kardialen Dekompensation ein kontinuierliches Geräusch einem rein systolischen Geräusch Platz macht, nach Rekompensation aber erneut vorhanden ist (*2, 1140*).

Auch pharmakologische Belastungen legen Zeugnis ab für die Bedeutung des aortalen pulmonalen Druckgradienten für die Shuntgröße und damit ceteris paribus für die Geräuschphänomene: Weckamine i.m. oder i.v. führen zu einer Drucksteigerung im großen Kreislauf und zu einer Erhöhung des Großkreislaufminutenvolumens. Das hat also bei offenem Ductus eine Zunahme des Durchflusses durch den Ductus zur Folge. Kontinuierliche Geräusche können dadurch deutlicher werden oder bei bis dahin atypischen Geräuschen überhaupt erst auftreten (*1102, 1126*). Amylnitrit senkt demgegenüber den Widerstand im großen Kreislauf. Die dadurch ausgelöste Veränderung des aortalpulmonalen Druckgradient kann das Verschwinden eines kontinuierlichen Geräusches zur Folge haben. Zumindest resultiert eine Verkürzung, von der besonders die diastolische Komponente, bei stärkerem Ausmaß jedoch auch die systolische Komponente bei einem fehlendem diastolischen Geräusch betroffen ist. Ein ähnlicher Effekt wurde nach quaternären Ammoniumbasen beobachtet (*1212*).

Körperliche Belastungen führen zu einem Anstieg des Drucks im kleinen Kreislauf, welcher häufig relativ stärker ist als der Druckanstieg im großen Kreislauf. Das Verhältnis pulmonaler zu peripherem Blutdurchfluß verschiebt sich zugunsten des pulmonalen, was gewöhnlich eine Verkleinerung des Links-Rechts-Shunts zur Folge hat. Kontinuierliche Geräusche können unter diesen Bedingungen also auch vorübergehend atypisch werden. In der Mehrzahl der Fälle vergrößert sich allerdings unter und unmittelbar nach körperlicher Belastung die Blutdruckamplitude im großen Kreislauf (Bohnsches Zeichen). Eine derartige Amplitudenvergrößerung ist aber nahezu stets gleichbedeutend mit einer Shuntzunahme.

Zu 3a. Gemessen an der klinischen Dignität muß der pulmonalen Hypertonie die Hauptrolle für atypische Geräusche bei offenem Ductus Botalli zuerkannt werden. Es kann hier nicht der Ort sein, auf die Ursache und die verschiedenen Thesen der Genese der pulmonalen Hypertonie bei offenem Ductus Botalli bzw. bei Links-Rechts-Shunt überhaupt, einzugehen. In Zusammenhang mit dem Ductus Botalli apertus ist jedoch auffallend, daß nur wenige Fälle bekannt geworden sind, bei denen die Entwicklung aus einem Stadium mit normalem oder annähernd normalem pulmonalen Druck und typischem kontinuierlichen Geräusch in das Stadium der pulmonalen Hypertonie mit atypischem Geräusch verfolgt werden konnte (*1110, 1114, 1119, 1135, 1151, 1176, 1220*), obwohl sich die Beobachtungsperioden über mehrere Dezennien erstreckten. Vielleicht darf daraus doch abgeleitet werden, daß sich in der Mehrzahl der Fälle beim Ductus Botalli die pulmonale

Hypertonie nicht im Verlaufe und als Folge eines Links-Rechts-Shunts entwickelt, sondern, soweit keine zusätzlichen Anomalien für die Drucksteigerung verantwortlich sind, postnatal das physiologische Absinken des Drucks im kleinen Kreislauf unterblieb oder unvollständig erfolgte.

Umfangreiche Beobachtungen in aller Welt lassen bei Ductus Botalli apertus mit pulmonaler Hypertonie erkennen, daß zwischen intrapulmonalem Druck einerseits und akustischen Phänomenen andererseits gewisse Beziehungen bestehen. In Abb. 48 haben wir versucht, diese Beziehungen, die nicht als starre Regeln angesehen werden sollen und viele Ausnahmen aufweisen, schematisch darzustellen. Es ergibt sich, daß *bei einem pulmonalen arteriolären Widerstand bis etwa 300 dyn $\times$ sec $\times cm^{-5}$ (Normalwert etwa 100 dyn $\times sec \times cm^{-5}$) nicht mit abnormen Geräuschbefunden gerechnet werden muß. Ein Anstieg des Widerstandes auf das Vier- bis Sechsfache führt häufig zu Geräuschatypien, meist in Form systolisch-diastolischer Doppelgeräusche und isolierter systolischer Geräusche. Widerstandserhöhungen auf das Siebenfache der Norm und mehr bedingen nahezu stets atypische Schallbefunde. Rein systolische Geräusche sind die Regel. Treten diastolische Geräusche auf, handelt es sich überwiegend um diastolische Sofortgeräusche über der Art. pulmonalis als Folge einer Pulmonalklappeninsuffizienz.* Diastolische Intervallgeräusche über Herzmitte oder der Tricuspidalklappe kommen vor, sind aber recht selten. Sie müssen auf eine relative Tricuspidalstenose bezogen werden. Tricuspidale Insuffizienzgeräusche treten bei myokardialer Insuffizienz des druckbelasteten rechten Ventrikels auf.

Als konstantes Symptom der pulmonalen Hypertonie ist eine Akzentuation des nicht oder eng gespaltenen zweiten Herztons anzusehen. Ist eine Spaltung erkennbar, weist der Pulmonalanteil, besonders in den höheren Frequenzbereichen, nicht selten eine größere Amplitude als der Aortenanteil auf. Gleichzeitig ist häufig ein pulmonaler ejection click (in gewisser Abhängigkeit vom Grad der Pulmonaldilatation) und ein vierter Herzton nachweisbar.

In Einzelfällen können jegliche Geräusche fehlen. Überblickt man die Schrifttumsangaben über die Häufigkeit kontinuierlicher Geräusche bei pulmonaler Hypertonie, so schwanken die Prozentzahlen zwischen 0 (*1089, 1160, 1220*) und rund 60% (*1205*). Es liegt auf der Hand, daß diese großen Differenzen ihre Ursache in den Kriterien haben müssen, die von den einzelnen Autoren für die pulmonale Hypertonie herangezogen werden. Nicht das Vorliegen einer pulmonalen Widerstandserhöhung ist ausschlaggebend, sondern deren Ausmaß. Nicht zuletzt darf auch daran erinnert werden, daß pulmonale Drucksteigerungen allein als Folge einer Volumenbelastung ohne zusätzliche Erhöhungen des peripheren Strömungswiderstandes zustandekommen können. Um Mißverständnisse auszuschalten, sollte man deswegen besser, zumindest beim Vorliegen eines Shunts, überhaupt nicht mit Druckwerten, sondern nur mit die Volumina berücksichtigenden Kreislaufwiderständen operieren.

Die Widerstandserhöhung im kleinen Kreislauf kann die Werte des großen Kreislaufs erreichen oder übertreffen. Es resultiert dann ein bidirektionaler, ein balancierter oder ein umgekehrter Shunt. Da die Druckgradienten nicht in allen Phasen der Herzrevolution gleich sind, sind uneinheitliche Schallbefunde nicht verwunderlich. Kontinuierliche Geräusche werden unter diesen Umständen jedoch immer vermißt. Da am ehesten noch während der Systole, weniger dagegen während der Diastole Druckgefälle in shunterzeugendem Ausmaße bestehen, können die systolischen Anteile des eigentlichen Ductusgeräusches noch vorhanden sein. Sie sind jetzt häufig in stärkerem Maße atmungsabhängig (*1212*). Diastolische Geräuschanteile hingegen fehlen völlig oder sind, wie intrakardiale Schallschreibungen nahelegen, zumindest so schwach, daß sie präkordial nicht mehr gehört oder registriert werden können.

Andererseits sind aber auch einzelne Fälle beschrieben worden, bei denen überhaupt nur ein Basisdiastolicum vorhanden war (*1116, 1157*). In der Regel dürfte es sich hierbei um Graham-Steell-Geräusche handeln. Zumindest theoretisch ist aber auch vorstellbar, daß in besonders gelagerten Fällen lediglich diastolisch ein Druckgradient zwischen großem und kleinem Kreislauf besteht. Es bleibt hinzuzufügen, daß in all diesen Fällen von offenem Ductus mit pulmonaler Hypertonie und atypischen Geräuschen natürlich auch sonstige Zeichen einer Rechtsherzbelastung und Rechtshypertrophie ausgeprägt sind.

Zu 3b. Zusätzliche erworbene oder angeborene Kardiopathien kommen bei offenem Ductus Botalli häufig vor. Wenn auch verschiedene Anomalien nebeneinander bestehen können, ohne daß eine kausale, oder wie es beim Ductus oft der Fall ist, eine teleologische Kette erkennbar wird, kann man sich beim offenen Ductus nicht des Eindrucks erwehren, daß die zusätzliche Anomalie mitunter als wesentliche Ursache des Offenbleibens des Ductus aufzufassen ist. Der Ductus stellt nicht selten das Ventil dar, an dem das Leben des betreffenden Patienten hängt. Ein Verschluß dieses Ventils wäre mit einem weiteren Leben nicht vereinbar.

Die bei kombinierten Anomalien auftretende Modifikation ductaler Geräusche ist abhängig von der Beeinflussung des Shuntvolumens und den Widerstandsverhältnissen im kleinen und großen Kreislauf. Grundsätzlich dürfen allen Überlegungen die gleichen Ausgangspunkte zugrunde gelegt werden, wie sie oben im Zusammenhang mit Shunt- und Widerstandsänderungen erwähnt worden sind.

Anomalien, die auf Grund der durch sie hervorgerufenen hämodynamischen Situation im Ductusbereich den Links-Rechts-Shunt bzw. den aortal-pulmonalen Druckgradienten unverändert lassen oder vergrößern, geben in der Regel keinen Anlaß zum Auftreten atypischer Ductusgeräusche. Hierzu gehören u. a. die isolierte Pulmonalstenose, die Fallotschen Kombinationsformen und die postductale Aortenisthmusstenose, soweit sie nicht mit einer pulmonalen Hypertonie einhergeht. Die durch die jeweilige Anomalie selbt erzeugten Schallphänomene werden durch das Vorliegen eines Ductus zwar meist nicht wesentlich alteriert, können aber schwer erkennbar sein, bzw. leicht verkannt werden. Das gilt besonders für die Pulmonalstenose (*1153, 1207*).

Anomalien, die auf Grund der durch sie hervorgerufenen hämodynamischen Situation den Links-Rechts-Shunt bzw. den aorto-pulmonalen Druckgradienten im Ductusbereich verkleinern, aufheben oder umkehren, können Anlaß zum Auftreten atypischer Ductusgeräusche geben. Hierzu gehören u. a. die Aortenklappenfehler, weiterhin Aortenatresie, präductale Aortenisthmusstenose, Unterbrechung des Aortenbogens, Mitralklappenfehler, Mitralatresie, Pulmonalvenenatresie oder -stenose, intrakardiale Defekte mit Links-Rechts-Shunt, Pulmonalgefäßerkrankungen.

Während bei der ersten Gruppe das Ductusgeräusch die akustischen Effekte der zusätzlichen Anomalie leicht übertäuben kann, besteht bei der zweiten Gruppe die Gefahr, daß der Ductus übersehen wird, während die Schallerscheinungen der zusätzlichen Anomalie voll zur Geltung kommen und deshalb der Diagnostik die Richtung weisen.

Der Herzschallbefund ist für den offenen Ductus Botalli beweisend, solange es sich um ein kontinuierliches Geräusch mit den oben detaillierten Merkmalen bei sonst unauffälligem Herzbefund oder bei allenfalls leichter bis mäßiger Linksbelastung des Herzens (Palpationsbefund, Elektrokardiogramm, Röntgenbefund) handelt. In diesem Falle kann ohne zusätzliche eingreifendere diagnostische Maßnahmen die Operationsindikation gestellt werden. Das Vorhandensein auch nur eines atypischen auskultatorischen oder phonokardiographischen Merkmals muß aber zur Vorsicht und diagnostischen Zurückhaltung mahnen. Ein operativer Eingriff ohne vorherige eingehende kardiologische Untersuchung ist in diesen Fällen nicht zu rechtfertigen. Die Zahl der im Schrifttum mitgeteilten Fälle, bei denen wegen der Annahme eines Ductus Botalli apertus der Chirurg intervenierte

Tabelle 6. *Atypische Geräusche bei offenem Ductus Botalli über der Basis links parasternal*

Geräuschform	Ursache	sonstige Befunde
A. Rein systolische Geräusche	1. Diastolische Komponente dringt nicht bis zur Auskultations- oder Registrierstelle vor.	Durch Druckerhöhung im großen Kreislauf (z. B. durch Katechinamine) läßt sich ein kontinuierliches Geräusch provozieren.
	2. Sehr langer oder weiter Ductus, anatomische Besonderheiten im Bereich des Ductus.	Siehe A, 1 dieser Tabelle. Mitunter auffallender Wechsel der akustischen Erscheinungen. Unter Umständen Schallbefund einer relativen Mitralstenose über der Herzspitze.
	3. Pulmonale Hypertonie.	Akzentuierter zweiter Herzton, pulmonaler Auswurfton, hebende Aktion des rechten Ventrikels, im EKG Zeichen der Rechtsbelastung und Rechtshypertrophie. Nicht selten deutliche a-Welle im Venenpuls.
	4. Bakterielle Endarteriitis.	Früher kontinuierliches Geräusch vorhanden gewesen. Septisches Krankheitsbild.
	5. Kardiale Dekompensation.	Erscheinungen einer kardialen Links- und Rechts-Insuffizienz. Im Zustand der Kompensation bzw. Rekompensation kontinuierliches Geräusch nachweisbar.
	6. Zusätzliche Anomalien.	Eingehende Untersuchung und Analyse aller Befunde erforderlich.
B. Rein diastolische Geräusche.	1. Pulmomale Hypertonie.	Siehe A, 3. dieser Tabelle.
	2. Relative Pulmonalinsuffizienz	Zweiter Herzton meist akzentuiert, im übrigen Befund meist ähnlich, wie unter A, 3. dieser Tabelle beschrieben.
	3. Systolische Komponente dringt nicht bis zur Auskultations- oder Registrierstelle vor (soll bei tiefem Aortenansatz des Ductus der Fall sein können).	Siehe A, 1. dieser Tabelle.
	4. Zusätzliche Anomalien.	Siehe A, 6. dieser Tabelle.
C. Systolisch-diastolische Zweitaktgeräusche	1. Sehr weiter Ductus.	Meist gleichzeitig Befund einer relativen Mitralstenose. Nicht selten Schwirren im Jugulum bzw. supraclavicular.
	2. Pulmonale Hypertonie mit relativer Pulmonalklappeninsuffizienz.	Siehe A, 3. dieser Tabelle.
	3. Zusätzliche oder andere einen Ductus akustisch imitierende Anomalien.	Siehe A, 6. dieser Tabelle.

und bei der Operation keinen Ductus fand, ist nicht klein. Die Zahl derjenigen Fälle, bei denen ein offener Ductus nicht die einzige, aber eine für das Leben notwendige Anomalie war, eine Unterbindung zwangsläufig eine katastrophale Wirkung entfalten mußte, mag kaum kleiner sein, zumal in diesen Fällen eine geringere Publikationsfreudigkeit einkalkuliert werden darf.

Zusammenfassend ergibt sich somit: Die Bedeutung des Shuntvolumens und aortopulmonalen Druckgradienten für Art und Dauer des Geräusches bei offenem Ductus Botalli hat als bewiesen zu gelten. Wenn auch zusätzliche Faktoren anatomischer und funktioneller Art Einfluß auf das Geräuschbild zu gewinnen vermögen, so müssen in der Shuntgröße und im Verhältnis der Widerstände im großen und kleinen Kreislauf doch die wesentlichen Determinanten für das akustische Bild — die Lautstärke ist hier auszuklammern — gesehen werden. Wenn die hieraus abzuleitenden Gesetzmäßigkeiten im Einzelfall nicht mit der wünschenswerten Genauigkeit aus dem Schallbefund Rückschlüsse auf die hämodynamische Situation zu ziehen erlauben, dann deshalb, weil einmal der Einfluß der erwähnten zusätzlichen Faktoren im großen Kollektiv zwar eliminiert werden kann, im Einzelfall aber nicht genügend übersehbar ist, und zum anderen zwischen Shuntvolumen und Druckgradient Korrelationen positiver und negativer Art bestehen, beide Einflüsse somit interferieren und damit gegen- oder gleichsinnig wirksam sein können.

Als gesichert kann jedoch gelten, daß stärkere Abweichungen des Shuntvolumens und/oder der Widerstandsverhältnisse das Auftreten atypischer Geräusche begünstigen oder zur Folge haben. Die verschiedenen Möglichkeiten wurden in Tab. 6 zusammengefaßt.

XXIII. Aortopulmonale Fistel

a) Anatomie

Die aortopulmonale Fistel stellt einen intraperikardial gelegenen Defekt des Septum aorticopulmonale dar (Synonyme: aortopulmonales Fenster, aortopulmonaler Septumdefekt), wodurch eine direkte Verbindung zwischen Aorta und Art. pulmonalis geschaffen wird. Gewöhnlich liegt der Defekt dicht oberhalb der Klappenebene, wobei sich die Coronarabgänge fast stets vor dem Defekt befinden.

Vereinzelt wurden auch distaler gelegene aortopulmonale Fisteln gefunden. Die Aorta weist in der Regel normales Kaliber auf, die Art. pulmonalis dagegen ist meist erweitert.

Der Defektdurchmesser beträgt im Durchschnitt 10 mm und mehr. Kommunikationen von über 15 mm Länge kommen deutlich häufiger vor als solche von weniger als 10 mm.

Zusätzliche Mißbildungen können vorhanden sein, sind aber selten. Wegen des häufig weitgehend übereinstimmenden akustischen Befundes beider Anomalien ist für die Diagnostik von besonderer Bedeutung, daß einer aortopulmonalen Fistel in 12% (*1246*) ein offener Ductus Botalli zugesellt sein kann.

b) Herzschall

Der erste Herzton verhält sich wechselnd. Er zeigt weder gerichtete noch charakteristische Abweichungen vom Normalbefund.

Der zweite Herzton ist über der Art. pulmonalis meist betont, wobei insbesondere der Pulmonalklappenschlußton eine Lautstärke- bzw. Amplituden- und Frequenzzunahme erfahren kann. Das Spaltungsintervall bewegt sich im wesentlichen im Normalbereich.

Sowohl die Intensität des zweiten Herztones über der Art. pulmonalis als auch die Dauer des Spaltungsintervalles stehen in engen Beziehungen zur hämodynamischen Situation.

Extratöne werden gelegentlich beobachtet. Das gilt sowohl für den dritten, als auch für den vierten Herzton. Für ihr Fehlen oder Auftreten sind Druck- und

Volumenbelastungen bzw. -überlastungen der Herzkammern oder Vorhöfe verantwortlich. Etwas häufiger wird, solange keine pulmonale Hypertonie besteht, ein pulmonaler ejection click beobachtet (*21*).

Systolische Geräusche. Praktisch bei allen Fällen einer aortopulmonalen Fistel wurden bisher Geräusche beobachtet. Entweder handelt es sich um rein systolische (68%), systolisch-diastolische (15%) oder kontinuierliche Geräusche (17%) (*1246*).

Isolierte systolische Geräusche vom Charakter eines Austreibungsgeräusches sind nicht allzu selten (*1225, 1227, 1232, 1241, 1243, 1257, 1258*). Gewöhnlich fallen

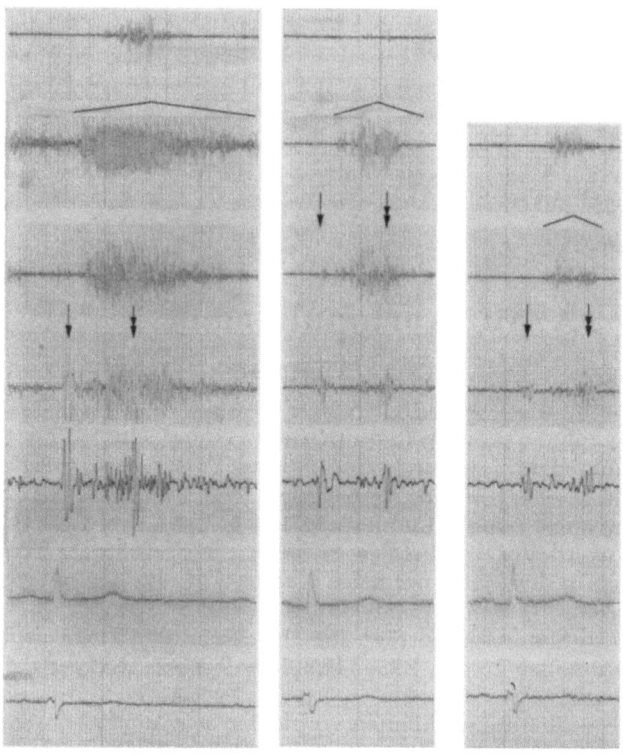

Abb. 49. Herzschallkurve eines 7 jähr. Mädchens mit aortopulmonaler Fistel. Auf Grund des auskultatorischen Befundes und einer deutlichen Zunahme der O_2-Sättigung im Blut der Art. pulm. beim Herzkatheterismus wurde ein offener Ductus Botalli diagnostiziert. Bei der Operation fand sich kein offener Ductus, sondern eine aortopulmonale Fistel. Sehr lautes und hochfrequentes kontinuierliches Geräusch (⌢), das insbesondere in den höheren Frequenzbereichen praktisch die gesamte Systole und Diastole ausfüllt. Weite Fortleitung des Geräusches, das z. B., wenn auch kürzer und leiser, aber immer noch als kontinuierliches Geräusch in der linken vorderen Axillarlinie oben und am Rücken nachzuweisen ist. ↓ = 1. Herzton; ⋎ = 2. Herzton. Papiergeschwindigkeit: 50 mm/sec

sie durch ihre Lautheit und ihren scharfen Klang auf. Nicht selten werden sie von einem gut palpablen Schwirren begleitet. Ihr p. m. liegt meist neben dem oberen linken Sternalrand, Schwerpunktsverlagerungen nach rechts kommen aber vor (*1227*).

Ein systolisches Geräusch von nur geringer Intensität ist bei aortopulmonaler Fistel zwar ungewöhnlich, schließt aber diese Fehlbildung nicht aus.

Phonokardiographisch imponieren die systolischen Geräusche in der Regel sowohl durch große Amplitude als auch durch hohe Frequenzen. Spindelformen überwiegen.

Diastolische Geräusche. Isolierte diastolische Geräusche sind meines Wissens bisher nicht beobachtet worden. Diastolische Geräusche bilden vielmehr mit einem systolischen Geräusch entweder ein Zweitakt- oder ein kontinuierliches Geräusch, wobei ihr p. m. mit demjenigen des systolischen übereinzustimmen pflegt. Zumeist sind derartige diastolische Teilgeräusche laut und hochfrequent und schließen sich eng an den zweiten Herzton an.

Zusätzlich werden gelegentlich im Spitzenbereich, vom 2. Herzton abgesetzt, diastolische Geräusche von mehr rumpelndem Charakter gehört und registriert. Sie sind Ausdruck einer relativen Mitralstenose und deuten auf hämodynamische Relevanz der Anomalie.

Kontinuierliche Geräusche. Den wesentlichsten, weil diagnostisch bedeutsamsten auskultatorischen bzw. phonokardiographischen Befund des aortopulmonalen Fensters stellt das kontinuierliche Geräusch dar (Abb. 49). Ein solches kontinuierliches Geräusch, das zumindest von jenen Autoren bestätigt wurde, die mehrere Fälle zu Gesicht bekamen (*1223, 1226, 1234, 1235, 1238, 1239, 1240, 1242, 1243, 1244, 1246, 1247, 1251, 1252, 1255, 1257*), ist besonders dann auf eine aortopulmonale Fistel verdächtig, wenn es mit einer Rechtshypertrophie des Herzens einhergeht (*1229*).

Das Geräusch war bereits den ersten Beobachtern aufgefallen (*1233, 1250*). Es ist schon nach der Geburt nachweisbar (*1253*) und kann leicht zu Verwechslungen mit dem kontinuierlichen Geräusch des offenen Ductus Botalli Anlaß geben. Hat das Geräusch sein Maximum im 2. ICR links parasternal, wird eine Unterscheidung auf Grund der auskultatorischen Phänomene unmöglich. Zum Glück liegt das p. m. des Geräusches aber nur selten im Ductusbereich, meist ist es am besten ein oder zwei Intercostalräume tiefer, also im 2. bis 3. oder gar 3. bis 4. ICR am linken Sternalrand zu hören. Das fast stets laute, scharfe und hochfrequente Geräusch mutet bei der Auskultation gewöhnlich ohrnäher als das Ductusgeräusch an (*1224, 1236*). Das Geräuschmaximum fällt mit dem 2. Herzton zusammen oder in die Telesystole oder Protodiastole. Die systolische Komponente übertrifft die diastolische in der Regel an Lautstärke, nicht dagegen an Dauer. Intrathorakale Drucksteigerungen schwächen beide Komponenten ab.

Bei der intrakardialen Phonokardiographie findet sich in ähnlicher Weise wie beim offenen Ductus in der Art. pulmonalis ein kontinuierliches Geräusch, nicht dagegen im rechten Ventrikel oder gar im rechten Vorhof.

Das Geräusch wird recht häufig von einem systolisch-diastolischen Schwirren begleitet.

c) Postoperative Befunde

Der gelungene Verschluß einer aortopulmonalen Fistel läßt die diastolische Komponente kontinuierlicher und systolisch-diastolischer Zweitaktgeräusche verschwinden (*21, 1238*). Auch diastolische Spitzengeräusche sind postoperativ nicht mehr nachweisbar. Die systolische Geräuschkomponente bzw. systolische Geräusche pflegen dagegen bestehen zu bleiben, wenn häufig auch leiser und kürzer (*1225, 1245*).

d) Bedeutung der Hämodynamik für die Schallbefunde

Die hämodynamische Folge der aortopulmonalen Fistel ist ein systolisch-diastolischer Links-Rechts-Shunt zwischen Aorta und Art. pulmonalis. Es besteht damit prinzipiell die gleiche Situation wie beim offenen Ductus Botalli. Wenn der Defekt und damit auch das Shuntvolumen klein sind, wird die Situation meist relativ lang komplikationslos toleriert. Besteht dagegen ein größerer Defekt mit großem Shuntvolumen, muß eine erhebliche Überlastung des kleinen Kreislaufs und des linken Ventrikels resultieren. Große Defekte sind deshalb häufig nur dann mit dem Leben bzw. mit einem längeren Leben vereinbar, wenn der Druck im kleinen Kreislauf entweder nach der Geburt auf pränataler Höhe bleibt, oder sich eine sekundäre pulmonale Hypertonie entwickelt (Eisenmenger-Reaktion). Die dabei vorhandene Verkleinerung des aortopulmonalen Druckgradienten vermindert die Kurzschlußblutmenge und entlastet den linken Ventrikel und kleinen Kreislauf in bezug auf die Volumenarbeit. Diese Entlastung muß aber über eine Belastung des rechten Ventrikels als Folge einer Erhöhung des pulmonalen Strömungswiderstandes erkauft werden.

Die Wandlungen des Geräusches und des 2. Herztones in Abhängigkeit von den Druck- und Shuntverhältnissen entsprechen praktisch vollständig denen, wie sie beim offenen Ductus besprochen worden sind (Abb. 48).

Ein echtes kontinuierliches Geräusch setzt einen Blutfluß ausreichender Größe und gleicher Richtung während Systole und Diastole voraus. Diese Bedingung kann nur erfüllt sein, wenn während beider Phasen der Herzrevolution ein genügend großer Druckgradient von der Aorta zur Art. pulmonalis vorhanden ist. Da aber aortopulmonale Kommunikationen größerer Ausdehnung meist mit einer pulmonalen Drucksteigerung einhergehen bzw. eine solche notwendig machen, gehen bei vielen aortopulmonalen Fisteln ein erheblicher systolisch-diastolischer Druckgradient und damit auch die Voraussetzungen für ein kontinuierliches Geräusch verloren. Es nimmt deshalb nicht wunder, daß kontinuierliche Geräusche nicht zu den obligaten, ja auch nur relativ regelmäßigen auskultatorischen Befunden der aortopulmonalen Fistel gehören. Nach GROSSE-BROCKHOFF u. Mitarb. soll ein kontinuierliches Geräusch nur in 20—25%, nach NEUFELD u. Mitarb. sogar nur in 17% der Fälle vorhanden sein.

Mit Ansteigen des pulmonalen Drucks geht das kontinuierliche Geräusch in ein systolisch-diastolisches Doppelgeräusch oder in ein rein systolisches Geräusch, häufig vom Decrescendocharakter, mit gleichem p. m. über.

Das Geräusch wird also in zunehmendem Maße atypisch und verliert mehr und mehr seine pathognomonische Bedeutung. Eine Akzentuation des 2. Herztons wird beim Vorliegen einer pulmonalen Hypertonie nur ausnahmsweise vermißt werden, es wurden aber schon normale 2. Herztöne beobachtet (*1248*).

Hinsichtlich der differentialdiagnostischen Überlegungen sei auf S. 270 verwiesen.

Diastolische Spitzengeräusche sind fast stets Ausdruck großer Links-Rechts-Shunts und verdanken ihre Entstehung einer „relativen Mitralstenose".

e) Anhang: Abgang einer Pulmonalarterie von der Aorta

Eine anatomisch und hämodynamisch funktionierende Verbindung zwischen Aorta und Art. pulmonalis liegt auch bei jenen seltenen Fehlbildungen vor, bei denen eine Art. pulmonalis — meist handelt es sich um die rechte — von der Aorta ascendens (*1222, 1237, 1249, 1256*) oder der Aorta descendens (*1231*) entspringt. Da in diesem Falle aber nicht zwei Blutströme unterschiedlichen Drucks aufeinanderprallen, sondern dem Pulmonalarteriensystem der einen Lungenseite über die Aorta, dem anderen vom rechten Ventrikel her das Blut zugeschleust wird, bestehen nicht die Voraussetzungen für das Auftreten eines kontinuierlichen Geräusches.

Bei den bisher beobachteten Fällen bestanden entweder überhaupt keine pathologischen oder zumindest auffälligen Geräuschbefunde oder systolische Geräusche wechselnder Lautstärke und Frequenz mit einem p. m. im 2. bis 4. ICR links parasternal, und zwar auch dann, wenn zusätzlich noch ein offener Ductus Botalli vorhanden war.

Nur einmal trat bei einem Patienten, bei dem zunächst nur ein systolisches Geräusch feststellbar war, im weiteren Verlauf ein diastolisches Geräusch auf (*1237*). In einem anderen Fall bestand bereits im Säuglingsalter ein leises apicales rumpelndes Diastolikum (*1249*).

Für die Diagnose der sehr seltenen Anomalie vermögen Auskultation und Phonokardiographie keine Hilfestellung zu leisten.

XXIV. Aortokardiale Fistel

Unter dem Begriff „aortokardiale Fistel" fassen wir jene kongenitalen Anomalien zusammen, die in einer direkten Verbindung zwischen Aorta und Herzhohlraum mit der Möglichkeit eines Strömungskurzschlusses bestehen. Eine solche Verbindung kann entweder unter Durchbrechung normaler Trennwände (Ruptur eines Aneurysma eines Sinus Valsavae) zustandekommen oder präformierten Wegen (coronare arteriovenöse Fistel) folgen.

Hämodynamisch gewinnt bei der aortokardialen Fistel das arterielle Blut der Aorta Anschluß an den Coronarvenensinus, an Coronarvenen, den rechten Vorhof, den rechten Ventrikel oder an die Art. pulmonalis. Obwohl in letzterem Falle streng genommen nicht mehr von einer aortokardialen Fistel gesprochen werden kann, ist es üblich geworden, auch diese Form, soweit es sich nicht um einen kongenitalen aortopulmonalen Septumdefekt (aortopulmonale Fistel) handelt, hier einzuordnen.

Sehr selten sind Verbindungen zwischen Aorta und linkem Vorhof oder linkem Ventrikel. Hämodynamisch resultiert je nach Größe der Fistel bei einer Kommunikation zwischen Aorta, Coronarvenensinus, rechtem Herzen und Art. pulmonalis ein arteriovenöser Shunt verschiedenen Ausmaßes, bei einer Verbindung zwischen Aorta und linkem Herzen ein arterioarterieller Shunt.

A. Aneurysma des Sinus Valsalvae

a) Anatomie

Bei einem Aneurysma des Sinus Valsalvae bildet sich erst dann eine aortokardiale Fistel aus, wenn das Aneurysma in die Herzlichtung, den Sinus coronarius oder die Art. pulmonalis rupturiert oder perforiert. Das kann prä- oder postnatal erfolgen oder vollkommen ausbleiben. Da sich ein unkompliziertes Sinusaneurysma symptomatologisch, hämodynamisch und prognostisch ganz wesentlich von einem rupturierten unterscheidet, soll in den nachfolgenden Besprechungen der Herzschallbefund des rupturierten dem des nichtrupturierten Aneurysma des Sinus Valsalvae gegenübergestellt werden.

Das Sinus-Valsalvae-Aneurysma ist angeboren oder erworben (embolisch-mykotisch, arteriosklerotisch, syphilitisch, traumatisch). Ausgangspunkt können alle drei Sinus Valsalvae sein. Um eine leichte und rasch orientierende Verständigung zu erreichen, folgt man am besten dem Vorschlag von WALMSLEY und benennt die einzelnen Sinus nach ihren Beziehungen zu den Coronargefäßen als linker Coronarsinus, rechter Coronarsinus und als Sinus ohne Coronarie.

Im Gegensatz zu den erworbenen Aneurysmata, die meist den linken Coronarsinus befallen, bevorzugen kongenitale Aneurysmata den rechten Sinus coronarius. Am zweithäufigsten, aber wesentlich seltener, ist dann der Sinus ohne Coronarie betroffen.

Das kongenitale Aneurysma eines Sinus Valsalvae kommt isoliert oder in Kombination mit anderen Anomalien vor. Beobachtet wurden vor allem Aortenklappenanomalien (abnorme Klappenzahl, Fensterung, Verstümmelung), Klappenstenosen, Aortenisthmusstenose, Ventrikelseptumdefekt, Coronaranomalien und Marfan-Syndrom.

b) Herzschall

Erster Herzton. Weder beim rupturierten, noch beim nichtrupturierten Sinusaneurysma läßt der erste Herzton gewöhnlich Besonderheiten erkennen. Auf eine auffallende Abschwächung bei einem rupturierten Aneurysma machten EVANS u. Mitarb. aufmerksam.

Nicht allzu selten bestehen wegen Geräuschüberlagerungen erhebliche Schwierigkeiten, den ersten Herzton abzugrenzen.

Zweiter Herzton. Bei nichtrupturiertem Sinus-Valsalvae-Aneurysma werden sowohl über der Auskultationsstelle der Aorta als auch der Pulmonalis zumeist keine besonderen Veränderungen des zweiten Herztons beobachtet. Bei rupturiertem Aneurysma kann eine regelrechte Abgrenzung des zweiten Herztones in noch stärkerem Maße auf Schwierigkeiten stoßen als beim ersten Herzton.

Fälle, bei denen der zweite Herzton vom Geräusch völlig überdeckt ist, stellen keine Ausnahme dar. Nicht allein dem Gehör, auch dem registrierenden Phonokardiographen kann es unmöglich werden, den zweiten Herzton zu markieren. Dieses Faktum trifft sowohl für das isolierte rupturierte Aneurysma als auch für seine Kombination mit anderen Fehlbindungen zu.

Kann der zweite Ton bei einem rupturierten Aneurysma jedoch abgegrenzt werden, fällt er häufig durch Lautheit bzw. große Amplitude auf, wovon, soweit eine Trennung möglich ist, vor allem der pulmonale Anteil des zweiten Herztones betroffen ist (*1265*). Ist eine Spaltung des zweiten Herztones vorhanden, scheint nach den bisherigen Beobachtungen zwar mitunter ein etwas verlängertes Spaltungsintervall vorzukommen, die respiratorische Verschieblichkeit des Aorten- und Pulmonalschlußtones bleibt aber offenbar gewahrt, und zwar auch dann, wenn die Perforation in den Vorhof erfolgt ist, also wie beim Vorhofseptumdefekt ein Links-Rechts-Shunt im Vorhofbereich existiert.

Extratöne. Dritte und vierte Herztöne kommen beim Sinusaneurysma unter den gleichen Voraussetzungen vor wie bei anderen Vitien, Anomalien und Myokardiopathien. Ein pathologischer dritter und vierter Herzton wird deshalb bei nichtrupturiertem Aneurysma wegen dessen geringer hämodynamischer Bedeutung nicht gefunden. Bei rupturiertem Aneurysma, insbesondere auch kurz nach erfolgter Ruptur, ist dagegen ein Galopprhythmus, u. U. auch in Form eines Summationsgalopps (*1277*), häufig. Man suche nach überzähligen Herztönen außerhalb des p.m. des beim rupturierten Aneurysma meist sehr massiven Geräusches.

Systolische Geräusche. Beim nichtrupturierten Aneurysma wird häufig nur ein unscheinbares systolisches Geräusch wahrgenommen. Laute Geräusche sind aber nicht ungewöhnlich. Sie haben ihr p.m. über der Basis, am oberen linken, mitunter aber auch rechten Sternalrand. STEINBERG u. Mitarb. sprechen ein solches Systolicum als das einzige „typische" Geräusch des nichtperforierten Sinusaneurysma an. Auch beim rupturierten Aneurysma kann ausnahmsweise einmal lediglich ein systolisches Geräusch vorhanden sein.

Neben einem systolischen oder kontinuierlichen Geräusch mit p.m. über der Basis wurden wiederholt auch bei Aneurysmata als einziger Anomalie systolische Geräusche mit einem p.m. im Spitzenbereich oder über dem unteren Sternum bzw. unmittelbar links davon beobachtet (*1269, 1288, 1319*). Diese Geräusche weisen die Characteristica entweder eines Mitral- oder eines Tricuspidalinsuffizienzgeräusches auf. Sie wurden vor allem bei unperforiertem Aneurysma und bei perforiertem Aneurysma nach Eintritt einer Herzinsuffizienz registriert.

Da sie sich hinsichtlich des Frequenzganges höchstens unwesentlich von den aneurysmabedingten systolischen Basisgeräuschen unterscheiden, achte man, um der Fehldeutung einer Geräuschfortleitung zu entgehen, sorgfältig auf das Vorhandensein mehrerer, voneinander getrennter Geräuschmaxima.

Diastolische Geräusche. Vom systolischen Geräusch abgesetzte diastolische Geräusche unmittelbar im Anschluß an den zweiten Herzton stellen beim nichtrupturierten Sinusaneurysma keinen allzu ungewöhnlichen Befund dar (*1268, 1270, 1279, 1295*). Sie haben ihr p.m. gewöhnlich im 2. ICR rechts parasternal oder im 2.—3. ICR links parasternal und sind Ausdruck einer echten oder relativen Aortenklappeninsuffizienz.

Vom zweiten Herzton abgesetzte kurze und dumpfe diastolische Intervallgeräusche als Folge eines erhöhten Blutdurchflusses durch die Tricuspidalklappe

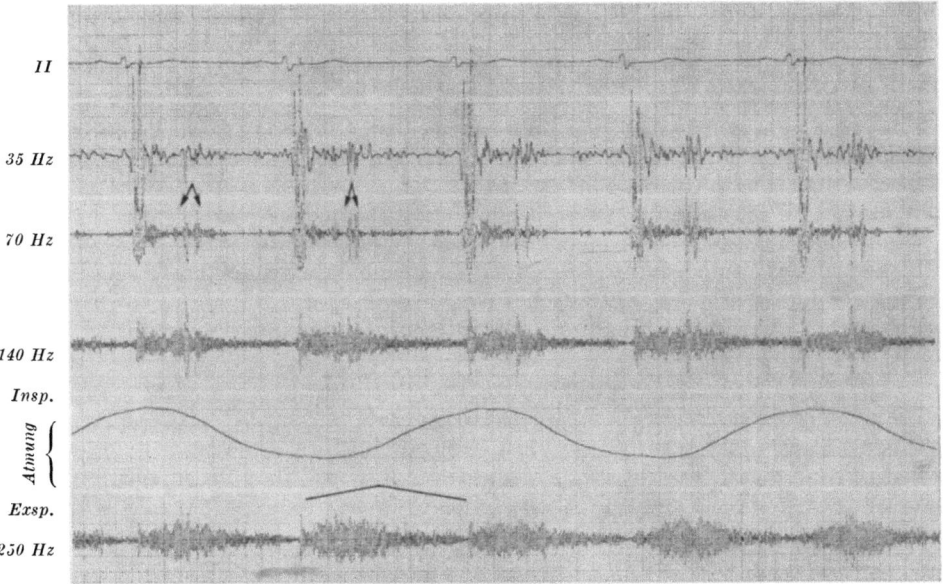

Abb. 50. Herzschallkurve eines 52jähr. Mannes mit aortokardialer Fistel. Lautes hochfrequentes kontinuierliches Geräusch mit p.m. über der Mitte des unteren Sternums (⌢). Zu keinem Augenblick der Systole und Diastole herrscht Geräuschfreiheit. Das Geräusch wird durch die Atemphasen praktisch nicht verändert. Der 2. Herzton (⋀) weist eine deutliche und leicht verlängerte Spaltung auf, die durch die Atmung in normaler Weise verlängert und verkürzt wird (Spaltungsintervall exspiratorisch 0,045 sec, inspiratorisch 0,08 sec). Ableitungsstelle: Mitte unteres Sternum. Papiergeschwindigkeit: 50 mm/sec

bei einem in den rechten Vorhof perforierten Aneurysma bzw. durch die Mitralklappe bei Perforationen anderer Lokalisation würden grundsätzlich keinen überraschenden Befund bei rupturiertem Sinusaneurysma darstellen und können dann und wann wohl auch einmal vom übrigen Geräuschbild isoliert werden. In der Regel wird es aber nicht möglich sein, ein derartiges auf eine relative Atrioventricularklappenstenose zu beziehendes diastolisches Geräusch von dem durch die aortokardiale Verbindung erzeugten diastolischen Geräusche so abzugrenzen, daß daraus ein diagnostischer Nutzen gezogen werden kann.

Kontinuierliches Geräusch. Während beim nicht perforierten Aneurysma systolisch-diastolische Doppelgeräusche vorhanden sein können, findet das rupturierte Aneurysma in einem echten kontinuierlichen Geräusch seinen charakteristischen Ausdruck (Abb. 50). Rupturiert ein Aneurysma erst im Verlaufe des Lebens, wird das den immer hoch bedrohlichen Zustand begleitende und plötzlich bzw. neu aufgetretene kontinuierliche Geräusch zum bedeutsamsten Leitsymptom (*1265, 1302*). Ist die Perforation bereits während der Embryonalzeit erfolgt, kann das kontinuierliche Geräusch schon nach der Geburt wahrgenommen werden.

Das kontinuierliche Geräusch des rupturierten Sinusaneurysma zeigt häufig einen stärkeren Intensitätswechsel. Nicht selten hat es sein p.m. über einem relativ eng umschriebenen Bezirk, der fast stets tiefer liegt als beim offenen Ductus Botalli und so gut wie immer innerhalb der Herzdämpfung. Mit fortschreitender Entfernung von diesem p.m. kann sich ein kontinuierliches Geräusch mehr und mehr in ein systolisch-diastolisches Doppelgeräusch auflösen, wobei die beste Fortleitungsrichtung beider Komponenten verschieden sein kann. Ausstrahlungen nach rechts, dorsal und zum Halse sind selten. Hört man ausnahmsweise das Geräusch auch gut über dem Rücken, und sind ein offener Ductus oder eine pulmonale arteriovenöse Fistel, sowie kollateralgefäßbedingte kontinuierliche Geräusche ausgeschlossen, sollte an die Perforation eines Sinusaneurysma in die Art. pulmonalis gedacht werden (*1289*).

Insgesamt wird die diastolische Geräuschkomponente häufig besser fortgeleitet als die systolische.

Bei der Mehrzahl perforierter Sinusaneurysmata fällt das Geräuschmaximum in die frühe oder mittlere Diastole (Abb. 50). Ein Geräuschcrescendo noch nach dem zweiten Herzton kann genauso vorhanden sein wie ein den ersten Herzton überdauerndes diastolisches Decrescendo.

Sowohl der systolische als auch diastolische Geräuschanteil setzt sich aus hohen Frequenzen zusammen, und zwar in der Regel auch dann, wenn das Geräusch von geringerer Lautstärke ist. Systolisches oder systolisch-diastolisches Schwirren ist nicht selten. Das Geräusch kann als Distanzgeräusch imponieren (*1297*).

c) Postoperative Befunde

Die moderne Herzchirurgie hat auch Wege gefunden, rupturierte Aneurysmen des Sinus Valsalvae zu beseitigen bzw. zu korrigieren. Durch die Unterbindung des Links-Rechts-Kurzschlusses wandelt der Eingriff den Schallbefund in meist grundlegender Weise. Kontinuierliche Geräusche verschwinden gänzlich. Kurze systolisch-diastolische Geräusche sind aber nach der Operation häufig noch hör- und registrierbar (*1299, 1318*). Sie lassen sich meist am besten am oberen oder mittleren linken Sternalrand nachweisen. Während das systolische Geräusch keiner besonderen Erklärung bedarf und mit „Strömungsunebenheiten" in Verbindung zu bringen ist, bietet sich für das meist leise, kurze und blasende diastolische Geräusch im Anschluß an den zweiten Herzton keine so einfache Erklärung an. Am wahrscheinlichsten muß als Ursache derartiger postoperativer Diastolica das Vorhandensein einer geringgradigen, auf das Aneurysma zurückgehenden und durch die Operation nicht korrigierten Aorteninsuffizienz angesehen werden.

Inzwischen sind vereinzelte Fälle bekannt geworden, die bei ausgeprägtem präoperativen Geräuschbefund postoperativ jegliches Geräusch vermissen ließen (*1318*).

d) Bedeutung der Hämodynamik für die Schallbefunde

Das nichtrupturierte Sinus-Valsalvae-Aneurysma erlangt hämodynamisch nur dann eine Bedeutung, wenn es eine gewisse Größe erreicht und sich dann entweder in den Ausflußtrakt der rechten Kammer vorwölbt oder aber durch Druck oder Zug zu einer Schlußunfähigkeit der benachbarten Klappen führt. Zu den benachbarten Klappen gehören die Aorta, die Mitralis und die Tricuspidalis. Sie können durch ein unperforiertes Aneurysma unmittelbar beeinträchtigt und als Folge davon insuffizient werden. In der Regel handelt es sich hierbei jedoch lediglich um Klappeninsuffizienzen, die sich zwar akustisch äußern, die aber nicht mit einem größeren Pendelvolumen einhergehen, hämodynamisch also irrelevant sind.

Die Nachbarschaftswirkung eines nichtrupturierten Sinusaneurysma erklärt, warum hauchende basale diastolische Decrescendogeräusche, apikale und mesokardiale systolische Geräusche vom Typ des atrioventrikularen Klappeninsuffizienzgeräusches vorkommen.

Einer ganz anderen Situation stehen wir beim rupturierten Sinus-Valsalvae-Aneurysma gegenüber. Das beherrschende Faktum ist jetzt eine Verbindung zwischen zwei Strömungsbereichen unterschiedlicher Drucke. In Abhängigkeit von der Größe der Perforationsstelle und der Druckdifferenz diesseits und jenseits der durch die Ruptur geschaffenen Kommunikation resultiert ein Shuntvolumen unterschiedlicher Größe. Betroffen bzw. belastet wird in der Mehrzahl der Fälle das rechte Herz, da ja, wie erwähnt, Perforationen in den linken Vorhof oder linken Ventrikel sehr selten sind.

Da, annähernd normale Druckverhältnisse in den einzelnen Herz- und Gefäßabschnitten vorausgesetzt, sowohl während der Diastole als auch Systole der Druck in der Aorta denjenigen im rechten Vorhof (einschließlich Coronarvenensinus), rechten Ventrikel und in der Art. pulmonalis übersteigt, und zwar im Mittel ganz beträchtlich, wird während der Kontraktionsphasen eine Blutströmung von der Aorta zum rechten Herzen erfolgen. Da zudem die Druckänderungen während Systole und Diastole relativ kontinuierlich ineinander übergehen, resultieren Geräusche, die die Kriterien eines echten kontinuierlichen Geräusches aufweisen.

Von der Norm abweichende Druckwerte im rechten Herzen und in der Art. pulmonalis können die hier skizzierten Strömungs- und Shuntverhältnisse modifizieren, grundsätzlich zu ändern vermögen sie sie nur dann, wenn im rechten Ventrikel oder in der Art. pulmonalis durch Drucksteigerungen ein Angleich an den Druck in der Aorta erfolgt. Zumindest bei einer Perforation in den rechten Ventrikel ist auch dann nur ein systolischer Druckausgleich möglich. Während der Diastole bleibt auf jeden Fall ein Druckgradient und damit auch ein Shunt bestehen. Nach angiokardiographischen Befunden scheint sich der Kurzschluß häufig lediglich in der Diastole zu vollziehen (*1290*). Aus diesen besonderen hämodynamischen Verhältnissen wird verständlich, warum unter Umständen ein rupturiertes Aneurysma mit einem isolierten diastolischen Geräusch einhergehen kann. Da aber der besprochene Druckausgleich ganz überwiegend bei gleichzeitig vorhandener Pulmonalstenose vorkommt, gesellt sich in diesem Fall zum shuntbedingten diastolischen das stenosebedingte systolische Geräusch. Wenn auch unter dieser Bedingung kein kontinuierliches Geräusch entsteht, so resultiert zumindest ein systolisch-diastolisches Doppelgeräusch. Isolierte diastolische Geräusche werden beim rupturierten Valsalvaaneurysma deshalb zur extremen Seltenheit.

Ein Druckausgleich kann auch durch eine Widerstandserhöhung im kleinen Kreislauf als Folge einer Volumenüberlastung des kleinen Kreislaufs (Eisenmenger-Reaktion) bei großem Links-Rechts-Shunt zustandekommen. Auch dann findet sich aber in der Regel sowohl ein systolisches als auch ein diastolisches Geräusch, wiederum natürlich ohne die Kennzeichen eines echten kontinuierlichen Geräusches.

Ein isoliertes diastolisches Geräusch ist noch am ehesten zu erwarten, wenn es sich um eine Perforation in den linken Ventrikel handelt, was, wie bereits erwähnt, sehr selten ist. Selbst dann aber wird man nur ausnahmsweise ein zusätzliches systolisches Strömungsgeräusch im Bereich der Aorta vermissen.

Bei einem Fall mit Perforation in den linken Vorhof ließ sich überhaupt kein Geräusch nachweisen (*1297*).

Bei Perforationen in den rechten Vorhof pfropft sich das Shuntvolumen den respiratorisch bedingten Änderungen des venösen Zuflußvolumens auf. In diesen Fällen sollen deshalb in besonders ausgeprägtem Maße respiratorische Intensitätsänderungen des Geräusches vorhanden sein. Anders ausgedrückt: *Deutlicher Wechsel der Lautstärke des kontinuierlichen Geräusches mit der Atmung spricht für eine Perforation in den rechten Vorhof.*

Anatomisch-klinische Vergleichsuntersuchungen von SAKAKIBARA und KONNO legen nahe, daß p. m. und Ausbreitungsrichtung der Geräusche nicht nur im Falle einer Perforation in den rechten Vorhof detailliertere Aussagen ermöglichen.

Die japanischen Autoren unterscheiden vier Typen (Tab. 7):

Tabelle 7. Lokalisation der Aneurysmata des Sinus Valsalvae und ihre Perforationsrichtung

Typ	Lokalisation des Aneurysma	Penetrations- und Perforationsrichtung
I	Linker Teil des rechten Sinus coronarius	Konus des rechten Ventrikels neben der Comissur zwischen linker und rechter Pulmonalklappe.
II	Mittlerer Teil des rechten Sinus coronarius	Crista supraventricularis des rechten Ventrikels.
III v	Hinterer Teil des rechten Sinus coronarius	Rechter Ventrikel in Höhe des septalen Segels der Tricuspidalis.
III a	Hinterer Teil des rechten Sinus coronarius	Rechter Vorhof zwischen septalem und vorderem Tricuspidalsegel.
IV	Rechter Teil des Sinus ohne Coronarie	Rechter Vorhof, nahe dem septalen Tricuspidalsegel.

Nachstehende akustische Besonderheiten sollen die einzelnen Typen, soweit eine Ruptur erfolgte oder vorhanden ist, auszeichnen:

Typ I: Lautes systolisch-diastolisches Zweitaktgeräusch über der Art. pulmonalis. Phonokardiographisch zeigen sowohl das systolische als auch das diastolische Geräusch verschiedene Maxima. Das diastolische Geräusch ist häufig akzentuiert.

Typ II: Ähnliches Geräusch wie unter I, p. m., aber mehr nach rechts.

Typ III v: Kontinuierliches Geräusch mit p. m. links parasternal (*1261*) oder rechts parasternal (*1294*).

Typ III a: Lautes kontinuierliches Geräusch vom unteren Sternum bis zum Epigastrium, systolische Komponente häufig lauter.

Typ IV: Geräusch wie bei III a, in der Qualität aber häufig etwas weicher.

Klassifizierung und Spezifizierung scheinen in dieser Einteilung übertrieben, abgesehen davon, daß sie Perforationen in die Art. pulmonalis und in das linke Herz nicht berücksichtigen. In Übereinstimmung mit den Erfahrungen anderer Autoren (*1288, 1297*) kann dieser Einteilung aber entnommen werden, daß Perforationen in den rechten Vorhof das p.m. des Geräusches in tiefere, Perforationen in den rechten Ventrikel dagegen in höhere präkordiale Regionen verlegen.

Wie mehrfach schon betont, stellt jede nicht bereits pränatal erfolgte Perforation ein akutes und höchst bedrohliches Ereignis dar, das infolge seiner plötzlichen Belastung des rechten Herzens nur zu oft tödlich endet. Überleben wurde jedoch mehrfach schon beobachtet. Auffallenderweise werden die Auswirkungen einer derartigen Perforation auf die Stabilität der Zirkulationsverhältnisse ganz erheblich reduziert, wenn vor der Perforation neben dem Sinusaneurysma ein intrakardialer Defekt mit Links-Rechts-Shunt bestand. Hier ist das rechte Herz offenbar schon vor der Ruptur volumenbe- bzw. -überlastet, das akute Ereignis der Ruptur trifft damit auf einen „vorbereiteten" rechten Ventrikel.

Wenn es also bei einem Patienten unter der Beobachtung zu einer Ruptur eines Sinusaneurysma kommt, ohne daß die zu erwartenden dramatischen Erscheinungen auftreten, denke man an das Vorliegen eines Septumdefektes und suche auch nach den akustischen Phänomenen dieser Fehlbildung, sei aber nicht erstaunt, wenn das kontinuierliche Geräusch des rupturierten Aneurysma den akustischen Befund derart beherrscht, daß eine Demaskierung zusätzlicher Defekte weder auskultatorisch noch phonokardiographisch gelingt.

Abschließend sei noch erwähnt, daß sich in einem Aneurysma eines Sinus Valsalvae gern Bakterien ansiedeln und eine lokale Endokarditis hervorrufen. Eine solche Endokarditis kann vor allem bei nichtrupturiertem Aneurysma Ursache systolischer Geräusche sein (*1266, 1288, 1317*), ohne daß aber auf Grund dieses Geräusches die Diagnose eines Sinusaneurysma gestellt werden kann. Schon die Vermutungsdiagnose wäre in diesem Fall ein Volltreffer.

B. Arteriovenöse Coronarfistel
a) Anatomie

Im Gegensatz zum Sinus-Valsalvae-Aneurysma geht die arteriovenöse Coronarfistel mit normal strukturiertem Sinus einher. Nicht der Sinus, sondern allenfalls das betroffene Coronargefäß ist aneurysmatisch erweitert. In der großen Mehrzahl der Fälle sind die rechte Coronarie bzw. ihre Äste Ort der Fehlentwicklung.

Offenbar handelt es sich bei der kongenitalen arteriovenösen Coronarfistel vielfach um eine direkte Verbindung mit persistierenden und/oder verstärkten embryonalen vasculären Sinusoiden im Myokard, welche letztlich durch den Blutstrom ausgewalzt wird und Durchmesser bis 2 cm erreichen kann.

Die betroffene Coronarie ist häufig erweitert und geschlängelt, sie kann, wie in einem unserer Fälle (*1301*), der Herzoberfläche über eine längere Strecke mäanderförmig aufgelagert sein. Zur diffusen aneurysmatischen Erweiterung der Coronararterie (Aneurysma cirsoides) bestehen dann lediglich graduelle Unterschiede.

Auch umschriebene Aneurysmen der Kranzarterie (Aneurysma sacciforme) kommen vor.

Ausnahmsweise kann auch einmal eine extracoronare Arterie in die Anomalie einbezogen sein.

Zusätzliche Fehlbildungen sind recht häufig. UPSHAW gibt ihre Frequenz mit rund 33% an. Genannt seien: Aorten- oder Pulmonalatresie, Pulmonalstenose, Ventrikelseptumdefekt, Vorhofseptumdefekt, offener Ductus Botalli, Cor triloculare biatriale.

b) Herzschall

Erster Herzton. Keine Auffälligkeiten von diagnostischem Wert.

Zweiter Herzton. Der zweite Herzton kann normal bis verstärkt sein. Beziehungen zur Größe des Shuntvolumens scheinen zu bestehen. Von manchen Autoren, die Gelegenheit hatten, mehrere Fälle zu beobachten, wurde eine Akzentuation des Pulmonalklappenschlußtons niemals vermißt (z. B. *1308*). Über abnorme Spaltungen wurde bisher, wenn ich richtig orientiert bin, nicht berichtet. In einem unserer Fälle betrug das Spaltungsintervall allerdings während der Exspiration 0,06 sec (Abb. 51).

Systolische Geräusche. Wesentlich häufiger als beim rupturierten Aneurysma des Sinus Valsalvae lassen sich bei coronarer arteriovenöser Fistel lediglich systolische Geräusche nachweisen (*1263, 1267, 1284, 1286, 1287*). Das Geräusch ist von wechselnder Lautstärke, verschiedenem p. m., insgesamt uncharakteristisch und wird praktisch nie von einem Schwirren begleitet.

Geräusche von der Qualität eines Mitral- oder Tricuspidalinsuffizienzgeräusches sind bei unkomplizierter coronarer arteriovenöser Fistel im Gegensatz zum Aneurysma des Sinus Valsalvae nicht zu erwarten.

Diastolische Geräusche. Praktisch stets verbindet sich bei der coronaren arteriovenösen Fistel ein diastolisches Geräusch mit dem systolischen Geräusch zu einem kontinuierlichen Geräusch oder einem systolisch-diastolischen Zweitaktgeräusch. Ein isoliertes diastolisches Geräusch über Herzmitte wurde bei einer Verbindung zwischen Coronargefäß und linkem Ventrikel von NEUFELD u. Mitarb. beobachtet.

Kontinuierliche Geräusche. Der Auskutationsbefund ist für die Diagnose einer arteriovenösen Coronarfistel von allergrößter Bedeutung. Er allein weckt den Verdacht. Zum führenden auskultatorischen Symptom wird hierbei das kontinuierliche Geräusch, das mit großer Regelmäßigkeit bei dieser Fehlbildung gefunden wird (*1259, 1260, 1262, 1264, 1266, 1267, 1271, 1272, 1273, 1274, 1275, 1278, 1285, 1291, 1301, 1305, 1306 1307, 1308, 1309, 1311, 1316, 1317, 1321, 1323, 1325, 1327*), und zwar auch dann, wenn zusätzliche Anomalien vorliegen.

Im Gegensatz zum kontinuierlichen Geräusch des Ductus, aber in Übereinstimmung mit dem kontinuierlichen Geräusch des perforierten Sinus-Valsalvae-Aneurysma hat es sein p. m. am mittleren oder unteren linken Sternalrand, über Herzmitte oder selten gar am rechten unteren Sternalrand (*1269, 1285*). Seine Intensität nimmt nahezu immer, und das ist differentialdiagnostisch von großer Bedeutung, zum p. m. des kontinuierlichen Geräusches eines offenen Ductus Botalli hin ab. Das kontinuier-

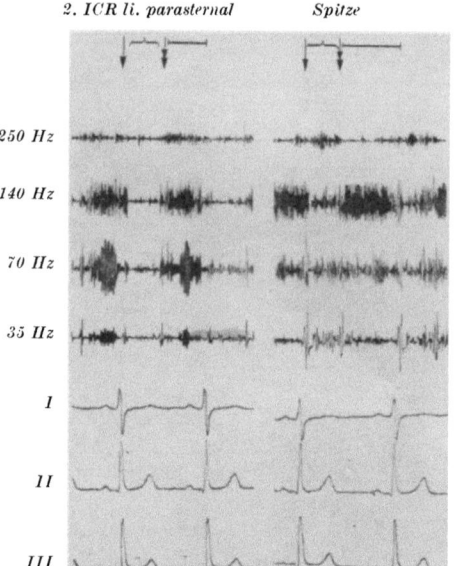

Abb. 51. Herzschallkurve eines 8jähr. Mädchens mit großer arteriovenöser Coronarfistel. Zusätzlich besteht eine Pulmonalstenose (Diagnose durch Obduktion gesichert). Links oben parasternal nur leises, vom 1. und 2. Herzton abgesetztes systolisches Geräusch (⌢⌢), das man nicht als Pulmonalstenosegeräusch ansprechen würde. Über der Spitze lauteres und längeres systolisches Geräusch. 1. (↓) und 2. Herzton (↓) ohne Auffälligkeiten. Das besondere Merkmal der Schallkurven sind die diastolischen Geräusche (⊢—⊣). Über der Art. pulm. beginnt das Geräusch nach dem 2. Herzton, zeigt Spindelform und reicht bis zum 1. Herzton. Über der Spitze bildet das diastolische Geräusch, insbesondere in den niederen Frequenzbereichen, mit dem systolischen Geräusch ein nahezu die gesamte Systole und Diastole ausfüllendes kontinuierliches Geräusch. In den höheren Frequenzbereichen läßt das diastolische Geräusch teilweise fast Bandform erkennen. Gegenüber dem kontinuierlichen Geräusch des Ductus Botalli ist besonders auf die Präponderanz der diastolischen gegenüber der systolischen Geräuschkomponente hinzuweisen. Auskultatorisch kann bei den praktisch den gesamten Kontraktionscyclus ausfüllenden Geräuschen kaum eine Differenzierung vorgenommen werden. Papiergeschwindigkeit: 50 mm/sec

liche Geräusch der coronaren arteriovenösen Fistel ist von unterschiedlicher Lautstärke, nicht selten aber fast röhrend, häufig recht laut und meist auffallend ohrnahe. Bei der Auskultation gewinnt man manchmal den Eindruck, als ob das Geräusch an der Membran des Stethoskops entlangkratze. Es weist mitunter eine stärkere Abhängigkeit von der Atmung mit exspiratorischer Intensitätszunahme auf. Während des Pressens wird es leiser (*1321*), im systolischen Teil häufig erheblicher als im diastolischen.

Das besondere Kennzeichen des kontinuierlichen Geräusches der coronaren arteriovenösen Fistel und gleichzeitig wesentliches differentialdiagnostisches

Merkmal gegenüber dem offenen Ductus ist die ungemein oft vorhandene Akzentuation der diastolischen Geräuschkomponente. Sie bestimmt, wie auch in einem unserer Fälle (Abb. 51) das Geräuschbild und macht bei der Auskultation eine genaue zeitliche Einordnung mitunter schwierig. Das Geräuschmaximum okkupiert hierbei nur zu häufig die Mitte der Diastole, gelegentlich sogar die zweite Diastolenhälfte. Dieses Geräusch, welches sich praktisch immer aus hohen Frequenzen zusammensetzt, läßt sich bei der coronaren arteriovenösen Fistel über Jahre, ja Jahrzehnte verfolgen (*1322*). Schwirren kann es begleiten.

Wesentlich seltener werden kontinuierliche Geräusche mit systolischer Akzentuation beobachtet, Geräusche, die gewissermaßen lediglich in die Diastole „auslaufen" (*1292*).

Extreme Raritäten stellen solche Fälle von coronararteriovenöser Fistel dar, bei denen, wie in einem Fall von SCOTT, Geräusche gänzlich fehlen. Ursache dieses ungewöhnlichen Befundes war eine Thrombosierung des Fistelganges. In dieser Situation verliert die coronare arteriovenöse Fistel nicht allein ihre akustischen Merkmale, sondern natürlich auch ihre hämodynamische Bedeutung.

c) Bedeutung der Hämodynamik für die Schallbefunde

Bei der coronaren arteriovenösen Fistel müssen hämodynamisch zwei Formen unterschieden werden:

1. Verbindung zwischen Coronarvene und -arterie bei Atresie der Aorten- oder Pulmonalklappe, suffizienter Atrioventrikularklappe und intaktem Ventrikelseptum bzw. kleinem Ventrikelseptumdefekt.

2. Verbindung zwischen Coronarvene und -arterie bei Durchgängigkeit der ventrikulären Ausflußbahn bzw. der Pulmonal- oder Aortenklappe.

Im ersteren Falle resultiert entweder ein Links-Rechts-, Rechts-Links- oder bidirectionaler Shunt. Das Geräusch ist systolisch oder systolisch-diastolisch. Kontinuierliche Geräusche dagegen stellen bei der insgesamt sehr seltenen Anomalie offenbar Ausnahmen dar. Die Anomalie führt fast stets sehr rasch zum Tod.

Die unter 2. erwähnte Form der Fehlbildung ist mit einer längeren, häufig sogar überraschend langen Lebensfähigkeit verbunden. Ihre Auswirkung für den Organismus und das Herz stehen in direkter Proportion zur Größe des Shuntvolumens. Wenn auch dieses Kurzschlußvolumen häufig relativ gering ist und hämodynamisch dann praktisch nicht ins Gewicht fällt, kommen doch Shuntvolumina zwischen 2 und 3 l/min vor. Die coronare arteriovenöse Fistel muß sich in diesen Fällen in einer Volumenbelastung des linken und des rechten Ventrikels auswirken. Die Zunahme des pulmonalen Strömungsvolumens kann die Ausbildung eines reaktiven sekundären pulmonalen Hochdrucks nach sich ziehen und damit also über eine Erhöhung des peripheren Strömungswiderstandes im kleinen Kreislauf zu einer Druckbelastung des rechten Ventrikels führen.

Als weitere regulierende Größe kommt der durch die Fistel selbst hervorgerufene Strömungswiderstand hinzu.

Die Beziehungen von Druck und Volumen bestimmen die Größe des Kurzschlußblutes und damit auch die akustischen Erscheinungen. Hierbei ist aber zu berücksichtigen, daß, da die Fistel selbst eine druckreduzierende Wirkung ausüben kann, nicht der Druckgradient zwischen Aorta und Herzkammer, in die die Fistel mündet, sondern zwischen abführendem Fistelschenkel und Herzkammer für die Shuntgröße bestimmend wird.

Die Vielfalt der sich hierbei ergebenden Möglichkeiten erklärt das unterschiedliche akustische Bild und die Besonderheiten des kontinuierlichen Geräusches bei coronarer arteriovenöser Fistel. Durch die druckreduzierende Wirkung der Fistel wird häufig der systolische Fisteldurchfluß klein oder zumindest relativ gering sein. Erst ein zunehmender Aufstau erhöht das Durchflußvolumen. Hierbei darf nicht übersehen werden, daß physiologischerweise während der Systole der Coronardurchfluß relativ gering zu sein scheint. Aus diesen Fakten wird verständlich, warum ein kontinuierliches Geräusch bei der coronaren arteriovenösen Fistel mit Vorliebe während der Diastole und damit später als das kontinuierliche Geräusch des offenen Ductus Botalli sein Maximum erreicht.

Coronare arteriovenöse Fisteln mit größerem Shuntvolumen weisen fast immer ein kontinuierliches Geräusch auf. Rein systolische oder diastolische Geräusche sprechen, soweit nicht lediglich aus Projektionsgründen zusätzliche Geräusche nicht bis an die Körperoberfläche vorgedrungen sind, für einen nur auf eine Kontraktionsphase beschränkten nennenswerten Fisteldurchfluß. Bei isolierten diastolischen Geräuschen ist dabei, wie z. B. in dem Fall von NEUFELD u. Mitarb., ein systolischer Druckausgleich anzunehmen.

Rein systolische Geräusche sind dagegen in der Regel auf relativ kleine Shuntvolumina und damit, normale Druckverhältnisse zwischen großem und kleinem Kreislauf vorausgesetzt, auf Fisteln von geringem Durchmesser zurückzuführen. Wechseln die Shuntvolumina in erheblicherem Grade, haben wir auch einen stärkeren Wechsel der akustischen Erscheinungen zu erwarten. Es können dann, wie in einem Fall von TREVOR, systolische Geräusche kontinuierliche Geräusche ablösen und umgekehrt.

In den letzten Jahren sind mehrere Fälle mit coronarer arteriovenöser Fistel operativ angegangen worden. Präoperativ vorhandene kontinuierliche Geräusche verschwanden nach erfolgreicher Beseitigung der Fistel stets (*1275, 1321*). Systolische Geräusche können auch dort bestehen bleiben, wo keine zusätzlichen Anomalien vorliegen und für restierende Geräusche verantwortlich sind. Meist sind sie dann aber weder in ihrer Lautstärke, noch nach ihrem sonstigen Verhalten von den sog. akzidentellen Geräuschen zu unterscheiden.

Für die praktische Kardiologie ist aus den vorstehenden Ausführungen abzuleiten, daß nach dem auskultatorischen und phonokardiographischen Befund lediglich beim Vorliegen eines kontinuierlichen Geräusches an abnormer Stelle, insbesondere innerhalb der Herzdämpfung, an eine coronare arteriovenöse Fistel gedacht werden sollte. Fast zur Gewißheit wird die Diagnose dann, wenn dieses Geräusch sein Maximum in der mittleren oder gar späten Diastole hat und röntgenologisch die Zeichen einer pulmonalen Rezirkulation nachweisbar sind.

Auf Grund isolierter systolischer und diastolischer Geräusche dagegen wird man kaum jemals auch nur die Verdachtsdiagnose stellen oder gar begründen können. Die Tatsache, daß unter diesen Umständen die Erkennung einer coronaren arteriovenösen Fistel fast stets als purer Zufall zu werten ist oder dem Pathologen überlassen bleiben muß, der zudem Fisteln geringerer Größe leicht übersehen kann, zeigt an, welche große Bedeutung der Auskultation bzw. Phonokardiographie für die zu Lebzeiten gestellte Diagnose zukommt. Der auskultatorische Befund ist der Finger, der auf die richtige Diagnose weist, läßt er im Stich, wird sie verfehlt. Kein Röntgenbefund, keine elektrokardiographischen Veränderungen und keine sonstigen klinischen Details vermögen den Wert eines kontinuierlichen Geräusches für die Diagnose der coronaren arteriovenösen Fistel zu ersetzen.

XXV. Pulmonale arteriovenöse Fistel

a) Anatomie

Die pulmonalen arteriovenösen Fisteln stellen kleine zylindrisch oder sackförmig erweiterte Anastomosen zwischen Ästen der Pulmonalarterien und Pulmonalvenen dar. Mitunter handelt es sich um mehrfach gekammerte, miteinander kommunizierende Gefäßhöhlen (*10*). Pulmonale arteriovenöse Fisteln kommen einzeln und multipel, einseitig und doppelseitig unter Bevorzugung der Lungenunterlappen vor. In über 50% der Fälle liegt ein Morbus Osler-Weber-Rendu vor (hierbei fast stets multiple, aber kleine arteriovenöse Verbindungen). In seltenen Fällen mündet der arterielle Fistelschenkel nicht in eine Pulmonalvene, sondern in den linken Vorhof (*1336, 1337*). Weitere, sehr seltene Fistelbildungen werden innerhalb des Thoraxbereiches zwischen Aorta und Pulmonalvenen und zwischen Art. pulmonalis und einer Vene des Körperkreislaufes beobachtet. Hierbei handelt es sich jedoch nicht mehr um arteriovenöse, sondern um arterioarterielle oder venovenöse Kurzschlüsse. Die wesentliche hämodynamische Konsequenz der pulmonalen arteriovenösen Fistel, nämlich der Rechts-Links-Shunt mit Auftreten arteriovenösen Mischblutes im großen Kreislauf, fehlt diesen sehr seltenen Kurzschlüssen zwischen Gefäßen, die Blut gleicher Sauerstoffsättigung führen.

Es existieren eine größere Zahl von Synonymen für die pulmonale arteriovenöse Fistel. Erwähnt seien: Arteriovenöses Aneurysma, Varix oder Angiomatosis, Haemangiom, kavernöses Haemangiom. Von manchen Autoren (*1330, 1338*) wird aber ausdrücklich zwischen arteriovenöser Fistel und arteriovenösem Aneurysma getrennt und unter Fistel eine direkte Verbindung, unter einem Aneurysma aber eine arteriovenöse Verbindung als Folge einer Ruptur einer Arterie oder Vene verstanden. Da dieser Unterteilung im wesentlichen aber lediglich histologische Kriterien zugrunde gelegt sind, das klinische Bild, soweit man wenige Ausnahmen unberücksichtigt läßt, aber keine faßbaren Differenzen aufweist, erscheint der Nutzen einer derartigen Abgrenzung lediglich akademischer oder rhetorischer Art.

b) Herzschall

Erster Herzton. Keine Besonderheiten.

Zweiter Herzton. Nennenswerte Abweichungen gegenüber dem Normalverhalten wurden bisher nicht beobachtet. Der zweite Herzton weist normale Spaltungsintervalle und normale respiratorische Verschieblichkeit dieser Spaltungsintervalle auf (*1331*).

Extratöne. Vereinzelt wurde ein pulmonaler ejection click festgestellt (*1331*). Ein dritter und vierter Herzton sind kein besonderes Attribut der pulmonalen arteriovenösen Fistel. Sie sind bei diesem Prozeß unter den gleichen Voraussetzungen wie sonst auch zu erwarten.

Systolische Geräusche. Systolische Geräusche über den Lungenfeldern bei normalem Herzen bzw. einem rechtstypischen EKG und beim Vorliegen einer Mischungscyanose und von Trommelschlegelfingern werden vielfach als wertvolles diagnostisches Kriterium der pulmonalen arteriovenösen Fistel eingeschätzt. Das Zeichen wird um so bedeutsamer, je weiter sich das p.m. des Geräusches vom Herzen wegbewegt. Die atypische Lokalisation wird zum Charakteristikum. In rund der Hälfte der Fälle ist am Punkt der größten Lautstärke ein Schwirren fühlbar (*10*). Abgesehen vom parakardialen oder herzfernen p.m. weist das Geräusch als weiteres Kennzeichen fast stets ein längeres freies Intervall zum ersten Herzton auf (*1332, 1333*). Seine Lautstärke wechselt von Fall zu Fall, wobei Größe der Fistel und Entfernung von der Brustwand von Bedeutung sind. Phonokardiographisch nimmt das Geräusch fast stets Spindelform mit der größten Amplitude in den mittleren Frequenzbereichen an. Atemabhängigkeit der Geräuschdauer und -lautstärke mit Zunahme während des Inspiriums und Abnahme während des Exspiriums unter Umständen bis zum völligen Verschwinden wurde wiederholt beschrieben, in anderen Fällen aber auch vermißt (*1345*).

So wertvoll das peripher lokalisierte und vom ersten Herzton distanzierte systolische Geräusch beim Vorhandensein der erwähnten übrigen Symptome für die Diagnose einer pulmonalen arteriovenösen Fistel auch ist, so kann nicht übersehen werden, daß die Zahl derjenigen Fälle, die sich nicht durch Geräusche zu erkennen geben, leider nicht klein ist und 50% erreicht (*10, 1331, 1332, 1340, 1342*).

Diastolische Geräusche. Isolierte diastolische Geräusche gehören nicht zum Bild der pulmonalen arteriovenösen Fistel. Wenn diastolische Geräusche vorhanden sind, dann als diastolische Phase eines kontinuierlichen Geräusches.

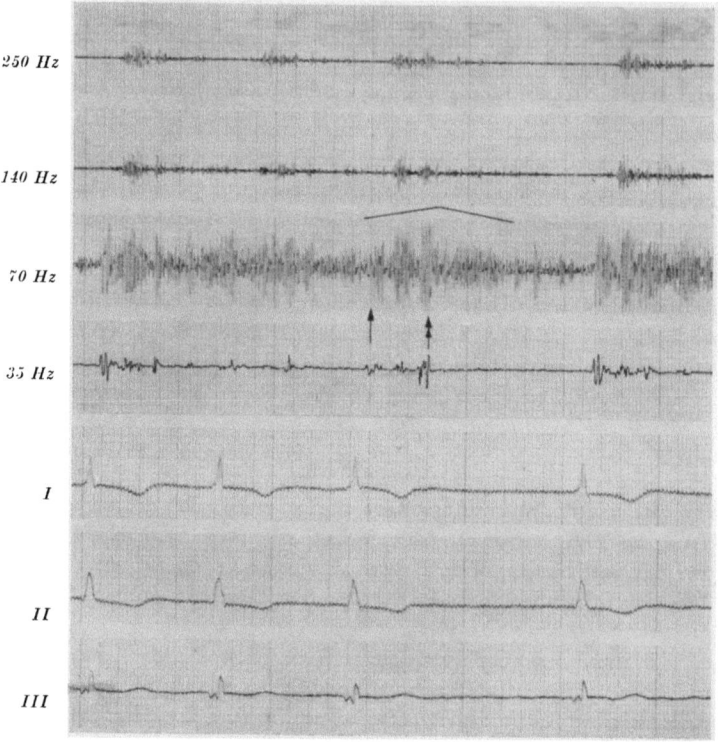

Abb. 52. Herzschallkurve eines 30jähr. cyanotischen Mannes mit pulmonaler arteriovenöser Fistel nahe der linken Lungenwurzel (Diagnose wurde durch die Operation bestätigt). Lautes kontinuierliches Geräusch (⌒). Während im Frequenzfilter 70 Hz praktisch niemals akustische Ruhe herrscht, gruppieren sich die höheren Frequenzanteile des Geräusches zu beiden Seiten des 2. Herztons (↕). Das Geräuschmaximum wird etwa zum Zeitpunkt des 2. Herztons erreicht, der 1. Herzton (↑) läßt sich nur im 35 Hz-Kanal nachweisen. Besonders hingewiesen sei noch auf das linkstypische EKG, einem bei pulmonaler arteriovenöser Fistel nicht üblichen Befund. Ableitungsstelle: 2. ICR lateral von der Auskultationsstelle der Art. pulm. Papiergeschwindigkeit: 50 mm/sec

Kontinuierliche Geräusche. Eine noch größere diagnostische Bedeutung als das systolische Geräusch dürfen kontinuierliche Geräusche bei pulmonaler arteriovenöser Fistel beanspruchen (Abb. 52). Bedenkt man, daß bei Berücksichtigung der atypischen Lokalisation differentialdiagnostisch, läßt man die im Charakter meist anders gearteteten Kollateralgefäßgeräusche unberücksichtigt, im wesentlichen nur die periphere Pulmonalgefäßstenose in Erwägung gezogen werden muß, diese aber, soweit keine zusätzlichen mit Blausucht verbundenen Anomalien vorliegen, nicht mit einer Mischungscyanose einhergeht, so kann man fast von einer pathognomischen Bedeutung des kontinuierlichen Geräusches atypischer Lokalisation für die pulmonale arteriovenöse Fistel sprechen. Und selbst in den Fällen, in denen die pulmonale arteriovenöse Fistel einmal keine Mischungscyanose heraufbeschwört, stellt das kontinuierliche Geräusch einen wichtigen diagnostischen Fingerzeig dar, der die pulmonale arteriovenöse Fistel zumindest in den Kreis der in Betracht kommenden Möglichkeiten rückt.

In der Form und den zeitlichen Beziehungen entspricht das kontinuierliche Geräusch der arteriovenösen Fistel praktisch vollkommen dem des offenen Ductus. In jenen Fällen, in dem die Fistel im linken Oberlappen liegt, simuliert die arteriovenöse Fistel deshalb einen persistierenden Ductus Botalli, dessen Annahme als alleinige Anomalie zumindest jedoch beim Vorhandensein einer Mischungscyanose entfällt oder zweifelhaft wird.

Die Fälle mit einer Lokalisation der pulmonalen arteriovenösen Fistel im linken Oberfeld sind aber, wie eingangs schon erwähnt, sehr selten. Da aber, was durch röntgenologische Vergleichsuntersuchungen als bewiesen angesehen werden darf, das p.m. des Fistelgeräusches genau dem Sitz der Fistel entspricht (*1342*), überwiegt die Zahl der Fälle mit einem kontinuierlichen Geräusch, dessen p.m. außerhalb des Herzens und außerhalb des Ductusareals liegt.

Die Hörbarkeit des kontinuierlichen Geräusches kann auf den Bezirk des p.m. beschränkt sein, es kann aber auch weit ausstrahlen. Isolierte dorsale Wahrnehmbarkeit ist genau so wenig ungewöhnlich wie eine Ausbreitung von vorn nach hinten. Es ist in jedem Falle erforderlich, sich nicht mit der Feststellung eines kontinuierlichen Geräusches zu begnügen, sondern peinlich nach seinem p.m. zu suchen. Nur dann kann das kontinuierliche Geräusch die diagnostische Bedeutung, die ihm zukommt, behalten. Wiederholte Untersuchungen sind ratsam, da stärkerer Geräuschwechsel nicht unüblich ist, insbesondere kann ein kontinuierliches Geräusch auch mit einem rein systolischen Geräusch wechseln und umgekehrt. Das Geräusch kann so unscheinbar sein, daß es nur von einem geschulten Ohr in einem stillen Raum wahrgenommen werden kann. Der Phonokardiograph kann das Ohr nicht ersetzen. Denn erst muß die Lokalisation eines kontinuierlichen Geräusches mit dem Gehör festgestellt werden, ehe es sich phonokardiographisch objektivieren läßt. Das sollte nie vergessen werden. In der Mehrzahl der Fälle nimmt das kontinuierliche Geräusch während des Inspiriums zu und während des Exspiriums ab (*1342, 1348*).

In dem von LOOGEN u. Mitarb. beobachteten Fall einer Fistelbildung zwischen Art. pulm. und linkem Vorhof wurde nicht nur ein kontinuierliches Fistelgeräusch, sondern überhaupt jegliches Geräusch vermißt. Es bestanden reine Herztöne.

c) **Postoperative Befunde**

Die Operation hat die Beseitigung der abnormen arteriovenösen Verbindung zum Ziele. Dies gelingt nur ausnahmsweise bei unilokulären großen Fisteln durch Verschluß des Fistelganges unter Belassung der an der Fistel beteiligten Arterie und Vene. In der großen Mehrzahl der Fälle ist eine Lob- oder gar Pneumektomie nicht zu umgehen. Da die bei pulmonaler arteriovenöser Fistel vorhandenen Geräusche direkte Folge des arteriovenösen Kurzschlusses sind und durch die Fistelströmung selbst hervorgerufen werden, erfordert das postoperative Verschwinden dieser Geräusche keine besondere Erklärung. Ist nach der Operation noch ein kontinuierliches Geräusch nachweisbar, liegt ein zweifelsfreier Beweis dafür vor, daß neben der entfernten Fistel noch eine oder weitere pulmonale arteriovenöse Fisteln vorhanden sind, deren Existenz präoperativ übersehen worden ist. Besteht dagegen postoperativ lediglich noch ein systolisches Geräusch, ist dieser Schluß nicht zwingend. In der Regel handelt es sich hierbei um belanglose Strömungsgeräusche, die weder mit der entfernten Fistel noch mit dem operativen Eingriff etwas zu tun haben müssen. Haben diese Geräusche allerdings ihr p.m. fern vom

Herzen, ist auch beim Vorhandensein eines lediglich systolischen Geräusches der dringende Verdacht auf weitere, nicht entfernte arteriovenöse Fisteln gegeben.

Einer postoperativen Zunahme der Lautstärke des zweiten Herztones bzw. dessen Pulmonalanteiles über der Art. pulmonalis ist Beachtung zu schenken, da sie eine Drucksteigerung im kleinen Kreislauf offenbaren kann. An diese Möglichkeit sollte besonders dann gedacht werden, wenn ausgedehntere Resektionen, womöglich bei etwas älteren Menschen, erforderlich waren.

d) Bedeutung der Hämodynamik für die Schallbefunde

Es wurde bereits betont, daß für die Lokalisation des systolischen oder kontinuierlichen Geräusches allein der Ort der pulmonalen arteriovenösen Fistel maßgeblich ist. Für die Frage, ob die Fistel nur zu einem systolischen oder zu einem kontinuierlichen Geräusch führt, ist neben der Lokalisation die Größe der Fistel von Bedeutung. Zentral im Thorax gelegene Fisteln sind an der Thoraxoberfläche mitunter lediglich durch ein systolisches Geräusch erkennbar, da der diastolische Anteil infolge seiner meist geringeren Lautstärke auf dem Wege von der Fistel bis zur Oberfläche versandet. Kontinuierliche Geräusche, die von nahe der visceralen Pleura gelegenen Fisteln stammen, haben bessere Fortleitungsbedingungen und erreichen die Körperoberfläche leichter, vorausgesetzt, daß die Fisteln groß genug sind, um ausreichend laute Geräusche zu produzieren, was bei subpleuralen Fisteln jedoch häufig nicht der Fall ist.

Die Größe des Shuntvolumens ist nämlich für die Art des auftretenden Geräusches von erheblicher Bedeutung. Nach umfangreichen Erfahrungen schwankt die Kurzschlußblutmenge zwischen 10 und 75% des Kleinkreislaufminutenvolumens (*10*). Nur die größeren Volumina sind in der Regel in der Lage, auch diastolisch noch einen ausreichenden Fisteldurchfluß, erkennbar an einer diastolischen Geräuschkomponente, zu erzeugen. In welchem Maße die Volumenverhältnisse für die Art der vorhandenen Geräusche verantwortlich sind, geht aus der inspiratorischen Geräuschzunahme, bzw. dem mitunter nachweisbaren Fehlen diastolischer Schwingungen während des Exspiriums und ihrem Vorhandensein während des Inspiriums hervor und wird weiterhin bei manchen Patienten schön demonstriert durch die Abhängigkeit des Geräusches von körperlichen Belastungen. Bei ihnen besteht in Ruhe lediglich ein systolisches, während und unmittelbar nach Belastung dagegen ein kontinuierliches Geräusch (*1331*).

Es wäre nun aber ein Trugschluß, wollte man daraus folgern, daß kontinuierliche Geräusche lediglich größeren, rein systolische Geräusche dagegen kleineren Fisteln zugeordnet sind. Wenn das auch für die Mehrzahl der Fälle zutreffend sein mag, so wurden doch wiederholt auch schon bei kleinen pulmonalen arteriovenösen Fisteln (z. B. im Rahmen eines Morbus Osler) kontinuierliche Geräusche wahrgenommen. Man muß sich stets vor Augen halten, daß bezüglich des akustischen Befundes Fistelgrößen und Fortleitungsbedingungen miteinander konkurrieren können. Fisteln mit kleinem Shuntvolumen können deshalb auch ein kontinuierliches Geräusch hervorrufen, sofern sie brustwandnahe lokalisiert sind.

Das weitere besondere Merkmal der Geräusche einer pulmonalen arteriovenösen Fistel, nämlich das freie Intervall zwischen erstem Herzton und Geräuschbeginn, erklärt sich aus der Zeit, die die Pulswelle vom Herzen bis zur Fistel benötigt. Das Intervall könnte damit als Maß für die Pulswellenlaufzeit und damit auch als Kriterium für die Entfernung zwischen Herz und Fistel gewertet werden, wenn nicht auch hier die Fortleitungsbedingungen als interferierender Faktor hinzukämen. Gerade die den Geräuschbeginn signierenden niederfrequenten Schwingungen werden häufig auf ihrem Weg vom Thoraxinneren zur -oberfläche

„ausgelöscht", wodurch bei herznahen, zentralgelegenen pulmonalen arteriovenösen Fisteln das freie Intervall zwischen erstem Herzton und Geräuschbeginn ähnlich lang sein kann wie bei herzfernen Fisteln. Der Wert des freien Intervalls ist deshalb lediglich in diagnostischer, nicht dagegen in lokaldiagnostischer Hinsicht zu suchen und zu finden.

XXVI. Anomalien der Coronargefäßabgänge
a) Anatomie

Abnorme Abgänge einer oder beider Coronarien sowie die Ausbildung akzessorischer Kranzgefäße sind dem Pathologen kein allzu ungeläufiger Befund. Offenbar ruft nur der kleinere Teil dieser Anomalien klinische Erscheinungen hervor, dann allerdings meist recht schwere und mit sehr schlechter Prognose.

Der Pathologe kennt folgende Fehlbildungen: Gemeinsames Ostium beider Coronararterien, Mündung beider Ostien in einen Sinus Valsalvae. Fehlen des rechten Coronarostiums, multiple Ostienbildung, Mündung einer oder beider Coronarien oberhalb der Sinus Valsalvae, Abgang einer oder beider Coronarien von der Art. pulmonalis und akzessorische Kranzgefäße, abgehend von der Aorta oder der Art. pulmonalis.

Mitunter ist die Coronargefäßanomalie Teilerscheinung einer komplexen Fehlbildung. Vor allem im Gefolge von bicuspiden Aortenklappen, Aortenhypoplasien, Aortenisthmusstenosen, offenem Ductus Botalli, offenem Foramen ovale, Ventrikelseptumdefekt, Fallotscher Tetralogie, Transposition der großen Gefäße und Cor triloculare wurden Coronaranomalien beobachtet.

Klinische Bedeutung erlangen fehlabgehende Coronargefäße nahezu nur dann, wenn eine oder beide Kranzgefäße statt von der Aorta von der Art. pulmonalis entspringen. In der weitaus größten Zahl der Fälle ist hiervon die linke Coronarie betroffen, wesentlich seltener die rechte und nur ganz gelegentlich beide Kranzgefäße. Während der Ursprung der Art. coronaria sinistra von der Art. pulmonalis praktisch stets unter dem Bild einer schweren Myokardiopathie mit Angina pectoris, Herzdilatation, -hypertrophie und elektrokardiographischen Infarktzeichen verläuft, sehr frühzeitig, meist schon kurze Zeit nach der Geburt, Beschwerden verursacht und in der Regel rasch tödlich endet, wurden vereinzelte Fälle mitgeteilt, bei denen die Anomalie die Lebensfähigkeit und Lebenserwartung nicht einschränkte, und ein hohes Alter erreicht wurde (*1353, 1365*). In diesen Fällen zweigte aber fast stets nicht die linke, sondern die rechte oder eine akzessorische Coronarie von der Art. pulmonalis ab. Ein längeres Leben bei fehlortigem Coronargefäßursprung ist prinzipiell überhaupt nur dann denkbar, wenn ausgedehnte Kollateralen vorhanden sind, über die nicht allein sauerstoffangereichertes Blut, sondern vor allem auch Blut unter dem erforderlichen Druck und mit der notwendigen Strömungsgeschwindigkeit in das von der anomal entspringenden Coronarie versorgte Herzmuskelgebiet eingeschleust wird.

Inwieweit durch zusätzliche Anomalien die hämodynamische Gesamtsituation im allgemeinen und der Herzmuskelstoffwechsel im besonderen beeinträchtigt werden, hängt von der jeweiligen Anomalie ab. Generell beinhalten derartige zusätzliche kongenitale Angiokardiopathien aber eine weitere Verschlechterung des Zustandes und der Prognose.

b) Herzschall

Erster und *zweiter* Herzton bieten keine Besonderheiten oder Auffälligkeiten. Die Voraussetzung für das Vorhandensein eines *dritten* oder *vierten* Herztones wird nicht durch die Coronaranomalie an sich, sondern durch die myokardialen Veränderungen und Schädigungen im Gefolge der Coronargefäßmißbildung geschaffen. Damit kommt ihnen für die Coronargefäßanomalie keine besondere Bedeutung außerhalb der üblichen Interpretation dieser Extratöne zu.

Liegt, praktisch als atypische Spielform des Normalen, ein fehlortiger aortaler Coronargefäßabgang vor, werden Geräusche fast stets vermißt. Es sei denn, es bestehen zusätzlich eine Erweiterung des Sinus Valsalvae oder andere Anomalien, die von sich aus Anlaß zur Geräuschentstehung geben.

Bei dem klinisch praktisch allein interessierenden Abgang der linken und/oder rechten Coronararterie von der Art. pulmonalis wurden in der Mehrzahl der Fälle ebenfalls keine besonderen Geräusche nachgewiesen (*1350, 1356, 1358, 1360, 1362, 1364*). Andere Autoren (*11, 1349, 1351, 1352, 1354, 1357, 1359, 1363, 1368*) beobachteten hingegen *systolische Geräusche*, die häufig sogar auffallend laut waren und ihr p.m. links parasternal oder im Spitzenbereich hatten. Diese Geräusche konnten meist schon kurze Zeit nach der Geburt festgestellt werden.

Auch wenn man diejenigen Fälle, bei denen neben der Coronargefäßanomalie noch eine andere angeborene Fehlbildung oder erworbene Klappenerkrankung vorlagen, eliminiert, so bleibt doch noch eine Zahl von Fällen mit Geräuschen, deren Ursache im Zusammenhang mit der Gefäßanomalie gesucht werden muß. Im wesentlichen kommen drei Entstehungsmöglichkeiten in Betracht:

1. Subaortale muskuläre Stenose;
2. relative atrioventrikuläre Klappeninsuffizienz;
3. Anastomosenbildung zwischen linker und rechter Kranzarterie.

Zu 1: Wie bereits oben erwähnt, werden beim Abgang einer Coronarie von der Art. pulmonalis häufig erhebliche Muskelmassenzunahmen (wobei es sich allerdings nur zum Teil um funktionstüchtige Muskulatur handelt) mit Vergrößerung des Ventrikelwandquerschnitts beobachtet. Von diesen Massenzunahmen kann insbesondere auch die Ausflußbahn des linken Ventrikels betroffen sein, wodurch eine funktionelle Stenose (muskuläre subaortale Stenose, obstruktive Myokardiopathie) mit mehr oder weniger ausgeprägtem Druckgradienten in diesem Bereich entsteht. Diese durch Muskelhypertrophie erzeugte Enge wird zum Entstehungsort systolischer Strömungsgeräusche, deren p.m. links parasternal, mesokardial oder apical liegt. Phonokardiographisch deuten diese Geräusche eine Spindelform an.

Differentialdiagnostisch kann der abnorme Kranzgefäßabgang damit in Konkurrenz zur Aortenstenose, insbesondere zur kongenitalen subaortalen Form, treten (*1352*). Stark vergrößerte Herzen und Vorhandensein infarktartiger EKG-Bilder, insbesondere tiefer Q-Zacken links präkordial, sprechen in solchen Fällen für Coronargefäßmißbildung und gegen Aortenstenose.

Zu 2: Relative Insuffizienzen der atrioventrikulären Klappen, insbesondere Mitralinsuffizienzen (*1351, 1368*) sind Folge der mitunter fast monströsen Dilatation der Herzens bei Coronargefäßabgang von der Art. pulmonalis oder aber Symptom einer myokardialen Dekompensation. Da in der Regel das linke Herz durch die Coronargefäßanomalie wesentlich ausgeprägter in Mitleidenschaft gezogen wird als das rechte, prävalieren Mitralinsuffizienzen gegenüber Tricuspidalinsuffizienzen. In diesen Fällen erfährt meist auch der zweite Herzton über der Art. pulmonalis eine Lautstärkenzunahme, welche die Drucksteigerung im kleinen Kreislauf anzeigt.

Die unter diesen Bedingungen zu beobachtenden systolischen Geräusche entsprechen hinsichtlich Lokalisation, Dauer, Klang und Charakter voll und ganz denen, wie sie bei erworbener Insuffizienz der atrioventrikulären Klappen vorgefunden werden.

Zu 3: Eine längere Überlebenszeit bei einer von der Art. pulmonalis entspringenden Coronararterie ist an das Vorhandensein funktionstüchtiger Anastomosen zwischen der von der Aorta abgehenden normalen und der von der Art. pulmonalis abzweigenden anomalen Kranzarterie gebunden. Damit entsteht eine direkte Verbindung zwischen der unter hohem Druck stehenden Aorta und der zum Niederdrucksystem gehörenden Art. pulmonalis mit einem hämodynamischen Resultat, wie wir es von den coronaren arteriovenösen Fisteln kennen. Ausreichende Größe der Anastomose bzw. Kollateralen vorausgesetzt, wird die abnorme Kranzarterie nicht zum zuführenden, sondern zum abführenden Gefäß, welches einen aortopulmonalen Shunt herbeiführt. Je nach Größe und Ausmaß dieses Shunts und des Aufeinanderpralls von Shuntvolumen und rechtsventrikulärem Schlagvolumen wird es zu systolischen und ausnahmsweise auch zu diastolischen Wirbelbildungen und zu auf diese Turbulenz zu beziehenden Geräuschen kommen. Sowohl systolische Geräusche, als auch systolisch-diastolische Doppelgeräusche (*11*), als auch echte kontinuierliche Geräusche (*1358, 1361*) verdanken bei abnormem Coronargefäßabgang diesen Strömungsbesonderheiten ihre Entstehung.

XXVII. Anomalien der großen Körpervenen

a) Anatomie

Anomalien der großen Körpervenen, die in rund 10% der angeborenen Angiokardiopathien vorkommen sollen (*1372*), bestehen ganz überwiegend in einer partiellen oder vollständigen Persistenz der paarigen embryonalen großen Körpervenen, der sog. Kardinalvenen, wobei die obere linke Kardinalvene (Vena cardinalis cranialis sinistra) häufiger betroffen scheint als die untere. Nach einer früheren Schrifttumszusammenstellung von uns (*1378*) fand sich — allerdings in einem teils ausgewählten, teils unausgewählten Material von 4007 Fällen — eine V. cardinalis cranialis sinistra in 2,5% der Fälle. Gewöhnlich ist die Vena cava neben der persistierenden Kardinalvene vorhanden, häufig fehlt aber die normale Querverbindung zwischen linker oberer Körperseite und V. cava sup., die V. innominata bzw. anonyma.

Bei manchen Tieren (Sauropsiden, Monotrematen, Fische, Nagetiere, Beuteltiere, Fledermäuse, Rindvieh, Schafe) ist eine persistierende Kardinalvene ein durchaus geläufiger Befund (*1376*), beim Menschen ist sie aber stets eine Abnormität, die allerdings solange belanglos bleibt, als, wie meist der Fall, die Kardinalvene über den Sinus coronarius Anschluß an den rechten Vorhof gewinnt und ihr venöses Blut damit in den zuständigen Ort ergießt. In seltenen Fällen aber — nach einer Zusammenstellung von WINTER in 5,8% — mündet die Kardinalvene statt in den rechten in den linken Vorhof mit der Folge einer venoarteriellen Blutmischung. CAMPBELL und DEUCHAR vertreten die Ansicht, daß diese Form der Anomalie stets mit einer fehlenden oder inkompletten Differenzierung der Vorhöfe verbunden sei. Das trifft für die große Mehrzahl der Fälle sicher zu. In letzter Zeit ist aber doch über einige Fälle von isolierter links mündender Körpervene berichtet worden. Im Hinblick auf den Herzschall sind diese Fälle praktisch allein von Interesse, da eine isolierte Persistenz einer Kardinalvene mit Mündung in den rechten Vorhof klinisch keine Symptome hervorruft, und die beim Gros der Fälle neben der Kardinalvene vorhandenen zusätzlichen Anomalien (Ventrikelseptumdefekt, Vorhofseptumdefekt, offener Ductus Botalli, Ebstein-Syndrom, Fallot, Pulmonalvenentransposition, Tricuspidalatresie, Transposition der großen Gefäße, Truncus arteriosus communis, singulärer Ventrikel, aortopulmonale Fistel, Aortenisthmusstenose, Mitralstenose) das Geräuschbild bestimmen und eventuell durch die Venenanomalie erzeugte Schallphänomene übertäuben.

Mündungsanomalien der unteren Hohlvene betreffen meist die V. cava inf. selbst, seltener dagegen die V. cardinalis caudalis sinistra. Gewöhnlich mündet in diesen Fällen die V. cava inf. in die V. azygos, während die V. hepatica getrennt davon mit dem rechten Vorhof in Verbindung steht. Hämodynamisch ergeben sich aus dieser Form der Fehlbildung keine Weiterungen. Es kann aber auch einmal vorkommen, daß die untere Hohlvene in den linken Vorhof mündet. Anomalien der unteren Hohlvene sind häufig mit Ventrikelseptumdefekt, Vorhofseptumdefekt, Laevokardie, Cor biloculare oder Pulmonalatresie kombiniert.

Einer besonderen Form einer persistierenden Kardinalvene stehen wir bei der totalen Pulmonalvenentransposition gegenüber. Hierbei münden die transponierten Pulmonalvenen gewöhnlich in eine partiell persistierende und mit dem Herzen nicht in offener Kommunikation stehenden V. cardinalis cranialis sinistra. Röntgenologisch offenbart sich diese Anomalie nicht selten durch eine 8- oder Schneemannform des Mediastinalherzschattens.

b) Herzschall

Erster Herzton. Er wurde bei isolierter Einmündung in den linken Vorhof normal gefunden (*1377, 1380*).

Zweiter Herzton. Bisher wurden bei isolierter Einmündung einer Körpervene in den linken Vorhof bzw. in die Pulmonalvene offenbar keine Besonderheiten nachgewiesen (*1371, 1373, 1377*).

Dritter Herzton. In einem Fall von isolierter Mündung einer V. cardinalis cranialis sinistra in den linken Vorhof war unmittelbar nach dem Hinlegen und nach Hochheben der Beine ein dritter Herzton als Folge einer verstärkten frühdiastolischen Herzfüllung zu hören (*1377*). Es ist nicht wahrscheinlich, daß hierbei der Anomalie eine kausale Bedeutung zukommt. Es darf nicht übersehen werden, daß sich auch beim Fehlen einer Venenanomalie mit ähnlichen Manipulationen ein dritter Herzton provozieren läßt.

Systolische Geräusche. Bei isolierter Einmündung einer Kardinalvene in den linken Vorhof wurden sowohl apikale systolische Geräusche bis zu holosystolischer Ausdehnung (*1371, 1379, 1380*) als auch reine Herztöne gefunden (*1373, 1377*).

In der Regel zeigen vorhandene Geräusche die Charakteristika sog. „funktioneller, nicht pathologischer" Geräusche. Ob Beziehungen zur Größe des über die abnorm inserierende Kardinalvene in das linke Herz eingeschleusten Shuntvolumens bestehen, läßt sich nach den bisherigen Beobachtungen nicht sagen. Wenn Davis u. Mitarb. ein holosystolisches Geräusch von der Art eines Mitralinsuffizienzgeräusches feststellten, so muß als wenig wahrscheinlich angesehen werden, daß hierfür allein die Venenanomalie anzuschuldigen ist, zumal es sich noch um eine falschmündende V. cardinalis cranialis sinistra gehandelt hat. Systolische Geräusche im Sinne einer relativen Mitralinsuffizienz bei Überlastung des linken Ventrikels wären theoretisch nicht einmal bei linksmündender unterer Hohlvene zu erwarten, da sich ja die Shuntmenge nicht einem normalen Kleinkreislaufvolumen aufpfropft, sondern im linken Vorhof lediglich zu dem um die Shuntmenge reduzierten pulmonalen Durchflußvolumen addiert.

Bei persistierender V. cardinalis cranialis sinistra mit Mündung über den Coronarvenensinus in den rechten Vorhof als alleiniger Anomalie beobachteten Loogen u. Mitarb. meist ein nicht sehr lautes systolisches Geräusch von bandartigem Charakter über der Herzmitte.

Diastolische Geräusche. Diastolische Geräusche gleich welcher Art gehören nicht zur Anomalie der großen Körpervenen. Sie machen zusätzliche Fehlbildungen höchstwahrscheinlich. Insbesondere sollte man bei apikal oder mesokardial lokalisierten Diastolica an eine angeborene oder erworbene Mitralstenose oder an einen Vorhofseptumdefekt denken (*1374, 1378*).

Loogen u. Mitarb. beobachteten in einem Fall, bei dem sie eine V. cardinalis cranialis sinistra mit Mündung in den Coronarvenensinus als isolierte Anomalie annahmen, ein präsystolisches Geräusch mit p.m. über dem Erbschen Punkt. Da diese Stelle etwa der Einmündung des Coronarvenensinus in den rechten Vorhof entspricht, halten sie eine Geräuschentstehung als Folge des Blutausstroms aus dem Sinus venosus für möglich.

Als unwahrscheinlich ist dagegen die Ansicht von Davis u. Mitarb. abzulehnen, daß ein bei isolierter Mündung einer V. cardinalis cranialis sinistra in den linken Vorhof über der Spitze wahrgenommenes, leicht blasendes protodiastolisches Geräusch auf eine relative Mitralstenose zurückzuführen sei. Die Verbindung einer Körpervene mit dem linken Vorhof als alleinige Anomalie kann zwar eine Mischungscyanose erzeugen, vergrößert aber primär nicht das mitrale Durchflußvolumen gegenüber der Norm. Damit entfällt aber die Voraussetzung für das Auftreten eines relativen Mitralstenosegeräusches. Von einer sekundären Zunahme der Blutmenge und corpusculären Blutbestandteile als Folge der arteriellen Sauerstoffuntersättigung ist, wie die Erfahrungen lehren, ein derartiger Geräuscheffekt ebenfalls nicht zu erwarten.

XXVIII. Herzwanddivertikel

a) Anatomie

Herzwanddivertikel gehören zu den seltensten kongenitalen Mißbildungen, die wir kennen. Sie betreffen meist den linken Ventrikel und bestehen entweder in einem fingerförmigen Fortsatz der Herzspitze oder in einer sackförmigen Ausstülpung im Bereiche der Spitze des linken Ventrikels oder der Aortenwurzel (*1383, 1385, 1387, 1389, 1390, 1391*).

Der Wandaufbau des Divertikels, das meist lediglich über einen schmalen Gang mit dem Ventrikel kommuniziert, entspricht dem des Herzens. Es kann also zwischen Endokard, Myokard und Epikard differenziert werden. Von diesen echten Divertikeln lassen sich falsche Ausstülpungen abgrenzen, bei denen der Divertikelsack nur aus Endokard oder heterotopem Aortengewebe gebildet wird (*1382, 1386*). Schließlich gelangen auch sekundäre Divertikel entsprechend den erworbenen chronischen Herzwandaneurysmen bei einem Abgang einer Kranzarterie von der Arteria pulmonalis zur Beobachtung.

Die angeborenen primären echten Herzdivertikel gehen häufig mit zusätzlichen Defekten des Perikards, Zwerchfells, Sternums und der Bauchwand einher, so daß der Divertikelsack als pulsierender Tumor unter der Haut des unteren Thoraxbereiches oder im Oberbauch getastet werden kann. Auch abgesehen von diesen zusätzlichen Defekten sind meist weitere kardiovasculäre Fehlbildungen vorhanden, die in der Regel für das klinische Bild bestimmend werden. Meist sterben Träger dieser Anomalie innerhalb von wenigen Tagen oder Monaten nach der Geburt. Eine Lebensdauer von über 20 Jahren wurde vereinzelt gesehen (*1383*).

b) Herzschall

Ein pathologischer Auskultationsbefund wird nicht selten vermißt oder kann so diskret sein, daß er leicht übersehen wird. Für die Diagnose ist eine pulsierende Geschwulst, über der gelegentlich Schwirren palpiert werden kann (*10*), wesentlich aufschlußreicher als die akustischen Erscheinungen. Sie bestehen, soweit nicht überhaupt nur ein normaler erster und zweiter Herzton vorliegt oder zusätzliche

Anomalien das Geräuschbild prägen, in uncharakteristischen leisen, mittellauten oder lauten systolischen Geräuschen von interindividuell wechselnder Dauer, unterschiedlichem p. m. und differenter Qualität. Mittellaute systolische Geräusche über dem unteren Sternum (*1375*, *1386*) wurden genauso beobachtet wie laute spindelförmige Geräusche über allen Ostien mit p. m. links parasternal (*1385*).

Genau wie beim erworbenen chronischen Herzwandaneurysma können auch beim kongenitalen Herzwanddivertikel gelegentlich diastolische Geräusche vorhanden sein (*1385*, *1387*, *1388*). Sieht man einmal von einem lauten systolisch-diastolischen Zweitaktgeräusch ab, wie es LOWE u. Mitarb. bei einem Herzwanddivertikel und gleichzeitigem pulmonalen Hochdruck mit Pulmonalklappeninsuffizienz beobachteten, so handelt es sich meist lediglich um leise, wenn auch hochfrequente protodiastolische Geräusche, bei denen mitunter der Eindruck besteht, daß das systolische Geräusch für kurze Zeit in die Diastole hinüberdauert (*1385*). Möglicherweise sind diese Geräusche in Analogie zu erworbenen chronischen Herzwandaneurysmen auf eine Entleerung des Divertikelinhaltes in den Ventrikel nach Absinken des intraventrikulären Drucks zurückzuführen.

Wenn auch eine gewisse Abhängigkeit zwischen Größe des Divertikels, Lichtung des Divertikelganges und akustischem Befund zu bestehen scheint, so dienen Auskultation und Phonokardiographie beim kongenitalen Herzwanddivertikel allenfalls der Erfassung phänomenologischer Eigenheiten, sie besitzen dagegen keine wegweisende diagnostische Bedeutung.

Differentialdiagnostische Tabellen

Differentialdiagnostische Überlegungen werden in der Regel von einem markanten Symptom aus aufgerollt. Die in Abhängigkeit von der Herztätigkeit und den geförderten Volumina auftretenden akustischen Erscheinungen funktioneller und organischer Art gehören zu diesen markanten Symptomen. Es erscheint deshalb nur natürlich, ausgehend von den verschiedenen Geräuschphänomenen, die Frage der Ursache und damit der verschiedenen nosologischen Möglichkeiten aufzuwerfen. Es bedarf aber wohl kaum des besonderen Hinweises, daß Auskultation und Phonokardiographie allein nur ausnahmsweise ein verbindliches diagnostisches Urteil erlauben. In der großen Mehrzahl der Fälle kann ein solches Urteil erst aus der synoptischen Betrachtung des akustischen und des gesamten Untersuchungsbefundes, wobei insbesondere auch elektrokardiographische und röntgenologische Veränderungen zu berücksichtigen sind, gefällt werden.

In den nachfolgenden Tabellen wird der Versuch unternommen, durch Gegenüberstellung der wichtigsten, mit verschiedenen Methoden zu gewinnenden Untersuchungsergebnisse eine derartige Synopsis zu erleichtern.

I. Systolische Geräusche

a) Geräusche mit punctum maximum über der Aorta

Systolische Geräusche mit p. m. über der Aorta zeigen praktisch ausnahmslos eine mehr oder minder eindeutige Spindelform und weisen sich damit als sog. Strömungs- oder Austreibungsgeräusche aus (Tab. 8). Die Bezeichnung Austreibungsgeräusch impliziert nicht, daß die Austreibung gegen einen erhöhten Widerstand erfolgt, sondern besagt lediglich, daß die Geräusche der normalen oder erschwerten Austreibung zugeordnet sind. Die Geräusche lassen sich vom 1. und 2. Herzton trennen oder zumindest gut abgrenzen. Soweit die Geräusche auf die Umgebung ausstrahlen, bevorzugen sie die Richtung nach oben, nach rechts oben bis zum Hals und nach links unten bis zum linken unteren Sternalrand oder zur Spitze. Hierbei zeigen sich mit zunehmender Entfernung vom p. m. Intensitätsminderungen, jedoch keine wesentlichen Änderungen der Geräuschcharakteristik. Fast stets enthalten die Geräusche mittlere bis hohe Frequenzen und sind häufig von großer Lautstärke. In Ausnahmefällen können sie sogar als Distanzgeräusch wahrgenommen werden. Ein begleitendes Schwirren ist nicht ungewöhnlich und kann, besonders häufig bei organischen Stenosen, mitunter auch im Jugulum und am Hals gefühlt werden.

b) Geräusche mit punctum maximum über der Art. pulmonalis

Systolische Geräusche mit p. m. über der Art. pulmonalis lassen in gleicher Weise wie systolische Geräusche über der Aorta in der Regel eine angedeutete oder ideale Spindelform erkennen. Auch bei ihnen handelt es sich um Strömungsgeräusche (Tab. 9). Sie entstehen im Zusammenhang mit der Austreibung des Schlagvolumens des rechten Ventrikels.

Die Geräusche lassen sich vom 1. Herzton so gut wie immer ohne Schwierigkeiten abgrenzen, der 2. Herzton (Aortenklappenschlußton) kann dagegen,

Tabelle 8

	I Diagnose	II Besondere Eigenschaften des Geräusches	III Zusätzliche auskultatorische Phänomene
angeboren	1. *Angeborene Aortenstenose.* (Insbesondere valvuläre und supravalvuläre Form, seltener subvalvuläre Form).	Fast stets sehr laut, Geräuschmaximum nicht selten in Systolenmitte oder später.	Aortaler ejection click nicht selten. Diastolisches Sofortgeräusch mit p.m. über der Aorta oder dem Erbschen Punkt relativ häufig. Gelegentlich über der Spitze Geräusche einer relativen Mitralinsuffizienz oder relativen Mitralstenose.
	2. *Aortenisthmusstenose.*	Wechselnd in der Lautstärke und zeitlichen Projektion. Besonders laut, wenn eine zusätzliche valvuläre Aortenstenose vorliegt. Nicht selten relativ später Geräuschbeginn.	Häufig dorsale Geräusche, die nicht selten von größerer Lautstärke als die ventralen Geräusche sind. 2. Ton über der Aorta laut, aortaler ejection click nicht ungewöhnlich. Diastolisches Sofortgeräusch über der Aorta wird mit zunehmendem Alter häufiger beobachtet. Gelegentlich finden sich über der Spitze Geräusche einer relativen Mitralinsuffizienz oder relativen Mitralstenose.
	3. *Aorta bicuspida.*	Keine	Aortaler ejection click.
	4. *Aneurysma des Sinus Valsalvae.* (nicht perforiert).	Unterschiedliche Lautstärke, häufig nur unscheinbar, laute Geräusche jedoch nicht ungewöhnlich.	Zusätzliches apikales Decrescendogeräusch möglich. Gelegentlich diastolisches Sofortgeräusch über der Basis.
	5. *Pseudokoarktation der Aorta.*	Unterschiedliche Lautstärke.	Zusätzliche Befunde (Ejection click, Akzentuation des zweiten Herztons) selten.
	6. *Totale Unterbrechung d. Aortenbogens.*	Keine	Häufig pulmonaler ejection click, apikale systolische und diastolische Intervallgeräusche mehr oder minder regelmäßig vorhanden.
	7. *Aortenhypoplasie.*	Keine	Gelegentlich mitrale oder tricuspidale Insuffizienzgeräusche. Pulmonaler ejection click häufig.
erworben	8. *Akzidentelle Geräusche.*	Meist nur leise und auf die erste Hälfte oder die Mitte der Systole beschränkt.	Keine
	9. *Funktionelle Geräusche als Folge eines vergrößerten Schlagvolumens oder einer beschleunigten Blutströmung* (z. B. Anämie, Hyperthyreose, totaler a. v.-Block).	Unterschiedlich laute und lange Geräusche. Große Lautstärke spricht nicht gegen ein derartiges funktionelles Geräusch.	Abhängig von der Grundkrankheit.

IV Klinische Besonderheiten	V Elektrokardiogramm	VI Röntgenbefund
Keine Mischungscyanose. Lange Zeit subjektive Beschwerdefreiheit, später Atemnot, Schwindel, stenokardische Erscheinungen und Leistungsabnahme. Häufig auffallende Blässe. Blutdruck meist niedrig mit kleiner Amplitude, Ausnahmen jedoch nicht ungewöhnlich.	Meist, aber nicht regelmäßig Linkstyp. In Abhängigkeit von der Schwere der Anomalie Diskordanz der T-Zacke mit konvexer Senkung der ST-Strecke. Besonders in den präkordialen Ableitungen finden sich die Zeichen der Linkspertrophie.	Im Zustand der Kompensation meist keine wesentliche Herzvergrößerung, Herzspitze häufig etwas angehoben. Später Verbreiterung des linken Ventrikels. Die mäßig pulsierende Aorta läßt mitunter eine poststenotische Erweiterung erkennen.
Keine Mischungscyanose, hoher Blutdruck an den oberen, niedriger Blutdruck oder nicht meßbarer Blutdruck an den unteren Gliedmaßen. Puls an den Armen und Halsgefäßen gut, an den Beinen schlecht oder nicht fühlbar. Subjektiv klagen die Patienten mitunter über Kopfschmerzen u. Herzsensationen. Atemnot nicht regelmäßig vorhanden. Nasenbluten wird relativ häufig angegeben.	Vielfach, besonders während der ersten beiden Lebensdezennien unauffällig. Relativ charakteristisch ist ein Linkstyp mit meist nur geringfügigen Hypertrophiezeichen. Steilbzw. Rechtstyp (evtl. mit Rechtsschenkelblock) nicht allzu selten.	Herz normal oder linksbetont bzw. -vergrößert. Ascendierende Aorta dilatiert. Mehrbogige Kontur im Bereiche der oberen Aorta descendens bzw. deren Übergang zum Aortenbogen bei fehlendem Aortenknopf. Rippenusuren.
Keine, solange keine bakterielle Endokarditis aufgepfropft ist.	Unauffällig.	Unauffällig.
Keine Mischungscyanose. Meist symptomlos, soweit es sich um eine isolierte Anomalie handelt.	Meist unauffällig (soweit es sich um eine isolierte Anomalie handelt).	Normal oder uncharakteristisch verändert. Mitunter allmählich zunehmende Herzvergrößerung.
Keine, insbesondere Fehlen von Blutdruck- und Pulsdifferenzen zwischen oberen und unteren Gliedmaßen.	Unauffällig.	Selten auffallende Mehrbogigkeit des Aortenkopfes bzw. des Übergangs vom Aortenbogen zur descendierenden Aorta.
Stets schweres Krankheitsbild. Cyanose meist vorhanden. Erhebliche Einschränkung der Leistungsfähigkeit.	Wechselnde, aber stets pathologische Bilder. Das Elektrokardiogramm wird im wesentlichen durch die immer vorhandenen zusätzlichen Anomalien mitgeprägt.	Keine charakteristischen Veränderungen. Die immer vorhandenen zusätzlichen Anomalien sind für die Verformung des Herz- und Gefäßschattens in erster Linie verantwortlich.
Von Geburt an krank, meist sehr schweres Krankheitsbild. Cyanose nicht ungewöhnlich. Das Erscheinungsbild wird vorwiegend durch Symptome der Herzinsuffizienz beherrscht.	Zeichen der Rechtsbelastung, -schädigung und -hypertrophie.	Markante, aber uncharakteristische Herzvergrößerung.
Keine	Unauffällig.	Meist unauffällig, gelegentlich aber Prominenz des Pulmonalbogens.
Abhängig von der Grundkrankheit.	Abhängig von der Grundkrankheit.	Abhängig von der Grundkrankheit.

230 Tabelle 8

	I Diagnose	II Besondere Eigenschaften des Geräusches	III Zusätzliche auskultatorische Phänomene
erworben	10. *Erworbene Aortenstenose.* (Für die Unterscheidung zwischen erworbener u. angeborener Aortenstenose sind Lokalisation der Stenose, Anamnese und das Vorliegen zusätzlicher erworbener oder angeborener Anomalien bedeutsam).	Siehe II, 1 dieser Tabelle.	Siehe III, 1 dieser Tabelle.
	11. *Aorteninsuffizienz.*	Keine	Obligat: Diastolisches Sofortgeräusch über der Aorta bzw. dem linken Sternalrand. Zweiter Herzton häufig abgeschwächt, aortaler ejection click nicht ungewöhnlich, mitunter zusätzlich apikales Geräusch einer relativen Mitralinsuffizienz oder Mitralstenose bzw. Austin-Flint-Geräusche.
	12. *Aortensklerose.*	Häufig von geringerer Lautstärke und Dauer mit meist deutlichem Intervall zum 1. u. 2. Herzton.	Zweiter Ton über der Aorta akzentuiert. Gefäßgeräusche nicht selten.
	13. *Hypertonie.*	Unterschiedliche Intensität, Klangfarbe und Dauer.	Zweiter Ton über der Aorta in der Regel akzentuiert. Gelegentlich zusätzliches apikales Geräusch einer relativen Mitralinsuffizienz, sehr selten am gleichen Ort Gräusche einer relativen Mitralstenose.

allerdings nur unter der Voraussetzung einer organischen Stenose, vom Geräusch ganz oder teilweise überdeckt und kurzzeitig überdauert werden. Meist fallen die Geräusche durch ihre große Lautstärke und weite Ausstrahlung, insbesondere nach links, oben und hinten auf. Fortleitung zum Jugulum oder in die Carotiden wird eher häufig als selten angetroffen, spricht also nicht gegen die Pulmonalklappe als Geräuschentstehungsort. Fast stets enthalten die pulmonalen Austreibungsgeräusche hohe Frequenzen bzw. sind sie auch in den 400 Hz-Schallkanälen gut nachweisbar. Mit gleichem p. m. wie beim Geräusch läßt sich oft ein deutliches Schwirren fühlen.

c) Geräusche mit punctum maximum über Herzmitte

Das Kaleidoskop systolischer Geräusche mit p. m. über der Herzmitte (mittleres und unteres Sternum, linker unterer Sternalrand, Bereich der absoluten Herzdämpfung) macht eine Klassifizierung unmöglich. Typische und atypische Strömungs- und Regurgitationsgeräusche, aufdringliche und unscheinbare Geräusche unterschiedlicher Dauer, Klangqualität und -charakteristik finden hier, begründet durch die unmittelbare und innige Nachbarschaft von Herz und Brustwand, z. T. ihre besten Projektionsbedingungen. Die Vielfalt der Möglichkeiten (Tab. 10) erklärt die Schwierigkeiten, die sich differentialdiagnostischen Über-

IV Klinische Besonderheiten	V Elektrokardiogramm	VI Röntgenbefund
Siehe IV, 1 dieser Tabelle.	Siehe V, 1 dieser Tabelle.	Siehe VI, 1 dieser Tabelle.
Keine Mischungscyanose, pulsus celer et altus, meist deutlicher Ulnarispuls, Capillarpuls und peripherer Volumenpuls. Große Blutdruckamplitude bei meist erhöhtem systolischen Blutdruckwert. Hebender bis schleudernder Spitzenstoß.	Meist linkstypischer Kurvenverlauf. Häufig verspätete Negativitätsbewegung links präkordial bei hohen R-Zacken. Linksseitige Schädigungs- und Hypertrophiezeichen.	Ausgesprochenes Aortenherz. Aorta selbst meist elongiert und vermehrt geschwungen. Die Aorta weist in der Regel starke Pulsationen sowohl im auf- als auch im absteigenden Schenkel auf.
Häufig keine besonderen Symptome. Erscheinungen einer allgemeinen oder lokalisierten Arteriosklerose jedoch die Regel.	Zeichen einer Linksschädigung werden nicht selten angetroffen.	Mehr oder weniger unauffällig, Linksbetonung kann vorhanden sein. Aorta häufig elongiert, seltener dilatiert, Kalksichel im Aortenknopf in einem Teil der Fälle nachweisbar.
Häufig relativ symptomenarm, in anderen Fällen Kopfschmerzen, Herzschmerzen, Gefühl des starken Herzklopfens, Atemnot, besonders bei Belastungen.	In Abhängigkeit vom Ausmaß der Hypertonie Linkstyp mit den Zeichen der Linkshypertrophie und -schädigung.	Mehr oder minder ausgeprägte Linksvergrößerung und Linksbetonung.

legungen entgegenstellen. Für kaum ein anderes Geräusch ist die synoptische Betrachtung aller Befunde von so entscheidendem Wert für Diagnose und Differentialdiagnose wie beim systolischen Geräusch mit p. m. über Herzmitte.

d) Geräusche mit punctum maximum in der Spitzenregion

Systolische Geräusche mit p. m. über der Spitze oder deren unmittelbarer Nachbarschaft nehmen mehr oder weniger die Charakteristika des Mitralinsuffizienzgeräusches an, erreichen dessen Klangfarbe, Dauer und holosystolische Decrescendoform aber nur dann, wenn tatsächlich eine hämodynamisch wirksame Schlußunfähigkeit der mitralen Segelklappen vorhanden ist, also entweder eine organische oder relative Klappeninsuffizienz vorliegt (Tab. 11). Relative Mitralinsuffizienzen gehen überwiegend auf eine länger dauernde Druckbelastung, seltener auf eine Volumenbelastung des linken Ventrikels zurück.

Die Mehrzahl apikaler Systolika müssen, verglichen mit dem typischen Insuffizienzgeräusch, als atypische Geräusche bezeichnet werden. Sie sind entweder von geringerer Lautstärke, weicherem Klang oder vor allem aber kürzerer Dauer als das Mitralinsuffizienzgeräusch. Mitunter läßt sich auch ein freies Intervall zwischen 1. Herzton und Geräuschbeginn nachweisen, und eine Ausstrahlung zur linken Achselhöhle bzw. nach links lateral wird meist vermißt. Diesen

	I Diagnose	II Besondere Eigenschaften des Geräusches	III Zusätzliche auskultatorische Phänomene
angeboren	1. *Angeborene Pulmonalstenose.*	Wechselndes Intervall zwischen Geräuschbeginn und 1. Herzton. Geräuschmaximum in der mittleren oder späten Systole. 2. Aortenton kann völlig überdeckt und kurz überdauert werden. Pulmonalklappenschlußton wird vom Geräusch nicht erreicht.	In Abhängigkeit von der Schwere. Zunahme des Spaltungsintervalls des 2. Herztons mit Intensitätsabnahme des Pulmonalklappenschlußtones. Pulmonaler ejection click kann vorhanden sein. Vorhofton wird nicht selten angetroffen.
	2. *Fallotsche Kombinationsformen.* (Insbesondere m. valvulärer Pulmonalstenose, seltener aber auch mit infundibulärer Stenose).	Geräusch kann sowohl Spindel- als auch überwiegend Decrescendo- oder Bandform aufweisen. Seine Lautstärke ist im allgemeinen imponierender als seine zeitlichen Beziehungen.	Deutliche Spaltung des zweiten Herztons im allgemeinen nur bei leichteren Fällen. Bei schweren Fällen aortaler ejection click häufig. Vorhofton seltener als bei isolierter Pulmonalstenose.
	3. *Vorhofseptumdefekt.*	Meist ideales Strömungsgeräusch.	Weite und fixierte Spaltung des 2. Herztons mit Akzentuation des Pulmonalklappenschlußtons. Mesokardiales diastolisches Intervallgeräusch oder Geräusche einer relativen Tricuspidalinsuffizienz, vor allem bei großem Shunt nicht selten. Pulmonaler ejection click oft hörbar.
	4. *Lutembacher Komplex.*	Meist typische Strömungsgeräusche.	Pulmonalklappenschlußton ausnahmslos akzentuiert, Vorhofton häufig, gelegentlich Mitralöffnungston. Zusätzliches apikales scharfes systolisches Geräusch kann vorhanden sein, gelegentlich auch tricuspidales Insuffizienzgeräusch. Diastolische Intervallgeräusch mit p.m. über Spitze und Herzmitte
	5. *Pulmonalklappenfehlbildung.*	Keine Besonderheiten.	Fehlende, normale oder verbreiterte Spaltung des zweiten Herztons. Sofortdiastolicum mit p.m. über der Art. pulmonalis, das lauter als das systolische Geräusch sein kann, nicht selten.
	6. *Canalis atrioventricularis communis.*	Meist ideales Strömungsgeräusch.	Häufig zusätzliches Mitralinsuffizienzgeräusch und dritter Herzton. Darüber hinaus s. III, 3 dieser Tabelle.
	7. *Idiopathische Pulmonaldilatation.*	Unterschiedlicher Klangcharakter.	Pulmonaler ejection click häufig, sehr selten Graham-Steell-Geräusch.

IV Klinische Besonderheiten	V Elektrokardiogramm	VI Röntgenbefund
Keine Mischungscyanose, in schweren Fällen aber periphere Cyanose. In Abhängigkeit von der Schwere der Stenose Beschwerdefreiheit bis starke Beeinträchtigung, insbesondere in Form von Dyspnoe und Leistungsunfähigkeit.	In Abhängigkeit von der Schwere der Stenose unauffällig bis Rechtstyp mit Zeichen der Rechtsverspätung, -hypertrophie und -schädigung. P. dextrokardiale.	Vergrößerung des rechten Herzens. Poststenotische Dilatation der Pulmonalis. Lungengefäßzeichnung normal, bzw. unauffällig.
Entwicklung fast stets gehemmt. Leistungsvermögen in Abhängigkeit von der Schwere eingeschränkt. Mischungscyanose mit Trommelschlegelfingern und -zehen. Besonders in der Kindheit häufig Hockstellung. Mitunter hypoxämische Anfälle.	Rechtstyp mit wechselnden Zeichen einer Rechtshypertrophie.	Vielgestaltige und insgesamt wenig einheitliche Bilder. Vergrößerung des re. Herzens ohne Dilatation der Art. pulmonalis relativ häufig. Lungengefäßzeichnung herabgesetzt. Herzspitze mitunter angehoben. In einem Teil der Fälle hohe Rechtslage der Aorta.
In Abhängigkeit von der Schwere, Entwicklungshemmung, Atemnot, Beklemmung und Druckgefühl in der Herzgegend. Anfälle von paroxysmaler Tachykardie nicht ungewöhnlich. Voussure häufig. Mischungscyanose nur bei Shuntumkehr, periphere Cyanose nicht ungewöhnlich.	Inkompletter oder kompletter Rechtsschenkelblock mit rechtstypischem QRS. Veränderungen von T und ST nicht obligat. Gelegentlich Rhythmusstörungen.	In Abhängigkeit von der Schwere Vergrößerung des re. Ventrikels, dadurch Verbreiterung des Herzens nach links. Prominenz des Pulmonalbogens mit Verstrichensein der Herztaille. Verstärkte pulmonale Gefäßfüllung.
Klinisches Bild entspricht meist weitgehend dem des Vorhofseptumdefektes, doch können auch Symptome, die man bei Mitralstenose zu sehen gewohnt ist, vorhanden sein. Die subjektiven Erscheinungen sind im Hinblick auf die objektiven Veränderungen häufig relativ geringfügig oder auffällig „gutartig".	Siehe V, 3 dieser Tabelle. Als diagnostisch wichtige zusätzliche Veränderungen sind zu nennen: Interatriale und atrioventrikuläre Leitungsstörungen, Vorhofextrasystolen, Vorhofflimmern und -flattern sowie Interferenz-Dissoziation.	Ähnliche, aber meist stärker ausgeprägte Veränderungen wie beim Vorhofseptumdefekt. Der linke Vorhof ist meist im Gegensatz zur Mitralstenose nicht wesentlich vergrößert. Linker Ventrikel und Aorta klein bzw. schmal. Verbreiterung des Pulmonalsegmentes und der Hili kann extreme Ausmaße erreichen.
Keine Mischungscyanose, häufig keine besonderen Symptome	Inkompletter oder kompletter Rechtsschenkelblock möglich. Zusätzlich Zeichen einer Rechtsschädigung oder Rechtshypertrophie müssen an weiteren Anomalien denken lassen.	Bei isolierter Fehlbildung meist keine besonderen Abweichungen.
Cyanose häufig. Entwicklungshemmung, Atemnot, bronchopulmonale Infekte, rasches Auftreten von Herzinsuffizienzsymptomen.	Inkompletter oder kompletter Rechtsschenkelblock mit linkstypischen QRS in den Gliedmaßenableitungen.	Veränderungen ähnlich wie beim Vorhofseptumdefekt (VI, 3 dieser Tabelle), Aorta aber meist von normaler Breite.
Im allgemeinen keine besonderen Erscheinungen. Häufig Astheniker.	Mitunter unvollständiger Rechtsschenkelblock.	Dilatation des Pulmonalbogens mit normaler Lungenzeichnung. Herz ohne Besonderheiten.

	I Diagnose	II Besondere Eigenschaften des Geräusches	III Zusätzliche auskultatorische Phänomene
angeboren	8. *Pulmonalagenesie und -hypoplasie.*	Ausstrahlung entlang dem linken Sternalrand nicht selten.	Pulmonaler ejection click kann vorhanden sein. Selten systolisches Schwirren.
	9. *Ductus Botalli mit Eisenmenger-Reaktion.*	Geräusch von unterschiedlicher Lautstärke, Klangfarbe, Dauer und Form.	2. Pulmonalton praktisch stets akzentuiert. Graham-Steell-Geräusche oder systolisch-diastolische Zweitaktgeräusche nicht ungewöhnlich.
	10. *Aortopulmonale Fistel.*	Analog wie II, 9 dieser Tabelle.	Analog wie III, 9 dieser Tabelle.
	11. *Aneurysma des Sinus Valsalvae* (nicht perforiert).	Mehr oder weniger typisches Strömungsgeräusch, häufig nur unscheinbar. p.m. dieses Geräusches häufiger links oben als rechts oben parasternal.	Zusätzliches apikales Decrescendogeräusch möglich. Gelegentlich diastolisches Sofortgeräusch über der Basis.
	12. *Cor triloculare biatriatum oder Cor biloculare.*	Unterschiedlich hinsichtlich Qualität, Lautstärke und Dauer.	Zusätzlich apikales Intervalldiastolicum nicht ungewöhnlich, diastolisches Sofortgeräusch über der Basis dagegen selten.
	13. *Transposition der großen Gefäße.*	Von unterschiedlicher Intensität. Beim Vorhandensein eines a.v.-Blocks, Wechsel von Schlag zu Schlag möglich.	Mitunter Spaltung des zweiten Herztones an ungewohnter Stelle. Graham-Steell-Geräusch möglich.
	14. *Cor triatriatum.*	Keine	1. Herzton nicht paukend, 2. Ton über der Pulmonalis akzentuiert, weite Spaltung des 2. Herztons möglich. Mitralöffnungston fehlt. In der Minderzahl apikale Intervalldiastolika, auch Graham-Steell-Geräusch relativ selten.
erworben	15. *Akzidentelles Geräusch.*	Von unterschiedlicher, meist nur geringer oder mittelgradiger Lautstärke und kurzer Dauer.	Keine
	16. *Funktionelle Geräusche als Folge eines vergrößerten Schlagvolumens oder einer beschleunigten Blutströmung* (insbesondere bei Anämie, Hyperthyreose, Schwangerschaft).	Von unterschiedlicher, meist nur geringer oder mittelgradiger Lautstärke und wechselnder Geräuschdauer.	Keine

IV Klinische Besonderheiten	V Elektrokardiogramm	VI Röntgenbefund
Meist symptomlos. Dyspnoe, gelegentlich Hämoptysen. Es kann eine Thoraxasymmetrie auffallen. Verkürzung d. Klopfschalls und Abschwächung des Atemgeräusches auf einer Thoraxseite.	In der Regel normal.	Asymmetrie der Lungengefäß- und Hiluszeichnung. Unterschiedliche Strahlendurchlässigkeit bis zur völligen Verschattung einer Seite.
Fast immer Atemnot und deutliche Leistungseinschränkung. Unter Umständen Mischungscyanose an den unteren Gliedmaßen.	Zeichen der Rechtsbelastung u. -schädigung, gelegentlich Veränderungen im Sinne einer Doppelhypertrophie.	Meist Rechtsvergrößerung des Herzens, Prominenz des Pulmonalbogens und verstärkte arterielle Gefäßzeichnung im Bereiche der Lungen.
Im wesentlichen gleicher Befund wie beim offenen Ductus Botalli.	Analog wie V, 9 dieser Tabelle.	Analog wie VI, 9 dieser Tabelle.
Meist symptomenlos, soweit es sich um eine isolierte Anomalie handelt.	Meist unauffällig, soweit es sich um eine isolierte Anomalie handelt.	Normal oder uncharakteristische Verformung des Herzens und der Gefäße. Mitunter allmählich zunehmende Herzvergrößerung.
Mischungscyanose fast stets vorhanden, Atemnot steht im Vordergrund. Häufig Infekte der Atmungswege.	Zeichen einer Doppelhypertrophie (besonders wichtig beim Fehlen einer Pulmonalstenose!) P. dextrokardiale.	Wechselnde Befunde. Herz meist nur mäßig vergrößert.
Cyanose von Geburt an, Entwicklung und Leistungsfähigkeit eingeschränkt. Häufig sehr frühzeitig Herzinsuffizienzzeichen.	Meist Zeichen von Rechtsschädigung und -hypertrophie vorhanden. Atrioventriculäre Blockierungen nicht ungewöhnlich.	Mäßig vergrößertes Herz, häufig Eiform. Mitunter schmales Gefäßband bei Sagittalprojektion und breites Gefäßband bei Seitenansicht. Gelegentlich gestreckter konvexer Verlauf des linken Herzrandes, hochreichend bis zum Sternoclaviculargelenk. Vermehrte Lungengefäßzeichnung.
Symptomenlos bis zum Vollbild einer pulmonalen Stauung. Lungenödem kann zum führenden Symptom werden. Cyanose häufig.	Rechtshypertrophie meist kombiniert mit P dextrokardiale.	Im Gegensatz zur Mitralstenose ist der linke Vorhof nicht immer vergrößert. Lungenstauung vom venösen Typ meist nachweisbar.
Keine	Unauffällig	Meist unauffällig, gelegentlich Prominenz des Pulmonalbogens.
Abhängig von der Ursache.	Abhängig von der Ursache.	Abhängig von der Ursache.

I Diagnose	II Besondere Eigenschaften des Geräusches	III Zusätzliche auskultatorische Phänomene
17. *Erworbene Mitralstenose* (Fälle mit starker pulmonaler Hypertonie).	Typisches Strömungsgeräusch.	Paukender und häufig verspäteter 1. Herzton, Pulmonalklappenschlußton laut, Mitralöffnungston. Proto-, protomeso- oder holodiastolisches Geräusch mit p.m. über der Spitze. Bei Sinusrhythmus häufig präsystolisches Crescendogeräusch.
18. *Erworbene Pulmonalstenose bei metastasierendem Dünndarmcarcinoid.*	Keine	Unter Umständen zusätzlich akustischer Befund eines Tricuspidalklappenfehlers.

(erworben)

Geräuschen liegt keine Klappeninsuffizienz zugrunde. Sie sind überwiegend funktioneller Natur (Tab. 11) und haben meist belanglose Strömungsunebenheiten (im weitesten Sinne) im Bereiche des linken Ventrikels, die während der systolischen Austreibung Anlaß zu turbulenter Strömung geben, zur Ursache. Ihre funktionelle Natur wird nicht selten durch einen auffallenden intraindividuellen Wechsel der Geräuschstärke und -dauer unterstrichen.

e) Geräusche mit atypischer Lokalisation

Unter Geräuschen atypischer Lokalisation verstehen wir Geräusche, deren p. m. außerhalb der normalen Auskultations- bzw. Herzschallregistrierstellen und damit auch außerhalb des normalen präkordialen Projektionsbereichs des Herzens und der vom Herz abgehenden großen Gefäße liegt. Allein diese herzferne Lokalisation des p. m. macht eine direkte kardiale Geräuschursache unwahrscheinlich. Es handelt sich um Geräusche, die auf dem Boden abnormer Gefäßverbindungen und -veränderungen entstehen (Tab. 12), denen allerdings nicht zwangsläufig eine pathologische Bedeutung bzw. relevante hämodynamische Auswirkungen zuzukommen brauchen. Andererseits wird es aber vielfach von den hämodynamischen Gegebenheiten (Druck und Stromstärke) abhängen, ob sich die an der veränderten Gefäßstrecke auftretende turbulente Strömung in Form eines rein systolischen oder eines kontinuierlichen Geräusches offenbart.

Entsprechend ihrer Genese weisen die hier zu nennenden Geräusche stets Crescendo-Decrescendo-Charakter auf. Ihre Lautstärke hängt einmal von den anatomischen Verhältnissen am Entstehungsort, zum anderen von dessen Entfernung von der Brust- bzw. Rückenwand ab. Sie enthalten praktisch stets hohe Frequenzen, sind vom 1. Herzton durch unterschiedliche geräuschfreie Intervalle getrennt, können vor dem 2. Herzton enden, ihn erreichen oder überdauern (in letzterem Falle spricht man von einem kontinuierlichen Geräusch).

II. Diastolische Geräusche
a) Geräusche mit punctum maximum über der Aorta

Diastolische Geräusche, die ihr p. m. am oberen rechten Sternalrand haben (Tab. 13), treten praktisch ausnahmslos als Sofortgeräusche im unmittelbaren Anschluß an den 2. Herzton auf, der allerdings mitunter von sehr geringer Intensität sein kann. Die Geräusche besitzen Decrescendo-Charakter und können sich

IV Klinische Besonderheiten	V Elektrokardiogramm	VI Röntgenbefund
Mitralgesicht, Atemnot; Hämoptysen in der Vorgeschichte. Nicht selten Symptome einer Rechtsinsuffizienz.	Mehr oder weniger ausgeprägter Rechtstyp mit den Zeichen der Rechtsschädigung und Rechtshypertrophie. P. cardiale oder sinistrocardiale. Nicht selten absolute Arrhythmie b. Vorhofflattern oder -flimmern.	Mitrale Konfiguration mit Vergrößerung des linken Vorhofes und deutliche Vergrößerung der Art. pulm. Arterieller Stauungstyp im kleinen Kreislauf.
Marmorierte Cyanose nicht selten, Teleangiektasien. Durchfälle, asthmatische Erscheinungen nicht ungewöhnlich.	Zeichen der Rechtsschädigung möglich, gelegentlich P dextrocardiale.	Verbreiterung im Bereich des rechten Herzschattens. Vergrößerung der Ausflußbahn bzw. im Bereich des linken oberen Herzrandes.

mehr oder minder lang in die Diastole erstrecken. Meist setzen sie sich vorwiegend aus hohen Frequenzen geringerer Amplitude zusammen. Nicht selten sind sie auskultatorisch besser zu erfassen als phonokardiographisch. Das Geräusch verdankt seine Existenz einem diastolischen Leck zwischen Aorta und linkem Ventrikel, ist also der akustische Ausdruck einer Aorteninsuffizienz. In der Regel kann neben dem diastolischen Geräusch ein nicht selten lauteres und insbesondere vom Ungeübten leichter wahrnehmbares systolisches Geräusch festgestellt werden. Systolisches und diastolisches Geräusch formen ein Zweitakt-, vereinen sich aber praktisch niemals zu einem echten kontinuierlichen Geräusch.

b) Geräusche mit punctum maximum über der Art. pulmonalis

Diastolische Geräusche mit p. m. über der Art. pulmonalis zeigen in der Regel eine relative oder echte Pulmonalklappeninsuffizienz an (Tab. 14). Wesentlich seltener handelt es sich um „pulmonalklappenfremde" Geräusche, deren Ursprung in der Nähe oder Nachbarschaft der Pulmonalklappen liegt, und deren p. m. sich lediglich auf die Pulmonalregion projiziert (z. B. offener Ductus Botalli mit atypischem Geräusch, Aorteninsuffizienz).

Das Pulmonalinsuffizienzgeräusch — Graham-Steell-Geräusch — beginnt als typisches Regurgitationsgeräusch sofort nach dem 2. Herzton, ist meist rauh, mitunter gießend, fast regelmäßig aber nur von kurzer Dauer. Längere oder gar holodiastolische Geräusche müssen als extreme Ausnahme bezeichnet werden und Zweifel an der Richtigkeit der Diagnose wachrufen.

In der großen Mehrzahl der Fälle sind Graham-Steellsche Geräusche Folge einer relativen Pulmonalinsuffizienz, für die pathogenetisch vorwiegend eine Drucksteigerung im kleinen Kreislauf, seltener eine Volumenüberlastung bedeutsam ist. Organische Klappenveränderungen als Ursache einer Pulmonalinsuffizienz werden nur gelegentlich gefunden.

c) Geräusche mit punctum maximum über Herzmitte

Eine Klassifizierung diastolischer Geräusche mit p. m. über Herzmitte fällt schwer und ist ohne Zwang nicht möglich. Während sich basale und apikale Diastolika allein schon auf Grund ihrer Beziehungen zum zweiten Herzton trennen und ordnen lassen, scheitert ein solcher Versuch bei diastolischen Geräuschen über der Herzmitte. An diesem Schnittpunkt des Ausstrahlungs- und Projektionsbereiches apikaler, basaler und tricuspidaler Geräusche geht jegliche

Tabelle 10.

	I Diagnose	II Besondere Eigenschaften des Geräusches	III Zusätzliche auskultatorische Phänomene
angeboren	1. *Fallotsche Kombinationsformen* (mit infundibulärer Stenose).	Geräusch kann sowohl Spindel-, als auch überwiegende Decrescendo- oder Bandform aufweisen. Seine Lautstärke ist allgemein imponierender als seine zeitlichen Beziehungen.	Deutliche Spaltung des 2. Herztons im allgemeinen nur bei leichteren Fällen. In schweren Fällen aortaler ejection click häufig. Vorhofton seltener als bei Pulmonalstenose mit intaktem Ventrikelseptum.
	2. *Angeborene subaortale Stenose*	Mehr oder minder ideale Spindelform.	Aortaler ejection click möglich, 1. u. 2. Herzton meist ohne Besonderheiten. Diastolisches Sofortgeräusch mit p.m. über der Aorta oder dem Erbschen Punkt nicht ungewöhnlich. Zusätzlich apikale Geräusche einer relativen Mitralinsuffizienz oder relativen Mitralstenose möglich.
	3. *Infundibuläre isolierte Pulmonalstenose.*	Mehr oder minder ideale Spindelform.	In Abhängigkeit von der Schwere Zunahme des Spaltungsintervalls des 2. Herztones mit Intensitätsabschwächung des Pulmonalklappenschlußtones. Pulmonaler ejection click kann vorhanden sein, Vorhofton nicht selten.
	4. *Ventrikelseptumdefekt.*	Sehr lautes und hochfrequentes, überwiegend bandförmiges Geräusch. Mitunter auch gequetschte Spindelform. 1. und 2. Herzton meist, zumindest im Bereich des p.m. des Geräusches, nicht abgrenzbar.	Meist keine zusätzlichen Besonderheiten, mitunter 2. Ton über der Pulmonalis akzentuiert. Selten Graham-Steell-Geräusche, dann aber systolisches Geräusch fast stets atypisch.
	5. *Angeborene valvuläre Aortenstenose* (insbesondere bei jüngeren Kindern).	Siehe II, 2 dieser Tabelle.	Siehe III, 2 dieser Tabelle.
	6. *Tricuspidalatresie.*	Meist Defektcharakter.	2. Herzton über der Basis meist laut, ejection click möglich. Zusätzlich apikales Intervalldiastolicum vorhanden.
	7. *Angeborene Tricuspidalinsuffizienz.*	Typisches Tricuspidalinsuffizienzgeräusch mit positivem Rivero-Carvalloschen Zeichen und Ausstrahlung des Geräusches vor allem nach rechts.	Keine.

IV Klinische Besonderheiten	V Elektrokardiogramm	VI Röntgenbefund
Entwicklung fast stets gehemmt. Leistungsvermögen in Abhängigkeit von der Schwere eingeschränkt. Mischungscyanose mit Trommelschlegelfingern und -zehen. Besonders in der Kindheit häufig Hockstellung. Mitunter hypoxämische Anfälle.	Rechtstyp mit wechselnden Zeichen einer Rechtshypertrophie und -schädigung.	Vielgestaltige und insgesamt wenig einheitliche Bilder. Vergrößerung des rechten Herzens ohne Dilatation der Art. pulmonalis relativ häufig. Lungengefäßzeichnung herabgesetzt. Herzspitze mitunter angehoben Bei einem Teil der Fälle hohe Rechtslage der Aorta.
Häufig lange Zeit ohne besondere subjektive Beschwerden, später Atemnot, Schwindel, stenokardische Beschwerden. Blutdruck in der Regel normal oder niedrig mit kleiner Amplitude.	Meist, aber nicht regelmäßig Linkstyp. In Abhängigkeit von der Schwere Diskordanz von T mit konvexer Senkung der ST-Strecke. Besonders in den präkordialen Ableitungen Zeichen der Linkshypertrophie.	Im Zustand der Kompensation meist keine wesentliche Herzvergrößerung. Herzspitze häufig etwas angehoben. Später Verbreiterung des linken Ventrikels. Eine poststenotische Erweiterung soll nur ausnahmsweise vorkommen.
In Abhängigkeit von der Schwere der Stenose Beschwerdefreiheit bis stärkere Beeinträchtigung, insbesondere in Form von Atemnot und Leistungsunfähigkeit. Periphere Cyanose bei schwereren Fällen nicht ungewöhnlich.	In Abhängigkeit von der Schwere der Stenose unauffällig bis Rechtstyp mit Zeichen der Rechtsverspätung und -hypertrophie. P dextrocardiale.	Vergrößerung des rechten Herzens. Lungengefäßzeichnungen normal bzw. unauffällig.
Bei kleinem Defekt keine Besonderheiten, bei großem Defekt verzögerte Entwicklung, häufige bronchopulmonale Infektionen, Mischungscyanose in diesen Fällen möglich. Darüber hinaus aber auch pulmonale u. periphere Cyanose. Atemnot, insbesondere bei Belastungen, häufigstes Symptom. Mitunter spontane Besserung des Allgemeinzustandes nach dem 1. Lebensjahr.	Bei kleinem Defekt unauffällig, bei großem Defekt Zeichen der Doppelhypertrophie oder Rechtshypertrophie und -schädigung.	Bei kleinem Defekt unauffällig, bei großem Defekt allseitige Vergrößerung des Herzens. Aorta < Art. pulmonalis.
Siehe IV, 2 dieser Tabelle.	Siehe V, 2 dieser Tabelle.	Siehe VI, 2 dieser Tabelle.
Meist deutlich unterentwickelt, Leistungsvermögen eingeschränkt. Mischungscyanose von Geburt an. Deutliche Dyspnoe.	Linkstyp mit P dextrocardiale.	Häufig steil abfallender rechter Herzrand. Meist verminderte Lungendurchblutung. Linksverbreiterung möglich.
Symptomatik wie bei der erworbenen Tricuspidalinsuffizienz. Periphere Cyanose nicht selten, bei schweren Formen Trommelschlegelfinger möglich. Halsvenenstauungen mit verstärkten Pulsationen.	Zeichen einer rechtsseitigen Schädigung fast regelmäßig. Häufig Vorhofflattern oder -flimmern bzw. Vorhofleitungsstörungen.	Herz meist beidseits, besonders nach rechts verbreitert.

I Diagnose	II Besondere Eigenschaften des Geräusches	III Zusätzliche auskultatorische Phänomene
8. *Ebstein-Syndrom.*	Geräusch nicht selten durch klickartige Schallerscheinungen eingeleitet. Rivero-Carvalloschesches Zeichen meist positiv.	Galopprhythmen ungemein häufig. Diastolisches Intervallgeräusch, an gleicher Stelle oder mehr zur Spitze verlagert, nicht ungewöhnlich. Auch dieses Geräusch nimmt während des Inspiriums häufig an Lautstärke zu. Gelegentlich perikardiale Reibegeräusche.
9. *Vorhofseptumdefekt.*	Entweder Spindelform (pulmonales Strömungsgeräusch mit etwas tiefem p.m.) oder Geräusch einer relativen Tricuspidalinsuffizienz mit häufig positivem Rivero-Carvalloschen Zeichen.	Verbreiterte und fixierte Spaltung des 2. Herztons mit Intensitätszunahme des Pulmonalklappenschlußtons. Pulmonaler ejection click nicht ungewöhnlich. Bei großem Shunt diastolische Intervallgeräusche einer relativen Tricuspidalstenose möglich.
10. *Canalis atrioventricularis communis.*	Systolisches Decrescendogeräusch einer Tricuspidalinsuffizienz.	Zusätzlich Mitralinsuffizienzgeräusch und 3. Herzton über der Spitze häufig. Darüber hinaus s. III, 9 dieser Tabelle.
11. *Aneurysma des Sinus Valsalvae* (nicht perforiert, mit Verziehung oder Deformierung der Tricuspidalklappen).	Tricuspidalinsuffizienzgeräusch.	Meist zusätzliche systolische Geräusche, gelegentlich diastolisches Sofortgeräusch über der Basis vorhanden.
12. *Coronare arteriovenöse Fistel.*	Uncharakteristisch.	Fast stets zusätzliches diastolisches Geräusch, das sich mit dem systolischen Geräusch entweder zu einem Zweitakt- oder einem kontinuierlichen Geräusch verbindet. Über der Arteria pulmonalis 2. Herzton meist akzentuiert.
13. *Cor triatriatum.*	Entweder pulmonales Strömungsgeräusch mit relativ tiefem p.m. oder Geräusch einer relativen Tricuspidalinsuffizienz.	1. Herzton nicht paukend, 2. Ton über der Pulmonalis akzentuiert. Weite Spaltung des 2. Herztons möglich. Mitralöffnungston fehlt. In der Minderzahl der Fälle außerdem apikales Intervalldiastolicum. Auch Graham-Steell-Geräusch selten.
14. *Transposition der großen Gefäße.*	Keine Besonderheiten, beim Vorhandensein eines av.Blocks nicht selten von Schlag zu Schlag wechselnd.	Mitunter Spaltung des 2. Herztons an ungewöhnlicher Stelle. Graham-Steell-Geräusch möglich.

IV Klinische Besonderheiten	V Elektrokardiogramm	VI Röntgenbefund
Leistungsvermögen mehr oder weniger eingeschränkt. Abrupte Verschlimmerungen nicht ungewöhnlich. Mischungscyanose fakultativ. Dyspnoe.	Atypische Schenkelblockbilder, in der Regel bewirkt durch eine in Ableitung III stets positive träge P-ähnliche Schwankung (P') am Ende oder im Anschluß an QRS. Mitunter WPW-Syndrom.	Allseitig vergrößerte Herzen von Kugel- oder Beutelform mit schmalem Gefäßstiel. Lungenfelder meist hell.
In Abhängigkeit von der Schwere Entwicklungshemmung, Atemnot, Beklemmung und Druckgefühl in der Herzgegend. Anfälle von paroxysmaler Tachykardie nicht ungewöhnlich. Voussure häufig, Mischungscyanose nur bei Shuntumkehr. Periphere Cyanose bei großem Shuntvolumen nicht ungewöhnlich.	Kompletter oder inkompletter Rechtsschenkelblock mit rechtstypischem QRS in den Gliedmaßenableitungen. Zusätzliche Schädigungszeichen möglich. Gelegentlich Rhythmusstörungen.	In Abhängigkeit von der Schwere Vergrößerung des re. Ventrikels, dadurch Verbreiterung des Herzens nach links. Prominenz des Pulmonalbogens mit Verstrichensein der Herztaille. Verstärkte pulmonale Gefäßfüllung und -pulsation.
Cyanose häufig. Entwicklungshemmung, Atemnot, häufig bronchopulmonale Infektionen. Rasches Auftreten von Herzinsuffizienzsymptomen.	Inkompletter oder kompletter Rechtsschenkelblock mit linkstypischem QRS in den Gliedmaßenableitungen. Schädigungszeichen nicht ungewöhnlich.	Veränderungen ähnlich wie beim Vorhofseptumdefekt (s. VI, 9 dieser Tabelle), Aorta aber meist von normaler Breite.
Meist symptomlos soweit es sich um eine isolierte Anomalie handelt. Die durch die Verziehung der Tricuspidalklappe entstehende Insuffizienz ist hämodynamisch fast stets bedeutungslos.	Meist unauffällig (soweit es sich um eine isolierte Anomalie handelt).	Meist unauffällig, allmähliche Zunahme der Herzgröße wird mitunter beobachtet.
Symptomlos oder Symptome einer latenten oder manifesten Herzinsuffizienz.	Uncharakteristisch.	In Abhängigkeit vom Shuntvolumen Vergrößerung des Herzens. Bei Mündung der Fistel in das rechte Herz Vorwölbung des Pulmonalbogens und verstärkte Lungenzeichnung nicht ungewöhnlich.
Symptomlos bis Vollbild einer pulmonalen Stauung. Das Lungenödem kann zum führenden Symptom werden.	Rechtshypertrophiezeichen, meist kombiniert mit einem P dextrocardiale.	Im Gegensatz zur Mitralstenose ist der linke Vorhof nicht immer vergrößert. Lungenstauung vom venösen Typ meist nachweisbar.
Cyanose von Geburt an. Entwicklung und Leistungsfähigkeit eingeschränkt. Häufig sehr frühzeitig Herzinsuffizienzzeichen.	Meist Zeichen von Rechtsverspätung und -hypertrophie vorhanden. Av-Blockierung nicht ungewöhnlich.	Mäßig vergrößert, häufig Eiform. Mitunter schmales Gefäßband bei Sagittalprojektion, breites Gefäßband bei Seitenansicht. Gelegentlich gestreckter konvexer Verlauf des linken Herzrandes, hochziehend bis z. Sternoclaviculargelenk. Vermehrte Lungengefäßzeichnung.

	I Diagnose	II Besondere Eigenschaften des Geräusches	III Zusätzliche auskultatorische Phänomene
angeboren	15. *Truncus arteriosus communis.*	Meist, zumindest angedeutete Spindelform, vom 1. und 2. Herzton abgrenzbar. Weite Ausstrahlung nicht selten.	2. Herzton stets singulär, ejection click meist vorhanden. Diastolisches Sofortgeräusch oder kontinuierliches Geräusch kann nachweisbar sein.
	16. *Falscher Abgang einer Kranzarterie* (mit sekundärer subaortaler muskulärer Stenose).	Geräusch ähnlich wie unter II, 2 dieser Tabelle.	Siehe III, 2 dieser Tabelle.
	17. *Totale Unterbrechung des Aortenbogens.*	Uncharakteristisch oder Strömungsgeräusch.	Pulmonaler ejection click häufig, zusätzliche apikale (systolisch und/oder diastolisch) Geräusche mehr oder minder regelmäßig.
	18. *Aortenatresie.*	Tricuspidalinsuffizienzgeräusch	Mitunter Geräusch einer relativen Tricuspidalstenose vorhanden. Pulmonaler ejection click nicht selten. 2. Herzton stets singulär.
	19. *Herzwanddivertikel.*	Meist uncharakteristisch.	Gelegentlich kurzes protodiastolisches Geräusch unterschiedlicher Lokalisation.
erworben	20. *Akzidentelles Geräusch*	Von unterschiedlicher, meist geringer Lautstärke und kurzer Dauer.	Keine.
	21. *Funktionelle Geräusche als Folge einer vergrößerten oder beschleunigten Blutströmung* (z. B. bei Anämie, Hyperthyreose, Schwangerschaft und totalem a.v.-Block).	Unterschiedlich.	Mitunter akzentuierter zweiter Aortenton.
	22. *Funktionelles Geräusch bei Myocarditis.*	Wechselnd in Lautstärke, Form und Dauer.	Nicht selten 3. Herzton zusätzlich vorhanden. 1. u. 2. Herzton können abgeschwächt sein.
	23. *Endokardsklerose.*	Meist mehr spindelförmig, vom 1. und 2. Herzton abgesetzt, mitunter musikalisch.	2. Ton über der Aorta meist akzentuiert.

IV Klinische Besonderheiten	V Elektrokardiogramm	VI Röntgenbefund
Mischungscyanose obligat, allgemeine Entwicklung gestört. Dyspnoe und Leistungseinschränkung wechselnden Ausmaßes.	Uneinheitliche Bilder. Nicht selten Veränderungen im Sinne einer Doppelhypertrophie.	Stark wechselnd. Gefäßband mitunter breit. Insgesamt keine charakteristischen Veränderungen.
Im Vordergrund stehen bronchopulmonale Infekte und Herzinsuffizienzsymptome. Stenokardische Beschwerden häufig. Nicht selten auffallend ängstlicher Gesichtsausdruck.	ST- und T-Veränderungen bis zu Infarktbildern.	Verbreiterung des Herzens, besonders nach links.
Stets sehr schweres Krankheitsbild. Herzinsuffizienzsymptome überwiegen. Das Krankheitsbild führt fast stets sehr rasch zum Tod.	Zeichen der Rechtsbelastung und -hypertrophie und -schädigung.	Vergrößerte, aber nicht charakteristisch veränderte Herzen. Vermehrte Lungengefäßzeichnung.
Immer sehr schweres Krankheitsbild. Mischungscyanose. Das Erscheinungsbild wird meist durch Symptome der Herzinsuffizienz beherrscht.	Zeichen der Rechtsbelastung, -schädigung und -hypertrophie.	Markante, aber uncharakteristische Herzvergrößerung.
Vorwölbung an der Körperoberfläche mit herzsynchroner Pulsation. Mitunter ist lediglich ein verbreiterter Spitzenstoß nachweisbar.	Meist unauffällig.	Umschriebene Vorwölbung im Bereiche des Herzschattens.
Keine.	Unauffällig.	Meist unauffällig, gelegentlich Prominenz des Pulmonalbogens.
Je nach der Grundkrankheit.	Je nach der Grundkrankheit.	Je nach der Grundkrankheit.
Allgemeine Abgeschlagenheit, Atemnot, Symptome einer Herzinsuffizienz können vorhanden sein, Blässe, periphere Cyanose, mitunter plötzliches Erbrechen, substernales Druckgefühl. Meist kleiner Puls und niedriger systolischer Blutdruck bei verminderter Blutdruckamplitude.	Wechselnd, ST- und T-Veränderungen meist vorhanden. Nicht selten Reizbildungs- und -leitungsstörungen.	Vergrößerung des Herzens.
Allgemeine Zeichen einer Arteriosklerose, fast stets ältere Menschen. Hochdruck kann vorhanden sein. Periphere Cyanose möglich.	EKG fast immer pathologisch verändert (T-, ST-Veränderungen und/oder Reizbildungs- und -leitungsstörungen).	Herz normal bis linksvergrößert, Aorta meist elongiert, Kalksichel im Aortenknopf bei einem Teil der Fälle nachweisbar.

I Diagnose	II Besondere Eigenschaften des Geräusches	III Zusätzliche auskultatorische Phänomene
24. *Erworbene Tricuspidalinsuffizienz* (echte oder relative Klappeninsuffizienz).	Tricuspidalinsuffizienzgeräusch	Praktisch stets zusätzliche Klappenfehler vorhanden, deren akustische Phänomene das Schallbild komplettieren oder im Vordergrund stehen.
25. *Obstruktive Myokardiopathie* (Erworbene subaortale muskuläre Stenose).	Siehe II, 2 dieser Tabelle.	Aortaler ejection click möglich. Häufig Galopprhythmen, insbesondere in Form eines protodiastolischen Galopps. 1. u. 2. Herzton mitunter leise.

← erworben →

Uniformität verloren. Wir stehen nicht mehr einer bestimmten diastolischen Geräuschform, sondern einer bunten Palette von Möglichkeiten gegenüber, die vom typischen Intervallgeräusch über das Sofortgeräusch, das systolisch-diastolische Zweitaktgeräusch bis zum diastolischen Geräusch als Komponente eines echten oder vorgetäuschten kontinuierlichen Geräusches reicht (Tab. 15).

d) Geräusche mit punctum maximum über der Spitze

Diastolische Geräusche mit größter Lautstärke über der Spitzenregion und/oder unmittelbar lateral oder medial davon, also nicht von der Basis oder Herzmitte zur Spitze fortgeleitete Geräusche, weisen im Gegensatz zu den Basisdiastolika als besonderes Kennzeichen ein fast immer deutliches und verschieden langes freies Intervall zum 2. Herzton auf. Sie beginnen frühestens mit der raschen Füllungsphase des Ventrikels. Die nach dem Semilunarklappenschluß einsetzende Erschlaffungsphase bleibt vom Geräusch ausgespart. Mitunter beginnen die Geräusche gar erst mit der Vorhofkontraktion. Wir haben es demzufolge mit proto- und protomesodiastolischen Intervallgeräuschen und mit präsystolischen, meist Crescendoform aufweisenden Geräuschen zu tun. Mitunter gehen beide Typen ineinander über und formen ein holodiastolisches Geräusch, das sich phonokardiographisch entweder in Band- oder Spulenform darstellt.

Während sich das proto- und protomesodiastolische Geräusch in der Regel aus relativ niederen Frequenzen zusammensetzt, was den meist dumpfen, rumpelnden Klang bei der Auskultation erklärt, sind dem Präsystolicum fast stets höherfrequente Schwingungen eigen. Die Geräusche besitzen nur gelegentlich eine wesentliche Ausstrahlung, meist sind sie nur auf kleinem Raum an umschriebener Stelle wahrnehmbar. Am ehesten kann noch eine Ausbreitung in Richtung Axillarlinie, Axilla und Herzmitte festgestellt werden. Mitunter lassen sich apikale Intervalldiastolika durch Linksseitenlage oder motorische Belastung provozieren.

Die apikalen Intervalldiastolika sind entweder Ausdruck einer organischen Mitralstenose oder ein mitrales Durchflußgeräusch im Sinne einer relativen Mitralstenose bei vergrößertem Durchflußvolumen oder linksventrikulärer Drucksteigerung (Tab. 16). In seltenen Fällen kann als Folge einer Linksrotation des

IV Klinische Besonderheiten	V Elektrokardiogramm	VI Röntgenbefund
Deutliche Venenfüllung, die, insbesondere, wenn Sinusrhythmus besteht, einen deutlichen systolischen Reflux erkennen läßt. Expansive Leberpulsation. Gemessen an der Schwere des Krankheitsbildes häufig relativ geringe Atemnot. Die Patienten können meist ziemlich flach im Bett liegen.	EKG-Bild nicht zuletzt von den zusätzlichen Klappenfehlern abhängig.	Herzvergrößerung, hervorgerufen durch die zusätzlichen Klappenfehler. Auf eine Tricuspidalinsuffizienz weist eine stärkere Vergrößerung des Herzens nach rechts.
Im Vordergrund stehen Atemnot, eingeschränkte Leistungsfähigkeit, nicht selten Lungenödem oder Asthma cardiale. Symptome einer Rechtsinsuffizienz können sich hinzugesellen. Stenokardische Beschwerden nicht ungewöhnlich.	Praktisch stets deutliche pathologische Veränderungen, insbesondere auch der Reizleitung. Nicht selten Zeichen der Linkshypertrophie.	Herz mehr oder weniger deutlich nach links vergrößert. Zeichen einer Lungenstauung können vorhanden sein.

Herzens mit Linksverlagerung der rechten Atrioventrikularklappenebene und des rechten Ventrikels auch einmal das Geräusch einer Tricuspidalstenose sein Maximum im Spitzenbereich haben. Derartige Geräusche pflegen nicht zur Axillarlinie hin auszustrahlen. Geräusche einer relativen Mitralstenose sind fast stets nur von kurzer Dauer und beschränken sich auf die protodiastolische rasche Füllungsphase. Zusätzliche oder alleinige präsystolische Geräusche kommen jedoch vor. Geräusche längerer Dauer sind stets im höchsten Maße auf organische Klappenveränderungen verdächtig.

III. Kontinuierliche Geräusche

Nachdem die besonderen Merkmale des echten kontinuierlichen Geräusches und seine Abgrenzung gegenüber dem pseudokontinuierlichen bzw. systolisch-diastolischen Zweitaktgeräusch bereits auf S. 189 dargelegt und erläutert worden sind, kann hier auf propädeutische Erörterungen verzichtet werden.

Kontinuierliche Geräusche stellen durch ihre systolisch-diastolische Ausdehnung einen derart eindrucksvollen akustischen Befund dar, daß sie selbst dem Ungeübten zumindest als etwas Besonderes auffallen. Fehldiagnosen beruhen fast nie darauf, daß ein kontinuierliches Geräusch nicht als solches erkannt wurde, sondern daß auf Grund bestimmter, vor allem röntgenologischer Kriterien, eine Anomalie angenommen wird, der akustisch ein kontinuierliches Geräusch zugeordnet zu sein pflegt. Ohne Einschränkung kann gesagt werden, daß eine solche Diagnose immer falsch ist, wenn neben den besonderen Befunden nicht auch ein kontinuierliches Geräusch gehört bzw. registriert wird. Nicht der Röntgen- oder irgendein anderer Befund, sondern allein das kontinuierliche Geräusch wird in diesen Fällen zum Leitsymptom. Dem kontinuierlichen Geräusch kommt wie kaum einem anderen akustischen Befund entscheidende diagnostische Bedeutung zu.

Wenn auch in der überwiegenden Mehrzahl der Fälle einem kontinuierlichen Geräusch ein offener Ductus Botalli zugrunde liegt ($> 90\%$), so gibt es doch eine nicht einmal kleine Zahl anderer Möglichkeiten, deren differentialdiagnostische Abgrenzung besonders bei atypischer Lokalisation des p. m. des Geräusches und bei ungewöhnlicher Verlagerung des Geräuschmaximums in die Systole oder Diastole in Erwägung gezogen werden muß (Tab. 17).

Tabelle 11

I Diagnose	II Besondere Eigenschaften des Geräusches	III Zusätzliche auskultatorische Phänomene
1. *Canalis atrioventricularis communis bzw. Ostium primum-Defekt.*	Typisches Mitralinsuffizienzgeräusch.	Häufig 3. Herzton und weite Spaltung des 2. Herztons. Nahezu regelmäßig zusätzliches systolisches Strömungsgeräusch mit p.m. über der Art. pulm.
2. *Angeborene Mitralinsuffizienz.*	Typisches Mitralinsuffizienzgeräusch.	1. Herzton normal oder abgeschwächt, mit großer Regelmäßigkeit diastolisches apikales Intervallgeräusch. Selten auch präsystolisches Geräusch. 3. Herzton kann vorhanden sein.
3. *Angeborene Mitralstenose.*	Fortleitung häufig mehr in Richtung Basis als nach lateral. Das Geräusch zeigt Decrescendo- oder Spindelform. Häufig nur protomesosystolische Ausdehnung.	1. Herzton meist laut, häufig paukend oder dröhnend, 2. Ton über der Pulmonalis oft akzentuiert. Mitralöffnungston kann vorhanden sein. Apikales diastolisches Intervallgeräusch.
4. *Cor triatriatum.*	Unterschiedlich in Intensität, Klangcharakter und Dauer.	1. Herzton nicht paukend, Mitralöffnungston fehlt. Zweiter Pulmonalton akzentuiert, breite Spaltung möglich. In der Minderzahl der Fälle apikales proto- bzw. protomesodiastolisches Geräusch. Gelegentlich Graham-Steell-Geräusch.
5. *Korrigierte Transposition* (mit Mitralklappenmißbildung).	Typisches Mitralinsuffizienzgeräusch.	Zusätzliche basale oder mesokardiale systolische Geräusche können vorhanden sein. Diastolische apikale Intervallgeräusche und basale Sofortgeräusche möglich.
6. *Aneurysma des Sinus Valsalvae* (nicht perforiert mit Verziehung oder Deformierung der Mitralklappe).	Es wird weitgehend das Mitralinsuffizienzgeräusch nachgeahmt.	Meist zusätzliches Basissystolicum vorhanden. Gelegentlich diastolisches Sofortgeräusch über der Basis.
7. *Coronargefäßanomalie.*	Mitralinsuffizienzgeräusch kann weitgehend nachgeahmt werden (relative Mitralinsuffizienz).	Unauffällig.
8. *Isolierte Mündung einer Hohlvene in das linke Herz.*	Meist unscheinbare Geräusche, etwa dem Typ des funktionellen Geräusches entsprechend.	Unauffällig.

angeboren (groups rows 1–8)

IV Klinische Besonderheiten	V Elektrokardiogramm	VI Röntgenbefund
Cyanose häufig, Entwicklungshemmung, Atemnot, wiederholte bronchopulmonale Infekte, rasches Auftreten von Insuffizienzsymptomen.	Inkompletter oder kompletter Rechtsschenkelblock mit linkstypischem QRS in den Gliedmaßen-Ableitungen. Zusätzliche Schädigungszeichen möglich. Gelegentlich Reizbildungs- und -leitungsstörungen.	Veränderungen ähnlich wie beim Vorhofseptumdefekt, Aorta aber meist von normaler Breite.
Cyanose möglich, Müdigkeit, Atemnot, nicht selten stärkere Beeinträchtigung.	Unterschiedlicher EKG-Typ, Zeichen der Linksschädigung möglich, in manchen Fällen aber auch Rechtshypertrophie und -schädigung. Absolute Arrhythmie kann vorhanden sein.	Linksvergrößerung des Herzens einschließlich des linken Vorhofs bei hämodynamisch wirksamen Mitralinsuffizienzen die Regel. Die Lungenzeichnung kann vermehrt sein.
Gleiche Erscheinungen wie bei der erworbenen Mitralstenose. Im Vordergrund stehen Atemnot und Leistungsunfähigkeit. Cyanose wechselnden Grades. Mitralgesicht kann vorhanden sein.	Rechtshypertrophiezeichen in der Regel stärker ausgeprägt als bei der erworbenen Mitralstenose. P cardiale oder sinistrocardiale.	Die Befunde reichen von der typischen mitralen Konfiguration mit Vergrößerung der Ausflußbahn des rechten Ventrikels, des Pulmonalsegmentes und des linken Vorhofs mit Abfall des linken Herzbogens bis zur allgemeinen Kardiomegalie.
Symptomlos bis zum Vollbild einer pulmonalen Stauung. Das Lungenödem kann zum führenden Symptom werden.	Rechtshypertrophie meist kombiniert mit einem P dextrocardiale.	Im Gegensatz zur hämodynamisch bedeutsamen Mitralstenose ist der linke Vorhof nicht immer vergrößert. Lungenstauung vom venösen Typ meist nachweisbar.
Soweit keine zusätzlichen Defekte, Cyanose selten. Die Symptomatik wird in erster Linie durch die zusätzlichen Fehlbildungen bestimmt.	Keine charakteristischen EKG-Veränderungen. Zusätzliche Anomalien prägen in der Regel das EKG-Bild.	Fehlen des Pulmonalbogens wichtig, besonders wenn die sonstige Symptomatik auf Ventrikelseptumdefekt verdächtig ist.
Keine Mischungscyanose, meist symptomlos, soweit es sich um eine isolierte Anomalie handelt.	Meist unauffällig, soweit es sich um eine isolierte Anomalie handelt.	Normal oder uncharakteristisch verändert. Mitunter allmählich zunehmende Herzvergrößerung.
Im Vordergrund stehen bronchopulmonale Infekte und Herzinsuffizienzsymptome. Stenokardische Beschwerden können vorhanden sein. Nicht selten fällt ein eindrucksvoller ängstlicher Gesichtsausdruck auf.	ST- und T-Veränderungen bis zu Infarktbildern.	Verbreiterung des Herzschattens, besonders nach links.
Mischungscyanose kann vorhanden sein.	Wichtig ist die Kombination Linkstypisches EKG + Mischungscyanose. Gegen eine Tricuspidalatresie, die das gleiche Bild hervorrufen kann, spricht in der Regel allein schon die geringe Beeinträchtigung des Patienten.	In der Regel uncharakteristisch.

Tabelle 11

	I Diagnose	II Besondere Eigenschaften des Geräusches	III Zusätzliche auskultatorische Phänomene
	9. *Akzidentelles Geräusch.*	Meist nur leise, wechselnd, auf die 1. Systolenhälfte beschränkt, sowohl Spindel- als auch Decrescendoform möglich.	Keine.
	10. *Funktionelle Geräusche als Folge einer vergrößerten oder beschleunigten Strömung* (z. B. Anämie, Hyperthyreose, av.-Blockierung).	Meist nur leise, wechselnd und auf die 1. Hälfte bzw. auf die ersten beiden Drittel der Systole beschränkt, Klangcharakteristik unauffällig.	Keine Besonderheiten, gewisse Variationen gehen zu Lasten der Grundkrankheit.
	11. *Erworbene Mitralinsuffizienz.*	Typisches Mitralinsuffizienzgeräusch.	1. Herzton normal oder abgeschwächt, 3. Herzton häufig. Gelegentlich kurzes protodiastolisches Einflußgeräusch im Spitzenbereich.
erworben	12. *Endokardsklerose.*	Meist spindelförmig und vom 1. u. 2. Herzton mehr oder weniger deutlich abgesetzt. Mitunter musikalisch.	2. Ton über der Aorta meist akzentuiert.
	13. *Erworbene Mitralstenose.*	Mehr oder minder lautes systolisches Geräusch („Begleitsystolicum") mit meist proto- oder protomesosystol. Ausdehnung. Spindel- oder Decrescendoform.	1. Herzton paukend und häufig verspätet, 2. Ton über der Pulmonalis akzentuiert. Mitralöffnungston. Apikales, vom zweiten Herzton abgesetztes proto-, protomeso- oder holodiastol. Geräusch, präsystolisches Crescendo bei Sinusrhythmus häufig.
	14. *Erworbene und angeborene Aortenstenose.*	Ausnahmsweise können Aortenstenosegeräusche ihr p.m. einmal im Spitzenbereich haben (insbesondere bei Säuglingen und Kleinkindern). In diesen Fällen Spindelform. In anderen Fällen findet sich bei Aortenstenose (schwere Formen) ein relatives Mitralinsuffizienzgeräusch.	Auf aortalen ejection click (fehlt bei Mitralinsuffizienz) u. basale Diastolica achten!
	15. *Erworbene Aorteninsuffizienz.*	Mehr oder weniger typisches Mitralinsuffizienzgeräusch (relative Mitralinsuffizienz).	Basales systolisches Strömungsgeräusch und diastol. Sofortgeräusch hoher Frequenz und unterschiedlicher Lautstärke und Dauer. 2. Herzton über der Basis meist abgeschwächt, aortaler ejection click nicht ungewöhnlich. Gelegentl. Austin-Flint-Geräusch.

IV Klinische Besonderheiten	V Elektrokardiogramm	VI Röntgenbefund
Keine.	Unauffällig.	Meist unauffällig, gelegentlich Prominenz des Pulmonalbogens.
Je nach der Grundkrankheit.	Je nach der Grundkrankheit.	Je nach der Grundkrankheit.
Im Vordergrund steht meist Müdigkeit und Abgeschlagenheit, weiterhin wird über Atemnot geklagt. Bei leichteren Fällen nicht selten völlige Beschwerdefreiheit. Voussure häufig vorhanden. Herzspitzenstoß nach außen und mitunter nach unten verlagert.	In den Anfangsstadien meist linkstypisches Elektrokardiogramm, unter Umständen Zeichen der Linksschädigung, in den Spätstadien überwiegen die Zeichen der Rechtshypertrophie und Rechtsschädigung. Rhythmusstörungen nicht ungewöhnlich (absolute Arrhythmie). In anderen Fällen P cardiale oder P sinistrocardiale.	In den Anfangsstadien Linksvergrößerung des Herzens einschließlich linker Vorhof, in den späteren Stadien Cor bovinum. Pulmonalsegment häufig prominent, insbesondere in den späteren Stadien vermehrte pulmonale Gefäßzeichnung.
Keine Mischungscyanose, allgemeine Zeichen einer Arteriosklerose. Fast immer ältere Menschen. Hochdruck kann vorhanden sein.	EKG fast immer pathologisch verändert (T-, ST-Veränderungen und/oder Reizbildungs- und -leitungsstörungen).	Uncharakteristisch, eine gewisse Linksvergrößerung kann vorhanden sein. Aorta nicht selten elongiert. Kalksichel im Aortenbogen möglich.
Periphere Cyanose nicht selten, Mitralgesicht, insbesondere Dyspnoe bei Belastung, Hämoptysen können in der Anamnese vorhanden sein, auch Angaben über Lungenödeme nicht ungewöhnlich.	Mehr oder weniger ausgeprägter Rechtstyp mit den Zeichen der Rechtsverspätung und Rechtshypertrophie. P cardiale oder sinistrocardiale. Absolute Arrhythmie bei Vorhofflimmern oder -flattern nicht selten.	„Mitrale Konfiguration". Verlängerung der „Herzhöhe" durch Vergrößerung der rechtsventr. Ausflußbahn und des Pulmonalsegmentes. Vergrößerung des linken Vorhofes, der rechts randbildend werden kann. Vermehrte Lungengefäßzeichnung vom venösen oder arteriellen Typ.
Keine Mischungscyanose, häufig lange Zeit auffallende Beschwerdefreiheit, später Atemnot, Schwindel, stenokardische Beschwerden. Blutdruck meist niedrig mit kleiner Amplitude, nicht selten aber uncharakteristisch.	Meist, aber nicht regelmäßig Linkstyp. In Abhängigkeit von der Schwere Diskordanz der T-Zacke mit konvexer ST-Senkung. Besonders in den präkordialen Ableitungen Zeichen der Linkshypertrophie.	Bei reiner Aortenstenose im Zustand der Kompensation meist keine wesentliche Herzvergrößerung, Herzspitze kann angehoben sein. Später Verbreiterung des linken Ventrikels. Die Mitralisation zeigt sich röntg. meist in Form einer Vergrößerung des linken Vorhofes. Die mäßig pulsierende Aorta läßt mitunter eine poststenotische Erweiterung erkennen.
Keine Mischungscyanose, Pulsus celer et altus, deutlicher Ulnarispuls, Capillarpuls, große Blutdruckamplitude bei häufig erhöhtem systol. Druck. Hebender schleudernder Spitzenstoß. Mitunter paraapikale Einziehung der Thoraxwand. Stärkere Schweißneigung in	Meist Linkstyp. Häufig Negativität der Endschwankung bei hohen R-Zacken links präkordial. Linksseitige Schädigungs- und Hypertrophiezeichen nicht selten.	Linksvergrößertes Herz (Schuh- oder Sockenform). Aorta stark pulsierend, häufig vermehrt geschwungen und nicht selten dilatiert. Vergrößerung des linken Vorhofes bei diesen mitralisierten Formen der Aorteninsuffizienz fast die Regel.

Tabelle 11.

I Diagnose	II Besondere Eigenschaften des Geräusches	III Zusätzliche auskultatorische Phänomene
15. *Erworbene Aorteninsuffizienz.*		
16. *Hypertonie.*	Mehr oder weniger typisches Mitralinsuffizienzgeräusch (relative Mitralinsuffizienz).	2. Herzton über der Aorta häufig akzentuiert, aortaler ejection click kann vorhanden sein, systolisches Strömungsgeräusch über der Basis bzw. Herzmitte nicht ungewöhnlich.

(erworben)

Tabelle 12. *Systolische Geräusche*

I Diagnose	II Besondere Lokalisation des Geräusches	III Zusätzliche auskultatorische Phänomene
1. *Aortenisthmusstenose* (typische und atypische Lokalisation).	Rücken oder Abdomen.	Präkordiales systolisches Geräusch wechselnder Lautstärke meist mit basalem p.m. Das atypisch lokalisierte Geräusch unterscheidet sich von den präkordialen Geräuschen sowohl hinsichtlich Klangcharakter als auch Lautstärke und vor allem zeitlicher Projektion in die Kontraktionsphasen des Herzens. 2. Ton über der Aorta gewöhnlich laut, aortaler ejection click nicht ungewöhnlich. Gelegentlich Aorteninsuffizienzgeräusch. Apikale Geräusche einer relativen Mitralinsuffizienz oder Mitralstenose möglich.
2. *Pulmonale arteriovenöse Fistel.*	Über den Lungenfeldern. Schwirren kann an der gleichen Stelle fühlbar sein.	Zumindest die isolierte pulmonale arteriovenöse Fistel pflegt keine weiteren oder gar besonderen akustischen Erscheinungen hervorzurufen.
3. *Pulmonalarterienstenose.*	Über den Lungenfeldern, häufig wenige Zentimeter lateral des linken oder rechten Sternalrandes mit Ausbreitung zur Achsel und zum Rücken, geringere Fortleitung dagegen zum Hals. Schwirren kann am gleichen Ort fühlbar sein.	Zusätzliche Geräusche über dem Herzen nicht ungewöhnlich. Sie gehen meist auf zusätzliche Anomalien, die bei Pulmonalarterienstenose sehr häufig sind, zurück. Bei isolierter Anomalie häufig keine besonderen Symptome. Das klinische Bild wird fast stets durch zusätzliche Anomalien geprägt.

(Fortsetzung)

IV Klinische Besonderheiten	V Elektrokardiogramm	VI Röntgenbefund
Fällen mit relativer Mitralinsuffizienz (schwerere Formen) nicht selten. Symptome abhängig von der Schwere. Bei Fällen mit relativer Mitralinsuffizienz besteht fast stets Atemnot und Leistungseinschränkung. Die Pat. klagen häufig außerdem über Kopfschmerzen, Wallungsgefühle und unangenehme kardiale Sensationen.	Linkstyp, -schädigung, -hypertrophie.	Linksvergrößerung einschließl. linker Vorhof. Im Gegensatz zur Aorteninsuffizienz keine verstärkte Pulsation der mitunter allerdings dilatierten Aorta.

mit atypischer Lokalisation

IV Klinische Besonderheiten	V Elektrokardiogramm	VI Röntgenbefund
Keine Cyanose, es sei denn periphere Cyanose (an den Beinen). Hoher Blutdruck in den oberen, niedriger oder unmeßbarer Blutdruck in den unteren Gliedmaßen. Puls an den Armen und am Hals gut, an den Beinen schlecht oder nicht fühlbar. Subjektiv wird insbesondere über Atemnot und Kopfschmerzen sowie über Herzsensationen geklagt.	Vielfach, besonders während der ersten beiden Lebensdezennien unauffällig. Relativ charakteristisch ist ein linkstypisches EKG mit meist nur geringen Hypertrophiezeichen. Steil- und Rechtstyp (selbst mit Rechtsblock) nicht allzu selten.	Herz normal oder linksbetont, bzw. -vergrößert. Aufsteigende Aorta meist dilatiert, mehrbogige Kontur im Bereiche der oberen Aorta descendens bzw. deren Übergang zum Aortenbogen bei fehlendem Aortenknopf. Rippenusuren.
Leichte bis schwere Cyanose, häufig Teleangiektasien der Haut. Allgemeinbefund meist auffallend wenig beeinträchtigt.	Rechtsbetonung, Zeichen der Rechtsschädigung möglich, dagegen Veränderungen im Sinne einer Rechtshypertrophie ungewöhnlich.	Rundliche Verschattungsbezirke in der Lunge, singulär oder multilokulär.
Bei isolierter Pulmonalarterienstenose uncharakteristisches Röntgenbild. In der Regel sind zusätzlich Anomalien für die Verformung des Herzgefäßschattens verantwortlich.	Rechtstyp und Zeichen der Rechtsbelastung möglich. Meist bestimmen zusätzliche Anomalien Form und Verlauf des EKG.	Bei isolierter Pulmonalarterienstenose uncharakteristisches Röntgenbild. In der Regel sind zusätzl. Anomalien für die Verformung des Herzgefäßschattens verantwortlich.

Tabelle 12.

I Diagnose	II Besondere Lokalisation des Geräusches	III Zusätzliche auskultatorische Phänomene
4. *Pseudokoarktartion der Aorta*.	Rücken.	Zusätzliche Befunde selten. Wenn ein präkordiales Geräusch vorhanden ist, kann es schwer oder unmöglich sein zu entscheiden, ob es sich beim dorsalen Geräusch um ein selbständiges oder um ein fortgeleitetes Geräusch handelt.
5. *Arterielle Geräusche* (z. B. Arteriosklerose, Arteriitis oder funktionelle Genese).	Insbesondere im Bereiche des Halses, der Gliedmaßen, des Leibes und des Kopfes.	Kardiale Geräusche können vorhanden sein oder fehlen. Das arterielle Gefäßgeräusch läßt meist bei Berücksichtigung seiner Lautstärke, Dauer und seines Klangcharakters erkennen, daß es nicht durch Fortleitung vom Herzen entstanden ist.

Tabelle 13. *Diastolische Geräusche*

	I Diagnose	II Besondere Eigenschaften des Geräusches	III Zusätzliche auskultatorische Phänomene
angeboren	1. *Aortenisthmusstenose* (Aorteninsuffizienz relativer Art oder Folge einer Aorta bicuspida).	Wechselnde Lautstärke und Fortleitung.	Systolische Geräusche wechselnder Lokalisation und Lautstärke nahezu regelmäßig. Besonders häufig allein oder in Kombination mit ventralen Geräuschen werden dorsale u. cervicale Systolica nachgewiesen. 2. Herzton in Korrelation zum Blutdruck akzentuiert. Aortaler ejection click nicht selten. 3. oder 4. Herzton seltener. Mitunter über der Spitze zusätzlich systolisches Decrescendogeräusch (relative Mitralinsuffizienz), gelegentlich diastolisches Intervallgeräusch (relative Mitralstenose).
	2. *Angeborene Aortenstenose* (valvuläre, subvalvuläre und supravalvuläre Form).	Nicht selten unscheinbar und auf das erste oder die ersten beiden Drittel der Diastole beschränkt.	Regelmäßig systolisches Spindelgeräusch von meist erheblicher Lautstärke. 1. und 2. Herzton können abgeschwächt sein. Aortaler ejection click nicht selten. Mitunter über der Spitze zusätzliches Geräusch einer relativen Mitralinsuffizienz oder einer relativen Mitralstenose.

Diastolische Geräusche mit p. m. über der Aorta 253

(Fortsetzung)

IV Klinische Besonderheiten	V Elektrokardiogramm	VI Röntgenbefund
Keine. Insbesondere im Gegensatz zur Aortenisthmusstenose keine Blutdruckdifferenzen und Pulsanomalien zwischen oberen und unteren Gliedmaßen. Der Blutdruck kann leicht erhöht sein.	Unauffällig.	Veränderungen im Bereiche des Aortenbogens bzw. des oberen Abschnittes der absteigenden Aorta ähnlich wie bei Aortenisthmusstenose (s. VI, 1 dieser Tabelle). Rippenusuren fehlen genauso wie Herzvergrößerungen.
Das klinische Bild wird von der Art und dem Ausmaß des Prozesses, der für das Geräusch verantwortlich ist, geprägt.	Keine charakteristischen oder hinweisenden Veränderungen.	Keine charakteristischen oder hinweisenden Veränderungen.

mit p.m. über der Aorta

IV Klinische Besonderheiten	V Elektrokardiogramm	VI Röntgenbefund
Keine Mischungscyanose, hoher Blutdruck an der oberen, niedriger oder unmeßbarer Blutdruck an der unteren Körperhälfte. Puls an den Armen und am Hals gut, an den Beinen vermindert oder nicht fühlbar. Nicht allzu selten sind die Pulsationen von Kollateralgefäßen palpabel. Subjektiv klagen die Patienten insbesondere über Atemnot bei Belastung, sowie über Kopfschmerzen.	Vielfach, insbesondere während der ersten beiden Dezennien unauffällig. Relativ charakteristisch ist ein Linkstyp mit meist nur geringfügigen Hypertrophiezeichen. Steil- oder Rechtstyp (u. U. mit Schenkelblock) nicht allzu selten.	Herz normal oder linksbetont bzw. -vergrößert. Aufsteigende Aorta dilatiert. Mehrbogige Kontur im Bereich der oberen Aorta descendens bzw. deren Übergang zum Aortenknopf. Rippenusuren.
Keine Mischungscyanose, periphere Cyanose möglich. Blutdruck sehr häufig uncharakteristisch. Häufig lange Zeit sehr wenige Beschwerden, später Atemnot, Schwindel und stenokardische Erscheinungen. Bei schweren Fällen ausgesprochen hebende Aktion des linken Ventrikels.	Meist, aber nicht regelmäßig Linkstyp im Gliedmaßen-EKG. In Abhängigkeit von der Schwere Diskordanz der T-Zacke mit konvexer Senkung der ST-Strecke. Besonders in den Brustwandabl. Zeichen der Linkshypertrophie.	In Abhängigkeit v. d. Schwere normal bis Linksvergrößerung, insbesondere im Ventrikelbereich. Poststenotische Dilatation der meist nur gering pulsierenden Aorta nicht ungewöhnlich.

Tabelle 13

	I Diagnose	II Besondere Eigenschaften des Geräusches	III Zusätzliche auskultatorische Phänomene
angeboren	3. *Aneurysma des Sinus Valsalvae* (nicht rupturiert).	Wechselnde Lautstärke und Fortleitung, mitunter p.m. mehr nach links verschoben.	Systolisches Geräusch wechselnder Lautstärke, meist nur unscheinbar, laute Geräusche jedoch nicht ungewöhnlich. P. m. etwa an der gleichen Stelle wie beim diastolischen Geräusch. Zusätzlich apikale systolische Geräusche möglich.
	4. *Angeborene Aorteninsuffizienz.*	Typisches Decrescendogeräusch, unter Umständen mit Ausstrahlung nach der Spitze und zum Hals.	Ein systolisches Geräusch fehlt praktisch nie. Es kann (beim gleichzeitigen Vorliegen eines Ventrikelseptumdefekts) Bandform annehmen, gewöhnlich ist es spindelförmig. Aortaler ejection click nicht ungewöhnlich.
erworben	5. *Erworbene Aorteninsuffizienz* (Valvulär: Postendokarditisch; relativ: z.B. luetisch, beim Marfan-Syndrom, hochgradige arteriosklerotische Aortenektasie).	Siehe unter II, 4 dieser Tabelle.	Systolisches Geräusch von Spindelform über der Aorta, vom 1. und 2. Herzton abgesetzt, obligat. 2. Herzton häufig abgeschwächt. Aortaler ejection click nicht ungewöhnlich. Mitunter zusätzlich apikale Geräusche einer relativen Mitralinsuffizienz oder relativen Mitralstenose. Mitunter auch Austin-Flint-Geräusch.
	6. *Erworbene Aortenstenose.* (Für die Unterscheidung zwischen kongenitaler u. erworbener Aortenstenose sind Anamnese und unter Umständen die durch Spezialuntersuchung feststellbaren Lokalisationen der Stenose, sowie das zusätzliche Vorliegen von erworbenen oder angeborenen Vitien von Bedeutung.)	Häufig nur unscheinbar, so daß danach gesucht werden muß. P.m. mitunter über dem Erbschen Punkt.	Siehe unter III, 2 dieser Tab.
	7. *Aneurysma dissecans der Aorta.*	Unterschiedlich, mitunter auffallende Fortleitung entlang des rechten Sternalrandes.	Zusätzl. systol. Geräusch v. Strömungscharakter mit p.m. über der Aorta und rechts parasternal nicht ungewöhnlich.

IV Klinische Besonderheiten	V Elektrokardiogramm	VI Röntgenbefund
Meist keine, soweit es sich um eine isolierte Anomalie handelt.	Meist unauffällig, soweit es sich um eine isolierte Anomalie handelt.	Keine charakteristischen Veränderungen. Herzvergrößerung mäßigen Ausmaßes kann vorhanden sein.
Meist keine Cyanose. Vergrößerte Blutdruckamplitude mit niedrigem diastolischen Wert. Pulsus celer et altus kann vorhanden sein, Capillarpuls, deutlich fühlbarer peripherer Volumenpuls, Verstärkte Aktion des linken Ventrikels häufig nachweisbar.	Meist linkstypisches EKG. Häufig verspätete Negativitätsbewegung bei hohen R-Zacken links präkordial. Linksseitige Schädigung und Hypertrophiezeichen.	Linksvergrößerung des Herzens bis zur ausgesprochenen Schuhform. Die stark pulsierende Aorta ist häufig deutlich dilatiert und vermehrt geschwungen.
Pulsus celer et altus, deutlicher Ulnarispuls, Capillarpuls, peripherer Volumenpuls, Pulsieren der Uvula, selten pulsierendes Nicken des Kopfes (Mussetsches Zeichen). Große Blutdruckamplitude mit meist erhöhtem systolischen Wert. Hebender bis schleudernder nach außen verlagerter Spitzenstoß. Gelegentlich paraapikale systolische Einziehungen.	Siehe unter V, 4 dieser Tabelle.	Siehe unter VI, 4 dieser Tabelle.
Siehe unter IV, 2 dieser Tabelle.	Siehe unter V, 2 dieser Tabelle.	Siehe unter VI, 2 dieser Tabelle.
Meist Schocksymptomatik, beginnt fast stets mit starkem Schmerz, so daß Infarktverdacht besteht. Nicht selten Lähmungserscheinungen im Bereiche der unteren Körperhälfte. Hämaturie häufig. Nahezu ausschließlich werden Hypertoniker jenseits des 40. Lebensjahres betroffen.	Uncharakteristische Veränderungen, Schädigungszeichen jedoch meist vorhanden.	Man suche besonders aufmerksam nach Vorwölbungen oder sich entwickelnden Vorwölbungen im Bereiche des Herz- und Gefäßschattens.

Tabelle 14

	I Diagnose	II Besondere Eigenschaften des Geräusches	III Zusätzliche auskultatorische Phänomene
angeboren	1. *Pulmonalklappenfehlbildung.*	Mitunter von längerer Dauer, nicht selten lauter als Begleitsystolikum. Schwirren kann vorhanden sein.	Fehlende, normale oder verbreiterte Spaltung des zweiten Herztons. Systolikum über der Art. pulmonalis als obligat anzusprechen.
	2. *Ductus Botalli apertus.*	Das Geräusch kann Komponente eines „atypischen" Ductusgeräusches oder Ausdruck einer relativen Pulmonalinsuffizienz bei einem Ductus mit pulmonaler Hypertonie sein. Unterscheidung auf Grund des Geräusches allein nur selten möglich.	Zusätzliches systolisches Geräusch mit meist gleichem p.m. fast immer vorhanden. Besteht eine pulmonale Hypertonie kann der 2. Herzton sehr laut u. akzentuiert sein. Pulmonaler ejection click möglich. Ist ein Vorhofton vorhanden, muß stets an eine pulmonale Hypertonie gedacht werden.
	3. *Aortopulmonale Fistel* (mit pulmonaler Hypertonie).	Meist Zweitaktgeräusch.	Zusätzliches systolisches Geräusch mit p.m. über der Basis fehlt praktisch nie. 2. Ton über der Art. pulmonalis akzentuiert.
	4. *Aneurysma des Sinus Valsalvae* (nicht rupturiert; das Geräusch ist Ausdruck einer Aorteninsuffizienz).	Häufig von längerer Dauer, nicht selten auch rechts oben, bzw. am rechten Sternalrand gut hörbar.	Unscheinbares bis lautes systolisches Geräusch mit p.m. über der Basis, links häufiger als rechts.
	5. *Vorhofseptumdefekt.* (meist mit pulmonaler Hypertonie).	Keine	Fixierte Spaltung des zweiten Herztons, Spaltungsintervall kann bei den hier in Betracht kommenden Fällen eine Verbreiterung vermissen lassen. Pulmonalklappenschlußton laut. Fast stets zusätzliches systolisches Strömungsgeräusch mit gleichem p.m. wie das protodiastolische Sofortgeräusch. Pulmonaler ejection click häufig.
	6. *Canalis atrioventricularis communis.*	Keine.	3. Herzton und Mitralinsuffizienzgeräusch häufig, darüber hinaus s. III, 5 dieser Tabelle.

IV Klinische Besonderheiten	V Elektrokardiogramm	VI Röntgenbefund
Häufig keine nennenswerten subjektiven Erscheinungen. Mitunter ist ein breitflächiges Anschlagen des Herzens an die vordere Brustwand zu fühlen. In der Regel keine Cyanose.	Normal- bis rechtstypisches EKG, Leitungsstörungen kommen vor.	Bei hämodynamischer Relevanz Dilatation des rechten Ventrikels. Auch im Bereich des rechten Vorhofs kann das Herz verbreitert sein.
Ist das Geräusch Ausdruck einer Pulmonalinsuffizienz bei pulmonalem Hochdruck, kann Mischungscyanose im Bereich der unteren Körperhälfte vorhanden sein. Subjektiv in diesen Fällen fast stets Atemnot und Leistungseinschränkung. Handelt es sich um ein „atypisches" Geräusch ohne pulmonalen Hochdruck, fällt meist eine ausgesprochen große Blutdruckamplitude mit positivem Capillarpuls auf. In diesen Fällen ist eine periphere Cyanose nicht ungewöhnlich.	Normal oder Zeichen der Linksüberlastung mit großem R und meist gut positivem T links präkordial. In Fällen mit pulmonaler Hypertonie Zeichen der Rechtsbelastung und Rechtsschädigung.	Herzform unverändert oder Vergrößerung des linken Ventrikels. Bei pulmonaler Hypertonie kann die Linksverbreiterung durch eine Vergrößerung des rechten Ventrikels bedingt sein. Der Pulmonalbogen zeigt deutliche Prominenz.
Mischungscyanose fakultativ, sonst Symptome wie unter IV, 2 dieser Tabelle.	Zeichen der Rechtsbelastung und -schädigung.	Siehe VI, 2 dieser Tabelle.
Meist keine subjektiven Symptome. Objektiv sind in den Fällen eines Sinusaneurysma mit Aorteninsuffizienz die bekannten Blutdruck- und Pulsveränderungen der Aorteninsuffizienz meist vorhanden.	Meist uncharakteristisch.	Herzvergrößerung kann vorhanden sein.
Es kann sowohl eine Mischungscyanose als — häufiger — eine periphere Cyanose vorhanden sein. Meist wird Atemnot, Beklemmung und Druckgefühl in der Herzgegend geklagt. Man frage nach Anfällen von Herzjagen.	Inkompletter oder kompletter Rechtsschenkelblock mit rechtstypischem QRS in den Gliedmaßenableitungen. In den Fällen von Vorhofseptumdefekt mit pulmonaler Hypertonie sind meist Zeichen einer Rechtsschädigung nachweisbar.	Vergrößerung des rechten Ventrikels, dadurch Verbreiterung des Herzens nach links. Prominenz des Pulmonalbogens mit Verstrichensein der Herztaille. Die Herzform kann kugelig deformiert sein. Verstärkte Gefäßfüllung auch bei Fällen mit pulmonaler Hypertonie möglich.
Beschwerden und Symptome ähnlich denen, wie sie unter IV, 5 dieser Tabelle beschrieben.	Inkompletter oder kompletter Rechtsschenkelblock mit linkstypischem QRS in den Gliedmaßenableitungen. Schädigungszeichen nicht selten.	Veränderungen ähnlich, wie unter VI, 5 dieser Tabelle beschrieben.

Tabelle 14

	I Diagnose	II Besondere Eigenschaften des Geräusches	III Zusätzliche auskultatorische Phänomene
angeboren	7. *Ventrikelseptumdefekt* (mit pulmonaler Hypertonie. Denke immer auch an die Möglichkeit eines Ventrikelseptumdefekts mit Aorteninsuffizienz!).	Keine. Das Geräusch kann mit dem systolischen Geräusch ein typisches Zweitaktgeräusch bilden.	Systolisches Geräusch nicht selten „atypisch", also kein lautes und holosystolisches Geräusch ohne nennenswertes Crescendo- oder Decrescendo-. 2. Herzton akzentuiert, Vorhofton kann vorhanden sein. Aortaler ejection click bei Fällen mit Shuntumkehr nicht ungewöhnlich.
	8. *Fallotsche Fehlbildung* (mit zusätzlicher Pulmonalklappenfehlbildung).	Meist nur unscheinbar.	Lautes systolisches Geräusch unterschiedlicher Dauer und Konfiguration, p.m. meist im 3.—4. ICR links parasternal. 2. Herzton in der Regel singulär, aortaler ejection click möglich.
	9. *Tricuspidalatresie* (+ Transposition der großen Gefäße).	Keine.	Nahezu stets zusätzlich systolisches Geräusch unterschiedlicher Lokalisation, Konfiguration, Dauer und Lautstärke.
	10. *Cor triatriatum.*	Keine.	2. Pulmonalton meist akzentuiert, weite Spaltung des zweiten Herztons möglich. Systolisches Geräusch unterschiedlicher Lokalisation, Konfiguration, Dauer und Lautstärke.
	11. *Transposition der großen Gefäße* (+ Eisenmengerreaktion).	Keine.	Mitunter Spaltung des 2. Herztons an ungewohnter Stelle. Systolisches Geräusch unterschiedlicher Lokalisation, Konfiguration, Dauer und Lautstärke.
	12. *Cor triloculare biatriatum und Cor biloculare* (+ Eisenmenger-Reaktion, seltener bei Fällen mit reiner Volumenüberlastung des kleinen Kreislaufs).	Keine.	Ist ein systolisches Geräusch vorhanden, bildet es mit dem diastolischen Geräusch ein Zweitaktgeräusch, mitunter kann sogar ein kontinuierliches Geräusch vorgetäuscht werden. 2. Pulmonalton akzentuiert.
	13. *Totale Unterbrechung d. Aortenbogens* (mit relativer Pulmonalinsuffizienz).	Keine.	Pulmonaler ejection click häufig, regelmäßig systolisches Geräusch von Defekt- oder Spindelcharakter, p.m. wechselnd.
erworben	14. *Relative Pulmonalinsuffizienz bei pulmonaler Hypertonie.* (Mitralklappenfehler, primäre und sekundäre pulmonale Hypertonie).	Keine.	2. Ton über der Arteria pulmonalis akzentuiert. Zusätzliches systolisches Strömungsgeräusch über der Art. pulmonalis nicht ungewöhnlich. Pulmonaler ejection click möglich.

IV Klinische Besonderheiten	V Elektrokardiogramm	VI Röntgenbefund
Mischungscyanose fakultativ, auch pulmonale und periphere Cyanose nicht ungewöhnlich. Atemnot, insbesondere unter Belastungen, häufigstes Symptom. Zunehmende Leistungsunfähigkeit.	Zeichen der Rechtsbelastung u. Rechtsschädigung nicht ungewöhnlich.	Allseitige Vergrößerung des Herzens mit Prominenz des Pulmonalbogens und mehr oder weniger ausgeprägter Verstärkung der pulmonalen Gefäßzeichnung.
Mischungscyanose nahezu obligat. Entwicklung fast stets gehemmt, Leistungsvermögen in Abhängigkeit von der Schwere eingeschränkt. Trommelschlegelfinger, -zehen. Besonders in der Kindheit häufig Hockstellung, mitunter hypoxämische Anfälle.	Rechtstyp mit wechselnden Zeichen einer Rechtshypertrophie.	Vielgestaltige und insgesamt wenig einheitliche Bilder. Vergrößerung des rechten Herzens ohne Dilatation der Art. pulmonalis relativ häufig. Lungengefäßzeichnung herabgesetzt. Herzspitze mitunter angehoben. Bei einem Teil der Fälle findet sich eine hohe Rechtslage der Aorta.
Mischungscyanose obligat. Meist deutlich unterentwickelt. Leistungsvermögen eingeschränkt. Atemnot.	Linkstyp mit P dextrokardiale.	Häufig steil abfallender rechter Herzrand. Linksverbreiterung meist vorhanden.
Von Symptomenlosigkeit bis zum Vollbild einer pulmonalen Stauung. Lungenödem kann zum führenden Symptom werden.	Rechtstyp, häufig Rechtshypertrophiezeichen, P dextrokardiale.	Im Gegensatz zur Mitralstenose mit hämodynamischer Bedeutung ist der linke Vorhof nicht immer vergrößert. Lungenstauung vom venösen Typ meist nachweisbar.
Mischungscyanose. Entwicklung und Leistungsfähigkeit eingeschränkt. Häufig frühzeitig Herzinsuffizienzzeichen.	Kein typisches Bild. Zeichen der Rechtsbelastung und Hypertrophie können vorhanden sein. Atrioventrikuläre Blokkierungen nicht ungewöhnlich.	Mäßig vergrößert, Eiform des Herzens möglich mit unterschiedlicher Gefäßbreite bei Frontal- und Sagittalprojektion. Gelegentlich gestrecktkonvexer Verlauf des linken Herzrandes, hochziehend bis zum Sternoclaviculargelenk.
Mischungscyanose fast stets vorhanden. Atemnot steht im Vordergrund. Häufige Infekte der Atemwege.	Zeichen einer Doppelhypertrophie (besonders wichtig beim Fehlen einer Pulmonalstenose!). P dextrokardiale.	Wechselnde Befunde. Herz meist nur mäßig vergrößert.
Stets sehr schweres Krankheitsbild mit erheblicher Beeinträchtigung der Leistungsfähigkeit. Cyanose meist vorhanden.	Wechselnder, aber praktisch stets pathologischer Befund.	Unterschiedliche Veränderungen, Herz fast stets vergrößert, Lungengefäßzeichnung u. Lungenfüllung vermehrt.
Cyanose nicht selten, hebende Aktion des rechten Ventrikels gewöhnlich deutlich feststellbar. Im Venenpuls, soweit keine absolute Arrhythmie besteht, deutliche a-Welle.	Zeichen der Rechtsbelastung und -schädigung. P dextrokardiale.	Prominenz des Pulmonalbogens und verstärkte pulmonale Gefäßzeichnung vom arteriellen Typ. Herzfigur wechselnd, Vergrößerung des rechten Ventrikels (Ausflußbahn) praktisch stets vorhanden.

Tabelle 14.

I Diagnose	II Besondere Eigenschaften des Geräusches	III Zusätzliche auskultatorische Phänomene
15. *Aorteninsuffizienz.*	Graham-Steell-Geräusch durch Verlagerung des p.m. des Aorteninsuffizienzgeräusches vorgetäuscht. Häufig von längerer Dauer als das Geräusch einer Pulmonalinsuffizienz.	Zusätzliches systolisches Geräusch regelmäßig vorhanden, p.m. dieses Geräusches häufig rechts oben parasternal. Fortleitung in die Halsgefäße. Mitunter zusätzliches apikales Intervalldiastolicum vorhanden, gelegentlich auch relatives Mitralinsuffizienzgeräusch.
16. *Pulmonalinsuffizienz bei metastasierendem Dünndarmcarcinoid.*	Keine.	Begleitsystolikum nahezu regelmäßig, zusätzliche Geräusche eines Tricuspidalfehlers möglich.

(erworben)

Tabelle 15. *Diastolische Geräusche*

I Diagnose	II Besondere Eigenschaften des Geräusches	III Zusätzliche auskultatorische Phänomene
1. *Vorhofseptumdefekt* (mit relativer Tricuspidalstenose bei großem Durchflußvolumen). Gleiches Bild bei isolierter partieller Pulmonalvenentransposition möglich.	Intervallgeräusch mit p.m. über Herzmitte und/oder am linken unteren oder rechten unteren Sternalrand. Intensitätszunahme während des Inspiriums kann vorhanden sein.	Betonter und weitgespaltener 2. Herzton, fixierte Spaltung. Systolisches Strömungsgeräusch über der Art. pulmonalis. Pulmonaler ejection click nicht ungewöhnlich.
2. *Ebstein-Syndrom.*	Proto-, protomesodiastolisch u. präsystolische Geräusche möglich, leise bis mittellaut, kurz. Rivero-Carvallosches Zeichen häufig positiv.	Galopprhythmen häufig. Fast stets außerdem systolisches Geräusch unterschiedlicher Lokalisation, Lautstärke und Dauer, das nicht selten durch eine klickartige Schallerscheinung eingeleitet wird. Auch bei diesem systolischen Geräusch findet sich häufig eine Intensitätszunahme im Inspirium. Gelegentlich perikardiale Reibegeräusche.
3. *Ventrikelseptumdefekt + Aorteninsuffizienz.*	Sofortgeräusch von Decrescendocharakter, das mehr oder minder nahtlos aus einem mit dem 2. Herzton verschmolzenen systolischen Geräusch hervorgeht, p.m. über der Herzmitte oder auch etwas höher. P.m. des diastolischen und systolischen Geräusches können voneinander abweichen.	Zusätzliches systolisches Geräusch von meist typischem Defektcharakter vorhanden.

(angeboren)

(Fortsetzung)

IV Klinische Besonderheiten	V Elektrokardiogramm	VI Röntgenbefund
Keine Mischungscyanose. Wenn die Puls- und Blutdruckanomalien der Aorteninsuffizienz vorhanden sind, fällt die richtige Einordnung des diastolischen Geräusches in der Regel nicht schwer. Schwierigkeiten treten aber dann auf, wenn Blutdruck und Puls normal sind. Mitunter lassen sich die bekannten Puls- und Blutdruckbesonderheiten der Aorteninsuffizienz durch motorische Belastung provozieren.	EKG kann differentialdiagnostisch bedeutsam sein, wenn es die Zeichen der Linksbelastung und -schädigung aufweist. Zu beachten sind insbesondere hohe R-Zacken links präkordial.	Linksbetontes oder -vergrößertes Herz mit deutlich ausgeprägter Herztaille. Keine Pulmonalisprominenz! Aorta häufig dilatiert und mehr oder weniger verstärkt pulsierend.
Subjektiv stehen im Vordergrund Anfallszustände, außerdem häufig Durchfälle oder asthmatische Beschwerden. Flush. Im Urin vermehrte 5-Hydroxyindolessigsäure-Ausscheidung.	Zeichen der Rechtsbelastung und -schädigung möglich.	Meist uncharakteristisch. Rechtsvergrößerungen jedoch möglich.

mit p.m. über Herzmitte

IV Klinische Besonderheiten	V Elektrokardiogramm	VI Röntgenbefund
In Abhängigkeit von der Schwere Entwicklungshemmung, Atemnot, Beklemmung und Druckgefühl über der Brust bzw. in der Herzgegend. Anfälle von paroxysmaler Tachykardie werden relativ häufig beobachtet. Eine Voussure findet sich in diesen Fällen meist. Periphere Cyanose häufig. Leistungsvermögen mehr oder weniger eingeschränkt. Dyspnoe. Mischungscyanose fakultativ. Abrupte Verschlimmerungen nicht ungewöhnlich.	Inkompletter oder kompletter Rechtsschenkelblock mit rechtstypischen QRS in den Gliedmaßenableitungen. Pathologische Veränderungen von ST und T nicht ungewöhnlich. Gelegentlich Rhythmusstörungen. „Atypische" Schenkelblockbilder, in der Regel bewirkt durch eine in Ableitung III stets positive träge P-ähnliche Schwankung (P') am Ende oder im Anschluß von QRS. Mitunter WPW-Syndrom.	In Abhängigkeit v. d. Schwere, Vergrößerung des rechten Ventrikels, dadurch Verbreiterung des Herzens nach links. Das Herz kann sich einer Kugelform nähern. Prominenz des Pulmonalbogens mit Verstrichensein der Herztaille. Verstärkte pulmonale Gefäßfüllung. Allseitig vergrößertes Herz von Kugel- oder Beutelform mit schmalem Gefäßstiel. Lungenfelder meist hell.
Puls- und Blutdruckanomalien der Aorteninsuffizienz können, müssen aber nicht deutlich oder vorhanden sein. Keine Mischungscyanose. Bei größeren Defekten meist Atemnot. Gehäufte bronchopulmonale Infekte nicht ungewöhnlich.	Meist keine oder uncharakteristische Veränderungen. Zeichen der Linksbelastung können vorhanden sein, in gleicher Weise können sich die Zeichen der Rechtshypertrophie und -schädigung finden.	Herz meist allseitig vergrößert. Betonung der Ausflußbahn des rechten Ventrikels, vermehrte pulmonale Gefäßzeichnung. Aortenschatten kleiner als Pulmonalschatten.

Tabelle 15

	I Diagnose	II Besondere Eigenschaften des Geräusches	III Zusätzliche auskalkulatorische Phänomene
angeboren	4. *Kongenitale Tricuspidalstenose und/oder Hypoplasie des rechten Ventrikels.*	Intervalldiastolicum, Rivero-Carvallosches Zeichen meist positiv (soweit kein Vorhofseptumdefekt vorhanden ist). Ausstrahlung nach rechts möglich.	Galopprhythmen häufig (durch Vorhofton oder Tricuspidalöffnungston). Bei zusätzlichen Anomalien fast regelmäßig systolische Geräusche.
	5. *Aneurysma des Sinus Valsalvae* (Ruptur in den rechten Vorhof, dadurch relative Tricuspidalstenose).	Häufig sehr schwer abgrenzbar von der diastolischen Geräuschkomponente des aortokardialen Fistelgeräusches.	Systolisches oder kontinuierliches Geräusch mit p.m. über Herzmitte oder mittlerem bis unterem rechten Sternalrand regelmäßig.
	6. *Coronare arteriovenöse Fistel.*	Als isoliertes Sofortgeräusch extrem selten.	In der Regel systolisch-diastolisches Zweitakt- oder kontinuierliches Geräusch. Der 2. Ton über der Pulmonalis kann akzentuiert sein.
	7. *Truncus arteriosus communis* (relative Tricuspidalstenose).	Intervallgeräusch, Rivero-Carvallosches Zeichen mitunter positiv.	2. Herzton immer singulär, ejection click häufig. Systolisches Geräusch unterschiedlicher Lokalisation, Qualität, Lautstärke und Dauer nahezu regelmäßig nachzuweisen.
	8. *Congenitales Herzwanddivertikel.*	Sofortgeräusch, protodiastol.	Uncharakteristisch, unscheinbares systolisches Geräusch häufig.
erworben	9. *Erworbene Tricuspidalstenose* (fast stets Teilerscheinung eines Mehrklappenvitiums).	Intervalldiastolicum von meist kürzerer Dauer. Präsystolisches Geräusch möglich. Rivero-Carvallosches Zeichen häufig positiv. Ausstrahlung nach rechts.	Für den zusätzlichen Geräuschbefund sind Art und Zahl der zusätzlichen Klappenfehler maßgeblich. Tricuspidalöffnungston kann vorhanden sein.
	10. *Erworbene Mitralstenose.*	Proto-, meso-, protomeso-, holodiastolisches und/oder präsystolisches Geräusch. P.m. dieser Geräusche kann in Ausnahmefällen von der Spitze zur Herzmitte verlagert sein. Ausstrahlung nach links!	Paukender und häufig verspäteter 1. Herzton, 2. Ton über der Pulmonalis laut, Mitralöffnungston meist vorhanden, sein p.m. deckt sich häufig nicht mit dem p.m. des diastolischen Geräusches. Nicht selten pulmonales Strömungsgeräusch. Auch ein apikales Begleitsystolicum kann vorhanden sein.

IV Klinische Besonderheiten	V Elektrokardiogramm	VI Röntgenbefund
Mischungscyanose fakultativ anzutreffen (wenn Vorhofseptumdefekt vorhanden ist). Bedeutsam ist die Kombination von Zeichen einer venösen Einflußstauung mit Symptomen einer Linksherzhypertrophie.	Zeichen der Linksherzbelastung und -hypertrophie, bzw. -schädigung nicht ungewöhnlich, dabei P dextrocardiale und nicht selten Überleitungsstörungen.	Vergrößerung des rechten Vorhofes (besonders bei rechter Schrägstellung) und verminderte Lungengefäßzeichnung.
Zum Zeitpunkt der Ruptur plötzlicher Schmerz, der an einen Myokardinfarkt erinnert. Meist gleichzeitig schwere Schockerscheinungen. Wird das akute Stadium überlebt, kann Atemnot, insbesondere bei Belastung bestehen bleiben, nicht selten vergrößerte Blutdruckamplitude. Der gleiche Befund wird festgestellt, wenn die Ruptur bereits während der Embryonalzeit erfolgte.	Häufig rechtstypisches Bild, nicht selten Störung der Erregungsbildung und -leitung. Bedeutsam: Rechtstyp bei einem Auskultationsbefund, der an eine Aorteninsuffizienz erinnert!	Betonung des Pulmonalbogens. Vermehrte Lungengefäßzeichnung. Aorta bzw. Aortenbogen können auffallend schmal sein.
Symptomlos oder Symptome einer latenten oder manifesten Herzinsuffizienz.	Häufig uncharakteristisch. Zeichen der Rechtsschädigung und -hypertrophie oder Doppelhypertrophie möglich.	In Abhängigkeit vom Shuntvolumen Vergrößerung des Herzens. Der Pulmonalbogen kann vorgewölbt, die Lungenzeichnung verstärkt sein.
Mischungscyanose obligat, allgemeine Entwicklungsstörungen, Dyspnoe und Leistungseinschränkungen wechselnden Ausmaßes.	Uneinheitlich. Zeichen einer Rechts-Links- oder Doppelhypertrophie möglich.	Häufig uncharakteristisch. Erhebliche Variationsbreite. Gefäßschatten mitunter verbreitert.
In manchen Fällen Vorwölbung an der Körperoberfläche mit herzsynchroner Pulsation. Mitunter lediglich verbreiterter Spitzenstoß.	Meist unauffällig.	Umschriebene Vorwölbung im Bereich des Herzschattens.
Keine Mischungscyanose, aber periphere Cyanose möglich. Auffallend geringe Dyspnoe bei deutlichen Zeichen der Stauung vor dem rechten Herzen. Die Patienten können meist flach im Bett liegen. Bei Sinusrhythmus deutliche a-Welle im Venenpuls.	Für das elektrokardiographische Bild sind die zusätzlichen Vitien in der Regel wichtiger als die Tricuspidalstenose. P. dextrocardiale, soweit keine absolute Arrhythmie besteht.	Für das röntgenologische Bild sind die zusätzlichen Vitien in der Regel wichtiger als die Tricuspidalstenose. Ausweitung des rechten Herzbogens.
Pulmonale oder periphere Cyanose nicht ungewöhnlich, Mitralgesicht. Atemnot. Nicht selten werden Hämoptysen u. Lungenödem in der Anamnese angegeben.	Mehr oder weniger ausgeprägter Rechtstyp mit den Zeichen der Rechtsschädigung und Rechtshypertrophie. P cardiale oder P sinistrocardiale. Häufig absolute Arrhythmie bei Vorhofflimmern oder Vorhofflattern.	Mitralkonfiguration des Herzens: Verstrichensein d. Herztaille, Prominenz des Pulmonalbogens bei abfallendem linken Ventrikelbogen, vermehrte Lungengefäßzeichnung, Vergrößerung des linken Vorhofs.

Tabelle 15.

I Diagnose	II Besondere Eigenschaften des Geräusches	III Zusätzliche auskultatorische Phänomene
11. *Aorteninsuffizienz.*	Diastolisches Sofortgeräusch, p.m. am mittleren und unteren linken Sternalrand möglich (meist liegt p.m. jedoch höher: s. Tab. 13).	Systolisches Geräusch von Austreibungscharakter mit p.m. über der Aorta obligat. Aortaler ejection click nicht ungewöhnlich. Mitunter zusätzlich apikales Intervalldiastolicum.
12. *Erworbenes chronisches Herzwandaneurysma.*	In der Regel Sofortgeräusch.	Kein besonderer Befund, systolische Geräusche möglich.

(erworben)

Tabelle 16. *Diastolische Geräusche*

I Diagnose	II Besondere Eigenschaften des Geräusches	III Zusätzliche auskultatorische Phänomene
1. *Kongenitale Mitralstenose.*	Keine.	1. Herzton meist laut, häufig paukend oder dröhnend. 2. Ton über der Pulmonalis meist akzentuiert. Mitralöffnungston kann vorhanden sein. Systolisches Geräusch recht häufig, mitunter dominierende Schallerscheinung (Fortleitung im Gegensatz zum Mitralinsuffizienzgeräusch mehr in Richtung Basis).
2. *Lutembacher-Komplex.*	Die präsystolischen Geräuschanteile in der Regel ohne Crescendo zum 1. Herzton.	1. Herzton paukend oder unauffällig, 2. Ton über der Pulmonalis akzentuiert. Mitralöffnungston etwa in der Hälfte der Fälle vorhanden. Systolisches Strömungsgeräusch über der Art. pulmonalis meist vorhanden, mitunter besteht ein zusätzl. apikales systolisches Decrescendogeräusch.
3. *Ebstein-Syndrom* (das diastolische Geräusch ist tricuspidalen Ursprungs).	Rivero-Carvallosches Zeichen meist positiv. Präsystolisches Geräusch meist Spindel- und nicht Crescendoform.	Häufig Dreier- oder Vierer-Rhythmen. Nahezu regelmäßig systol. Geräusch unterschiedl. Qualität und Dauer mit p.m. über Herzmitte und links parasternal. Rivero-Carvallosches Zeichen positiv. Gelegentlich perikardiales Reiben.
4. *Cor triatriatum.*	In der Minderzahl der Fälle vorhanden (proto- bzw. protomesodiastol.).	1. Herzton nicht paukend, 2. Herzton über Pulmonalis akzentuiert, weite Spaltung möglich, Mitralöffnungston fehlt. Systol. Geräusche unterschiedl. Lokalisation u. Klangfarbe häufig. Gelegentlich diastolisches Geräusch einer Pulmonalinsuffizienz.

(angeboren)

(Fortsetzung)

IV Klinische Besonderheiten	V Elektrokardiogramm	VI Röntgenbefund
Keine Mischungscyanose. Pulsus celer et altus, Capillarpuls, gut tastbarer Ulnarispuls, große Blutdruckamplitude, hebende Aktion des linken Ventrikels. subjektiv klagen die Patienten meist über Atemnot und Herzsensationen.	Mehr oder minder stark ausgeprägter Linkstyp im Gliedmaßen-EKG. Zeichen der Linksbelastung und -hypertrophie, vor allem in den Brustwandableitungen, können vorhanden sein.	In Abhängigkeit v. d. Schwere aortale Konfiguration (Schuh- oder Sockenform), deutlich ausgeprägte Herztaille. Die meist stark pulsierende Aorta kann erweitert und elongiert sein.
Keine Mischungscyanose. Anamnese: Zustand nach Myokardinfarkt.	Restzeichen eines Myokardinfarktes, mitunter Persistenz der ST-Hebung präkordial.	Herz häufig vergrößert. Beweisend ist eine umschriebene Vorwölbung, die mitunter eine paradoxe Pulsation erkennen läßt.

mit p.m. über der Herzspitze

IV Klinische Besonderheiten	V Elektrokardiogramm	VI Röntgenbefund
Gleiche Erscheinungen wie bei der erworbenen Mitralstenose. Im Vordergrund stehen Atemnot und Leistungsunfähigkeit. Fast immer besteht eine leichte Cyanose.	In Abhängigkeit v. d. Schwere Rechtstyp und Zeichen der Rechtsschädigung und Rechtshypertrophie. P. cardiale oder P. sinistrocardiale. Absolute Arrhythmie kann vorliegen.	Die Befunde reichen von der typischen mitralen Konfiguration mit Vergrößerung d. Ausflußbahn des rechten Ventrikels, des Pulmonalsegmentes u. des linken Vorhofes mit Abfall des linken Herzbogens bis zur allgemeinen Kardiomegalie.
Der Befund ähnelt weitgehend dem des Vorhofseptumdefektes. Die subjektiven Erscheinungen sind jedoch im Hinblick auf die objektiv nachweisbaren Veränderungen nicht selten relativ geringfügig oder auffällig „gutartig".	Bild wie beim Vorhofseptumdefekt, als diagnostisch wichtige Veränderungen kommen hinzu: Interatriale Leitungsstörung, Vorhofextrasystolen, Vorhofflimmern, -flattern oder Interferenzdissoziation.	Ähnliche, aber meist stärker ausgeprägte Veränderungen wie beim Vorhofseptumdefekt. Der linke Vorhof ist meist im Gegensatz zur alleinigen Mitralstenose nicht wesentlich vergrößert. Linker Ventrikel und Aorta klein bzw. schmal. Verbreiterung des Pulmonalsegmentes und der Hili kann extreme Ausmaße erreichen.
Leistungsvermögen mehr oder weniger eingeschränkt. Abrupte Verschlimmerung nicht ungewöhnlich. Mischungscyanose fakultativ. Dyspnoe, insbesondere bei körperlicher Belastung.	Atypische Schenkelblockbilder, in der Regel bewirkt durch eine in Ableitung 3 stets positive träge P-ähnliche Schwankung (P') am Ende oder im Anschluß von QRS. Mitunter WPW-Syndrom, normale Elektrokardiogramme sehr selten.	Allseitig vergrößertes Herz von Kugel- oder Beutelform mit schmalem Gefäßstiel. Lungenfelder meist hell.
Symptomenlosigkeit bis zum Vollbild einer pulmonalen Stauung. Das Lungenödem kann zum führenden Symptom werden.	Rechtshypertrophie, meist kombiniert mit P. dextrocardiale.	Im Gegensatz zur Mitralstenose ist der linke Vorhof nicht immer vergrößert. Lungenstauung v. venösen Typ meist nachweisbar.

Tabelle 16

	I Diagnose	II Besondere Eigenschaften des Geräusches	III Zusätzliche auskultatorische Phänomene
angeboren	5. *Tricuspidalstenose und Hypoplasie der rechten Herzkammer* (das diastolische Geräusch ist tricuspidalen Ursprungs).	Rivero-Carvallosches Zeichen positiv, soweit kein Vorhofseptumdefekt vorhanden.	Galopprhythmus häufig (durch Vorhofton oder Tricuspidalöffnungston bedingt). Bei zusätzl. Anomalien systolische Geräusche häufig.
	6. *Tricuspidalatresie* (das Geräusch ist Folge einer relativen Mitralstenose).	Stets nur kurzdauernd, proto- bzw. protomesodiastolisch.	2. Basiston laut, ejection click mitunter vorhanden. Vereinzelt Galopprhythmus. Nahezu regelmäßig systolisches Geräusch großer Lautstärke und hoher Fr., p.m. unterschiedl., meist links parasternal.
	7. *Ductus Botalli* (relative Mitralstenose b. großem Shunt).	Stets nur kurzdauerndes proto- bzw. protomesodiastolisches Geräusch.	3. Herzton und pulmonaler click in diesen Fällen häufig. Kontinuierliches Geräusch mit großer Regelmäßigkeit nachweisbar.
	8. *Ventrikelseptumdefekt* (relative Mitralstenose bei großem Shunt).	Meist durch einen 3. Herzton eingeleitet.	Ein 3. Herzton wird in diesen Fällen fast regelmäßig gefunden, meist lautes und holosyst. Geräusch mit p.m. über Herzmitte und links parasternal. Mitunter als Distanzgeräusch wahrnehmbar.
	9. *Ostium primum-Defekt.*	Keine.	3. Herzton und Mitralinsuffizienzgeräusch häufig. Zusätzl. systolisches pulmonales Strömungsgeräusch. Weite Spaltung des 2. Herztons kann vorhanden sein.
	10. *Aortopulmonale Fistel* (relative Mitralstenose b. großem Shunt).	Stets nur kurzdauerndes proto- bzw. protomesodiastolisches Geräusch.	3. Herzton in diesen Fällen häufig vorhanden. Kontinuierliches Geräusch oder systolisches Geräusch mit p.m. über der Basis bzw. am oberen oder mittleren linken Sternalrand.

IV Klinische Besonderheiten	V Elektrokardiogramm	VI Röntgenbefund
Symptomatik ähnlich wie bei erworbener Form. Sichtbare venöse Pulsationen können bei gleichzeitigem Vorhofseptumdefekt fehlen. Diagnostisch wichtig kann die Kombination von Venenstauung mit Symptomen einer Linksherzhypertrophie sein. Mischungscyanose fakultativ.	P. dextrocardiale, Überleitungsstörungen. Unterschiedliche EKG-Typen und Hypertrophie- und Schädigungszeichen.	Vergrößerung des rechten Vorhofs (besonders in rechter Schrägstellung). Verminderte Lungengefäßzeichnung.
Fast immer unterentwickelt. Leistungsvermögen eingeschränkt. Mischungscyanose v. Geburt an. Dyspnoe stets vorhanden.	Linkstyp mit P. dextrocardiale.	Häufig steilabfallender rechter Herzrand. Meist verminderte Lungendurchblutung. Linksverbreiterung möglich.
Vergrößerte Blutdruckamplitude bei normalen systolischen Werten. Zusätzl. Vergrößerung der Amplitude nach Belastung. Capillarpuls möglich. Wenn Symptome vorhanden, dann meist von seiten der Lunge.	Mehr oder minder ausgeprägt linkstypischer Kurvenverlauf. Bei präkordialer Ableitung Verlagerung der Übergangszone nach rechts und hohe T-Zacken links präcordial.	Herzform meist unverändert oder Vergrößerung des linken Ventrikels. Prominenter und stark pulsierender Pulmonalbogen. Aorta meist breit und ebenfalls deutlich pulsierend.
Bei den hier einzuordnenden großen Defekten verzögerte Entwicklung, häufig bronchopulmonale Infektionen, Mischungscyanose in diesen Fällen möglich, darüber hinaus aber auch pulmonale und periphere Cyanose. Atemnot, insbesondere bei Belastung, häufigstes Symptom. Mitunter läßt sich anamnestisch eruieren, d. nach dem 1. Lebensjahr eine spontane Besserung des bis zu diesem Zeitpunkt recht schweren Zustandes eingetreten ist.	Mehr oder minder ausgeprägter Linkstyp, Rechtstypen aber nicht ungewöhnlich, präkordial meist weite Übergangszone, Zeichen einer linksseitigen Volumenbelastung möglich.	Fast immer allseitig vergrößert, Aorta häufig kleiner als Art. pulm.
Cyanose häufig. Entwicklungshemmung, Atemnot, häufig bronchopulmonale Infekte. Rasches Auftreten von Herzinsuffizienzsymptomen.	Rechtsschenkelblock m. linkstypischem QRS in den Gliedmaßen-Ableitungen. Zusätzl. Schädigungszeichen praktisch immer vorhanden.	Veränderungen ähnlich wie beim Vorhofseptumdefekt, Aorta aber meist von normaler Breite.
Symptome wie beim offenen Ductus Botalli (s. IV, 7 dieser Tabelle).	Ähnlich wie beim offenen Ductus Botalli (s. V, 7 dieser Tab.).	Ähnlich wie beim offenen Ductus Botalli (s. VI, 7 dieser Tabelle).

Tabelle 16

	I Diagnose	II Besondere Eigenschaften des Geräusches	III Zusätzliche auskultatorische Phänomene
angeboren	11. *Aortenstenose* (relative Mitralstenose bei erhebl. linksventr. Drucksteigerung).	Stets nur kurzdauerndes proto- bzw. protomesodiastolisches Geräusch.	Regelmäßig systolisches Spindelgeräusch von meist erheblicher Lautstärke mit p.m. über der Aorta oder dem Erbschen Punkt. Der 1. u. 2. Herzton kann abgeschwächt sein. Systolisches Mitralinsuffizienzgeräusch über der Spitze in diesen Fällen nicht selten.
	12. *Cor triloculare biatriatum und Cor biloculare* (relative Mitralstenose bei erhöhtem Durchflußvolumen).	Keine.	2. Ton über der Pulmonalis meist akzentuiert. Nahezu stets systolisches Geräusch; Qualität, Lokalisation, Dauer und Lautstärke wechselnd.
	13. *Transposition der großen Gefäße.* (Relative Mitralstenose bei erhöhtem Durchflußvolumen).	Meist von sehr kurzer Dauer.	Spaltung des 2. Herztons mitunter an ungewöhnlicher Stelle. Systolisches Geräusch unterschiedlicher Qualität und Lokalisation mit großer Häufigkeit vorhanden.
	14. *Totale Unterbrechung d. Aortenbogens* (relative Mitralstenose).	Stets nur kurzdauerndes proto- bzw. protomesodiastolisches Geräusch.	Pulmonaler ejection click häufig, regelmäßig systolisches Geräusch von Defekt- oder Strömungscharakter, p.m. wechselnd. Fast stets sehr schweres Krankheitsbild bei Kleinkindern und Säuglingen. Cyanose nahezu stets vorhanden. Entwicklung und Leistungsfähigkeit deutlich eingeschränkt. Es stellen sich rasch Herzinsuffizienzsymptome ein.
erworben	15. *Erworbene Mitralstenose.* (Für die Unterscheidung zwischen angeborener u. erworbener Mitralstenose sind die Beachtung der Anamnese und das Vorhandensein zusätzlicher Anomalien oder Vitien von besonderer Bedeutung.)	Keine. Präsystolische Crescendogeräusche nur bei Sinusrhythmus, nicht bei absoluter Arrhythmie als Folge von Vorhofflimmern oder -flattern.	Paukender und häufig verspäteter 1. Herzton, 2. Ton über der Pulmonalis laut. Mitralöffnungston meist vorhanden. Kurzes systolisches Geräusch über der Spitze nicht ungewöhnlich. Pulmonales systolisches Strömungsgeräusch bei schweren Fällen häufig.
	16. *Vorhofmyxom* (Stenose durch Verlagerung eines normal weiten Mitralostiums.)	Keine.	Außer diastolischen Geräuschen pflegen alle für Mitralstenose charakteristischen akustischen Zeichen, insbesondere auch Mitralöffnungston, zu fehlen.

IV Klinische Besonderheiten	V Elektrokardiogramm	VI Röntgenbefund
Nur ausnahmsweise Beschwerdefreiheit, fast stets Atemnot, Schwindel, Herzschmerzen und deutliche Einschränkung der Leistungsfähigkeit.	Linkstyp m. den Zeichen der Linkshypertrophie und Linksherzschädigung.	Herz in diesen Fällen immer vergrößert, insbesondere im Bereiche des linken Ventrikels, aber auch linker Vorhof kann vergrößert sein. Die Aorta läßt mitunter eine poststenotische Erweiterung erkennen.
Mischungscyanose fast stets vorhanden. Atemnot steht im Vordergrund. Häufig Infekte der Atmungswege. Fast stets schweres Krankheitsbild.	Zeichen einer Doppelhypertrophie (besonders wichtig beim Fehlen einer Pulmonalstenose). P dextrocardiale.	Wechselnde Befunde, Herz meist nur mäßig vergrößert.
Cyanose von Geburt an. Entwicklung und Leistungsfähigkeit eingeschränkt. Häufig sehr frühzeitig Herzinsuffizienzsymptome.	Uneinheitliche Bilder. Zeichen einer Doppel- oder Rechtshypertrophie können vorhanden sein.	Mäßig vergrößert, häufig Eiform, mitunter schmales Gefäßband bei Frontalprojektion und breites Gefäßband bei Seitenansicht. Gelegentlich gestreckt konvexer Verlauf des linken Herzrandes, hochziehend bis z. Sternoclaviculargelenk. Vermehrte Lungengefäßzeichnung.
Wechselnd, wobei zusätzliche Anomalien von Bedeutung sind.	Keine typische Veränderung, aber stets pathologische Abweichungen.	Herz und Gefäßschatten stets verändert, jedoch wechselnde Formen, nicht zuletzt von zusätzl. Anomalien abhängig.
Periphere oder pulmonalbedingte Cyanose möglich. Mitralgesicht. Im Vordergrund stehen meistens Atemnot. Hämoptysen und Lungenödem in der Anamnese nicht ungewöhnlich.	Mehr oder weniger ausgeprägter Rechtstyp mit dem Zeichen d. Rechtsschädigung u. Rechtshypertrophie. P. cardiale oder sinistrocardiale, nicht selten absolute Arrhythmie bei Vorhofflimmern oder -flattern.	Mitrale Konfiguration mit Vergrößerung der Ausflußbahn des rechten Ventrikels, Prominenz des Pulmonalbogens und Abfallen des linken Herzrandes. Verstärkte Pulmonalzeichnung, vergrößerter linker Vorhof. Bei fortgeschrittenen Fällen kann das Herz nach links infolge Vergrößerung des rechten Ventrikels vergrößert sein.
Es kann anfallsweise zu hochgradiger Cyanose kommen (schwarze Cyanose), diese Anfälle können mit Bewußtlosigkeit verbunden sein, sie werden nicht selten durch einen plötzlichen Lagewechsel ausgelöst und auf die gleiche Weise wieder beseitigt. Außerhalb dieser Anfälle kann das klinische Bild an eine Mitralstenose erinnern.	Uncharakteristisch.	Uncharakteristisch, pulmonale Gefäßüberfüllung vom venösen Typ möglich.

Tabelle 16.

	I Diagnose	II Besondere Eigenschaften des Geräusches	III Zusätzliche auskultatorische Phänomene
erworben	17. *Aorteninsuffizienz.* (Es ist zu unterscheiden zwischen Aorteninsuffizienz m. Austin-Flint-Ger. u. Aorteninsuffizienz m. organischer Mitralstenose. Die unter II, IV u. V., 15 dieser Tab. aufgeführten Sympt. sprechen, komb. sie sich mit den unter II, III, IV u. V, 18 dieser Tab. genannten Symptomen f. Aorteninsuffizienz m. organischer Mitralstenose und gegen Aorteninsuffizienz mit Austin-Flint-Geräusch.)	Nicht selten nur präsystolisch.	Über der Aorta stets systolisches Strömungsgeräusch und gießendes, sich sofort an den 2. Herzton anschließendes diastolisches Decrescendogeräusch, dessen p.m. auch über Herzmitte bzw. am mittleren linken Sternalrand liegen kann. Kein Mitralöffnungston, soweit nicht eine organische Mitralstenose vorliegt.
	18. *Mitralinsuffizienz* (mit großem Regurgitationsvolumen)	Kurz und auf die Protodiastole begrenzt (Carey-Coombs-Geräusch).	Leiser erster Herzton, holosystolisches Decrescendogeräusch mit p.m. über der Herzspitze und Fortleitung nach lateral u. zur linken Axilla. Das diastolische Geräusch beginnt häufig mit 3. Herzton. Cave Verwechslung mit Mitralöffnungston.

Tabelle 17. *Differentialdiagnostische Überlegungen*

	I Diagnose	II Kontinuierliches Geräusch p.m. / Geräuschform + Maximum	III Sonstige akustische Besonderheiten
angeboren	1. *Ductus Botalli*		3. Herzton nicht ungewöhnl., ejection click möglich. Geräusche einer relativen Mitralinsuffizienz oder Mitralstenose können vorhanden sein.
	2. *Aortopulmonale Fistel.*		Wie beim Ductus Botalli (siehe III, 1 dieser Tabelle).
	3. *Aortokardiale Fistel.*		2. Herzton, soweit abgrenzbar, häufig laut, Galopprhythmus (insbesondere bei rupturiertem Aneurysma eines Sinus Valsalvae) nicht ungewöhnlich. Gelegentlich werden Geräusche einer relativen Atrioventricularklappeninsuffizienz festgestellt.

(Fortsetzung)

IV Klinische Besonderheiten	V Elektrokardiogramm	VI Röntgenbefund
Periphere Cyanose möglich. Pulsus celer et altus, deutlicher Ulnarispuls, Capillarpuls, peripherer Volumenpuls. Mitunter Pulsieren der Uvula und pulssynchrone Nickbewegung des Kopfes. Große Blutdruckamplitude bei meist erhöhten systolischen Blutdruckwerten. Subjektiv wird über Atemnot geklagt.	Meist linkstypischer Verlauf in den Gliedmaßen-Ableitungen. Häufig verspätete Negativitätsbewegung bei hohen R-Zacken links präkordial. Liegt eine Mitralstenose vor, können die Zeichen der Rechtsbelastung und Rechtsschädigung in den Vordergrund treten.	Linksbetonung des Herzens, bei reiner Aorteninsuffizienz Herztaille deutlich nachweisbar, die erheblich pulsierende Aorta nicht selten dilatiert und vermehrt geschwungen. Beim Vorliegen einer zusätzlichen Mitralstenose pfropfen sich die röntgenologischen Veränderungen dieses Klappenfehlers auf (s. VI, 15 dieser Tabelle).
Atemnot, Müdigkeit. Verlagerung des Herzspitzenstoßes nach außen, verstärkte Aktion des linken Ventrikels.	Häufig linksseitiges typisches EKG mit Schädigungszeichen, oft Vorhofflimmern oder -flattern.	Linksvergrößerung des Herzens mit deutlicher Erweiterung des linken Vorhofs.

bei kontinuierlichem Geräusch

IV Klinische Besonderheiten	V Elektrokardiogramm	VI Röntgenbefund
Keine Mischungscyanose. Vergrößerte Blutdruckamplitude bei normalen systol. Werten nicht selten. Zusätzliche Vergrößerung der Blutdruckamplitude nach Belastung. Capillarpuls möglich. Die subjektive Beeinträchtigung (bes. Atemnot) verhält sich der Shuntgröße parallel. Gelegentl. Neigung zu Epistaxis.	Meist unauffällig. Zeichen der Linkshypertrophie und -schädigung möglich.	In Abhängigkeit von der Shuntgröße Herz normal bis linksverbreitert, Herztaille meist verstrichen, Vergrößerung des Pulmonalbogens, Aorta nicht verschmälert, verstärkte Pulsationen von Aorta und A. pulmonalis.
Keine Mischungscyanose. Der Befund entspricht häufig vollkommen dem des offenen Ductus Botalli. Unterscheidung fast stets nur durch spezielle kardiologische Untersuchungsmethoden möglich.	Wie beim offenen Ductus Botalli, häufiger als bei ihm aber Zeichen einer Rechtsbelastung und -hypertrophie.	Ähnlich wie beim offenen Ductus Botalli (s. VI, 1 dieser Tabelle).
Keine Mischungscyanose. Blutdruckverhältnisse können denen des Ductus Botalli gleichen. Zusätzl. Anomalien komplizieren nicht selten das klinische Bild und die Diagnose in erhebl. Maße. Symptome einer kardialen Insuffizienz nicht ungewöhnlich.	Verschieden stark ausgeprägte Zeichen einer Hypertrophie u. Schädigung beider Ventrikel.	Meist uncharakteristische Form und Größe des Herzens. Verbreiterung des Aortenschattens selten. Vergrößerung der Ausflußbahn des rechten Ventrikels und Prominenz des Pulmonalbogens mit verstärkter Pulsation und Blutfüllung der Lungengefäße relativ häufig.

Tabelle 17

I Diagnose	II Kontinuierliches Geräusch p.m.	Geräuschform + Maximum	III Sonstige akustische Besonderheiten
4. *Pulmonale arteriovenöse Fistel.*	Über den Lungenfeldern, unterschiedlich.		Bei isolierter pulmonaler a.v.-Fistel gewöhnlich keine weiteren oder gar besonderen akustischen Erscheinungen.
5. *Aortenisthmusstenose.*			2. Ton über der Aorta laut, aortaler ejection click nicht ungewöhnlich. Systol. Geräusch wechselnder Lautstärke, Klangcharakteristik und Dauer, meist mit p.m. über der Aorta. An gleicher Stelle mitunter diastol. Sofortgeräusch. Gelegentlich über der Spitze systolisches Geräusch einer relativen Mitralinsuffizienz.
6. *Pulmonalatresie* (kontinuierliches Geräusch als Folge einer Kollateralgefäßdurchblutung).	Über den Lungenfeldern, unterschiedlich.		2. Herzton laut, niemals gespalten. Das klinische Bild erinnert an eine Fallotsche Anomalie. Das für die Fallotsche Anomalie aber nahezu obligate systolische Geräusch fehlt meist. Aortaler ejection click nicht ungewöhnlich.
7. *Fallotsche Kombinationsformen* (kontinuierliches Geräusch als Folge einer Kollateralgefäßdurchblutung).	Über den Lungenfeldern, unterschiedlich.		Lautes systolisches Geräusch mit p.m. über der Art. pulmonalis im 3. bis 4. ICR links parasternal. 2. Herzton meist ungespalten. Aortaler ejection click nicht ungewöhnlich.
8. *Tricuspidalatresie* (kontinuierliches Geräusch als Folge einer Kollateralgefäßdurchblutung).	Über den Lungenfeldern, unterschiedlich.		2. Herzton über der Basis meist laut. Ejection click möglich. Präcordial meist lautes systol. Geräusch vom Defektcharakter.
9. *Totale Pulmonalvenentransposition.*			Akzentuation des Pulmonalklappenschlusses meist vorhanden. Spaltung des 2. Herztons wechselnd. Systol. pulmonales Strömungsgeräusch n. selten.
10. *Truncus arteriosus communis* (kontinuierliches Geräusch als Folge einer Kollateralgefäßdurchblutung).	Über den Lungenfeldern, unterschiedlich.		2. Herzton stets singulär, ejection click meist vorhanden. Fast stets systol. Spindelgeräusch mit p.m. über der Herzmitte, nicht selten weite Ausstrahlung. Gelegentlich basales diastol. Sofortgeräusch.
11. *Pulmonalarterienstenose.*			Infolge der fast stets vorhandenen zusätzlichen Anomalien kombiniert s. das kontinuierl. Geräusch d. Pulmonalarterienstenose m. d. Schallbefunden dieser zusätzl. Fehlbildungen.

angeboren

IV Klinische Besonderheiten	V Elektrokardiogramm	VI Röntgenbefund
Leichte bis schwere Cyanose. Häufig Teleangiektasien der Haut. Allgemeinbefund häufig auffallend wenig beeinträchtigt.	Rechtsbetonung u. Zeichen von Rechtsschädigung mögl., dageg. Veränderungen im Sinne einer Rechtshypertrophie ungew.	Rundlicher Verschattungsbezirk in der Lunge, singulär oder multipel.
Keine Mischungscyanose. Hoher Blutdruck an den oberen, niedriger oder nicht meßbarer Blutdruck an den unteren Gliedmaßen. Puls an den Armen und am Hals gut, an den Beinen schlecht oder nicht fühlbar.	Vielfach, besonders während d. ersten beiden Lebensdezennien, unauffällig. Relativ charakteristisch ist ein Linkstyp mit meist nur geringen Hypertrophiezeichen. Steil- oder Rechtstyp (evtl. mit Rechtsschenkelblock) nicht allzu selten.	Herz normal oder linksbetont bzw. -vergrößert. Aufsteigende Aorta dilatiert. Mehrbogige Kontur im Bereiche der oberen absteigenden Aorta bzw. deren Übergang zum Aortenbogen bei fehlendem Aortenknopf. Rippenusuren.
Praktisch stets merkliche Entwicklungshemmung. Leistungsvermögen eingeschränkt. Ausgeprägte Mischungscyanose mit Trommelschlegelfingern und -zehen.	Rechtstyp mit wechselnden Zeichen einer Rechtshypertrophie.	Vielgestaltig und insgesamt wenig einheitlich. Vergrößerung des rechten Herzens ohne Dilatation der Art. pulmonalis relativ häufig. Lungengefäßzeichnung eindeutig herabgesetzt.
Weitgehend gleicher Befund wie unter IV, 6 dieser Tabelle.	Übereinstimmender Befund wie bei Pulmonalatresie (siehe V, 6 dieser Tabelle).	Veränderungen wie unter VI, 6 dieser Tabelle.
Meist unterentwickelt, Leistungsvermögen deutlich eingeschränkt, Mischungscyanose von Geburt an. Dyspnoe wird praktisch immer geklagt.	Linkstyp mit P dextrocardiale.	Häufig steil abfallender rechter Herzrand. Meist verminderte Lungendurchblutung. Linksverbreiterung des Herzens möglich.
Mischungscyanose obligat. Insuffizienzsymptome sowohl von seiten des kleinen als auch des großen Kreislaufes häufig. Entwicklung wesentlich eingeschr.	Meist Rechtstyp + P dextrocardiale, Zeichen der Rechtshypertrophie. Rechtsschenkelblock nicht ungewöhnlich.	Vergrößerung des gesamten re. Herzens u. d. Art. pulmonalis. Verst. Lungengefäßzeichnung. Oberer Mediastinalschatten n. selt. 8-förmig (Schneemannf.).
Mischungscyanose obligat. Allgemeine Entwicklung gestört. Dyspnoe und Leistungseinschränkung wechselnden Ausmaßes.	Uneinheitliche Bilder. Nicht selten Veränderung im Sinne einer Doppelhypertrophie.	Häufig uncharakteristisch. Erhebliche Variationsbreite. Gefäßschatten mitunter verbreitert.
Klinische Erscheinungen fast stets durch die zusätzlichen Anomalien geprägt.	Bei isolierter Pulmonalarterienstenose Zeichen der Rechtsbelastung und -verspätung möglich.	Der Röntgenbef. wird fast stets d. die zusätzlichen Anomalien best. Ungleichmäßige Helligkeit beider Lungenhälften kann verdächtig auf eine periphere Pulmonalgefäßstenose sein.

I Diagnose	II Kontinuierliches Geräusch p.m. / Geräuschform + Maximum	III Sonstige akustische Besonderheiten
12. *Periphere arteriovenöse Fistel.*		2. Ton über der Aorta kann akzentuiert sein. Systolisches Strömungsgeräusch über dem Herzen möglich.
13. *Aortenbogensyndrom* (Takayashu-Syndrom).		2. Ton über der Aorta kann akzentuiert sein. Systolisches Strömungsgeräusch über dem Herzen möglich.
14. *Nonnensausen* (als Ausdruck von Wirbelbildung in herznahen Venen).		Das kontinuierliche Geräusch ist sehr labil und variabel. Es ist provozier- und unterdrückbar. Am besten in Sitzen oder Stehen zu hören. Das Geräusch wird verstärkt durch Wegwenden des Kopfes, leichten Druck m. d. Stethoskop, Inspiration. Das Geräusch w. abgeschwächt od. verschwindet d. starken Stethoskopdruck, Abklemmen d. Jugularvene oberh. d. Auskultationsst., forcierte Exspiration und Vornüberbeugen d. Kopfes.
15. *Mammarica-Geräusch.*		Das kontinuierliche Geräusch ist meist sehr variabel. Im Sitzen und Stehen Abschwächung oder völliges Verschwinden. Der gleiche Effekt wird durch Druck mit dem Stethoskop erzeugt. Zusätzl. Basisgeräusche nicht ungewöhnlich.

(erworben)

IV. Fehlen nennenswerter Geräusche

In die nachfolgende Tab. 18 wurden nur diejenigen kongenitalen Anomalien aufgenommen, bei denen das Fehlen eines Geräusches — systolisch und/oder diastolich — häufig ist bzw. die Mehrzahl der Fälle kennzeichnet. Es sind also bewußt die Fehlbildungen ausgeklammert worden, bei denen Geräuschlosigkeit nur dann und wann oder bei der Minderzahl der Fälle vorkommt.

Weiterhin blieb in Tab. 18 jene nicht kleine Zahl von Anomalien unerwähnt, die zwar in der Kindheit und später in der Regel mit Geräuschen einhergehen, in der Neonatal- und Säuglingszeit aber ein Geräusch, zumindest einen auffallenden Geräuschbefund, vermissen lassen.

Beim Fehlen jeglichen Geräusches wird die Aufmerksamkeit nicht durch den akustischen Befund auf das Herz gelenkt. Pathologische Herzveränderungen

IV Klinische Besonderheiten	V Elektrokardiogramm	VI Röntgenbefund
Keine Mischungscyanose. Blutdruckamplitude kann vergrößert sein. Systol. Blutdruck nicht selten erhöht. Anamnese (Trauma!) beachten.	Häufig geringe Rechtsverspätung bei Linkstyp. In Abhängigkeit vom Blutdruck können Zeichen einer Linkshypertrophie auftreten. Schädigungszeichen nicht ungewöhnlich.	Keine Besonderheiten. Vergrößerung des linken Herzens bei insgesamt uncharakteristischer Herzkonfiguration, insbesondere bei längerem Bestehen d. Fistel, nicht ungewöhnlich.
Keine Mischungscyanose. Normaler oder erhöhter Blutdruck an den unteren Gliedmaßen, erniedrigter oder unmeßbarer Blutdruck an den oberen Gliedmaßen. Puls am Hals und an den Armen nicht oder schwach, an den Beinen normal fühlbar. Kopfschmerzen, Schwindelerscheinungen, Sehstörungen, insbes. b. aufrecht. Körperhaltung (Claudicatio ophthalmica).	Keine Besonderheiten.	Keine Besonderheiten.
Im Kindesalter häufig, bei Erwachsenen, vor allem bei Anämie, gelegentlich auch bei Lebercirrhose (p.m. in diesen Fällen im Epigastrium).	Keine Besonderheiten.	Keine Besonderheiten.
Während der späten Gravidität oder Laktationsperiode. Es verschwindet regelmäßig am Ende der Laktationsperiode.	Keine Besonderheiten.	Keine Besonderheiten.

(insbesondere Herzgröße, seltener EKG-Abweichungen), subjektive oder objektive Folgezustände kardiovasculärer Fehlbildung bzw. deren hämodynamische Folgen einschließlich myokardialer Versagenszustände werden zum Wegweiser. Häufig wird ohne eingehende kardiologische Untersuchung einschließlich Herzkatheterismus und Angiokardiographie eine diagnostische Abklärung nicht gelingen

In anderen Fällen wiederum stellt die Anomalie lediglich einen belanglosen Nebenbefund dar, der das kardiovasculäre System nicht oder wenigstens in funktioneller Hinsicht nicht beeinflußt. Derartige Anomalien werden nicht selten entweder rein zufällig oder, was man für einen gewissen Prozentsatz als sicher voraussetzen darf, überhaupt nicht entdeckt.

Größere Unterschiede in den Statistiken der Kliniker und Pathologen gehen nicht zuletzt auf derartige akustisch stumme und klinisch und hämodynamisch belanglose Fehlbildungen zurück.

Tabelle 18. Kongenitale Angiokardiopathien ohne nennenswerte Geräusche.

I Diagnose	II Akustische Besonderheiten	III Klinische Besonderheiten	IV Elektrokardiogramm	V Röntgenbefund
1. *Aortenatresie.*	2. Herzton stets singulär, gelegentlich pulmonaler ejection click.	Mischungscyanose ist vorhanden. Es handelt sich fast ausschließlich um Neugeborene. Immer sehr schweres Krankheitsbild, das meist durch Symptome einer Herzinsuffizienz beherrscht wird.	Zeichen d. Rechtsbelastung, -schädigung und -hypertrophie.	Markante, aber uncharakteristische Herzvergrößerung.
2. *Mitralatresie.*	2. Herzton über der Basis nicht selten akzentuiert.	Immer sehr schweres Krankheitsbild, f. stets b. Säuglingen o. Kleinkindern. Im Vordergrund stehen Cyanose u. Atemnot. Herzinsuffizienzsymptome n. ungewöhnlich.	Rechtshypertrophie u. P. dextrocardiale. Zeichen einer Rechtsschädigung werden sehr häufig beobachtet.	Kein typischer Befund. Rechter Vorhof und rechter Ventrikel meist vergrößert. Die stets vorhandenen zusätzlichen Anomalien tragen zur Verformung des Herzens bei.
3. *Aplasie oder Hypoplasie einer Art. pulmonalis.*	Gelegentl. pulmonaler ejection click.	Häufig, subjektiv symptomlos. Wenn Beschw., dann vor allem Atemnot. Gelegentl. Hämoptysen. Thoraxasymmetrie, Verkürzung d. Klopfschalls o. Abschwächung des Atemger. auf einer Thoraxseite.	Keine besonderen Veränderungen.	Asymmetrie der Lungengefäß- und Hiluszeichnung. Unterschiedliche Strahlendurchlässigkeit bis zur völligen Verschattung einer Seite.
4. *Doppelter Aortenbogen u. Sinistroposition d. Abgangs d. re. Art. subclavia.*	2. Ton über der Aorta mitunter akzentuiert, gelegentlich aortaler ejection click.	Keine Mischungscyanose. Schluckbeschwerden, stridoröse Atmung, Atembeschwerden. Klinische Erscheinungen nicht selten erst jenseits des 40. Lebensjahres.	Keine Besonderheiten.	Mitunter doppelseitige Anordnung eines Aortenbogens erkennbar. Es kann eine halbkreisf. Einbuchtung d. Speiseröhre (insbes. b. Kontrastmittelschluck) bestehen. Diese Eindellung zeigt mitunt. Pulsationen.
5. *Transposition der großen Gefäße.*	Doppelung des 2. Herztons an abnormer Stelle mitunter nachweisbar.	Cyanose von Geburt an. Entwicklung u. Leistungsfähigkeit eingeschränkt. Häufig sehr frühzeitig Herzinsuffizienzsymptome.	Keine typischen Abweichungen, häufig Zeichen von Rechtsverspätung und -hypertrophie vorhanden Atrioventrikuläre Blockierungen nicht ungewöhnlich.	Herz meist nur mäßig vergrößert, mitunter Eiform. Gelegentlich gestreckt konvexer Verlauf des linken Herzrandes, hochziehend bis zum Sternoclaviculargelenk. Vermehrte Lungengefäßzeichnung.
6. *Coronargefäßanomalien.*	Keine.	Im Vordergrund stehen bronchopulmonale Infekte und Herzinsuffizienzsymptome, häufig stenokardische Beschwerden.	ST- und T-Veränderungen bis zu Infarktbildern.	Verbreiterung des Herzschattens, besonders nach links.
7. *Anomalien der großen Körpervenen.*	Keine.	Soweit es sich nicht um die Mündung einer Hohlvene in das linke Herz handelt, verlaufen Anomalien der Körpervenen praktisch symptomlos. Bei linksmündender V. cava oder V. cardinalis kann Mischungscyanose vorhanden sein.	Bei Linksmündung einer Hohlvene in das linke Herz kann Linkstyp mit Zeichen einer Linksbelastung vorhanden sein, bei den anderen Venenanomalien keine besonderen oder hinweisenden Veränderungen.	Uncharakteristisch.

Literatur

I. Monographien

1. ABBOTT, M. E.: Atlas of Congenital Cardiac Disease. New York 1936.
2. BROWN, J. W.: Congenital Heart Disease. London 1950. — 3. BÜRGER, M., u. D. MICHEL: Funktionelle Engpässe des Kreislaufs. München 1957.
4. CALO, A.: Les bruits du coeur et des vaisseaux. Paris 1950.
5. DONZELOT, E., et F. D'ALLAINES: Traité des cardiopathies congénitales. Paris 1954.
6. EDWARDS, J. E., T. J. DRY, R. L. PARKER and H. B. BURCHELL: Congenital Anomalies of the Heart and Great Vessels. Springfield 1954. — 7. EVANS, W.: Cardiography. London 1954.
8. FONO, R., u. I. LITTMANN: Die kongenitalen Fehler des Herzens und der großen Gefäße. Leipzig 1957.
9. GØTZSCHE, H.: Congenital Heart Disease. Kopenhagen 1952. — 10. GROSSE-BROCKHOFF, F., F. LOOGEN u. A. SCHAEDE: Hdb. inn. Med., Bd. IX, Teil 3. Berl.-Gött.-Hdbg. 1960.
11. HECK, W.: Die Klinik der kongenitalen Angiocardiopathien im Säuglings- und Kindesalter. Stuttgart 1955. — 12. HEINTZEN, P.: Quantitative Phonocardiographie. Stuttgart 1960. — 13. HOLLDACK, K., u. D. WOLF: Atlas und kurzgefaßtes Lehrbuch der Phonocardiographie. Stuttgart 1956. — 14. HOPE, J.: Diseases of the Heart. London 1839.
15. KAPLAN, H. S., and S. J. ROBINSON: Congenital Heart Disease. New York 1954. — 16. KEITH, J. D., R. D. ROWE and P. VLAD: Heart Disease in Infancy and Childhood. New York 1958. — 17. KJELLBERG, S. R., E. MANNHEIMER, V. RUHDE and B. JONSSON: Diagnosis of Congenital Heart Disease. Chicago 1959.
18. LAENNEC, R. T. H.: De l'Auscultation médiate. Paris 1819. — 19. LAUBRY, C., et C. PEZZI: Traité de maladies congenitales du coeur. Paris 1921. — 20. LEVINE, S. A., and W. P. HARVEY: Clinical Auscultation of the Heart. Philadelphia und London 1959. — 21. LIAN, C., G. MINOT et J. J. WELTI: Phonocardiographie. Paris 1941.
22. MANNHEIMER, E.: Morbus coeruleus. Basel 1949. — 23. MCKUSICK, V. A.: Cardiovascular Sounds in Health and Disease. Baltimore 1958.
24. NADAS, A. S.: Pediatric Cardiology. Philadelphia und London 1957.
25. PEACOCK, T. B.: Malformation of the Heart. London 1866.
26. SCHMIDT-VOIGT, J.: Atlas der klinischen Phonocardiographie. München, Berlin 1955. — 27. STILL, G. F.: Common Disorders and Diseases of Childhood. London 1918. — 28. TAUSSIG, H.: Congenital Malformations of the Heart. New York 1947. — 29. TRENDELENBURG, F.: Einführung in die Akustik. Berlin 1950.
30. WEBER, A.: Atlas der Phonocardiographie. Darmstadt 1956. — 31. WHITE, P. D.: Heart Disease. New York 1951. — 32. WOOD, P.: Diseases of the Heart and Circulation, London 1960.
33. ZUCKERMANN, R.: Herzauskultation. Leipzig 1963.

II. Originalarbeiten

1. Herzschall, Herztöne und -geräusche

34. BARLOW, J. B.: S. Afr. med. J. **34**, 887 (1960). — 35. BATTAERD, P. I.: Heart **6**, 121 (1915). — 36. BLÖMER, H., u. W. RUDOLPH: Münch. med. Wschr. **1959**, 495. — 37. BLUME, J. A., O. DÖNHARDT u. O. HÜLNHAGEN: Z. Kreisl.-Forsch. **38**, 553 (1949). — 38. BREEN, W. J., and A. C. REKATE: J. Amer. med. Ass. **173**, 1326 (1960). — 39. BUTTERWORTH, J. S., and E. H. REPPERT: J. Amer. med. Ass. **174**, 32 (1960).
40. CARLGREN, L. E.: Acta paediat. (Uppsala) **33**, Suppl. 6 (1946). — 41. CLARK, H. G.: Boston med. surg. J. **5**, 480 (1858). — 42. CREVASSE, L. E., and R. B. LOGUE: J. Amer. med. Ass. **167**, 2177 (1958).
43. DITTRICH, W.: Z. Kreisl.-Forsch. **45**, 120 (1956). — 44. DOCK, W.: Circulation **19**, 376 (1959).
45. ENGELBERTZ, P., A. LÜTCKE u. H. ZIPP: Z. Kreisl.-Forsch. **44**, 161 (1955). — 46. ESCH, I., H. HEEGER u. G. SAIKO: Z. Kreisl.-Forsch. **46**, 917 (1957).
47. FOGELSON, L. I.: Z. klin. Med. **119**, 205 (1931). — 48. FREEMAN, D., and A. LEVINE: Ann. int. Med. **11**, 1371 (1933). — 49. FUCHS, G.: Arch. Kreisl.-Forsch. **29**, 107 (1958).
50. GADERMANN, E., u. M. SIEGEL: Arch. Kreisl.-Forsch. **24**, 340 (1956). — 51. GIGLI, G., u. G. MUIESAN: II. Europ. Kongr. Kardiol. Stockholm 1956.
52. HAUCH, H. J.: Klin. Wschr. **1956**, 189. — 53. HEINTZEN, P.: Z. Kinderheilk. **80**, 333 (1957). — 54. HEINTZEN, P.: Z. Kinderheilk. **80**, 372 (1957). — 55. HOLLDACK, K.: Ergebn. inn. Med. Kinderheilk. N. F. **3**, 407 (1952). — 56. HOLLDACK, K., u. T. D. GERTH: Dtsch. Arch. klin. Med. **199**, 151 (1952). — 57. HOLLDACK, K., A. WEYGAND u. F. BSCHORR: Klin. Wschr. **1950**, 517.
58. JACONO, A., and C. FRIEDLAND: Amer. J. Cardiol. **4**, 207 (1959).

59. LEATHAM, A.: Brit. Heart J. **11**, 412 (1949). — 60. LEATHAM, A.: Brit. med. Bull. **8**, 333 (1952). — 61. LEATHAM, A.: Lancet **1954 II**, 607. — 62. LEATHAM, A.: Circulation **16**, 414 (1957). — 63. LEATHAM, A., and L. VOGELPOEL: Brit. Heart J. **16**, 21 (1954). — 64. LEWIS, D. H., G. W. DEITZ, J. D. WALLACE and J. R. BROWN: 29th Sci. Sess. Amer. Heart Ass. **1956**. — 65. LUISADA, A., and H. MAUTNER: Exp. med. Surg. **1**, 282 (1943). — 66. LUISADA, A., J. SZATKOWSKI, M. R. TESTELLI and J. P. PRIETO: Amer. J. Cardiol. **4**, 501 (1959). 67. MAASS, H.: Verh. dtsch. Ges. Kreisl.-Forsch. **20**, 326 (1954). — 68. MANNHEIMER, E.: Cardiologia (Basel) **6**, 281 (1942). — 69. MCKUSICK, V. A., G. N. WEBB, J. R. BRAYSHAW and S. TALBOT: Bull. Johns Hopk. Hosp. **95**, 90 (1954). — 70. MICHEL, D.: Ärztl. Wschr. **1956**, 15. — 71. MICHEL, D.: Z. Kreisl.-Forsch. **48**, 107 (1959). — 72. MICHEL, D.: Internist **2**, 553 (1961). — 73. MOSCOVITZ, H. L., E. DONOSO, I. J. GELB and E. HENRY: Circulation **20**, 742 (1959).
74. ORIAS, O., u. E. BRAUN-MENENDEZ: Ergebn. Physiol. **43**, 57 (1940).
75. RAPPAPORT, M. B., and H. B. SPRAGUE: Amer. Heart J. **23**, 591 (1942). — 76. REINHOLD, J., and U. RUHDE: Brit. Heart J. **19**, 473 (1957), — 77. RODIN, P., and B. TABATZNIK: 34th Sci. Sess. Amer. Heart. Ass. 1961.
78. SCHÖLMERICH, P.: Verh. dtsch. Ges. Kreisl.-Forsch. **17**, 227 (1951). — 79. SCHÖLMERICH, P., u. E. KIRBERGER: Z. Kreisl.-Forsch. **42**, 276 (1953). — 80. SCHÖLMERICH, P., u. G. SCHLITTER: II. Europ. Kongr. Kardiol. Stockholm 1956. — 81. SCHRIRE, V., and L. VOGELPOEL: Amer. Heart J. **63**, 501 (1962). — 82. SCHÜTZ, E.: Z. exp. Med. **77**, 348 (1931). — 83. SCHÜTZ, E.: Ergebn. Physiol. **35**, 632 (1933). — 84. SCHÜTZ, E.: Verh. dtsch. Ges. Kreisl.-Forsch. **20**, 305 (1954).
85. WEITZMAN, D.: Brit. Heart J. **17**, 70 (1955). — 86. WHITTEMORE, R.: Circulation **15**, 631 (1957). — 87. WOLTER, H. H.: Verh. dtsch. Ges. Kreisl.-Forsch. **20**, 133 (1954). — 88. WOLTER, H. H., O. BAYER u. J. QUERMANN: Z. Kreisl.-Forsch. **44**, 177 (1955).
89. ZUCKERMANN, R.: Z. Kreisl.-Forsch. **49**, 452 (1960).

2. Funktionelle systolische Geräusche

90. ASH, R.: Amer. Heart J. **36**, 89 (1948).
91. BONDI, S.: Ergebn. inn. Med. Kinderheilk. **50**, 308 (1936). — 92. BÜRGER, M.: Schweiz. med. Wschr. **84**, 55 (1954). — 93. BURNARD, E. D.: Brit. med. J. **1958**, 806. — 94. ELLESTAD, M. H., and C. K. LIU: Circulation **20**, 690 (1959). — 95. EPSTEIN, N.: J. Pediat. **32**, 39 (1948).
96. FOGEL, D. H.: Amer. Heart J. **59**, 844 (1960).
97. GMACHL, E.: Z. Kreisl.-Forsch. **42**, 502 (1953). — 98. GRAF, W., T. MÖLLER and E. MANNHEIMER: Acta med. scand. Suppl. **196**, 167 (1947). — 99. GROOM, D.: Circulation **18**, 1044 (1958). — 100. GROOM, D., J. A. BOONE and M. J. JENKINS: J. Amer. med. Ass. **159**, 639 (1953). — 101. GROOM, D., W. CHAPMAN, A. BASS, Y. T. SIHVONEN and W. W. FRANCIS: 31th Sci. Sess. Amer. Heart Ass. (1958). — 102. GROOM. D., W. CHAPMAN, W. W. FRANCIS, A. BASS and Y. T. SIHVONEN: Ann. int. Med. **52**, 134 (1960).
103. HALLIDIE-SMITH, K. A.: Brit. med. J. **1960**, 756. — 104. HARRIS, T. N.: Amer. Heart J. **50**, 805 (1955). — 105. HARRIS, T. N., H. A. SALTZMAN, H. L. NEEDLEMAN and L. LISKER: Pediatrics **19**, 57 (1957). — 106. HEIDEL, W.: Z. Kreisl.-Forsch. **50**, 66 (1961). — 107. HENDERSON, C. B., F. H. JACKSON and W. G. A. SWAN: Brit. Heart J. **15**, 360 (1953). — 108. JOHNSON, A. L., F. W. WIGLESWORTH, J. S. DUNBAR, S. SIDDOO and M. GRAJO: Circulation **17**, 340 (1958).
109. KAMARAS, J.: Acta med. Acad. Sci. hung. **15**, 185 (1960). — 110. KEITH, J. D., R. D. ROWE, P. VLAD and J. H. O'HANLEY: Amer. J. Med. **16**, 23 (1954). — 111. KUNDRATITZ, K., u. E. CAPEK-SCHACHNER: Mschr. Kinderheilk. **109**, 108 (1961).
112. LESSOF, M., and W. BRIDGEN: Lancet **1957**, 673. — 113. LEWIS, D. H., G. W. DEITZ, J. D. WALLACE and J. R. BROWN: Circulation **18**, 991 (1958). — 114. LUISADA, A., O. M. HARING, C. ARAVANIS, L. CARDI, E. JONA and A. B. ZILLI: Ann. int. Med. **48**, 597 (1958). —
115. LYNXWILER, C. P., and J. L. DONAHOE: Sth. med. J. (Bgham, Ala.) **48**, 597 (1955).
116. MAINZER, W., R. PINCOVICI and G. HEYMANN: Arch. Dis. Childh. **34**, 131 (1959). —
117. MANNHEIMER, E.: Svenska läkartidn. **51**, 2061 (1954). — 118. MCKEE, M. H.: Amer. Heart J. **16**, 79 (1938). — 119. MESSELOFF, C. R.: Amer. J. med. Sci. **217**, 71 (1949). — 120. MICHEL, D.: Z. Kreisl.-Forsch. **50**, 633 (1961).
121. OLESEN, K. H., et E. WARBURG: Acta cardiol. (Brux.) **11**, 165 (1956).
122. PAULIN, S., and E. MANNHEIMER: Acta paediat. (Uppsala) **46**, 438 (1957).
123. RHODES, P.: Bull. Denver Rheumat., Febr. 1955.
124. SCHWARTZMANN, J.: Arch. Pediat. **59**, 443 (1941). — 125. SMITH, J. E., I. HSU, J. M. EVANS and L. G. LEDERER: Amer. Heart J. **58**, 527 (1959). — 126. SOLOFF, L. A., M. F. WILSON, W. L. WINTERS and J. ZATUCHI: 31th Sci. Sess. Amer. Heart Ass. 1958. — 127. SPITZBARTH, H.: Arch. Kreisl.-Forsch. **22**, 1 (1955). — 128. SPITZBARTH, H., H. WEYLAND u.

E. GERSMEYER: Z. Kreisl.-Forsch. **47**, 965 (1958). — 129. STUCKEY, D.: Med. J. Aust. **1957**, 38. — 130. STUCKEY, D., B. DOWD and H. WALSH: Med. J. Aust. **1957**, 36. — 131. SZATKOWSKI, J.: Amer. J. Cardiol. **4**, 360 (1959).
132. WECHSELBERG, K.: Z. Kinderheilk. **85**, 653 (1961). — 133. WECHSELBERG, K.: Fortschr. Med. **81**, 315 (1963). — 134. WOLF, D.: Pädiat. Prax. **1**, 313 (1962).
135. ZUCKERMANN, R.: Z. Kreisl.-Forsch. **46**, 725 (1957).

3. Aortenstenose

136. ARAVANIS, C., and A. LUISADA: Amer. Heart. J. **54**, 32 (1957).
137. BACON, A. P. C., and M. B. MATTHEWS: Quart. J. Med. N. S. **28**, 545 (1960). — 138. BAILEY, C. P., H. E. BOLTON, H. T. NICHOLS, W. L. JANNSON and R. S. LITWAK: J. thorac. Surg. **31**, 375 (1956). — 139. BARCELLS-GORINA, A., M. BONDIA, y A. GOMEZ: Med. clin. (Barcelona) **18**, 191 (1960). — 140. BARLOW, J., and J. SHILLINGFORD: Brit. Heart J. **20**, 162 (1958). — 141. BARONOFSKY, I. D., L. STEINFELD, I. KREEL, A. J. GORDON and A. GRISHMAN: N. Y. St. J. Med. **59**, 4349 (1959). — 142. BEARD, E. F., D. A. COOLEY and J. R. LATSON: Arch. int. Med. **100**, 647 (1957). — 143. BENTIVOGLIO, L. G., J. SAGARMINAGA, J. URICCHIO and H. GOLDBERG: Circulation **20**, 669 (1959). — 144. BENTIVOGLIO, L. G., J. SAGARMINAGA, J. URICCHIO and H. GOLDBERG: Brit. Heart J. **22**, 321 (1960). — 145. BERCU, B. A., G. A. DIETTERT, W. H. DANFORTH, E. E. PUND, R. C. AHLVIN and R. R. BELLIVEAU: Amer. J. Med. **25**, 814 (1958). — 146. BERGERON, J., W. A. ABELMAN, H. VASQUEZ-MILAN and E. B. ELLIS: Arch. int. Med. **94**, 911 (1954). — 147. BEUREN, A. J., J. APITZ u. J. KONCZ: Z. Kreisl.-Forsch. **51**, 829 (1962). — 148. BEUREN, A. J., J. STOERMER, J. APITZ u. H. E. HOFFMEISTER: Z. Kreisl.-Forsch. **50**, 755 (1961). — 149. BIRCKS, E., E. DERRA, K. KREMER, B. LÖHR u. F. LOOGEN: Münch. med. Wschr. **1961**, 32. — 150. BJÖRK, V. O., G. HULTQUIST and H. LODIN: J. thorac. cardiovasc. Surg. **41**, 659 (1961). — 151. BRACHFELD, N., and R. GORLIN: Medicine **38**, 415 (1959). — 152. BRAUNWALD, E., A. GOLDBLATT, M. M. AYGEN, S. D. ROCKOFF and A. G. MORROW: Circulation **27**, 426 (1963). — 153. BRAVERMAN, I. V., and S. GIBSON: Amer. Heart J. **53**, 487 (1957). — 154. BRENT, L. B., A. A. BURANO, D. L. FISHER, T. J. MORAN, J. D. MYERS and W. J. TAYLOR: Circulation **21**, 167 (1960). — 155. BROCK, R., and P. FLEMING: Guy's Hosp. Rep. **105**, 391 (1956). — 156. BROFMAN, B. L., and H. FEIL: Circulation **6**, 817 (1952). — 157. BURRY, A. F.: Brit. Heart J. **20**, 143 (1958).
158. CAMPBELL, M., and R. KAUNTZE: Brit. Heart J. **15**, 179 (1953). — 159. CARROZZINI, V.: Clin. Pat. sper. **3**, 737 (1955). — 160. CHEU, S.: Amer. J. clin. Path. **28**, 382 (1957). — 161. CHEU, S., M. J. FRIESE and E. HATAYAMA: Amer. J. clin. Path. **28**, 293 (1957). — 162. CRILEY, J., M. J. O'NEAL, R. HUMPHRIES, R. S. ROSS and E. B. RAFTERY: Sci. Ass. Amer. Heart Ass. 1962. — 163. CRUZE, K., L. P. ELLIOTT, G. L. SCHIEBLER and W. M. WHEAT: 34th Sci. Sess. Amer. Heart Ass. 1961.
164. DAVIS, C., R. F. DILLON, E. H. FELL and B. M. GASUL: J. Amer. med. Ass. **160**, 1047 (1956). — 165. DENIE, J. J., and A. P. VERHEUGT: Circulation **18**, 902 (1958). — 166. DOTTER, C. T., G. D. BRISTOW, V. D. MENASHE, A. STARR and H. E. GRISWOLD: Circulation **23**, 823 (1961). — 167. DOW, P.: Amer. J. Physiol. **131**, 432 (1940). — 168. DOWNING, D. F.: Circulation **14**, 188 (1956). — 169. DUCHOSAL, P. W., E. HUSFELDT, J. C. RUDLER, P. MORET, A. CUENDET, T. MOTTU u. J. GORNOD: Schweiz. med. Wschr. **1961**, 1357.
170. EDWARDS, J. E.: Circulation **23**, 485 (1961). — 171. EGGINK, A. A., H. A. P. HARTOG: Ned. T. Geneesk. **1956**, 2991. — 172. ELLIS, F. H., P. A. ONGLEY and J. KIRKLIN: Circulation **25**, 29 (1962).
173. GILLMANN, H., u. F. LOOGEN: Arch. Kreisl.-Forsch. **32**, 244 (1960). — 174. GOLDBERG, H., J. URICCHIO, J. DICKENS, L. BENTIVOGLIO and W. LIKOFF: Circulation **20**, 702 (1959). — 175. GOLDBLATT, A., M. M. AYGEN and E. BRAUNWALD: Circulation **26**, 92 (1962). — 176. GOODWIN, F. F., A. HOLLMAN, W. P. CLELAND and D. TEARE: Brit. Heart J. **22**, 403 (1961). — 177. GORLIN, R., and R. B. CASE: New Engl. J. Med. **255**, 368 (1956). — 178. GREENE, D. G., E. D. BALDWIN, J. S. BALDWIN, A. HIMMELSTEIN, C. E. ROLL and A. COURNAND: Amer. J. Med. **6**, 24 (1949). — 179. GRISHMAN, A., M. F. STEINBERG and M. L. SUSSMAN: Med. Clin. N. Amer. **31**, 543 (1947). — 180. GROSSE-BROCKHOFF, F., u. F. LOOGEN: Dtsch. med. Wschr. **1961**, 417.
181. HANCOCK, E. W.: Circulation **20**, 709 (1959). — 182. HANCOCK, E. W., W. H. ABELMAN, W. M. MADISON, M. H. PROCTOR and G. W. B. STARKEY: 30th Sci. Sess. Amer. Heart Ass. 1957. — 183. HANCOCK, E. W., W. M. MADISON, M. H. PROCTOR, W. H. ABELMAN and G. W. B. STARKEY: New Engl. J. Med. **258**, 305 (1958). — 184. HERBST, M., K. BOCK, O. HARTLEB u. H. FIEHRING: Fortschr. Röntgenstr. **92**, 533 (1960).
185. KILOH, G. A.: Brit. Heart J. **12**, 33 (1950). — 186. KIRKLIN, J. W., and F. H. ELLIS: Circulation **24**, 739 (1961). — 187. KÖHLER, V.: Ärztl. Forsch. **13**, 1400 (1959). — 188. KREEL, I., R. REISS, L. STRAUSS, S. BLUMENTHAL and I. D. BARONOFSKY: Ann. Surg. **149**, 519 (1959).

189. LANDTMAN, B., and E. I. WALLGREN: Ann. Paediat. Fenn. **2**, 259 (1956). — 190. LAUENSTEIN, C.: Dtsch. Arch. klin. Med. **16**, 374 (1875). — 191. LEATHAM, A.: Brit. Heart J. **11**, 412 (1949). — 192. LEATHAM, A.: Brit. Heart J. **13**, 153 (1951). — 193. LEATHAM, A.: Lancet **1954 II**, 607. — 194. LEES, G. M., H. A. J. HAUCK, G. W. B. STARKEY, A. S. NADAS and R. E. GROSS: Brit. Heart J. **24, 31** (1962). — 195. LEPESCHKIN, E.: Circulation **16**, 414 (1957). — 196. LEVY, M. J., R. L. VARCO, Y. WANG, P. ADAMS, R. C. ANDERSON and C. W. LILLEHEI: 34th Sci. Sess. Amer. Heart Ass. 1961. — 197. LEWIS, D.: Brit. med. J. **1951**, 211. — 198. LEWIS, T., and R. T. GRANT: Heart **10**, 25, 43 (1923). — 199. LILLEHEI, C. W., M. J. LEVY, R. L. VARCO, Y. WANG, P. ADAMS and R. C. ANDERSON: Circulation **26**, 856 (1962). — 200. LOOGEN, F., u. H. VIETEN: Z. Kreisl.-Forsch. **49**, 439 (1960). — 201. LUISADA, A., L. RICHMOND and C. ARAVANIS: Amer. Heart J. **51**, 221 (1956).

202. MARK, H., B. JACOBSON and D. YOUNG: Circulation **17**, 359 (1958). — 203. MARQUIS, R. M., and A. LOGAN: Brit. Heart J. **17**, 373 (1955). — 204. MCGINN, S., and P. D. WHITE: Amer. J. med. Sci. **188**, 1 (1934). — 205. MENGES, H., R. O. BRANDENBURG and A. L. BROWN: Circulation **24**, 1120 (1961). — 206. MOGHADAM, A. N., J. D. WALLACE, H. F. WARNER, J. A. HUBSHER, J. W. DEITZ and D. H. LEWIS: 34th Sci. Sess. Amer. Heart Ass. 1961. — 207. MORROW, A. G., E. BRAUNWALD and E. P. SHARP: Progr. Cardiovasc. Dis. **1**, 80 (1958). — 208. MORROW, A. G., E. H. SHARP and E. BRAUNWALD: Circulation **18**, 1091 (1958). — 209. MORROW, A. G., J. A. WALDHAUSEN, R. L. PETERS, R. D. BLOODWELL and E. BRAUNWALD: Circulation **20**, 1003 (1959). — 210. MOSCOWITSCH, H. L., E. DONOSO, I. J. GUB and W. WELKOWITZ: Circulation **18**, 983 (1958). — 211. MOSS, A. J., F. H. ADAMS, H. LATTA, B. J. O'LOUGHLIN and W. P. LONGMIRE: J. Dis. Childh. **95**, 46 (1958). — 212. MOZEN, H. E.: Amer. J. Surg. **93**, 361 (1957).

213. NEUFELD, H. N., P. A. ONGLEY and J. E. EDWARDS: Brit. Heart J. **22**, 686 (1960).

214. ONGLEY, P. A., A. S. NADAS, M. H. PAUL, A. M. RUDOLPH and G. W. STARKEY: Pediatrics **21**, 207 (1958).

215. PEROU, M. L.: Arch. Path. **71**, 453 (1961).

216. REINHOLD, J., U. RUHDE and B. E. BONHAM-CARTER: Brit. Heart J. **17**, 327 (1955). — 217. ROGERS, W. M., E. SIMANDL, S. B. BHONSLAY and R. A. DETERLING: Circulation **18**, 992 (1958). — 218. ROHRLE, F.: Dtsch. med. Wschr. **1896**, 270. — 219. ROSENBERG, zit. n. DENIE u. Mitarb. (165). — 220. ROSENSWEIG, J., D. L. FISHER, G. J. MAGOVERN u. E. M. KENT: J. thorac. cardiovasc. Surg. **42**, 70 (1961).

221. SANDIFER, S. H.: Amer. Heart J. **51**, 761 (1956). — 222. SCHMID, F., u. E. MANNHEIMER: Arch. Kreisl.-Forsch. **18**, 107 (1952). — 223. SEBAOUN, S., A. DIEBOLD et B. THUILLEZ: Arch. Mal. Coeur **45**, 514 (1952). — 224. SHABETAI, R.: Amer. Heart J. **59**, 637 (1960). — 225. SHAPIRO, M. J.: Mod. Med. **14**, 67 (1946). — 226. SISSMAN, N. J., C. A. NEILL, F. C. SPENCER and H. B. TAUSSIG: Circulation **19**, 458 (1959). — 227. SMITH, D. E., and M. B. MATTHEWS: Brit. Heart J. **17**, 198 (1955). — 228. SMITH, J. E., I. HSU, J. M. EVANS and L. G. LEDERER: Amer. Heart J. **58**, 527 (1959). — 229. SNELLEN, H., A. BROM et P. HARTMANN: Symposium sur les valvulopathies aortiques. Paris 1961. — 230. SOLOFF, L. A., M. F. WILSON, W. L. WINTERS and J. ZATUCHNI: 31th Sci. Sess. Amer. Heart Ass. 1958. — 231. SOULIÉ, P., J. DI MATTEO, D. CARAMANIAN, D. COLONNA et J. AUDOIN: Arch. Mal. Coeur **53**, 1203 (1960). — 232. SOULIÉ, P., R. TRICOT, M. RAGOT et J. BROSIO: Soc. méd. Hôp. **76**, 199 (1960). — 233. STAMPACH, O., F. WYLER, M. RENTSCH u. P. SCHÜPBACH: Cardiologia (Basel) **38**, 112 (1961). — 234. SWAN, H., R. WILKINSON and S. BLOUNT: J. thorac. Surg. **35**, 139 (1958).

235. TORRES, E. T., and A. R. CALVACANTI: Amer. Heart J. **45**, 630 (1953).

236. WALSH, B. J., H. V. CONNERTY and P. WHITE: Amer. Heart J. **25**, 837 (1943). — 237. WILLIAMS, J. C. P., B. G. BARRATT-BOYES and J. B. LOWE: Circulation **24**, 1311 (1961). — 238. WOOD, P.: Amer. J. Cardiol. **1**, 553 (1958). — 239. WOOD, P., L. MCDONALD and R. EMANUEL: Pediat. Clin. N. Amer. **5**, 981 (1958). — 240. WOOLEY, C. F., D. M. HOSIER, R. N. BOOTH, W. MOLNAR, H. D. SIRAK and J. M. RYNA: Amer. J. Med. **31**, 717 (1961).

241. YOUNG, D.: Amer. Heart J. **28**, 440 (1944).

4. Aortenatresie

242. ABBOTT, M. E.: In: NELSON's New Loose Leaf Medicine, Ed. 18, Vol. 4. New York 1937.
243. BREKKE, V. G.: Amer. Heart J. **45**, 925 (1953).
244. ELLIOTT, L. P., E. B. BEST and G. L. SCHIEBLER: Amer. Heart J. **62**, 821 (1961).
245. FRIEDMAN, S., L. MURPHY and R. ASH: J. Pediat. **38**, 354 (1951).
246. LUNA, R. L., G. M. SANTOS and M. A. SZNEJDER: Brit. Heart J. **25**, 405 (1963).
247. NEUFELD, H. N., P. ADAMS, J. E. EDWARDS and R. G. LESTER: Circulation **25**, 278 (1962). — 248. NOONAN, J. A., and A. S. NADAS: Pediat. Clin. N. Amer. **5**, 1029 (1958).
249. PYÖRÄLÄ, K., P. E. HEIKEL and P. I. HALONEN: Amer. Heart J. **57**, 289 (1959).
250. WATSON, D. G., and R. D. ROWE: J. Amer. med. Ass. **179**. 14 (1962).

5. Aortenisthmusstenose

251. ALBANESE, A. R., and A. A. LAZZARINI: Angiology **5**, 429 (1953).
252. BÄR, C. G.: Med. Klin. **1957**, 87. — 253. BÄR, C. G., u. C. L. C. v. NIEWENHUIZEN: Z. Kreisl.-Forsch. **44**, 791 (1955). — 254. BAHNSON, H. T., R. N. COOLEY and R. N. SLOAN: Amer. Heart J. **38**, 905 (1949). — 255. BEATTIE, E. J., F. N. COOKE, J. S. PAUL and J. A. ORBISON: J. thorac. Surg. **21**, 506 (1951). — 256. BEHRER, M. R., F. D. PETERSON and D. GOLDRING: J. Pediat. **56**, 246 (1960). — 257. BOLT, W., H. W. KNIPPING, H. VALENTIN u. H. VENRATH: Dtsch. med. Wschr. **1953**, 523. — 258. BROWN, C. J., B. L. DEANS, J. M. GARDINER, A. V. JACKSON, H. B. KAY and K. N. MORRID: Med. J. Aust. **1959**, 857. — 259. BRYNOLF, I., C. CRAFOORD and E. MANNHEIMER: J. thorac. Surg. **35**, 123 (1958).
260. CALDWELL, E. J., B. S. TABAKIN, J. S. HANSON and R. L. NAEYE: Brit. Heart J. **24**, 329 (1962). — 261. CAMPBELL, M., and J. H. BAYLIS: Brit. Heart J. **18**, 475 (1956). — 262. CHRISTENSEN, N. A., et E. A. HINES: Proc. Mayo Clin. **23**, 339 (1948). — 263. CLAGETT, O. T.: Proc. Mayo Clin. **23**, 359 (1948). — 264. CLELAND, W. P., T. B. COUNIHAN, J. F. GOODWIN and R. E. STEINER: Brit. med. J. **1956**, 379. — 265. COOKSON, K.: Lancet **1959**, 1178. — 266. COOLEY, J. C., J. W. KIRKLIN, O. T. CLAGETT, J. D. DUSHANE, H. B. BURCHELL and E. H. WOOD: Circulation **13**, 834 (1956).
267. D'ABREU, A. L., and C. PARSONS: Brit. med. J. **1956**, 390. — 268. D'ABREU, A. L., C. G. ROB u. J. F. VOLLMAR: Langenbecks Arch. klin. Chir. **290**, 521 (1959). — 269. DAWES, G. S., J. C. MOTT and J. G. WIDDICOMBE: J. Physiol. (Lond.) **128**, 361 (1955). — 270. DERRA, E., O. BAYER u. F. LOOGEN: Arch. Kreisl.-Forsch. **17**, 28 (1951). — 271. DERRA, E., O. BAYER u. F. LOOGEN: Dtsch. med. Wschr. **1956**, 1. — 272. DÖNHARDT, A.: Z. Kreisl.-Forsch. **41**, 364 (1952).
273. FALK, W.: Wien. klin. Wschr. **1953**, 349. — 274. FELL, E. H.: Amer. J. Dis. Child. **79**, 604 (1950). — 275. FRICK, M. H., P. I. HALONEN u. O. PERÄSALO: Acta chir. scand. **119**, 357 (1960). — 276. FUENMAYOR, A. M., y J. ESPINO-VELA: Arch. Inst. Cardiol. Mex. **21**, 391 (1951).
277. GASUL, B. M., R. A. ARCILLA, J. LYNFIELD, J. P. BICOFF and L. L. LUAN: Circulation **20**, 700 (1959). — 278. GERBASI, F. S., R. S. KIBLER and A. M. MARGILETH: J. Pediat. **52**, 191 (1958). — 279. GLAN, F., and W. O'SULLIVAN: Surgery **136**, 770 (1952). — 280. GLENN, F., E. KEFER, D. SPEER and C. DOTTER: Surg. Gynec. Obst. **94**, 561 (1952). — 281. GROSS, R. E.: Circulation **1**, 41 (1950). — 282. GRUNER, G., u. M. HERBST: Klin. Wschr. **1955**, 996.
283. HOLLDACK, K.: Z. Kreisl.-Forsch. **38**, 466 (1949). — 284. HULTING, B., and A. VENDSALU: Acta radiol. (Stockh.) **43**, 453 (1955).
285. KEMPTON, J. J., and D. J. WATERSON: Brit. med. J. **1957**, 442. — 286. KONAR, N. R., D. C. R. CHAUDHURY and A. K. BASU: Amer. Heart J. **49**, 275 (1955). — 287. KONDO, B., T. WILSON, B. D. RAULSTON und D. KUROIWA: Amer. Heart J. **39**, 306 (1950). — 288. KRIEHUBER, E., und J. KARNELL: Cardiologia **35**, 192 (1959).
289. LUISADA, A., J. SZATKOWSKI, M. R. TESTELLI and J. B. PRIETO: Amer. J. Cardiol. **4**, 501 (1959).
290. MAYCOCK, d'A. W.: Amer. Heart J. **13**, 633 (1957). — 291. MELLER, H. K.: Brit. med. J. **1954**, 1245. — 292. MICHEL, D.: Z. Kreisl.-Forsch. **50**, 633 (1961). — 293. MIETTINEN, M., J. HAKKILA u. W. SIPILÄ: Z. Kreisl.-Forsch. **45**, 33 (1956). — 294. MORENO, J., G. V. ESPINO, M. IRIARTE, B. L. FISHLEDER y V. A. RUBIO: Arch. Inst. Cardiol. Méx. **28**, 369 (1958).
295. NEWMAN, M.: Brit. Heart J. **17**, 150 (1948).
296. PANNUCIO, P., B. CAINI e M. M. BRUNORI: Folia cardiol. (Milano) **15**, 381 1956). — 297. PYÖRÄLÄ, K., O. HEINONEN, P. KOSKELO and P. E. HEIKEL: Amer. J. Cardiol. **6**, 650 (1960).
298. RAYNAUD, R., P. BERNASCONI, E. ALBOU et P. AUBRY: Arch. Mal. Coeur **49**, 967 (1956). — 299. REIFENSTEIN, G. H., S. A. LEVINE and R. E. GROSS: Amer. Heart J. **33**, 146 (1947). — 300. REINHOLD, J., U. RUHDE and R. E. BONHAM-CARTER: Brit. Heart J. **17**, 327 (1955). — 301. RIBET, M., A. FOVET, A. HASSOUN, J. CARON et F. MAZEMAN: Presse méd. **69**, 1725 (1961). — 302. ROB, C. G., A. L. D'ABREU u. J. F. VOLLMAR: Langenbecks Arch. klin. Chir. **292**, 285 (1959). — 303. ROGERS, W. M., R. L. STRANDBERG, J. S. HARRISON, E. SIMANDL, J. R. MALM and J. D. BAKER: 35th Sci. Sess. Amer. Heart Ass. 1962.
304. SAEGESSER, F., et P. CHÈNE: Poumon **1961**, 307. — 305. SCHAD, N., u. M. BETTEX: Helv. paediat. Acta **12**, 491 (1957). — 306. SCHAUB, F., u. A. BÜHLMANN: Schweiz. med. Wschr. **1957**, 19. — 307. SCHLITTER, J. G.: Ärztl. Wschr. **1955**, 596. — 308. SHAPIRO, M. J.: Amer. J. Cardiol. **4**, 547 (1959). — 309. SHAPIRO, M. J., and M. MINEAPOLIS: Amer. Heart J. **37**, 1045 (1949). — 310. SOULIÉ, P., M. SERVELLE, J. HORCAN et A. NOUAILLE: Presse méd. **1950**, 137. — 311. SPENCER, M. P., and A. B. DENISON: Fed. Proc. **16**, 122 (1957). — 312. SPENCER, M. P., F. R. JOHNSTON and J. H. MEREDITH: Amer. Heart J. **56**, 722 (1958). — 313. STRICHT, J. V. D., A. BOLLAERT, H. DENOLIN et M. FELD: Acta cardiol. (Brux.) **15**, 69 (1960). — 314. SUNDER-PLASSMANN, P., G. MENGES u. L. RULAND: Med. Klin. **1961**, 574,

315. Wells, B. G., E. E. Rappaport and H. B. Sprague: Amer. Heart J. **38**, 69 (1949). —
316. Wright, J. L., H. B. Burchell, E. H. Wood, E. A. Hines and O. T. Clagett: Circulation **14**, 806 (1956).
317. Zenker, R., J. G. Schlitter, P. Schölmerich, G. Heberer, B. Schlegel u. E. Stein: Med. Klin. **1958**, 531, 559.

6. Anomalien des Aortenbogens

318. Abrams, H. L.: Circulation **18**, 206 (1958). — 319. Apley, J., F. G. M. Ross and R. M. Walker: Thorax **12**, 214 (1957).
320. Becu, L. M., W. N. Tauxe, J. W. Dushane and J. E. Edwards: Amer. Heart J. **50**, 901 (1955). — 321. Börmer, T., and G. Stiris: Brit. J. Radiol. **28**, 325 (1955). — 322. Bruwer, A. J.: Brit. J. Radiol. **30**, 387 (1957). — 323. Bruwer, A. J., and H. B. Burchell: J. Amer. med. Ass. **162**, 1445 (1956).
324. Celoria, G., and R. B. Patton: Amer. Heart J. **58**, 407 (1959).
325. Diguglielmo, L., u. M. Guttadauro: Acta radiol. scand. **44**, 121 (1955). — 326. Dorney, E. R., N. O. Fowler and E. P. Mannix: Amer. J. Med. **18**, 150 (1955).
327. Everts-Suarez, E., and C. P. Carson: Ann. Surg. **150**, 153 (1959).
328. Fournier, P., and Z. H. Zaidi: Amer. Heart J. **59**, 148 (1960). — 329. Freedman, H. K.: Arch. Path. **72**, 143 (1961).
330. Gaspar, I.: Amer. J. Path. **5**, 285 (1929). — 331. Gudbjerg, C. E., and O. Peterson: Radiology **75**, 339 (1960).
332. Hamburger, L. P.: Bull. Johns Hopk. Hosp. **61**, 421 (1937). — 333. Harley, H. R. S.: Brit. J. Surg. **46**, 561 (1959). — 334. Heck, W., H. Finke u. J. Koncz: Medizinische **1957**, 672. — 335. Heinrich, W. D., and R. P. Tamayo: Amer. J. Roentgenol. **76**, 762 (1962).
336. Jew, E. W., and P. Gross: Arch. Path. **53**, 191 (1952). — 337. Johansson, D. W., P. Hall, H. Krook, A. Malm, N. M. Ohlsson, L. Andren and H. B. Wulff: Amer. J. Cardiol. **7**, 853 (1961). — 338. Jones, C. H., and J. K. Walker: J. Fac. Radiol. (Lond.) **6**, 281 (1955).
339. Kirklin, J. W., and O. T. Clagett: Proc. Mayo Clinic **25**, 360 (1950). — 340. Kleinerman, J., W. Yang, D. Hackel and N. Kaufman: Arch. Path. **65**, 490 (1958). — 341. Kravtin, A., F. Schley and R. Monaco: J. med. Ass. Ga. **44**, 521 (1955).
342. Merrill, D. L., C. A. Webster and P. C. Samson: J. thorac. Surg. **33**, 311 (1957).
343. Noonan, J. A., and A. S. Nadas: Pediatr. Clin. N. Amer. **5**, 1029 (1958).
344. Pattinson, J. N., and R. G. Grainger: Brit. Heart J. **21**, 555 (1959). — 345. Paul, R. N.: J. Pediat. **32**, 19 (1948).
346. Quie, P. G., R. Novick, P. Adams, R. C. Anderson and R. L. Varco: J. Pediat. **54**, 87 (1959).
347. Rob, C. G., A. L. D'Abreu u. J. F. Vollmar: Langenbecks Arch. klin. Chir. **292**, 285 (1959). — 348. Roberts, W. C., A. G. Morrow and E. Braunwald: Circulation **26**, 39 (1962). — 349. Robinson, G. L.: Brit. Heart J. **20**, 571 (1958). — 350. Rogers, H. M., A. Y. Wilcox, L. E. Reilly and J. E. Edwards: Amer. Heart J. **60**, 281 (1960). — 351. Ruiz Villalobos, M. C., D. P. de Balderama, G. L. Lopez and M. Castellaos: Amer. J. Cardiol. **8**, 664 (1961).
352. Samson, J.: J. thorac. Surg. **33**, 311 (1957). — 353. Šarić, S., V. Vuletić, V. Gvozdanović and B. Mark: Circulation **21**, 1147 (1960). — 354. Sounders, C. R., C. M. Pearson and D. D. Adams: Dis. Chest **20**, 35 (1951). — 355. Steinberg, I.: Brit. Heart J. **18**, 85 (1956). — 356. Steinberg, I., and J. W. C. Hagstrom: Circulation **25**, 545 (1962).
357. Tabakin, B. S., and J. S. Hanson: Amer. J. Cardiol. **6**, 689 (1960). — 358. Tucker, R. L., and A. J. Bruwer: GP **13**, 90 (1956).
359. Vaughan, B. F.: Brit. J. Radiol. **29**, 516 (1956).
360. Wassner, N. J.: Fortschr. Röntgenstr. **86**, 720 (1957).

7. Pulmonalstenose mit intaktem Ventrikelseptum

361. Abrahams, D. G., and P. Wood: Brit. Heart J. **13**, 519 (1951). — 362. Antonius, N. A., A. D. Crecca, H. A. Murray, A. R. Richlan and P. A. Izzo: J. Pediat. **46**, 54 (1955). — 363. Arciniega, I., B. Bostroem, F. Grosse-Brockhoff, H. Kreuzer u. F. Loogen: Z. Kreisl.-Forsch. **50**, 128 (1961). — 364. Aygen, M. M., and E. Braunwald: Circulation **25**, 328 (1962). — 365. Ayres, S. M., and D. S. Lukas: Ann. intern. Med. **52**, 1076 (1960).
366. Barié, E.: Bull. Mêm. Soc. méd. Hôp. **12**, 579 (1895). — 367. Barrios, A. and C. Witham: Circulation **20**, 666 (1959). — 368. Beard, E. F., D. A. Cooley and J. R. Lazson: Arch. int. Med. **100**, 647 (1957). — 369. Benchimol, A., and E. G. Dimond: 31st Sci. Sess. Amer. Heart Ass. 1958. — 370. Bevegard, S., B. Johnsson and U. Ruhde: Acta chir. scand. Suppl. **245**, 197 (1959). — 371. Blount, S. G., J. v. Elk, O. J. Balchum and H. Swan: Circulation **15**, 814 (1957). — 372. Blount, S. G., J. Komesu and M. C. McCord: New Engl.

J. Med. **248**, 5 (1953). — 373. BLOUNT, S. G., M. C. MCCORD, H. MUELLER and H. SWAN: Circulation **10**, 161 (1954). — 374. BLOUNT, S. G., P. S. VIGODA and H. SWAN: Amer. Heart J. **57**, 684 (1959). — 375. BOUSVAROS, G. A.: Amer. J. Cardiol. **8**, 328 (1961). — 376. BOUSVAROS, G. A., and D. C. DEUCHAR: Lancet **1961 II**, 962. — 377. BOWIE, E. A.: Amer. Heart J. **62**, 125 (1961). — 378. BUCHEM, F. S. P. v., J. NIEVEEN and W. MARRING: Cardiologia **24**, 134 (1954).
379. CAMPBELL, M.: Brit. Heart J. **16**, 273 (1954). — 380. CREVASSE, L. E., and R. B. LOGUE: Amer. Heart J. **56**, 898 (1958). — 381. COLES, J. E., and W. J. WALKER: Amer. Heart J. **52**, 469 (1956). — 382. CONTRO, S., and P. BROSTOFF: Amer. Heart J. **50**, 543 (1955).
383. DERRA, E., u. F. LOOGEN: Dtsch. med. Wschr. **1957**, 535. — 384. DEUCHAR, D., and N. GHABRA: Brit. Heart J. **22**, 590 (1960). — 385. DIMOND, E. G., and A. BENCHIMOL: Ann. intern. Med. **52**, 145 (1960). — 386. DOW, J. W., H. D. LEVINE, M. ELKIN, F. W. HAYNES, H. K. KELLEMS, J. W. WHITTENBERGER, B. G. FERRIS, W. T. GOODALE, W. P. HARVEY, E. C. EPPINGER and L. DEXTER: Circulation **1**, 267 (1950).
387. EDWARDS, F. R.: Brit. Heart J. **22**, 472 (1960). — 388. EHRENHAFT, J. L., E. O. THEILEN, J. M. FISHER and W. R. WILSON: Circulation **20**, 688 (1959).
389. FERUGLIO, G. A.: Amer. Heart J. **58**, 827 (1959). — 390. FERUGLIO, G. A., and R. W. GUNTON: Circulation **21**, 49 (1960).
391. GAYLER, G. G., P. ONGLEY and A. NADAS: New Engl. J. Med. **20**, 979 (1958). — 392. GLOVER, R. P., T. J.E. O'NEILL, H. GONTIGO, T. C. MCAULIFFE and C. R. E. WELLS: J. thorac. Surg. **28**, 481 (1954). — 393. GØTZSCHE, H., E. ESKILDSEN and A. HANSEA: Acta med. scand. **139**, 431 (1951). — 394. GREENE, D. G., E. D. BALDWIN, J. S. BALDWIN, A. HIMMELSTEIN, C. E. ROLL and A. COURNAND: Amer. J. Med. **6**, 24 (1949). — 395. GROSSE-BROCKHOFF, F., u. F. LOOGEN: Dtsch. med. Wschr. **1959**, 133. — 396. GYLLENSWÄRD, A., H. LODIN, A. LUNDBERG and T. MÖLLER: Pediatrics **19**, 399 (1957).
397. HANSON, J. S., D. IKKOS, C. CRAFOORD and C. O. OVENFORS: Circulation **18**, 588 (1958). — 398. HAYWOOD, L. J., R. H. SELVESTER and D. E. GRIGGS: 34th Sci. Sess. Amer. Heart Ass. 1961. — 399. HEINER, D. C., and A. S. NADAS: Circulation **17**, 232 (1958). — 400. HOFFMAN, J. I. E., A. M. RUDOLPH, A. S. NADAS and M. H. PAUL: Circulation **22**, 385 (1960). — 401. HOSIER, D. M., J. L. PITTS and H. B. TAUSSIG: Circulation **14**, 9 (1956).
402. JOHNSON, A. M.: Brit. Heart J. **21**, 429 (1959).
403. KERR, W. J., and V. C. HARP: Amer. Heart J. **37**, 100 (1949). — 404. KNUTSON, J. B., B. E. TAYLOR, R. D. PRUITT and T. J. DRY: Proc. Mayo Clin. **25**, 52 (1950).
405. LOOGEN, F.: Thoraxchirurgie **7**, 212 (1959). — 406. LOOGEN, F.: Dtsch. med. Wschr. **1963**, 826. — 407. LUISADA, A., L. RICHMOND and C. ARAVANIS: Amer. Heart J. **51**, 221 (1956).
408. MAGRI, G., E. JONA, D. MESSINA and A. ACTIS-DATO: Amer. Heart J. **57**, 449 (1959).— 409. MANNHEIMER, E., and B. JONSSON: Acta paediat. (Uppsala) Suppl. **100** (1954). — 410. MCKUSICK, V. A.: Circulation **16**, 433 (1957). — 411. MCKUSICK, V. A., O. H. MASSENGALE, M. WIGOD and G. H. WEBB: Brit. Heart J. **18**, 403 (1956). — 412. MINHAS, K., and B. M. GASUL: Amer. Heart J. **57**, 49 (1959). — 413. MOGHADAM, A. N., J. D. WALLACE, H. F. WARNER, J. A. HUBSHER, J. W. DEITZ and D. H. LEWIS: 34th Sci. Sess. Amer. Heart Ass. 1961. — 414. MOSCOVITZ, H. L., E. DONOSO, I. J. GELB and W. WELKOWITZ: Circulation **18**, 983 (1958). — 415. MOSS, A. J., F. H. ADAMS, H. LATTA, B. J. O'LOUGHLIN and W. P. LONGMIRE: J. Dis. Child. **95**, 46 (1958). — 416. MOUQUIN, M., J. P. M. DURAND, R. SAUVAN et G. BALDASSARE: Arch. Mal. Coeur **53**, 61 (1960).
417. NADAS, A. S., L. V. D. HAUWAERT, A. J. HAUCK and R. E. GROSSE: Circulation **25**, 346 (1962). — 418. NEUFELD, H. N., J. W. DUSHANE and J. E. EDWARDS: Circulation **23**, 603 (1961). — 419. NEUFELD, H. N., M. HIRSCH and J. PAUZNER: Amer. J. Cardiol. **5**, 855 (1960). — 420. NOLLA-PANADES, J., E. TRILLA-SANCHEZ u. I. BALAGUER-VINTRO: Cardiologia (Basel) **34**, 287 (1959).
421. ORTIZ, E. G.: Ann. méd.-quir. **1**, 533 (1955).
422. PANNIER, R., A. v. LOO, K. VUYLSTEEK, J. VERSTRAETEN, C. V. BEYLEN et A. BLANCQUAERT: Acta cardiol. (Brux.) **8**, 8 (1953). — 423. PETIT, A.: Traité de Medicine de Charcot, Bd. 8, Ed. 2, Paris 1904/05.
424. REINHOLD, J. D. L., and A. S. NADAS: Amer. Heart J. **47**, 405 (1954). — 425. ROGERS, W. M., J. R. MALM, N. THOMPSON, J. B. HARRISON and R. A. DETERLING: 31st Sci. Sess. Amer. Heart Ass. 1958. — 426. ROGERS, W. M., E. SIMANDL, S. B. BRONSLAY and R. A. DETERLING: Circulation **18**, 992 (1958).
427. SACHS, D.: Arch. Kreisl.-Forsch. **35**, 291 (1961). — 428. SELZER, A., W. H. CARNES, C. A. NOBLE, W. H. HIGGINS and R. O. HOLMES: Amer. J. Med. **6**, 3 (1949). — 429. SHUBIN, H., D. C. LEVINSON and M. H. ROSENFELD: Circulation **16**, 539 (1957). — 430. SILVERMAN, B. K., A. S. NADAS, M. H. WITTENBORG, W. T. GOODALE and R. E. GROSS: Amer. J. Med. **20**, 53 (1956). — 431. SOLOFF, L. A., M. F. WILSON, W. L. WINTERS and J. ZATUCHNI: 31st Sci. Sess. Amer. Heart Ass. 1958. — 432. STEIM, H., H. REINDELL, J. EMMRICH u. R. BILGER: Münch. med. Wschr. **1959**, 1033. — 433. SWAN, H., H. C. CLEVELAND, H. MUELLER and

S. G. BLOUNT: J. thorac. Surg. **28**, 504 (1954). — 434. SZALONTAY, K., u. L. PODHRAGYAY: Cardiologia (Basel) **38**, 248 (1959).
435. TALBERT, J. L., A. G. MORROW, N. P. COLLINS and J. W. GILBERT: Amer. Heart J. **65**, 590 (1963). — 436. TORNER-SOLER, M., J. M. MORATÓ-PORTELL and I. BALAGUER-VINTRÓ: Amer. Heart J. **53**, 213 (1957). — 437. TSAKIRIS, A., F. SCHAUB u. A. BÜHLMANN: Schweiz. med. Wschr. **1959**, 801.
438. VERMILLION, M. B., L. LEIGHT and L. A. DAVIS: Circulation **17**, 55 (1958). — 439. VOGELPOEL, L., V. SCHRIRE, M. NELLEN and R. H. GOETZ: Angiology **8**, 215 (1957). — 440. VOGELPOEL, L., and V. SCHRIRE: Circulation **22**, 55 (1960). — 441. VOGELPOEL, L., V. SCHRIRE, M. NELLEN and A. SWANEPOEL: Amer. Heart J. **59**, 489 (1960).
442. WATSON, H., C. PICKARD, K. G. LOWE and I. G. W. HILL: Brit. Heart J. **22**, 706 (1960). — 443. WELLS, B. G.: Brit. Heart J. **20**, 523 (1958). — 444. WILD, J. B., J. W. ECKSTEIN, E. F. v. EPPS and J. W. CULBERTSON: Amer. Heart J. **53**, 393 (1957). — 445. WITHAM, A. C.: Circulation **18**, 997 (1958). — 446. WOOD, P.: Brit. med. J. **1950**, 639.
447. YAHINI, J. H., M. J. DULFANO and M. TOOR: Amer. J. Cardiol. **5**, 744 (1960).

8. Pulmonalstenose mit Ventrikelseptumdefekt

448. ABDIN, Z. H., and F. H. ABDIN: Amer. Heart J. **57**, 98 (1959). — 449. ALLANBY, K. D., W. D. BRINTON, M. CAMPBELL and F. GARDNER: Guy's Hosp. Rep. **99**, 110 (1950).
450. BARRETT, N. R., and J. B. HICKIE: Thorax **12**, 24 (1957). — 451. BARRIOS, A., and C. WITHAM: Circulation **20**, 666 (1959). — 452. BESTERMAN, E. M. M., T V. O'DONNELL and W. SOMERVILLE: Circulation **20**, 823 (1959). — 453. BOUSVAROS, G. A.: Amer. Heart J. **61**, 570 (1961). — 454. BOWIE, E. A.: Amer. Heart J. **62** 125 (1961). — 455. BRAUDO, J. L., and M. M. ZION: Brit. med. J. **1959**, 1323. — 456. BRET, J.: Arch. Mal. Coeur **49**, 1053 (1956).
457. CALO, A.: Arch. Mal. Coeur **30**, 805 (1937). — 458. CAMPBELL, M.: Guy's Hosp. Rep. **97**, 1 (1948). — 459. CAMPBELL, M.: Brit. Heart J. **22**, 526 (1960). — 460. CAMPBELL, M., and D. DEUCHAR: Brit. med. J. **1953**, 349. — 461. CAMPBELL, M., and D. DEUCHAR: Brit. med. J. **23**, 173 (1961). — 462. CASTLE, R. F., and E. CRAIGE: Pediatrics **26**, 511 (1960). — 463. COELHO, E., E. PAIVA, A. NUNES et S. SEQUERRA-AMRAM: Sem. Hôp. **35**, 2739 (1959). — 464. COLLINS, N. P., A. G. MORROW and E. BRAUNWALD: Amer. Heart J. **60**, 624 (1960). — 465. CONTRO, S., and P. BROSTOFF: Amer. Heart J. **50**, 543 (1955). — 466. CREVASSE, L. E., and R. B. LOGUE: Circulation **19**, 332 (1959).
467. D'ALLAINES, F. C. DUBOST, P. R. BREGER, C. METIANU et C. DUBOST: Rev. Chir. (Paris) **71**, 209 (1952). — 468. DAVIGNON, A. L., W. E. GREENWOLD, J. W. DUSHANE and J. E. EDWARDS: Amer. Heart J. **62**, 591 (1961). — 469. DEUCHAR, D., and N. GHABRA: Brit. Heart J. **22**, 590 (1960). — 470. DIMOND, E. G. and A. BENCHIMOL: Ann. intern. Med. **52**, 145 (1960). — 471. DUBOST, C.: Sem. Hôp. **1952**, 505.
472. ELLIS, F. H., J. W. KIRKLIN and O. T. CLAGETT: Surg. Clin. N. Amer. **1955**, 1013. — 473. EMANUEL, R. W., and J. N. PATTINSON: Brit. Heart J. **18**, 289 (1956).
474. FERUGLIO, G. A.: Amer. Heart J. **58**, 827 (1959). — 475. FERUGLIO, G. A., and R. W. GUNTON: Circulation **21**, 49 (1960).
476. GARDINER, J. M.: Ann. Med. **8**, 225 (1959). — 477. GASUL, B. M., R. F. BUENGER, O. C. JULIAN and R. E. TRUEHEART: Amer. Heart J. **61**, 126 (1961). — 478. GIBSON, T. C., and R. F. CASTLE: 34th Sci. Sess. Amer. Heart Ass. 1961. — 479. GÖDEL, E.: Inaug. Diss. Leipzig 1959.
480. GRIFFITHS, S. P., A. G. JAMESON, S. BLUMENTHAL, J. R. MALM and F. O. BOWMAN: 35th Sci. Sess. Amer. Heart Ass. 1962. — 481. HAMILTON, W. F., J. A. WINSLOW and W. F. HAMILTON: J. clin. Invest. **29**, 20 (1950). — 482. HARTLEB, O.: Z. Kreisl.-Forsch. **45**, 360 (1956). — 483. HOFFMAN, J. I. E., A. M. RUDOLPH, A. S. NADAS and R. E. GROSS: Circulation **22**, 405 (1960). — 484. HOFFMAN, J. I. E., A. M. RUDOLPH, A. S. NADAS and M. H. PAUL: Circulation **22**, 385 (1960). — 485. HOLLADAY, W. E., and A. C. WITHAM: Arch. int. Med. **100**, 400 (1957). — 486. HOPE, J.: Diseases of the Heart. London 1839. — 487. HUBBARD, T. F., and B. J. KOSZEWSKI: Arch. int. Med. **97**, 327 (1956).
488. KEATS, T. E., and J. M. MARTT: Amer. J. Roentgenol. **82**, 417 (1959).
489. LARSSON, Y., E. MANNHEIMER, T. MÖLLER and H. LAGERLÖF: Amer. Heart J. **42**, 70 (1951). — 490. LAURENS, P., F. BOUCHARD, E. BRIAL, C. CORNU, P. BACULARD et P. SOULIÉ: Arch. Mal. Coeur **52**, 121 (1959). — 491. LEATHAM, A.: Brit. Heart J. **11**, 412 (1949). — 492. LEATHAM, A., and D. WEITZMAN: Brit. Heart J. **19**, 303 (1957). — 493. LENDRUM, B. L., M. H. AGUSTSSON, R. A. ARCILLA, B. M. GASUL and H. G. MERCADO: 34st Sci. Sess. Amer. Heart Ass. 1961. — 494. LESSOF, M.: 31st Sci. Sess. Amer. Heart Ass. 1958. — 495. LEWIS, D. H., G. N. DEITZ, J. D. WALLACE and J. R. BROWN: Progr. cardiovasc. Dis. **2**, 85 (1959). — 496. LILLEHEI, C. W., M. COHEN, H. E. WARDEN and R. L. VARCO: Arch. Surg. **73**, 526 (1956). — 497. LIN, T. K., A. M. DIEHL and C. F. KITTLE: Amer. Heart J. **55**, 288 (1958). — 498. LINDER, F., u. H. S. OTTO: Ärztl. Wschr. **1957**, 372.

499. Macieira-Coelho, E., u. E. Coelho: Cardiologia 41, 193 (1962). — 500. Malm, J. R., F. O. Bowman, A. G. Jameson, K. Ellis, S. P. Griffiths and S. Blumenthal: Circulation 27, 805 (1963). — 501. McCord, M. C., J. v. Elk and S. G. Blount: Circulation 16, 736 (1957). — 502. Metianu, C., et M. Durand: In: Donzelot-D'Allaines: Traité des cardiopathies congénitales. Paris 1954. — 503. Michel, D.: Münch. med. Wschr. 1962, 257. — 504. Miller, R. A., M. Lev and M. H. Paul: Circulation 26, 166 (1962). — 505. Miller, R. A., H. White and M. Lev: 31st Sci. Sess. Amer. Heart Ass. 1958. — 506. Minhas, K., and B. M. Gasul: Amer. Heart J. 57, 49 (1959). — 507. Mouquin, M., J. P. M. Durand, R. Sauvan et G. Baldassare: Arch. Mal. Coeur 53, 61 (1960). — 508. Mouquin, M., C. Métianu, J. P. M. Durand u. E. Beyda: Cardiologia (Basel) 29, 145 (1956).

509. Nadas, A. S., H. D. Rosenbaum, M. H. Wittenberg and A. M. Rudolph: Circulation 8, 328 (1953). — 510. Neufeld, H. N., D. C. McGoon, J. W. Dushane and J. E. Edwards: Circulation 22, 1083 (1960). — 511. Nolla-Panades, J., E. Trilla-Sanchez u. I. Balaguer-Vintro: Cardiologia (Basel) 34, 287 (1959).

512. Ortiz, E. G.: Ann. méd.-quir. 1, 533 (1955).

513. Paul, M. H., and M. Lev: Circulation 22, 198 (1960). — 514. Paul, M. H., R. A. Miller and W. J. Potts: Circulation 23, 525 (1961). — 515. Peacock, T. B.: Malformations of the Heart. London 1866.

516. Rohdbard, S., and A. B. Shaffer: Amer. Heart J. 51, 885 (1956). — 517. Ross, R. S., H. B. Taussig and M. H. Evans: Circulation 18, 553 (1958). — 518. Rowe, R., P. Vlad and J. D. Keith: Circulation 12, 230 (1955). — 519. Rudolph, W., A. Bernsmeier, W. Klinner u. R. Zenker: Verh. dtsch. Ges. inn. Med. 67., 428 (1961). — 520. Rudolph, A. M., A. S. Nadas and W. F. Goodale: Amer. Heart J. 48, 808 (1954).

521. Seppälä, T., P. E. Heikel, K. E. J. Kyllönen u. W. Sipilä: Z. Kreisl.-Forsch. 45, 409 (1956). — 522. Soulié, P., F. Joly, A. Piton et B. Thuillez: Arch. Mal. Coeur 46, 695 (1953).

523. Taussig, H. B., and S. R. Bauersfield: Ann. intern. Med. 38, 1 (1953).

524. Vernant, P., J. Nouaille, O. Schweisguth, J. Labesse, F. Bouchard, J, Mathey, J. P. Binet et G. O. Oustrieres: Arch. Mal. Coeur 48, 277 (1955). — 525. Vogelpoel, L., and V. Schrire: Circulation 11, 794 (1955). — 526. Vogelpoel, L., and V. Schrire: Circulation 22, 73 (1960). — 527. Vogelpoel, L., and V. Schrire: Amer. Heart J. 59, 645 (1960). — 528. Vogelpoel, L., V. Schrire, M. Nellen and R. H. Goetz: Angiology 8, 215 (1957). — 529. Vogelpoel, L., V. Schrire, M. Nellen and A. Swanepoel: Amer. Heart J. 57, 803 (1959). — 530. Vogelpoel, L., M. Nellen, A. Swanepoel and V. Schrire: Lancet 1959 I, 810. — 531. Vogelpoel, L., V. Schire, M. Nellen and A. Swanepoel: Amer. Heart J. 59, 489 (1960).

532. Weil, P., u. W. Lorbek: Wien. klin. Wschr. 1956, 923. — 533. White, B. D., D. G. McNamara, S. R. Bauersfield and H. B. Taussig: Circulation 14, 512 (1956). — 534. Wood, P.: Brit. med. J. 1950, 639.

9. Pulmonalklappenfehlbildungen

535. Anselmi, G., S. Munoz, J. Espino-Vela, J. P. Soto, M. Villegas y G. Monroy: Arch. Inst. Cardiol. Méx. 30, 409 (1960).

536. Campeau, L., G. Gilbert and N. Aerichide: Amer. J. Cardiol. 8, 113 (1961). — 537. Campeau, L., P. E. Ruble and W. B. Cooksey: Circulation 15, 397 (1957). — 538. Collins, N. P., E. Braunwald and A. G. Morrow: Amer. J. Med. 28, 159 (1960).

539. Fish, R. G., T. Takaro and T. Crymes: New Engl. J. Med. 261, 739 (1959). — 540. Ford, A. B., H. K. Hellerstein, C. Wood and H. B. Kelly: Amer. J. Med. 20, 474 (1956).

541. Kohout, F. W., and L. N. Katz: Amer. Heart J. 49, 637 (1955).

542. Lavenne, F., J. T. Yberghein, L. Brasseur et F. Mersseman: Acta cardiol. (Brux.) 9, 249 (1954). — 543. Lendrum, B. L., and A. B. Shaffer: Amer. Heart J. 57, 298 (1959).

544. Miller, R. A., H. White and M. Lev: 31st Sci. Sess. Amer. Heart Ass. 1958. — 545. Morton, R. F., and T. N. Stern: Circulation 14, 1069 (1956).

546. Onesti, S. J., and H. S. Harned: Amer. J. Cardiol. 2, 496 (1958).

547. Price, B. O.: Circulation 23, 596 (1961).

548. Segel, N., B. v. Lingen, V. Resnekov and M. McGregor: S. Afr. med. J. 31, 1157 (1957). — 549. Smith, R. D., J. W. DuShane and J. E. Edwards: Circulation 20, 554 (1959).

10. Aplasie oder Hypoplasie einer Art. pulmonalis

550. Barthel, H.: Thoraxchirurgie 4, 287 (1956). — 551. Bock, K., D. Michel u. M. Herbst: Kinderärztl. Prax. 26, 451 (1958).

552. Deenstra, H., u. J. G. Roosenburg: Ned. T. Geneesk. 100, 256 (1956). — 553. Elder, J. C., B. L. Brofman, P. M. Kohn and B. L. Charms: Circulation 17, 557 (1958).

554. Fisher, J. M., and E. F. v. Epps: Amer. Heart J. **58**, 26 (1959).
555. Heintzen, P., u. J. Teske: Arch. Kreisl.-Forsch. **32**, 263 (1960).
556. Maier, H. C.: Surgery **35**, 145 (1954).
557. Nicks, R.: Thorax **12**, 140 (1957).
558. Reisch, D., u. K. G. Themel: Dtsch. Arch. klin. Med. **202**, 394 (1955).
559. Schrire, V., G. J. Sutin and C. N. Barnard: Amer. J. Cardiol. **8**, 100 (1961). — 560. Smart, J., and J. N. Pattinson: Brit. med. J. **1956**, 491. — 561. Smith, R. A., and A. O. Bech: Thorax **13**, 28 (1958). — 562. Steinberg, I., C. T. Dotter and D. S. Lukas: J. Amer. med. Ass. **152**, 1216 (1953).
563. Torner-Soler, M., I. Balaguer-Vintro and J. Carrasco-Azamar: Amer. Heart J. **56**, 425 (1958).
564. Wyman, S.: Radiology **62**, 321 (1954).

11. Idiopathische Pulmonaldilatation

565. Bayer, O., J. Brix u. A. Athmann: Arch. Kreisl.-Forsch. **27**, 1 (1957). — 566. Buchem, F. S. P. v., J. Nieveen, W. Marring and L. B. v. d. Slikke: Dis. Chest **28**, 326 (1955).
567. Chisholm, D.: Amer. Heart J. **13**, 362 (1937).
568. Deshmukh, M., S. Guvenc, L. Bentivoglio and H. Goldberg: Circulation **21**, 710 (1960). — 569. Deyrieux, D., A. Tourniaire et M. Tartulier: Arch. Mal. Coeur **46**, 849 (1953).
570. Ghislanzoni, R., and G. Reggiani: Radiology **13**, 91 (1957). — 571. Greene, D. G., E. d. Forest Baldwin, J. S. Baldwin, M. A. Himmelstein, C. E. Roh and A. Cournand: Amer. J. Med. **6**, 24 (1949).
572. Kaplan, B. M., J. G. Schichter, G. Graham and G. Miller: J. Lab. clin. Med. **41**, 697 (1953).
573. Leatham, A., and L. Vogelpoel: Brit. Heart J. **16**, 21 (1954).
574. Minhas, K., and B. M. Gasul: Amer. Heart J. **57**, 49 (1959).
575. Schrire, V., and L. Vogelpoel: Amer. Heart J. **63**, 501 (1962). — 576. Schulze, W.: Münch. med. Wschr. **1955**, 1522. — 577. Soulié, P.: In: Actualités cardiol. internat., 30, Paris 1948.

12. Pulmonalarterienstenose

578. Arvidsson, H., J. Karnell and T. Möller: Acta radiol. (Stockh.) **44**, 209 (1955). — 579. Arvidsson, H., E. Carlsson, A. Hartmann, A. Tsifutis and C. Crawford: Acta radiol. **56**, 466 (1961).
580. Bell, A. L., B. Kightlinger, S. Shimomura and V. Krstulovic: 35th Sci. Sess. Amer. Heart Ass. 1962. — 581. Bouvrain, Y., A. Bourthoumieux et R. Nezry: Arch. Mal. Coeur **54**, 999 (1961).
582. Coles, J. E., and W. J. Walker: Amer. Heart J. **52**, 469 (1956).
583. Deyrieux, F., M. Tartulier et A. Tourniaire: Arch. Mal. Coeur **54**, 1004 (1961). — 584. Dighiero, J., O. Fiandra, A. Barcia, R. Cortes and J. Stanham: Acta radiol. (Stockh.) **48**, 439 (1957).
585. Eldridge, F., A. Selzer and H. Hultgren: Circulation **15**, 865 (1957). — 586. Epps, E. F. v.: Amer. J. Roentgenol. **78**, 471 (1957).
587. Falkenbach, K. H., N. Zheutlin, A. H. Dowdy and B. J. O'Loughlin: Radiology **73**, 575 (1959). — 588. Figley, M. M.: Amer. J. Roentgenol. **76**, 721 (1956).
589. Grosse-Brockhoff, F.: Cardiologia (Basel) **38**, 142 (1961). — 590. Gunning, A. J.: Thorax **12**, 34 (1957). — 591. Gyllenswärd, A., H. Lodin, A. Lundberg and T. Möller: Pediatrics **19**, 399 (1957).
592. Kenis, J., P. Courtoy et A. Bollaert: Acta cardiol. (Brux.) **15**, 626 (1960).
593. Lloyd-D'Silva, J. R., F. Dillon and B. M. Gasul: 30th Sci. Sess. Amer. Heart Ass. 1957. — 594. Löhr, H., F. Loogen u. H. Vieten: Fortschr. Röntgenstr. **94**, 285 (1961). — 595. Luan, L. L., J. Lloyd-D'Silva, B. M. Gasul and R. F. Dillon: Circulation **21**, 1116 (1960).
596. Möller, T.: Acta paediat. (Uppsala) **42**, 390 (1953).
597. Nieveen, J., L. B. v. d. Slikke, Q. Giok Sien u. H. d. Vries: Cardiologia (Basel) **38**, 239 (1961).
598. Powell, M. L., and H. G. Hiller: J. Aust. **1**, 272 (1955).
599. Schumaker, H., and P. Lurie: J. thorac. Surg. **25**, 173 (1953). — 600. Shafter, H. A., and H. A. Bliss: Amer. J. Med. **26**, 517 (1959). — 601. Sondergaard, T.: Dan. med. Bull. **1**, 46 (1954). — 602. Stern, A. M., N. S. Talner and M. M. Figley: 31st Sci. Sess. Amer. Heart Ass. 1958.
603. Thrower, W. B., W. H. Abelman and D. Harken: Circulation **21**, 672 (1960).
604. Vermillion, M. B., L. Leight and L. A. Davis: Circulation **17**, 55 (1958).
605. Williams, C. B., R. L. Lange and H. H. Hecht: Circulation **16**, 195 (1957).

13. Anomalien mit Links-Rechts-Shunt auf Vorhofebene

606. AGUSTSSON, M. H., B. M. GASUL and R. A. ARCILLA: 34th Sci. Sess. Amer. Heart Ass. 1961. — 607. ANDERSON, I. M., and H. M. T. COLES: Brit. med. J. **1961**, 696. — 608. ANGELINO, A. P., V. LEVI and A. M. BRUSCA: Amer. Heart. J. **54**, 182 (1957). — 609. AQUARO, G., R. MANETTI e M. D. L. PIERRE: Minerva cardioangiol. **9**, 276 (1961).
610. BARBER, J. M., O. MAGIDSON and P. WOOD: Brit. Heart J. **12**, 227 (1950). — 611. BARLOW, J., D. FULLER and M. DENNY: Brit. Heart J. **24**, 120 (1962). — 612. BARRITTS, D. W., D. H. DAVIES and G. JACOB: Brit. Heart J. **24**, 794 (1962). — 613. BAYER, O.: Schweiz. med. Wschr. **1957**, 535. — 614. BEDFORD, D. E., and T. H. SELLORS: Brit. Heart J. **22**, 300 (1960). — 615. BENDER, F.: Arch. Kreisl.-Forsch. **33**, 310 (1960). — 616. BENDER, F., F. HILGENBERG u. G. JUNGEMÜLSING: Z. Kreisl.-Forsch. **46**, 172 (1957). — 617. BENDER, F., H. PORTHEINE u. G. MENKHAUS: Z. Kreisl.-Forsch. **48**, 762 (1959). — 618. BENDER, S. R., J. F. URICCHIO and H. GOLDBERG: 31st Sci. Sess. Amer. Heart Ass. 1958. — 619. BLOUNT, S. G., O. J. BALCHUM and G. GENSINI: Circulation **13**, 499 (1956). — 620. BLOUNT, S. G., H. SWAN, G. GENSINI and M. C. McCORD: Circulation **9**, 801 (1954). — 621. BLUMENTHAL, S., W. BLANC and S. P. GRIFFITH: 29st Sci. Sess. Amer. Heart Ass. 1956. — 622. BOUVRAIN, Y., et A. SIBILLE: Sem. Hôp. **30**, 3414 (1954). — 623. BOWES, D. E., J. W. KIRKLIN and H. J. C. SWAN: J. thorac. Surg. **33**, 350 (1957). — 624. BOYER, S. H., and A. E. CHISHOLM: 31st Sci. Sess. Amer. Heart Ass. 1958. — 625. BRANDENBURG, R. O., and J. W. DUSHANE: Proc. Mayo Clin. **31**, 509 (1956). — 626. BRAUDO, J. L., A. S. NADAS, A. M. RUDOLPH and E. B. D. NEUHAUSER: Pediatrics **14**, 618 (1954). — 627. BROCKENBROUGH, E. C., E. BRAUNWALD, W. C. ROBERTS and A. G. MORROW: Amer. Heart J. **63**, 9 (1962). — 628. BURCHELL, H. B.: Proc. Mayo Clin. **31**, 161 (1956). — 629. BURROUGHS, J. T., and J. E. EDWARDS: Amer. Heart J. **59**, 913 (1960). — 630. BUZZI, A., V. PECORINI, A. M. PEROSIO, J. E. BURUCUA y P. COSSIO: Pren. méd. argent. **1949**, 315.
631. CAMPBELL, M., C. NEILL and S. SUZMAN: Brit. med. J. **1957**, 1375. — 632. COLMERS, R. A.: Amer. J. Cardiol. **1**, 768 (1958). — 633. COOLEY, D. A., and H. A. COLLINS: Circulation **19**, 486 (1959). — 634. COOLEY, D. A., and D. A. MAHAFFEY: Ann. Surg. **142**, 986 (1955). — 635. COOLEY, J. C., J. W. KIRKLIN u. H. G. HARSHBARGER: Surgery **41**, 147 (1957). — 636. COSSIO, P., R. ARANA, I. BERKONSKY y R. KREUTZER: Sem. méd. esp. **33**, 364 (1938). — 637. Coulshed, N.: Brit. Heart J. **20**, 363 (1958). — 638. CURTIN, J. Q.: Amer. Heart J. **44**, 884 (1952).
639. DARLING, R. C., W. B. ROTHNEY and J. M. CRAIG: Lab. Invest. **6**, 44 (1957). — 640. DAVIDSEN, H. G.: Acta med. scand. **158**, 85 (1957). — 641. DAVIDSEN, H. G.: Acta med. scand. **160**, 177 (1958). — 642. DERRA, E., u. F. LOOGEN: Dtsch. med. Wschr. **1960**, 1669. — 643. DEXTER, L.: Brit. Heart J. **18**, 209 (1956). — 644. DIMOND, E. G., and A. BENCHIMOL: Amer. Heart J. **58**, 343 (1959). — 645. DISENHOUSE, R. B., R. C. ANDERSON, P. ADAMS, R. NOVICK, J. JORGENS and B. LEVINE: J. Pediatr. **44**, 269 (1954). — 646. DÖNHARDT, A.: Z. Kreisl.-Forsch. **41**, 364 (1952). — 647. DOWNING, D. F., and H. GOLDBERG: Dis. Chest. **29**, 492 (1956). — 648. DUSHANE, J. W.: Proc. Mayo Clin. **31**, 167 (1956). — 649. DUSHANE, J. W., W. H. WEIDMAN, R. O. BRANDENBURG and J. W. KIRKLIN: Circulation **21**, 363 (1960).
650. EFFERT, S., R. RIPPERT u. W. SCHAUB: Arch. Kreisl.-Forsch. **27**, 171 (1957). — 651. EISENBERG, R., and H. N. HULTGREN: Circulation **20**, 491 (1959). — 652. ELLIS, F. H., R. O. BRANDENBURG and H. J. C. SWAN: New Engl. J. Med. **262**, 219 (1960). — 653. ELLIS, F. R., M. GRAEVES and M. M. HECHT: Amer. Heart J. **40**, 154 (1950). — 654. ESPINO-VELA, J.: Amer. Heart J. **57**, 185 (1959). — 655. ESPINO-VELA, J., S. MURAD-NETTO and V. RUBIO-ALVAREZ: Amer. J. Cardiol. **6**, 589 (1960).
656. FELLMANN, H., F. SCHAUB, A. BÜHLMANN u. A. O. FLEISCH: Schweiz. med. Wschr. **1957**, 775. — 657. FERUGLIO, G. A.: Amer. Heart J. **58**, 827 (1959). — 658. FERUGLIO, G. A., and S. DALLA VOLTA: Proc. 3rd World Congr. Cardiol. Brüssel 1958. — 659. FERUGLIO, G. A., R. W. GUNTON, A. SREENIVASAN and R. O. HEIMBERGER: Ann. Surg. **152**, 29 (1960). — 660. FERUGLIO, G. A., and A. SREENIVASAN: Circulation **20**, 1087 (1959). — 661. FLEISCH, A. O., F. SCHAUB u. A. BÜHLMANN: Z. Kreisl.-Forsch. **46**, 62 (1952). — 662. FRIEDMAN, S., K. A. HALLIDIE-SMITH and T. N. HARRIS: Amer. J. med. Sci. **238**, 557 (1959). — 663. FRYE, R. L., H. W. MARSHALL, O. W. KINCAID and H. B. BURCHELL: Brit. Heart J. **24**, 696 (1962).
664. GARDNER, F., and S. ORAM: Brit. Heart J. **15**, 305 (1953). — 665. GOLDBERG, H., and D. F. DOWNING: Amer. Heart J. **49**, 862 (1955). — 666. GOTT, V. L., R. G. LESTER, C. W. LILLEHEI and R. L. VARCO: Circulation **13**, 543 (1956). — 667. GRIFFITH, T. W.: Manchester Med. Clin. **4**, 385 (1902). — 668. GUNTHEROTH, W. G., A. S. NADAS and R. E. GROSS: Circulation **18**, 117 (1958).
669. HALASZ, N. A., K. H. HALLORAN and A. A. LIEBOW: Circulation **14**, 826 (1956). — 670. HARVEY, W., A. CORRADO and J. K. PERLOFF: Circulation **16**, 414 (1957). — 671. HEALEY, R. F., J. W. DOW, M. C. SOSMAN and L. DEXTER: Amer. J. Roentgenol. **63**, 646 (1950). — 672. HEIM DE BALSAC, R., F. BOUCHARD, O. ZALIS, J. PASSELECA, J. GUERI, P. BLONDEAU et

C. Dubost: Brux. med. **38**, 325, 379, 415 (1958). — 673. Hichie, J. B., T. M. D. Gimlette and A. P. C. Bacon: Brit. Heart J. **18**, 365 (1956). — 674. Husfeldt, E., and H. G. Davidsen: J. cardiovasc. Surg. **2**, 20 (1961).
675. Johnson, A. L., F. W. Wiglesworth, J. S. Dunbar, S. Siddoo and M. Grajo: Circulation **17**, 340 (1958). — 676. Johnson, A. M.: Brit. Heart J. **21**, 580 (1959). — 677. Johnson, R. P.: Amer. int. Med. **42**, 11 (1955). — 678. Jona, E., D. Messina, E. Minetto e A. Actis-Dato: Minerva cardioangiol. **7**, 363 (1959). — 679. Jonsson, B.: Minerva cardioangiol. (Torino) **3**, 193 (1957). — 680. Jonsson, B., H. Linderholm and G. Pinardi: Acta med. scand. **159**, 275 (1957).
681. Kauffman, S. L., C. N. Ores and D. H. Andersen: Circulation **25**, 376 (1962). — 682. Kelly, J. J., and H. A. Lyons: Ann. intern. Med. **48**, 267 (1958). — 683. Knutson, J. R. B., B. E. Taylor, R. D. Pruitt and T. J. Dry: Proc. Mayo Clin. **25**, 51 (1950).
684. Lambert, E. C., W. S. Webster and K. Terplan: 29th Sci. Sess. Amer. Heart Ass. 1956. — 685. Leatham, A.: Lancet **1954 II**, 607. — 686. Leatham, A., and I. Gray: Brit. Heart J. **18**, 193 (1956). — 687. Leatham, A., and L. Vogelpoel: Brit. Heart J. **16**, 21 (1954). — 688. Levin, B., and C. W. Borden: Radiology **63**, 317 (1954). — 689. Levin, B., and H. White: Radiology **76**, 894 (1961). — 690. Lewis, D. H., G. N. Deitz, J. D. Wallace and J. R. Brown: Progr. cardiovasc. Dis. **2**, 85 (1959). — 691. Lian, C.: L'année cardiol. internat. **4**, 7 (1954). — 692. Liu, C. K., and A. Jacono: Amer. J. Cardiol. **2**, 714 (1958). — 693. Longin, F., u. G. Pappmeier: Fortschr. Röntgenstr. **88**, 386 (1958). — 694. Loogen, F., W. Schaub u. Y. Toker: Z. Kreisl.-Forsch. **50**, 1062, 1138 (1961). — 695. Lopez, J. F., H. Linn and A. B. Shaffer: Circulation **26**, 1296 (1962). — 696. Luisada, A., C. K. Liu, C. Aravanis, M. R. Testelli and J. Morris: Amer. Heart J. **55**, 383 (1958). — 697. Luisada, A., and M. R. Testelli: Amer. J. Cardiol. **1**, 134 (1958). — 698. Luisada, A., and L. Wolff: Amer. J. med. Sci. **209**, 204 (1945).
699. Magri, G., E. Jona, D. Messina and A. Actis-Dato: Amer. Heart J. **57**, 449 (1959). — 700. Mankin, H. J., and H. B. Burchell: Proc. Mayo Clin. **28**, 463 (1953). — 701. Mannheimer, E.: Advanc. Pediat. **7** (1955). — 702. Mathey, J., J. Nouaille, P. Vernant, Y. Duboys et G. Lemoine: Arch. Mal. Coeur **54**, 387 (1961). — 703. McKusick, V. A., O. H. Massengale, M. Wigod and H. G. Webb: Brit. Heart J. **18**, 403 (1956). — 704. Minhas, K., and B. M. Gasul: Amer. Heart J. **57**, 49 (1959). — 705. Müller, P.: Cardiologia (Basel) **34**, 110 (1959). — 706. Munroe, C. A., G. E. Maha and E. S. Orgain: Amer. Heart J. **55**, 343 (1958). — 707. Mustard, W. T.: Arch. Dis. Child. **32**, 1 (1957).
708. Nadas, A. S., and M. M. Alimurung: Amer. Heart J. **43**, 691 (1952). — 709. Northoff, F.: Ärztl. Wschr. **1956**, 881.
710. Onat, T.: Cardiologia (Basel) **39**, 191 (1961). — 711. Ongley, P. A.: Circulation **16**, 431 (1957).
712. Panuccio, P., y L. Corti: Settim. med. (Jean) **44**, 553 (1956). — 713. Perloff, J. K., and W. P. Harvey: 30th Sci. Sess. Amer. Heart Ass. 1957. — 714. Puddu, V.: Cardiol. prat. (Firenze) **3**, 91 (1952). — 715. Puech, P., H. Latour, G. Olivier et G. Giraud: Montpellier méd. Ser. **3**, 57, 517 (1960). — 716. Py, J., P. Leborgne et M. Mouquin: Arch. Mal. Coeur **54**, 162 (1961).
717. Reinhold, J. D. L., and A. S. Nadas: Amer. Heart J. **47**, 405 (1954). — 718. Rodstein, M., F. D. Zeman and I. E. Gerber: Circulation **23**, 665 (1961). — 719. Rogers, W. M., J. R. Malm, N. Thompson, J. B. Harrison and R. A. Deterling: 31st Sci. Sess. Amer. Heart Ass. 1958. — 720. Rosenfeld, J., M. L. Silverblatt and L. Strauss: Amer. Heart J. **53**, 616 (1957). — 721. Rossi, E., u. J. Probst: Cardiologia (Basel) **30**, 161 (1957). — 722. Rudolph, W., A. Bernsmeier, W. Klinner u. R. Zenker: Verh. dtsch. Ges. inn. Med. **67**, 428 (1961).
723. Sachs, D.: Arch. Kreisl.-Forsch. **25**, 198 (1957). — 724. Sachs, D.: Z. Kreisl.-Forsch. **47**, 221 (1958). — 725. Schaede, A.: Ergebn. inn. Med. **4**, 529 (1953). — 726. Scott, L. P., A. J. Hauck, A. S. Nadas and R. E. Gross: Circulation **26**, 218 (1962). — 727. Selzer, A.: J. Amer. med. Ass. **154**, 129 (1954). — 728. Shafter, H. A., and B. L. Segal: Brit. Heart J. **22**, 591 (1960). — 729. Soulié, P., M. Brial et G. Finardi: Arch. Mal. Coeur **50**, 1092 (1957). — 730. Stannus, D. G., W. Lansman and F. A. Rred: J. Fla. med. Ass. **41**, 947 (1955). — 731. Stecken, A.: Fortschr. Röntgenstr. **86**, 710 (1957). — 732. Steinberg, I.: Ann. intern. Med. **47**, 227 (1957). — 733. Szutrely, G., u. E. Tomory: Z. Kreisl.-Forsch. **47**, 179 (1957).
734. Törnvall, S. S., K. H. Jackson, J. C. Alvayay, A. C. Vargas, W. Koch and E. Zarate: J. thorac. cardiovasc. Surg. **42**, 413 (1961). — 735. Toscano-Barbosa, E., R. O. Brandenburg and H. W. Burchell: Proc. Mayo Clin. **31**, 513 (1956).
736. Vonk, J. T. C.: Folia med. neerl. **3**, 49 (1960).
737. Wakai, C. S., and J. E. Edwards: Proc. Mayo Clin. **31**, 487 (1956). — 738. Welch, G. E., K. A. Merrendino and R. E. Bruce: J. thorac. Surg. **23**, 495 (1952). — 739. Wood, P., O. Magidson and P. A. O. Wilson: Brit. Heart J. **16**, 387 (1954).
740. Zylberberg, B., I. Kaas and M. S. Hoffman: Amer. J. med. Sci. **238**, 573 (1959).

14. Ventrikelseptumdefekt

741. AGUSTSSON, M. H., B. M. GASUL, R. A. ARCILLA, J. P. BICOFF and R. MONCADA: 34th Sci. Sess. Amer. Heart Ass. 1961. — 742. AUERBACK, M. L., M. SOKOLOFF and E. SIMPSON: 31st Sci. Sess. Amer. Heart Ass. 1958. — 743. BECU, L. M., R. S. FONTANA, J. W. DUSHANE, J. W. KIRKLIN, H. B. BURCHELL and J. E. EDWARDS: Circulation 14, 349 (1956). — 744. BECU, L. M., W. N. TAUXE, J. W. DUSHANE and J. E. EDWARDS: Amer. Heart J. 50, 901 (1955). — 745. BENCHIMOL, A. and E. G. DIMOND: Amer. J. Med. 28, 347 (1960). — 746. BENTALL, H. H., L. L. BROMLEY and W. P. CLELAND: Brit. Heart J. 22, 586 (1960). — 747. BLEIFER, S., E. DONOSO and A. GRISHMAN: Amer. J. Cardiol. 5, 191 (1960). — 748. BLOOMFIELD, D. K.: 34th Sci. Sess. Amer. Heart Ass. 1961. — 749. BOND, V. F.: Amer. Heart J. 42, 424 (1951). — 750. BROTMACHER, L., and M. CAMPBELL: Brit. Heart J. 20, 97 (1958). — 751. BROWN, J. W., D. HEATH and W. WHITAKER: Brit. Heart J. 17, 273 (1955).

752. CALLAGHAN, J., J. DVORKIN and D. BUCHMAN: Arch. Surg. 78, 755 (1959). — 753. CAMINITI, R.: Cuore e Circol. 40, 34 (1956). — 754. CAMPBELL, M., C. NEILL and S. SUZMAN: Brit. med. J. 1957, 1375. — 755. CASSELS, D. E., and D. S. MURRELL: Dis. Chest 36, 73 (1959). — 756. COLLINS, D. M., T. EAST, M. P. GODFREY, P. HARRIS and S. ORAM: Brit. Heart J. 20, 363 (1958). — 757. CRAIGE, E.: Amer. Heart J. 60, 41 (1960). — 758. CRAIGE, E., and C. HILL: Amer. Heart J. 60, 51 (1960).

759. DAMMANN, J. F., W. M. THOMPSON, O. SOSA and I. CHRISTLIEB: Amer. J. Cardiol. 5, 136 (1960). — 760. DANARAJ, T. J.: Brit. Heart J. 18, 279 (1956). — 761. DENTON, C., and E. G. PAPPAS: Amer. J. Cardiol. 2, 554 (1958). — 762. DOWNING, D. F., and H. GOLDBERG: Dis. Chest 29, 475 (1956).

763. EBNOTHER, C. L., and H. L. ABRAMS: Amer. J. Roentgenol. 77, 248 (1957). — 764. EFFERT, S., R. RIPPERT u. W. SCHAUB: Z. Kreisl.-Forsch. 47, 420 (1958). — 765. EHRENHAFT, J. L., E. O. THEILEN, M. S. LAWRENCE, J. FISHER and W. R. WILSON: Arch. Surg. 81, 26 (1960). — 766. EVANS, J. R., R. D. ROWE and J. D. KEITH: Circulation 22, 1044 (1960).

767. FENIG, S., J. HILSENRATH, G. GENKINS, L. STEINFELD and A. J. GORDON: 35th Sci. Sess. Amer. Heart Ass. 1962. — 768. FERENCZ, C.: Bull. Johns Hopk. Hosp. 100, 209 (1957). — 769. FERUGLIO, G. A., and R. W. GUNTON: Circulation 21, 49 (1960). — 770. FERUGLIO, G. A., and A. SREENIVASAN: Circulation 20, 1087 (1959). — 771. FIGLEY, M. M., B. NORDENSTRÖM, A. M. STERN and H. SLOAN: Acta radiol. (Stockh.) 45, 425 (1956). — 772. FRENCH, H.: Guy's Hosp. Rep. 32, 87 (1918). — 773. FYLER, D. C., A. M. RUDOLPH, M. H. WITTENBORG and A. S. NADAS: Circulation 18, 833 (1958).

774. GASUL, B. M., R. F. DILLON and V. VRLA: 30th Sci. Sess. Amer. Heart Ass. 1957. — 775. GOTTSEGEN, G., P. MATHEIDES u. T. ROMODA: Z. Kreisl.-Forsch. 45, 499 (1956).

776. HARNED, H. S., and R. M. PETERS: 33rd Sci. Sess. Amer. Heart Ass. 1960. — 777. HAUWAERT, L. V. D., and A. S. NADAS: Circulation 23, 886 (1961). — 778. HEATH, D., J. W. BROWN and W. WHITAKER: Brit. Heart J. 18, 1 (1956). — 779. HEMSATH, F. A., M. GREENBERG and J. H. SHAIN: Amer. J. Dis. Child 51, 356 (1936). — 780. HOLLDACK, K., u. B. LÖHR: Z. Kreisl.-Forsch. 44, 388 (1955). — 781. HULTGREN, H. N., F. G. GERBODE, J. OSBORNE and D. MELROSE: 31st Sci. Sess. Amer. Heart Ass. 1958.

782. JEFFERSON, K., A. LEATHAM and G. SLOMAN: Brit. Heart J. 21, 580 (1959). — 783. JOLY, F., J. CARLOTTI et J. R. SICOT: Arch. Mal. Coeur 44, 602 (1951).

784. KAMARÁS, J.: Acta med. Acad. Sci. hung. 15, 185 (1960). — 785. KARNEGIS, J. N. and Y. WANG: 34th Sci. Sess. Amer. Heart Ass. 1961. — 786. KECK, E. W. O., P. A. ONGLEY, O. W. KINCAID and H. J. C. SWAN: Circulation 27, 203 (1963). — 787. KONAR, N. R., and A. N. SEN GUPTA: Brit. Heart J. 16, 224 (1954).

788. LAHAM, J. Cardiologia 42, 287 (1963). — 789. LAUER, R. M., J. W. DUSHANE and J. E. EDWARDS: Circulation 22, 110 (1960). — 790. LEATHAM, A.: Pediat. Clin. N. Amer. 5, 839 (1958). — 791. LAETHAM, A.: Lancet 1958 II, 703. — 792. LEATHAM, A., and B. SEGAL: Circulation 25, 318 (1962). — 793. LESSOF, M.: 31st Sci. Sess. Amer. Heart Ass. 1958. — 794. LESSOF, M.: Guy's Hosp. Rep. 108, 361 (1959). 795. LEVY, M. J., R. DE WALL and C. W. LILLEHEI: Amer. Heart J. 64, 392 (1962). — 796. LYNFIELD, J., B. M. GASUL, R. ARCILLA and L. L. LUAN: Amer. J. Med. 30, 357 (1961).

797. MAGRI, G., E. JONA, D. MESSINA and A. ACTIS-DATO: Amer. Heart J. 57, 449 (1959) — 798. MANNHEIMER, E.: Advanc. Pediat. 7 (1955). — 799. MANNHEIMER, E., D. IKKOS and B. JONSSON: Brit. Heart J. 19, 333 (1957). — 800. MARANHAO, V., G. T. RABER and H. GOLDBERG: Amer. J. Cardiol. 4, 155 (1959). — 801. MARCH, H. W., F. GERBODE and H. N. HULTGREN: Circulation 24, 250 (1961). — 802. MAXWELL, G. M., G. J. ROWE and C. W. CRUMPTON: Arch. Dis. Child. 33, 67 (1958). — 803. McKUSICK, V. A.: Circulation 16, 433 (1957). — 804. MOGHADAM, A. N., J. D. WALLACE, H. F. WARNER, J. A. HUBSHER, J. W. DEITZ and D. H. LEWIS: 34th Sci. Sess. Amer. Heart Ass. 1961. — 805. MORENO, J., J. V. ESPINO-VELA, M. IRIARTE, B. L. FISHLEDER y V. A. RUBIO: Arch. Inst. Cardiol. Mex. 28, 369 (1958). — 806. MORGAN,

B. C., S. P. Griffiths and S. Blumenthal: Pediatrics 25, 54 (1960). — 807. Morris, E. W. T.: Thorax 12, 304 (1957). — 808. Morrow, A. G., and N. S. Braunwald: Circulation 24, 34 (1961). — 809. Nadas, A. S., L. P. Scott, A. J. Hauck and A. M. Rudolph: New Engl. J. Med. 264, 309 (1961). — 810. Newcombe, C. P., P. A. Ongley, J. E. Edwards and E. H. Wood: Circulation 24, 1356 (1961). — 811. Nordenström, B., and C. O. Ovenfors: Acta radiol. (Stockh.) 54, 393 (1960).

812. Otero, E. A., A. J. Alvarez, J. Muchinick y A. Cecchi: Rev. argent. Cardiol. 22, 325 (1955).

813. Parkes Weber, F.: Brit. J. Child. Dis. 15, 113 (1918). — 814. Philipson, J., and G. F. Saltzman: Acta radiol. (Stockh.) 44, 269 (1955).

815. Rado, J., K. Abraham u. J. Eszeki: Z. inn. Med. 12, 1120 (1957). — 816. Roger, H. L.: Bull. Acad. Méd. (Paris) 8, 1074 (1879). — 817. Rogers, W. M., J. R. Malm, N. Thompson, J. B. Harrison and R. A. Deterling: 31st Sci. Sess. Amer. Heart Ass. 1958. — 818. Romeo, D., F. Rovelli e C. Candiani: Folia cardiol. (Milano) 19, 173 (1960).

819. Sasahara, A. A., A. S. Nadas, A. M. Rudolph, M. H. Wittenborg and R. E. Gross: Circulation 22, 254 (1960). — 820. Schrire, V., L. Vogelpoel, W. Beck, M. Nellen and A. Swanepoel: Amer. Heart J. 62, 225 (1961). — 821. Scott, R. C., J. McGuire, S. Kaplan and R. S. Green: 29th Sci. Sess. Amer. Heart Ass. 1956. — 822. Scott, R. C., J. McGuire, S. Kaplan, N. O. Fowler, R. S. Green, L. Z. Gordon R. Shahetai and D. D. Davolos: Amer. J. Cardiol. 2, 530 (1958). — 823. Selzer, A.: Arch. int. Med. 84, 798 (1949). — 824. Selzer, A.: J. Amer. med. Ass. 154, 129 (1954). — 825. Shafter, H. A., and B. L. Segal: Brit. Heart J. 22, 591 (1960). — 826. Sigmann, P.: Arch. Kreislaufforsch. 40, 303 (1963). — 827. Sirak, H. D., C. V. Meckstroth, C. M. Ryan, L. G. Claassen and D. M. Hosier: J. thorac. Surg. 39, 229 (1960).

828. Theilen, E. O., R. Sasaki, J. M. Fisher and W. R. Wilson: J. Lab. clin. Med. 55, 689 (1960). — 829. Tremouroux, J., M. Mandart, L. Brasseur et R. Kremer: Acta clin. belg. 14, 357 (1959).

830. Veasy, L. G.: Amer. J. Cardiol. 5, 186 (1960). — 831. Venables, A. W.: Brit. Heart J. 24, 293 (1962). — 832. Vogelpoel, L., V. Schrire, W. Beck, M. Nellen and A. Swanepoel: Amer. Heart J. 62, 101 (1961).

833. Wade, G., and J. P. Wright: Lancet 1963 I, 737. — 834. Weiss, E.: Arch. int. Med. 39, 705 (1927). — 835. Winchell, P., and F. Bashour: Amer. J. Med. 20, 361 (1956). — 836. Wood, P.: Brit. med. J. 1958, 755. — 837. Wood, P., O. Magidson and P. A. O. Wilson: Brit. Heart J. 16, 387 (1954). — 838. Wood, P., L. McDonald and R. Emanuel: Pediat. Clin. N. Amer. 5, 981 (1958).

839. Zacharioudakis, S. C., K. Terplan and E. C. Lambert: Circulation 16, 374 (1957). — 840. Zenker, R., H. Blömer, H. G. Borst, W. Klinner, H. Gehl u. M. Schmidt-Mende: Münch. med. Wschr. 1959, 1541, 1602. — 841. Zuckermann, R.: Z. Kreisl.-Forsch. 49, 659, 853, 885 (1960).

15. Kongenitale Fehlbildungen der Mitralklappe

842. Baker, C. G., P. F. Benson, M. C. Joseph and D. N. Ross: Brit. Heart J. 24, 498 (1962). — 843. Blumberg, R. W., and R. A. Lyon: Amer. J. Dis. Child. 84, 291 (1952). — 844. Bower, B. D., J. N. Gerrard, A. L. D'Abreau and C. G. Parsons: Arch. Dis. Child. 28, 91 (1953). — 845. Braudo, J. L., S. N. Javett, D. I. Adler and I. Kessel: Circulation 15, 358 (1954). — 846. Briziarelli, G.: Lav. Ist. Anat. Univ. Perugia 11, 193 (1951).

847. Creech, O., M. K. Ledbetter and K. Reemtsma: Circulation 25, 390 (1962).

848. Dammann, J. F., M. Berthrong and R. Bing: Bull. Johns Hopk. Hosp. 92, 128 (1953). — 849. Daoud, G., S. Kaplan, E. V. Perrin, J. P. Dorst and K. Edwards: Circulation 27, 185 (1963). — 850. Davies, J. N. P., and J. A. Fisher: Brit. Heart J. 5, 197 (1943). — 851. Davis, R. T.: Brit. Heart J. 24, 792 (1962). — 852. Day, H. B.: Lancet 1932 I, 1144. — 853. Edwards, J. E., and H. B. Burchell: Proc. Mayo Clin. 33, 497 (1958).

854. Farber, S., and J. Hubbard: Amer. J. med. Sci. 186, 705 (1933). — 855. Ferencz, C., A. L. Johnson and F. W. Wiglesworth: Circulation 9, 161 (1954). — 856. Friedman, S., L. Murphy and R. Ash: Amer. J. Dis. Child. 90, 176 (1955).

857. Helmholz, H. F., G. W. Daugherty and J. E. Edwards: Proc. Mayo Clin. 31, 82 (1956). — 858. Hilbish, T. F., and R. N. Cooley: Amer. J. Roentgenol. 76, 743 (1956).

859. Johnson, N. J., and K. Dodd: J. Pediat. 51, 190 (1957).

860. Manubens, R., L. J. Krovetz and P. Adams: Amer. Heart J. 60, 286 (1960). — 861. Mata, L. A., G. Anselmi, J. R. Velasco, G. Monroy y J. Espino-Vela: Arch. Inst. Cardiol. Méx. 30, 318 (1960). — 862. Maxwell, G. M., and W. P. Young: Amer. Heart J. 48, 787 (1954). — 863. Munroe, C. A., G. E. Maha and E. S. Orgain: Amer. Heart J. 55, 343 (1958).

864. Prior, J. T.: Amer. Heart J. **46**, 649 (1953). — 865. Proudvit, W. L., and L. J. McCormack: Amer. Heart J. **62**, 133 (1961). — 866. Pyörälä, K., P. Siltanen u. V. Ritama: Cardiologia (Basel) **36**, 358 (1960).
867. Rossi, E., u. J. Probst: Cardiologia (Basel) **30**, 161 (1957).
868. Stretton, T. B., and P. H. Fentem: Brit. Heart J. **24**, 237 (1962). — 869. Summons, W. H.: Med. J. Aus. **11**, 65 (1906).
870. Talner, N. S., A. M. Stern and H. E. Sloan: Circulation **23**, 339 (1961). — 871. Teller, W. M.: Amer. Heart J. **56**, 304 (1958).
872. Voussure, G., S. Zylberszac et S. Pelc: Acta cardiol. (Brux.) **11**, 185 (1956).
873. Welti, J. J., P. Alhomme et S. Gaudeau: Arch. Mal. Coeur **53**, 370 (1960). — 874. Wigle, E. D.: Brit. Heart J. **19**, 296 (1957).

16. Cor triatriatum

875. Árvay, A., u. O. Szücs: Z. Kreisl.-Forsch. **45**, 845 (1956).
876. Barnes, C. G., and H. V. L. Finlay: Brit. Heart J. **14**, 284 (1952). — 877. Barrett, N. R., and J. B. Hickie: Thorax **12**, 24 (1957). — 878. Becu, L. M., W. N. Tauxe, J. W. DuShane and J. E. Edwards: Arch. Path. **59**, 463 (1955). — 879. Bernstein, J., A. C. Nolke and J. O. Reed: Circulation **19**, 891 (1959). — 880. Borst, M.: Z. Pathol. **16**, 812 (1905).
881. Cottier, H. v., u. W. Tobler: Cardiologia (Basel) **30**, 46 (1957).
882. Darke, C. S., J. L. Emery and J. Lorber: Brit. Heart J. **23**, 329 (1961). — 883. Dechamps, G., et M. Herbaut: Acta cardiol. (Brux.) **12**, 78 (1957). — 884. Doxiadis, S. A., and J. L. Emery: J. Pediat. **42**, 87 (1953). — 885. Dubin, J. N., W. H. Hollinshead and N. C. Durham: Arch. Path. **38**, 225 (1944).
886. Edwards, J. E., and W. B. Chamberlain: Circulation **3**, 524 (1951).
887. Hosh, P. H.: Z. Path. **1**, 65 (1907). — 888. Hurliman, J.: Schweiz. med. Wschr. **1958**, 411.
889. Lewis, F. J., R. L. Varco, M. Taufic and A. Niazi: Surg. Gynec. Obstet. **102**, 713 (1956).
890. Marinozzi, V.: Arch. ital. Anat. **31**, 267 (1958). — 891. Maxwell, G. M., W. P. Young, G. G. Rowe and D. M. Connors: J. Pediat. **50**, 71 (1957). — 892. McLester, J. B., J. D. Bush and J. S. Dubois: Amer. Heart J. **19**, 492 (1940).
893. Nash, F. W., and D. McKinnon: Arch. Child. **31**, 222 (1956). — 894. Niwayama, G.: Amer. Heart J. **59**, 291 (1960).
895. Palmer, G. A.: Amer. Heart J. **6**, 230 (1930). — 896. Patten, B. M., u. S. Rodbard: Cardiologia (Basel) **28**, 1 (1956). — 897. Pedersen, A., and F. Therkelsen: Amer. Heart J. **47**, 676 (1954). — 898. Pfennig, E.: Virchows Arch. path. Anat. **307**, 579 (1941).
899. Sawyer, C. G., R. S. Pool, W. C. Beck and L. B. Daniel: Amer. J. Med. **23**, 789 (1957). — 900. Schauer, A.: Z. Kreisl.-Forsch. **49**, 801 (1960). — 901. Seavey, P. W., and E. R. Dorney: Amer. Heart J. **55**, 272 (1958). — 902. Sherman, F. E., W. F. Stengel and S. R. Bauersfeld: Amer. Heart J. **56**, 908 (1958). — 903. Shone, J. D., K. Amplatz, R. C. Anderson, P. Adams and J. E. Edwards: Circulation **26**, 574 (1962). — 904. Slade, P. R., O. S. Tubbs and B. G. Wells: Brit. Heart J. **24**, 233 (1962).
905. Vermeersch, A., K. K. Bossina u. G. K. v. d. Hem: Maandschr. Kindergeneesk. **26**, 90 (1958). — 906. Vineberg, A., and O. Gialloneto: Canad. med. Ass. J. **74**, 719 (1956).

17. Ebstein-Syndrom

907. Adams, J. C., and R. Hudson: Brit. Heart J. **18**, 129 (1956). — 908. Arnstein, A.: Virchows Arch. path. Anat. **266**, 247 (1927). — 909. Aron, M., L. Gallavardin et R. Froment: Arch. Mal. Coeur **54**, 181 (1961).
910. Baker, C., W. D. Brinton and G. D. Channell: Guy's Hosp. Rep. **99**, 247 (1950). — 911. Bayer, O., R. Rippert, H. H. Wolter u. F. Loogen: Z. Kreisl.-Forsch. **43**, 98 (1954). — 912. Becu, L. M., H. J. C. Swan, J. W. DuShane and J. E. Edwards: Proc. Mayo Clin. **30**, 438 (1955). — 913. Blacket, R. B., D. C. Singlair-Smith, A. J. Palmer, J. H. Halliday and J. K. Maddox: Aust. Ann. Med. **1**, 26 (1952). — 914. Blount, S. G., M. C. McCord and I. J. Gelb: Circulation **15**, 210 (1957). — 915. Bock, K., D. Michel u. M. Herbst: Ärztl. Wschr. **1957**, 1071. — 916. Brekke, V. G.: Amer. Heart J. **29**, 647 (1945). — 917. Broadbent, J. C., E. H. Wood, H. B. Burchell and R. L. Parker: Proc. Mayo Clin. **28**, 79 (1953). — 918. Brown, J. W., D. Heath and W. Whitaker: Amer. J. Med. **20**, 322 (1956).
919. Eldrigde, F. L., and H. N. Hultgren: J. clin. Invest. **34**, 987 (1955). — 920. Emmrich, J., Cook-Sup So, H. Steim u. H. Reindell: Cardiologia (Basel) **37**, 105 (1960). — 921. Engle, M. A., T. P. B. Payne, C. Bruins and B. Taussig: Circulation **1**, 1246 (1950). — 922. Engle, M. A., and H. B. Taussig: Circulation **2**, 481 (1950).

923. Franke, M.: Ärztl. Wschr. **1958**, 705.
924. Geipel, P.: Virch. Arch. path. Anat. **171**, 298 (1903). — 925. Götz, H.: Virchows Arch. **291**, 835 (1933). — 926. Goodwin, J. F., A. Wynn and R. E. Steiner: Amer. Heart J. **45**, 144 (1953). — 927. Graux, P., et J. F. Merlen: Arch. Mal. Coeur **44**, 263 (1951). — 928. Grob, M., u. E. Rossi: Helv. paed. Acta **7**, 20 (1952). — 929. Gürtler, R., J. W. Weber, P. Müller, H. R. Sahli u. H. Cottier: Z. Kreisl.-Forsch. **48**, 30 (1959).
930. Henderson, C. B., F. Jackson and W. G. A. Swan: Brit. Heart J. **15**, 360 (1953).
931. Jedlička, J., u. A. Schwartz: Acta med. scand. **158**, 117 (1957).
932. Kerwin, A. J.: Brit. Heart J. **17**, 109 (1955). — 933. Kilby, R. A., J. W. DuShane, E. H. Wood and H. B. Burchell: Medicine **35**, 161 (1956).
934. Lenègre, J., E. Cattoir et A. Gerbaux: Arch. Mal Coeur **48**, 632 (1955). — 935. Lingen, B. v., M. McGregor, J. Kaye, M. J. Meyer, H. D. Jacobs, J. L. Braudo, T. H. Bothwell and J. A. Elliot: Amer. Heart J. **43**, 77 (1952). — 936. Livesay, W. R.: Amer. Heart J. **57**, 701 (1959).
937. Mahaim, C., et C. L. C. v. Nieuwenhuizen: Arch. Mal. Coeur **50**, 465 (1957). — 938. Matsuda, K., T. Ozawa, H. Niitani and M. Ikeda: Jap. Heart J. **1**, 339 (1960). — 939. Mayer, F. E., A. S. Nadas and P. A. Ongley: Cierulation **16**, 1057 (1957). — 940. McKusick, V. A.: Circulation **16**, 433 (1957). — 941. Medd, W. E., M. B. Matthews and W. R. R. Thursfield: Thorax **9**, 14 (1954). — 942. Michel, D., G. Gruner u. M. Herbst: Z. Kreisl.-Forsch. **44**, 522 (1955). — 943. Mierop, L. H. S. v., R. D. Alley, H. W. Kausel and A. Stranahan: Amer. J. Cardiol. **8**, 270 (1961). — 944. Molthan, M. E., A. R. Hastreiter and R. A. Miller: 34th Sci. Sess. Amer. Heart Ass. 1961.
945. Ongley, P. A.: Circulation **16**, 431 (1957).
946. Pechstein, J.: Arch. Kreisl.-Forsch. **26**, 282 (1957).
947. Quintin, P., et J. Duluc: Arch. Mal. Coeur **49**, 346 (1956).
948. Romeo, D., C. Candiani, C. Fauda e F. Rovelli: Folia cardiol. (Milano) **19**, 531 (1960).
949. Schaede, A.: Dtsch. Arch. klin. Med. **19**, 619 (1951). — 950. Schiebler, G. L., P. Adams, R. C. Anderson, K. Amplatz and R. G. Lester: Circulation **19**, 165 (1959). — 951. Schulze, W.: Samml. selt. klin. Fälle, H. **6**, 7 (1956). — 952. Scott, L. P., J. J. Dempsey, H. H. Timmis and J. E. McClenathan: Circulation **27**, 574 (1963). — 953. Sinha. K. P., J. F. Uricchio and H. Goldberg: Brit. Heart J. **22**, 94 (1960). — 954. Soloff, L. A., H. M. Stauffer and J. Zatuchni: Amer. J. med. Sci. **222**, 554 (1951). — 955. Steim, H., C. S. So u. J. Emmrich: Arch. Kinderheilk. **162**, 252 (1960). — 956. Sterz, H., B. Schreiner, W. Hübl, R. Hinrichs u. K. Rosanelli: Z. Kreisl.-Forsch. **49**, 67 (1960). — 957. Sterz, H., u. F. Voill: Wien. klin. Wschr. **1957**, 793.
958. Vacca, J. B., D. W. Bussmann u. J. G. Mudd: Amer. J. Cardiol. **2**, 210 (1958). — 959. Voill, F., u. H. Sterz: Z. Kreisl.-Forsch. **45**, 526 (1956).
960. Walton, K., and A. G. Spencer: J. Path. Bact. **60**, 387 (1948).
961. Yim, B. J. B., and P. N. Yu: Circulation **17**, 543 (1958).

18. Tricuspidalstenose und Hypoplasie der rechten Kammer

962. Abdin, Z. H., and F. H. Abdin: Amer. Heart J. **57**, 98 (1959).
963. Barritt, D. W., and H. Urich: Brit. Heart J. **18**, 133 (1956). — 964. Blömer, H., u. K. Graeve: Z. klin. Med. **154**, 314 (1956).
965. Cooley, R. M., R. D. Sloan, C. R. Hanlon and H. T. Bahnson: Radiology **54**, 848 (1950). — 966. Coulshed, N.: Brit. Heart J. **20**, 433 (1958).
967. Derra, E., F. Grosse-Brockhoff u. F. Loogen: Langenbecks Arch. klin. Chir. **288**, 104 (1958). — 968. Donzelot, E., et F. D'Allaines: Traité des cardiopathies congénitales. Paris 1954. — 969. Dubin, J. N., W. H. Hollinshead and N. C. Durham: Arch. Path. **38**, 225 (1944).
970. Gasul, B. M., E. H. Fell and R. Casas: Circulation **4**, 251 (1951). — 971. Gwee, A. L., and E. S. Monteiro: Brit. med. J. **1957**, 1283.
972. Hotz, A.: Jb. Kinderheilk. **102**, 1 (1923).
973. Kay, H. B., and J. M. Gardiner: Med. J. Aust. **1956**, 746. — 974. Kühne, H.: Jb. Kinderheilk. **63**, 235 (1906).
975. Loogen, F., u. W. Schaub: Dtsch. med. Wschr. **1959**, 409.
976. Matteo, J., et P. Vernant: Rev. Pract. (Paris) **7**, 3415 (1957). — 977. Medd, W. E., H. N. Neufeld, W. H. Weidman and J. E. Edwards: Brit. Heart J. **23**, 25 (1961).
978. Sackner, M. A., M. J. Robinson, W. L. Jamison and D. H. Lewis: Circulation **24**, 1388 (1961). — 979. Schaede, A.: Dtsch. Arch. klin. Med. **199**, 102 (1952). — 980. Sinapius, D.: Frankfurt. Z. Path. **65**, 459 (1954).
981. Taussig, H. B., and S. R. Bauersfield: Ann. intern. Med. **38**, 1 (1953).

19. Tricuspidalatresie

982. ABDIN, Z. H., and F. H. ABDIN: Amer. Heart J. **57**, 98 (1959).
983. BLÖMER, H., u. K. GRAEVE: Z. klin. Med. **154**, 314 (1956). — 984. BROWN, J. W., D. HEATH, T. L. MORRIS and W. WHITAKER: Brit. Heart J. **18**, 499 (1956).
985. EDWARDS, J. E., and H. B. BURCHELL: Med. Clin. N. Amer. **33**, 1177 (1949).
986. FERUGLIO, G. A.: Amer. Heart J. **58**, 827 (1959).
987. GWEE, A. L., and E. S. MONTEIRO: Brit. med. J. **1957**, 1283.
988. KÜHNE, H.: Jb. Kinderheilk. **63**, 235 (1906).
989. MACAFEE, C. A. J., and G. C. PATTERSON: Brit. Heart J. **23**, 308 (1961).
990. SCHAEDE, A.: Z. Kreisl.-Forsch. **41**, 261 (1952). — 991. STEWART, A. M. and A. WYNN-WILLIAMS: Brit. J. Radiol. **29**, 326 (1956). — 992. SULLIVAN, J. J., and J. L. MANGIARDI: Amer. Heart J. **55**, 450 (1958).
993. TAUSSIG, H. B., and S. R. BAUERSFIELD: Ann. int. Med. **38**, 1 (1953).

20. Transposition der großen Gefäße

994. AITCHINSON, J. D., R. J. DUTHIE and J. S. YOUNG: Brit. Heart J. **17**, 63 (1955). — 995. ANDERSON, R., C. W. LILLEHEI and R. G. LESTER: Pediatrics **20**, 626 (1957).
996. BADAWI, H. S., M. K. BADR, Y. A. HABIB, B. JONSSON, A. KHADR, H. KHALIL and I. TAWFICK: Amer. Heart. J. **62**, 119 (1961). — 997. BEUREN, A.: Circulation **21**, 1071 (1960). — 998. BOCK, K., D. MICHEL u. M. HERBST: Mschr. Kinderheilk. **105**, 219 (1957). 999. BRAUN, K., A. DEVRIES, D. S. FEINGOLD, E. EHRENFELD, J. FELDMAN and S. SCHORR: Amer. Heart J. **43**, 773 (1952). — 1000. BUCHEM, F. S. P. V., J. L. V. WERMESKERKEN u. N. G. M. ORIE: Acta med. scand. **137**, 66 (1950).
1001. CAMPBELL, M., and S. SUZMAN: Circulation **4**, 329 (1951). — 1002. CARDELL, B. S.: Brit. Heart J. **18**, 186 (1956). — 1003. CHIECHI, M. A.: Amer. J. Med. **22**, 234 (1957). — 1004. CLELAND, W. P., J. F. GOODWIN, R. E. STEINER and M. ZOOB: Amer. Heart J. **54**, 10 (1957).
1005. EDWARDS, J. E., and J. W. DUSHANE: Lab. Invest. **1**, 197 (1952). — 1006. ESPINOVELA, J., B. PORTILLO, G. ANSELMI, M. V. D. L. CRUZ and M. REINHOLD: Amer. Heart J. **58**, 250 (1959).
1007. FANCONI, G., u. E. ROSSI: Wien. klin. Wschr. **1954**, 719.
1008. GASUL, B. M., J. S. GRAETTINGER and G. BACHELERES: J. Pediat. **55**, 180 (1959). — 1009. GOODMAN, A. H., and W. J. KUZMAN: Amer. Heart J. **61**, 811 (1961). — 1010. GROSSE-BROCKHOFF, F., A. SCHAEDE u. H. LOTZKES: Z. Kreisl.-Forsch. **43**, 376 (1954).
1011. HELMHOLZ, H. F., G. W. DAUGHERTY and J. E. EDWARDS: Proc. Mayo Clin. **31**, 82 (1956). — 1012. HONEY, M.: Brit. Heart J. **25**, 313 (1963).
1013. INGHAM, D. W., and F. A. WILLIUS: Amer. Heart J. **15**, 482 (1938). — 1014. INGOMAR, C. J., and E. TERSLEV: Brit. Heart J. **24**, 358 (1962).
1015. KERNEN, J. A.: Amer. Heart J. **56**, 583 (1958). — 1016. KESSLER, A., and P. ADAMS: Pediatrics **19**, 851 (1957).
1017. LESTER, R. G., R. C. ANDERSON, K. AMPLATZ and P. ADAMS: Amer. J. Roentgenol. **83**, 985 (1960). — 1018. LEVY, M. J., C. W. LILLEHEI, L. P. ELLIOTT, L. S. CAREY, P. ADAMS and J. E. EDWARDS: Circulation **27**, 494 (1963).
1019. MALERS, E., V. O. BJÖRK, I. CULLHED and H. LODIN: Amer. Heart J. **59**, 816 (1960). — 1020. MAXWELL, G. G., and C. W. CRUMPTON: Amer. J. Med. **17**, 578 (1954). — 1021. MEHRIZI, A., and H. B. TAUSSIG: Circulation **20**, 740 (1959). — 1022. MEITH, J. D., C. A. NEIL, P. VLAD, R. ROWE and A. L. CHUTE: Circulation **7**, 830 (1953). — 1023. METIANU, C., M. DURAND, R. GUILLEMOT et R. HEIM DE BALSAC: Acta cardiol. (Brux.) **8**, 7 (1953).
1024. NEUFELD, H. N., P. A. ONGLEY, H. J. C. SWAN, E. O. BURGERT and J. E. EDWARDS: Amer. Heart J. **61**, 189 (1961). — 1025. NOONAN, J. A., A. S. NADAS, A. M. RUDOLPH and G. B. C. HARRIS: New Engl. J. Med. **263**, 592, 637, 684, 739 (1960).
1026. PADMAVATI, S., and S. GUPTA: Circulation **26**, 108 (1962).
1027. ROSENBAUM, H. D., E. D. PELLEGRINO and L. J. TRECIOKAS: Circulation **26**, 60 (1962).
1028. SAPHIR, O., and M. LEV: Amer. Heart J. **21**, 31 (1941). — 1029. SCHIEBLER, G. L., J. E. EDWARDS, H. B. BURCHELL, J. W. DUSHANE and E. H. WOOD: Pediatrics **27**, 851 (1961).
1030. TOLEDO, A. N., A. D. CARVALHO AZEVEDO, R. ROUBACH, A. ALVES D. CARVALHO, W. ZANIOLI y H. DOHMANN: Arch. Inst. Cardiol. Mex. **30**, 575 (1960).
1031. WALKER, W. J., D. A. COOLEY, D. G. MCNAMARA and R. H. MOSER: Circulation **17**, 249 (1958). — 1032. WITHAM, A. C.: Amer. Heart J. **53**, 928 (1957). — 1033. WOOD, P.: Brit. med. J. **1958**, 755.

21. Truncus arteriosus communis

1034. ANDERSON, R. C., W. OBATA and C. W. LILLEHEI: Circulation **16**, 586 (1957). — 1035. ARMER, R. M., P. F. D. OLIVEIRA and P. R. LURIE: 34th Sci. Sess. Amer. Heart Ass. 1961.
1036. CAMPBELL, M., and D. C. DEUCHAR: Brit. Heart J. **23**, 173 (1961). — 1037. COLLETT, R. W., and J. E. EDWARDS: Surg. Clin. N. Amer. **29**, 1245 (1949). — 1038. CONTRO, S., R. A. MILLER, H. A. WHITE and W. J. POTTS: 29th Sci. Sess. Amer. Heart Ass. 1956.
1039. DOERR, W.: Virchows Arch. path. Anat. **310**, 304 (1943).
1040. GASUL, B. M., and C. J. MARIENFELD: Pediat. Clin. N. Amer. **1**, 131 (1954). — 1041. GIRAUD, G., H. LATOUR, P. PUECH et J. HERTAULT: Montpellier méd. Sér. **59**, 250 (1961). — 1042. GOLDBERG, H., and D. F. DOWNING: Amer. Heart J. **49**, 862 (1955).
1043. MCGILPIN, H. H.: Amer. Heart J. **39**, 615 (1950). — 1044. MORAGUES, V.: Amer. J. clin. Pathol. **27**, 842 (1950).
1045. NEUFELD, H. N., J. W. DUSHANE, E. H. WOOD, J. W. KIRKLIN and J. E. EDWARDS: Circulation **23**, 399 (1961).
1046. ROCHE, E. H.: Aust. Ann. Med. **2**, 17 (1953). — 1047. ROWE, R., and P. VLAD: Amer. Heart J. **46**, 296 (1953).
1048. SINGLETON, E. B., D. G. MCNAMARA and D. A. COOLEY: J. Pediat. **47**, 720 (1955). — 1049. SOULIÉ, P., J. NOUAILLE, O. SCHWEISGUTH et M. TOUCHE: Bull. Soc. Méd. Hôp. **20**, 919 (1950). — 1050. SPATH, F., u. H. STERZ: Z. Kreisl.-Forsch. **49**, 380 (1960).
1051. TAUSSIG, H. B., and S. R. BAUERSFIELD: Ann. intern Med. **38**, 1 (1953).
1052. WITHAM, A. C.: Amer. Heart J. **53**, 928 (1957). — 1053. WOOD, P.: Brit. med. J. **1958**, 755.
1054. ZUCKERMANN, R.: Z. Kreisl.-Forsch. **49**, 659 (1960).

22. Abnorme Ventrikelzahl

1055. ANDERSON, R. C., W. HEILIG, R. NOVICK and C. GARVIK: Amer. Heart J. **49**, 318 (1955).
1056. BARNARD, P. J., and A. J. BRINK: Brit. Heart J. J. **18**, 309 (1956). — 1057. BARRY, D. R., and D. H. ISAAC: Brit. med. J. **1953**, 921. — 1058. BREEN, W. J., and A. C. REKATE: J. Amer. med. Ass. **173**, 1326 (1960). — 1059. BUCHEM, F. S. P. v., J. NIEVEEN u. W. MARING: Cardiologia (Basel) **24**, 134 (1954).
1060. CAMPBELL, M., F. GARDNER and G. REYNOLDS: Brit. Heart J. **14**, 317 (1952). — 1061. CARNES, M. L., G. RITCHIE and M. J. MUSSER: Amer. Heart J. **21**, 522 (1941). — 1062. CHAMBERS, W. N., M. G. CRICITIELLO and F. GOODALE: Circulation **23**, 91 (1961). — 1063. CONN, J. J., T. E. CLARK and R. W. KISSANE: Amer. J. Med. **8**, 180 (1950).
1064. DREW, C. E., P. R. FLEMING and A. M. JOHNSON: Brit. Heart J. **17**, 414 (1955). — 1065. DREY, N. W., A. E. STRAUSS and S. H. GRAY: Amer. Heart J. **16**, 599 (1938).
1066. EDWARDS, J. E., and W. B. CHAMBERLAIN: Circulation **3**, 524 (1951).
1067. FAVORITE, G. O.: Amer. J. med. Sci. **187**, 663 (1934).
1068. GLENDY, M. M., R. E. GLENDY and P. D. WHITE: Amer. Heart J. **28**, 395 (1944). — 1069. GREENBERG, M. J.: Guy's Hosp. Rep. **98**, 110 (1949).
1070. HARTMANN, A. F., A. A. TSIFUTIS, H. ARVIDSSON and D. GOLDRING: Circulation **26**, 279 (1962). — 1071. HEATH, D.: Circulation **15**, 701 (1957). — 1072. HERNDON, R. F., A. VASS and J. DONOVAN: Amer. Heart J. **17**, 553 (1939).
1073. KORNBLUM, D.: Amer. J. Path. **11**, 803 (1935).
1074. LAMBERT, E. C.: Bull. Johns Hopk. Hosp. **88**, 231 (1951). — 1075. LENÈGRE, J., J. ROUDINESCO et S. MARQUIS: Arch. Mal. Coeur **37**, 12 (1944).
1076. MCCRACKEN, A. W.: Brit. Heart J. **24**, 126 (1962). — 1077. MEHTA, J. B., and R. F. L. HEWLETT: Brit. Heart J. **7**, 41 (1945). — 1078. MONNET, P. et R. VERNEY: Arch. franç. Pédiat. **17**, 4 (1960). — 1079. MOSKOWITZ, S. L.: Rocky Mtn. med. J. **39**, 112 (1942). — 1080. MOUQUIN, M., M. DURAND, C. METIANU et E. BEYDA: Arch. Mal. Coeur **49**, 259 (1956).
1081. NADAS, A. S., and M. M. ALIMURING: Amer. Heart J. **42**, 691 (1952).
1082. PENMAN, H. G., and R. HEDWORTH WHITTY: Brit. Heart J. **25**, 141 (1963).
1083. RICHMAN, B.: Amer. Heart J. **39**, 887 (1942). — 1084. ROGERS, H. M., and J. E. EDWARDS: Amer. Heart J. **41**, 299 (1951).
1085. SÉBAOUN, S., B. HUILLEZ et A. DIEBOLD: Arch. Mal. Coeur **45**, 56 (1952). — 1086. STERZ, H.: Z. Kreisl.-Forsch. **49**, 1125 (1960).
1087. ZDANSKY, E.: Wien. klin. Wschr. **63**, 144 (1951).

23. Ductus Botalli apertus

1088. ABRAMS, H. L.: Circulation **18**, 206 (1958). — 1089. ACTIS-DATO, A., and A. TARQUINI: Circulation **19**, 821 (1959). — 1090. ADAMS, F. H., and J. LIND: Pediatrics **19**, 431 (1957). — 1091. ADAMS, P., F. H. ADAMS, R. L. VARCO, J. F. DAMMANN and W. H. MUELLER:

Pediatrics **12**, 664 (1953). — 1092. AITKEN, G. J.: Glasgow med. J. **36**, 175 (1955). — 1093. AMOROSO, E. C., G. S. DAWES and J. C. MOTT: Brit. Heart J. **20**, 92 (1958). — 1094. ANDERSON, I. M., and H. M. T. COLES: Thorax **10**, 338 (1955). — 1095. ANTONIUS, N. A., L. G. MASSARELLI and A. D. CRECCA: J. thorac. Surg. **31**, 332 (1956). — 1096. ARVIDSSON, H., J. KARNELL and T. MÖLLER: Acta radiol. (Stockh.) **44**, 209 (1955). — 1097. ASH, R., and D. FISHER: Pedítrics **16**, 695 (1955).

1098. BARGER, J. D., E. H. BREGMAN and J. E. EDWARDS: Amer. J. Roentgenol. **76**, 758 (1956). — 1099. BARTHEL, H.: Thoraxchir. **5**, 105 (1957). — 1100. BAUERSFELD, S. R., P. C. ADKINS and E. M. KENT: J. thorac. Surg. **33**, 123 (1957). — 1101. BAYER, O.: Münch. med. Wschr. **1951**, 1882. — 1102. BELBENOIT, C., et G. FOSSATI: Arch. Mal. Coeur **54**, 787 (1961). — 1103. BENDER, F., u. F. DOERR: Z. Kreisl.-Forsch. **49**, 695 (1960). — 1104. BERGH, A. A. H. V. D.: Ned. Geneesk. **52**, 1104 (1908). — 1105. BLALOCK, A., and H. B. TAUSSIG: J. Amer. med. Ass. **128**, 189 (1945). — 1106. BØE, J., u. S. HUMERFELDT: Acta med. scand. **167**, 73 (1960). — 1107. BONHAM CARTER, R. E., and C. H. WALKER: Lancet **1955** I, 272. — 1108. BOSHER, L. H., S. VASLI, C. M. MCCUE and L. B. BELTER: Circulation **20**, 254 (1959). — 1109. BOTHWELL, T. H., B. V. LINGEN, J. WHIDBORNE, J. KAYE, M. MCGREGOR and G. A. ELLIOTT: Amer. Heart J. **44**, 360 (1952). — 1110. BURCHELL, H. B., H. J. C. SWAN and E. H. WOOD: Circulation **8**, 691 (1953). — 1111. BURNARD, E. D.: Brit. med. J. **1958**, 806. — 1112. BUZZI, A., V. PECORINI, A. M. PEROSIO, J. E. BURUCUA y P. COSSIO: Pren. méd. argent. **43**, 2915 (1956).

1113. CAMPBELL, M.: Brit. Heart J. **17**, 511 (1955). — 1114. CAMPBELL, M. and R. HUDSON: Guy's Hosp. Rep. **101**, 32 (1952). — 1115. CAPE, J. A., and R. G. ELLISON: J. thorac. Surg. **34**, 190 (1957). — 1116. CHAPMAN, C., and S. ROBBINS: Ann. intern. Med. **21**, 312 (1944). — 1117. CHAVEZ, I., E. CABRERA y R. LIMON: Arch. Inst. Cardiol. Méx. **23**, 131 (1953). — 1118. COHEN, D.: Amer. Heart J. **62**, 139 (1961). — 1119. COSH, J. A.: Brit. Heart J. **29**, 13 (1957). — 1120. COULSHED, N. and T. R. LITTLER: Brit. med. J. **1957**, 74. — 1121. CREVASSE, L. E., and R. B. LOGUE: J. Amer. med. Ass. **167**, 2177 (1958). — 1122. CREVASSE, L. E., and R. B. LOGUE: Circulation **19**, 332 (1959). — 1123. CRUZE, K., L. P. ELLIOTT, G. L. SCHIEBLER and M. W. WHEAT: 34th Sci. Sess. Amer. Heart Ass. 1961.

1124. DAILEY, F. H., P. D. GENOVESE and R. H. BEHNKE: Ann. intern. Med. **56**, 865 (1962). — 1125. DAMMANN, J. F., M. BERTHRONY and R. J. BING: Bull. Johns Hopk. Hosp. **92**, 128 (1953). — 1126. DAMMANN, J. F., R. C. GORDON, M. A. SELL and M. B. B. CHIR: Circulation **6**, 111 (1952). — 1127. DAMMANN, J. F., and C. G. SELL: Circulation **6**, 410 (1952). — 1128. DAWES, G. S., J. C. MOTT and J. G. WIDDICOMBE: J. Physiol. (Lond.) **128**, 361 (1955). 1129. DENOLIN, H., J. LEQUIME u. M. SEGERS: Cardiologia (Basel) **21**, 1 1952. — 1130. DÖNHARDT, A.: Z. Kreisl.-Forsch. **41**, 364 (1952). — 1131. DOUGLAS, J. M., H. J. BURCHELL, J. E. EDWARDS, T. J. DRY and R. C. PARKER: Proc. Mayo Clin. **22**, 413 (1947).

1132. ELDRIGDE, F. L., and H. N. HULTGREN: J. clin. Invest. **34**, 987 (1955). — 1133. ELLIOTT, L. P., R. W. ERNST, R. C. ANDERSON, C. W. LILLEHEI and P. ADAMS: Amer. J. Cardiol. **10**, 475 (1962). — 1134. ESPINO-VELA, J., and D. CASTRO-ABREU: Amer. Heart J. **51**, 542 (1956). — 1135. EVANS, D. W., and D. HEATH: Brit. Heart J. **23**, 469 (1961). — 1136. EVANS, W., and D. S. SHORT: Brit. Heart J. **20**, 529 (1958).

1137. FERUGLIO, G. A.: Amer. Heart J. **58**, 827 (1959).

1138. GIBSON, G. A.: Edinb. med. J. **8**, 1 (1900). — 1139. GIBSON, S., W. J. POTTS and W. H. LANGEWISCH: Pediatrics **6**, 357 (1950). — 1140. GILCHRIST, A. R.: Brit. Heart J. **7**, 1 (1945). — 1141. GILSTON, R. J., and J. J. MCPHAUL: Med. Ann. D. C. **24**, 461 (1955). — 1142. GOLDBERG, M. J., and M. MCGREGOR: Amer. Heart J. **55**, 360 (1958). — 1143. GONZALEZ-CERNA, J. L., and W. LILLEHEI: Circulation **18**, 871 (1958). — 1144. GRANT, R. P.: Amer. Heart J. **52**, 944 (1956). — 1145. GRAY, J. R.: Brit. Heart J. **18**, 21 (1956). — 1146. GROSS, R. E.: Amer. J. Med. **12**, 472 (1952). — 1147. GUNNING, A. J.: Thorax **12**, 34 (1957). — 1148. GWYN, N. B.: Amer. J. med. Sci. **180**, 525 (1930).

1149. HANDLER, J. J.: J. Physiol. (Lnd.) **133**, 202 (1956). — 1150. HARING, O. M., A. LUISADA and B. M. GASUL: Circulation **10**, 501 (1954). — 1151. HARRIS, P.: Brit. Heart J. **17**, 85 (1955). — 1152. HAY, J. D., and O. C. WARD: Arch. Dis. Child. **31**, 279 (1956). — 1153. HEINER, D. C., and A. S. NADAS: Circulation **17**, 232 (1958). — 1154. HELSINGEN, N., O. HUSOM and L. EFSKIND: Thorax **13**, 210 (1958). — 1155. HIGGINS, G. L.: Brit. Heart J. **20**, 421 (1958). — 1156. HOHMANN, H. G.: Münch. med. Wschr. **1955**, 426. — 1157. HOLLDACK, K., W. GNÜCHTEL u. J. STOFFSEGEN: Cardiologia (Basel) **31**, 176 (1957). — 1158. HOLVE, L. M., and F. H. ADAMS: J. Pediat. **51**, 164 (1957). — 1159. HUBBARD, T. F., and D. D. NEIS: Amer. Heart J. **59**, 807 (1960). — 1160. HULTGREN, H., A. SELZER, A. PURDY, E. HOLMAN and F. GERBODE: Circulation **8**, 15 (1953). — 1161. HURST, J. W., J. STATON and D. HUBBARD: New Engl. J. Med. **259**, 515 (1958).

1162. JAMES, L. S., and R. D. ROWE: J. Pediat. **51**, 1 (1957). — 1163. JOHNSON, J. B., A. JORDAN and J. W. LAWLAH: J. Amer. med. Ass. **155**, 1408 (1954). — 1164. JOHNSON, R. E., P. WERNER, M. KUSCHNER and A. COURNAND: Circulation **1**, 1293 (1950). — 1165. JOSE, A. D., C. FERENCZ, H. SHELDON and H. T. BAHNSON: Bull. Johns Hopk. Hosp. **108**, 280 (1961).

1166. KATTUS, A. A., and W. H. MULLER: Ann. Surg. **138**, 870 (1953). — 1167. KEITH, T. R., and J. SAGARMINAGA: Circulation **24**, 1235 (1961). — 1168. KEYS, A., and M. I. SHAPIRO: Amer. Heart J. **25**, 158 (1943). — 1169. KOCH, H.: Ärztl. Wschr. **1957**, 888. — 1170. LARAMORE, W.: J. Indiana med. Ass. **53**. 280 (1960). — 1171. LEWIS, D. H., G. W. DEITZ, J. D. WALLACE and J. R. BROWN: 29th Sci. Amer. Heart Ass. 1956. — 1172. LINDE, L. M., B. W. FINK and F. H. ADAMS: 30th Sci. Sess. Amer. Heart Ass. 1957. — 1173. LONDON, F., T. D. STEVENSON, A. G. MORROW and J. A. HALLER: Sth. med. J. (Bgham, Ala.) **50**, 160 (1957). — 1174. LUKAS, D. S., J. ARAUJO and I. STEINBERG: Amer. J. Med. **17**, 298 (1954). — 1175. LUKAS, D. S., C. T. DOTTER and I. STEINBERG: New Engl. J. Med. **249**, 107 (1953). — 1176. MACKINNON, J., and R. M. BRIGGS: Brit. Heart J. **20**, 424 (1958). — 1177. MACPHERSON, A. I. S., and E. V. B. MORTON: Brit. Heart J. **17**, 105 (1955). — 1178. MAGRI, G., E. JONA, D. MESSINA and A. ACTIS-DATO: Amer. Heart J. **57**, 449 (1959). — 1179. MANZOCCHI, L.: Chirurgia (Pavia) **10**, 1 (1955). — 1180. MARK, H., B. E. JACOBSON and D. YOUNG: 29th Sci. Sess. Amer. Heart Ass. 1956. — 1181. MARK, H., B. E. JACOBSON and D. YOUNG: Circulation **17**, 359 (1958).— 1182. MCCUE, H. M., G. R. HENNIGAR and H. T. HADEN: Arch. int. Med. **100**, 305 (1957). — 1183. MICHEL, D.: Münch. med. Wschr. **1962**, 257. — 1184. MICHELI, A. D., C. FRIEDLAND y B. FISHLEDER: Arch. Inst. Cardiol. Méx. **29**, 659 (1959). — 1185. MOGHADAM, A. N., J. D. WALLACE, H. F. WARNER, J. A. HUBSHER, J. W. DEITZ and D. H. LEWIS: 34th Sci. Sess. Amer. Heart Ass. 1961. — 1186. MORENO, J. G., J. ESPINO-VELA, M. IRIARTE, B. L. FISHLEDER y V. A. RUBIO: Arch. Inst. Cardiol. Méx. **28**, 369 (1958).

1187. NADAS, A. S., and M. M. ALIMURUNG: Amer. Heart J. **48**, 691 (1952). — 1188. NEILL, C., and P. MOUNSEY: Brit. Heart J. **20**, 61 (1958). — 1189. NEUHAUS, G., F. LINDER u. W. SCHMITZ: Dtsch. med. J. **9**, 157 (1958).

1190. PALMER, R. S., and P. D. WHITE: New Engl. J. Med. **199**, 1297 (1928). — 1191. PERLOFF, J. K., and W. P. HARVEY: Amer. Heart J. **60**, 804 (1960). — 1192. PINTO, I. J., u. S. RODBARD: Cardiologia (Basel) **28**, 1 (1956).

1193. RAVIN, A., and W. DARLEY: Ann. intern. Med. **33**, 903 (1950). — 1194. ROGERS, W. M., J. R. MALM, J. S. HARRISON, G. H. HUMPHREYS, A. DEMETZ and I. SIMANDL: 33rd Sci. Sess. Amer. Heart Ass. 1960. — 1195. RÓSA, L., u. I. KUNOS: Z. Kreisl.-Forsch. **46**, 161 (1957). — 1196. Ross, R. S., F. P. FEDER and F. C. SPENCER: Circulation **23**, 350 (1961). — 1197. Ross, R. S., and V. A. MCKUSICK: Arch. intern. Med. **92**, 701 (1953). — 1198. RUDOLPH, A. M., and F. E. MAYER: 30th Sci. Sess. Amer. Heart Ass. 1961.

1199. SCHAEDE, A., u. H. LOTZKES: Z. Kreisl.-Forsch. **45**, 514 (1956). — 1200. SCHLITTER, J. G.: Med. Klin. **1955**, 1443. — 1201. SCOTT, J. D., and E. A. MURPHY: Circulation **18**, 1038 (1958). — 1202. SHAPIRO, W.: Amer. J. Cardiol. **7**, 511 (1961). — 1203. SHAPIRO, W., S. I. SAID and P. L. NOVA: Circulation **22**, 226 (1960). — 1204. SHEPHERD, J. T., W. H. WEIDMAN, E. C. BURKE and E. H. WOOD: Circulation **11**, 404 (1955). — 1205. SHUMACKER, H. B., and P. R. LURIE: Arch. Surg. **76**, 179 (1958). — 1206. SILVER, A. W., J. W. KIRKLIN, F. H. ELLIS and E. H. WOOD: Proc. Mayo Clin. **29**, 293 (1954). — 1207. STERZ, H.: Wien. klin. Wschr. **1956**, 909. — 1208. STERZ, H.: Z. Kreisl.-Forsch. **49**, 827 (1960). — 1209. STORSTEIN, O., S. HUMERFELT, O. MÜLLER and H. RASMUSSEN: Brit. Heart J. **14**, 276 (1952).

1210. TABATZNIK, B., T. W. RANDALL and C. HERSCH: Circulation **22**, 1096 (1960). — 1211. TEMESVÁRI, A., u. F. ROBICSEK: Thoraxchirurgie **4**, 489 (1956). — 1212. TEMESVÁRI, A., F. ROBICSEK, J. PALIK u. I. LITTMANN: Thoraxchirurgie **4**, 17 (1956). — 1213. THAYER, W. S.: Amer. J. med. Sci. **141**, 313 (1911). — 1214. THOMAS, A. J.: Amer. Heart J. **55**, 724 (1957). — 1215. TIMPANELLI, A. E., and I. STEINBERG: Amer. J. Med. **30**, 405 (1961).

1216. ULRICH, H. L.: Acta med. scand. **128**, Suppl. 196, 160 (1947).

1217. VERNANT, P., J. NOUAILLE, O. SCHWEISGUTH, J. LABESSE, F. BOUCHARD, J. MATHEY, J. P. BINET et G. O. OUSTRIÈRES: Arch. Mal. Coeur **48**, 277 (1955).

1218. WAGNER, E., N. HERMANUZ u. H. L'ALLEMAND: Z. Kreisl.-Forsch. **47**, 50 (1958). — 1219. WALTHER, R. J., G. W. STARKEY, E. ZERVOPOLUS and G. A. GIBBONS: Amer. J. Med. **22**, 213 (1957). — 1220. WHITAKER, W., D. HEATH and J. W. BROWN: Brit. Heart J. **17**, 121 (1955).

1221. ZIEGHER, R. F.: Amer. Heart J. **43**, 553 (1952).

24. Aortopulmonale Fistel

1222. ARMER, R. B., H. B. SHUMACKER and E. C. KLATTE: Circulation **24**, 662 (1961).

1223. BAGINSKI, B.: Klin. Wschr. **1879**, 439. — 1224. BERRETA, J. A., J. PERIANES, A. BUZZI and F. F. MADRID: Amer. Heart J. **54**, 549 (1957). — 1225. BOSHER, L. H., and C. M. MCCUE: Circulation **25**, 456 (1962).

1226. CAESAR, J.: Lancet **1880**, 768. — 1227. CLAIBORNE, T. S., and W. A. HOPKINS: Circulation **14**, 1090 (1956).

1228. DADD, J. H., and C. HOYLE: Brit. Heart J. **11**, 390 (1949). — 1229. D'HEER, H. A. H. and C. L. C. v. NIEUWENHUIZEN: Circulation **13**, 58 (1956). — 1230. DOWNING, D. F.:

Amer. Heart J. **45**, 305 (1953). — 1231. DuShane, J. W., W. H. Weidman, P. A. Ongley, H. J. C. Swan, J. W. Kirklin, J. E. Edwards and H. Schmutzler: Amer. Heart J. **59**, 782 (1960).
1232. Erf, L. A., J. Foldes, F. V. Piccione and F. B. Wagner: Amer. Heart J. **43**, 420 (1949).
1233. Fraentzel, O.: Virchows Arch. path. Anat. **43**, 420 (1868).
1234. Gasul, B. M., E. H. Fell and R. Casas: Circulation **4**, 251 (1951). — 1235. Gibson, S., W. J. Potts and W. H. Langewisch: Pediatrics **6**, 357 (1950). — 1236. Giraud, G. J., et C. H. Latour: Arch. Mal. Coeur **48**, 567 (1955). — 1237. Griffiths, S. P., O. R. Levine and D. H. Andersen: Circulation **25**, 73 (1962). — 1238. Gross, R. E.: Circulation **6**, 858 (1952).
1239. Holman, E., F. Gerbode and A. Purdey: J. thorac. Surg. **25**, 111 (1953).
1240. King, F. H., A. Gordon, S. Brahms, R. Lasser and R. Borun: J. Mt. Sinai Hosp. **17**, 310 (1951).
1241. Lanza, G.: Arch. ital. Anat. **25**, 331. — 1242. Laubry, J.: Arch. Mal. Coeur **48**, 685 (1955).
1243. Migliorini, G., A. A. Actis-Dato et P. F. Angelino: Acta cardiol. (Brux.) **9**, 17 (1954). — 1244. Moorhead, T. G., and E. C. Smith: Irish J. med. Sci. **1923**, 545. — 1245. Morrow, A. G., L. J. Greenfield and E. Braunwald: Circulation **25**, 463 (1962).
1246. Neufeld, H. N., R. G. Lester, P. Adams, R. C. Anderson, C. W. Lillehei and J. E. Edwards: Amer. J. Cardiol. **9**, 12 (1962). — 1247. Nuboer, J. F.: Ned. T. Geneesk. **100**, 212 (1956).
1248. Pansch, I.: Z. Kreisl.-Forsch. **44**, 729 (1955). — 1249. Porter, D. D., R. V. Canent, M. S. Spach and G. J. Baylin: Circulation **27**, 589 (1963).
1250. Rickards, E.: Brit. med. J. **1881**, 71.
1251. Sandrucci, M. G.: Minerva pediat. **9** (1957). — 1252. Skall-Jensen, J.: Acta med. scand. **160**, 221 (1958). — 1253. Stalpaert, G. L., A. Lacquet, L. v. d. Hauwaert et J. V. Joossens: Acta cardiol. (Brux.) **15**, 369 (1960). — 1254. Streicher, H. J., u. V. Schlosser: Thoraxchirurgie **8**, 579 (1961).
1255. Vaysse, J., C. D'Allaines, C. Perrin, A. Pebrier et G. Ricordeau: Arch. Mal. Coeur **49**, 42 (1956).
1256. Wagenvoort, C. A., H. N. Neufeld, R. F. Birge, J. A. Caffrey and J. E. Edwards: Circulation **23**, 84 (1961). — 1257. Wenger, R., u. H. Mösslacher: Z. Kreisl.-Forsch. **50**, 504 (1961). — 1258. Wilks, S.: Trans. path. Soc. Lond. **1860**, 57.

25. Aortokardiale Fistel

1259. Anselmi, G., S. Munoz, J. Espino-Vela, J. P. Soto, M. Villegas y G. Monroy: Arch. Inst. Cardiol. Méx. **30**, 409 (1960).
1260. Bayliss, J. H., and M. Campbell: Guy's Hosp. Rep. **101**, 174 (1952). — 1261. Bigelow, W. G., and W. T. Barnes: Ann. Surg. **150**, 117 (1959). — 1262. Björck, G., and C. Crafoord: Thorax **2**, 65 (1947). — 1263. Bosher, L. H., S. Vasli, C. M. McCue and L. E. Belter: Circulation **20**, 254 (1959). — 1264. Brest, A. N., H. T. Nichols and J. F. Uricchio: Arch. intern. Med. **105**, 298 (1960). — 1265. Brofman, B. L., and J. C. Elder: Circulation **16**, 77 (1957). — 1266. Brown, R. C., and J. D. Burnett: Pediatrics **3**, 597 (1949).
1267. Colbeck, J. C., and J. M. Shaw: Amer. Heart J. **48**, 270 (1954). — 1268. Cosyns, J., L. Brasseur, R. Kremer, F. Meersseman et F. Lavenne: Acta cardiol. (Brux.) **15**, 607 (1960). — 1269. Currarino, G., F. N. Silverman and B. H. Landing: Amer. J. Roentgenol. **82**, 392 (1959).
1270. Davidsen, H. G., J. Fabricius and E. Husfeldt: Acta med. scand. **160**, 454 (1958). 1271. Davis, C., R. F. Dillon, E. H. Fell and B. M. Gasul: J. Amer. med. Ass. **160**, 1047 (1956). — 1272. Davison, P. H., B. H. McCracken and D. J. S. McIlveen: Brit. Heart J. **17**, 569 (1955).
1273. Edwards, J. E., T. C. Gladding and A. B. Weir: J. thorac. Surg. **35**, 662 (1958). — 1274. Emminger, E.: Klin. Med. **1947**, 652. — 1275. Engle, M. A., E. I. Goldsmith, G. R. Holswade, H. P. Goldberg and F. Glenn: New Engl. J. Med. **264**, 856 (1961). — 1276. Ernst, C. B., K. P. Klassen and J. M. Ryan: Circulation **23**, 759 (1961). — 1277. Evans, J. W., T. R. Harris and D. A. Brody: Amer. Heart J. **61**, 408 (1961).
1278. Fell, E. H., J. Weinberg, A. S. Gordon, B. M. Gasul and F. R. Johnson: Arch. Surg. **77**, 331 (1958). — 1279. Fiehring, H., u. F. Palkoska: Z. Kreisl.-Forsch. **49**, 1098 (1960).
1280. Gasul, B. M., R. A. Arcilla, E. H. Fell, J. Lynfield, J. P. Bicoff and L. L. Luan: Pediatrics **25**, 531 (1960). — 1281. Gibbs, N. M., and E. L. Harris: Brit. Heart J. **23**, 131 (1961). — 1282. Glenn, F., and I. Steinberg: J. thorac. Surg. **33**, 719 (1957). — 1283. Grob, M., and E. Kolb: Arch. Dis. Child. **34**, 8 (1959). — 1284. Guidici, C., and L. Becu: Brit. Heart J. **22**, 729 (1960).

1285. HALLER, J. A., and J. A. LITTLE: Circulation **27**, 939 (1963). — 1286. HALPERT, B.: Heart **15**, 129 (1930). — 1287. HARRIS, E. J.: Amer. J. Roentgenol. **76**, 767 (1956). — 1288. HUEBER, E. F., u. E. MAYER: Z. Kreisl.-Forsch. **42**, 905 (1953).
1289. JONES, A. M., and F. A. LANGLEY: Brit. Heart J. **11**, 325 (1949).
1290. KIEFFER, S. A., and P. WINCHELL: Dis. Chest. **38**, 79 (1960). — 1291. KNOBLICH, R., and A. J. RAWSON: Amer. Heart J. **52**, 474 (1956). — 1292. KULPE, W., u. G. NEUHAUS: Z. Kreisl.-Forsch. **49**, 689 (1960).
1293. LILLEHEI, C. W., P. STANLEY and R. L. VARCO: Ann. Surg. **146**, 459 (1957). — 1294. LIN, T. K., J. E. CROCKETT and E. G. DIMOND: Amer. Heart J. **51**, 445 (1956). — 1295. LIN, T. K., A. M. DIEHL, J. W. WALKER, T. N. HALL and D. C. PEETE: Amer. Heart J. **55**, 463 (1958).
1296. MAGIDSON, O., and J. H. KAY: Amer. Heart J. **65**, 597 (1963). — 1297. MAIER, H. C., and A. P. STOUT: Circulation **1**, 809 (1950). — 1298. McGOON, D. C., J. E. EDWARDS and J. W. KIRKLIN: Ann. Surg. **147**, 387 (1958). — 1299. McKUSICK, V. A.: Circulation **16**, 433 (1957). — 1300. MICHEL, D., u. M. HERBST: Z. Kreisl.-Forsch. **46**, 538 (1957). — 1301. MORROW, A. G., R. R. BAKER, H. E. HANSON and T. W. MATTINGLY: Circulation **16**, 533 (1957). — 1302. MOZEN, H. E.: Amer. J. Surg. **93**, 361 (1957). — 1303. MUEHLETHALER, J. P., u. J. FELDER: Cardiologia (Basel) **37**, 246 (1960). — 1304. MUIR, C. S.: Brit. Heart J. **22**, 374 (1960). — 1305. MUNKNER, T., O. PETERSEN u. J. VESTERDAL: Acta radiol. (Stockh.) **50**, 333 (1958).
1306. NEILL, C., and P. MOUNSEY: Brit. Heart J. **20**, 61 (1958). — 1307. NEUFELD, H. N., R. G. LESTER, P. ADAMS, R. C. ANDERSON, C. W. LILLEHEI and J. E. EDWARDS: Circulation **24**, 171 (1961).
1308. PAUL, O., R. H. SWEET and P. D. WHITE: Amer. Heart J. **37**, 441 (1949). — 1309. PELTZER, F., u. M. PIROTH: Z. Kreisl.-Forsch. **48**, 475 (1959). — 1310. PORSTMANN, W., u. W. GEISSLER: Fortschr. Röntgenstr. **93**, 143 (1960).
1311. SAKAKIBARA, S., and S. KONNO: Amer. Heart J. **63**, 405 (1962). — 1312. SAKAKIBARA, S., and S. KONNO: Amer. Heart J. **63**, 708 (1962). — 1313. SCHULTZ, J.: Amer. Heart J. **56**, 431 (1958). — 1314. SCOTT, D. H.: Amer. Heart J. **36**, 403 (1948). — 1315. SONDERGAARD, T.: Symp. Cardiovasc. Surg., Philadelphia **1955**, 490 — 1316. STEINBERG, I., J. S. BALDWIN and C. T. DOTTER: Circulation **17**, 372 (1958). — 1317. SZWEDA, J. A., and E. H. DRAKE: Circulation **25**, 559 (1962).
1318. TRAFFELET, F.: Schweiz. med. Wschr. **1957**, 57. — 1319. TREVOR, R. S.: Proc. roy. Soc. Med. **5**, 20 (1911).
1320. UPSHAW, C. B.: Amer. Heart J. **63**, 319 (1962).
1321. VALDIVIA, E., G. G. ROWE and D. M. ANGEVINE: Arch. Path. **63**, 168 (1957). — 1322. VERNANT, P., J. NOUAILLE, O. SCHWEISGUTH, J. LABESSE, F. BOUCHARD, J. MATHEY, J. P. BINET et G. O. OUSTRIÈRES: Arch. Mal. Coeur **48**, 277 (1955).
1323. WALMSLEY, T.: Quain's elements of Anatomy, Vol. 4, part. 3, London 1929. — 1324. WALTHER, R. J., G. W. B. STARKEY, E. ZERVOPOLUS and A. G. GIBBONS: Amer. J. Med. **22**, 213 (1957).
1325. YENEL, F.: New Engl. J. Med. **265**, 577 (1961).
1326. ZUHDI, N., D. KRAFT, J. CAREY and A. GREER: Arch. Surg. **80**, 178 (1960).

26. Pulmonale arteriovenöse Fistel

1327. BERGMANN, G., u. E. WIEDEMANN: Dtsch. Arch. klin. Med. **202**, 26 (1955). — 1328. BRAMANN, C. V., K. PLENGE u. I. ZADEK: Dtsch. med. J. **1955**, 237.
1329. CRANE, P., H. H. LERNER and E. A. LAWRENCE: Amer. J. Roentgenol. **62**, 418 (1949).
1330. GOETZ, R. H., M. NELLEN, V. SCHRIRE u. L. VOGELPOEL: S. Afr. med. J. **1957**, 504.
1331. HAMM, J., u. H. FINKE: Medizinische **1956**, 78. — 1332. HAMM, J., u. H. KLEINSORG: Klin. Wschr. **1956**, 868.
1333. INGEBRIGTSEN, R., and P. S. WEHN: Acta chir. scand. **120**, 142 (1960).
1334. LOOGEN, F., u. H. MAJOR: Münch. med. Wschr. **1955**, 21. — 1335. LOOGEN, F., u. H. H. WOLTER: Z. Kreisl.-Forsch. **47**, 328 (1958). — 1336. LUCAS, R. V., G. W. LUND and J. E. EDWARDS: Circulation **24**, 1409 (1961).
1337. MEYERSOHN, S.: Brit. J. Radiol. **25**, 614 (1952).
1338. PARKER, E. F., and J. M. STALLWORTH: Surgery **32**, 31 (1952).
1339. SANDERS, J. S., and J. M. MARTT: Circulation **25**, 383 (1962). — 1340. SCHIRMER, H.: Radiol. Austriaca **7**, 83 (1954). — 1341. STEINBERG, I., and N. FINBY: Amer. J. Roentgenol. **78**, 234 (1957). — 1342. STEINBERG, I., and J. McCLENAHAN: Amer. J. Med. **19**, 549 (1955). — 1343. STRINGER, C. J., A. L. STANLEY, R. C. BATES and J. E. SUMMERS: Amer. J. Surg. **89**, 1054 (1955).
1344. TAIPALE, E., K. E. J. KYLLÖNEN and P. E. HEIKEL: Ann. Med. intern Fenn. **42**, 323 (1953).

1345. WEISS, E., and B. M. GASUL: Ann. intern. Med. **41**, 980 (1954). — 1346. WELLS, B. G., and R. L. HURT: Brit. Heart J. **19**, 135 (1957).
1347. YATER, W. M., J. FINNEGEN and H. M. GRIFFIN: J. Amer. med. Ass. **141**, 581 (1949).

27. Anomalien der Coronargefäßabgänge

1348. ALEXANDER, R. W., and G. C. GRIFFITH: Circulation **14**, 800 (1956).
1349. BASSIS, M. L., and J. A. SHEINKOPF: Ann. intern. Med. **42**, 983 (1955). — 1350. BURCHELL, H. B., and A. L. BROWN: Amer. Heart J. **63**, 388 (1962).
1351. CASE, R. B., A. G. MORROW, W. STAINSBY and J. O. NESTOR: Circulation **17**, 1062 (1958). — 1352. CRONK, E. S., J. G. SINCLAIR and R. H. RIGDON: Amer. Heart J. **42**, 906 (1951).
1353. DIETRICH, W.: Virchows Arch. path. Anat. **303**, 436 (1939).
1354. GALINDO, L. V., M. AREAU, D. S. STEVENSON and E. S. COLOU RIVERA: Amer. J. clin. Path. **27**, 84 (1957). — 1355. GOULEY, B. A.: Amer. Heart J. **33**, 182 (1947).
1356. JAMESON, A. G., K. ELLIS and O. R. LEVINE: Brit. Heart J. **25**, 251 (1963). — 1357. JURISHICA, A. J.: Amer. Heart. J. **54**, 429 (1957).
1358. KRESBACH, E., M. FOSSEL u. R. BAUER: Z. Kreisl.-Forsch. **50**, 162 (1961). — 1359. KUZMAN, W. J., A. S. YUSKIS and D. B. CARMICHAEL: Amer. Heart J. **57**, 36 (1959).
1360. LAMPE, C. F. J., and A. P. M. VERHEUGT: Heart J. **59**, 767 (1960).
1361. RÜBBERDT, H.: Beitr. path. Anat. **98**, 571 (1936).
1362. SABISTON, D. C., C. A. NEILL and H. B. TAUSSIG: Circulation **22**, 591 (1960). — 1363. SAUERBREI, H. U., u. D. VEELKEN: Arch. Kinderheilk. **160**, 236 (1959). — 1364. SCHEY, J.: Frankfurt. Z. Path. **32**, 1 (1925). — 1365. SOLOFF, L. A.: Amer. Heart J. **24**, 118 (1942). — 1366. STEIN, F.: Arch. Kreisl.-Forsch. **19**, 356 (1953).
1367. USMAN, A., B. FERNANDEZ, J. T. URICCHIO and H. T. NICHOLS: Amer. J. Cardiol. **8**, 130 (1961).

28. Anomalien der großen Körpervenen

1368. ANDERSON, R. C., W. HEILIG, R. NOVICK and C. GARVIK: Amer. Heart J. **49**, 318 (1955).
1369. CAMPBELL, M., and D. C. DEUCHAR: Brit. Heart J. **16**, 423 (1954).
1370. DAVIS, W. H., F. R. JORDAAN and H. W. SNYMAN: Amer. Heart J. **57**, 616 (1959).
1371. FEINDT, H. R., u. H. J. HAUCH: Z. Kreisl.-Forsch. **42**, 53 (1953).
1372. GARDNER, D. L., and L. COLE: Brit. Heart J. **17**, 93 (1955). — 1373. GEISSLER, W., u. M. ALBERT: Z. inn. Med. **11**, 865 (1956).
1374. LOOGEN, F., u. R. RIPPERT: Z. Kreisl.-Forsch. **47**, 677 (1958).
1375. MARSHALL, J.: Phil. Trans. Roy. I, **140**, 133 (1850). — 1376. MEADOWS, W. R., I. BERGSTRAND and J. T. SHARP: Circulation **24**, 669 (1961). — 1377. MICHEL, D., M. HERBST u. G. GRUNER: Fortschr. Röntgenstr. **83**, 621 (1955).
1378. PEEL, A. A. F., T. SEMPLE, J. C. KELLY and K. BLUM: Scot. med. J. **2**, 83 (1956).
1379. SCHÖLMERICH, P., E. STEIN, W. KLINNER u. R. ZENKER: Verh. dtsch. Ges. Kreisl.-Forsch. **28**, 321 (1962).
1380. WINTER, F. S.: Angiology **5**, 90 (1954).

29. Herzwanddivertikel

1381. BAYER, J.: Virchows Arch. path. Anat. **306**, 43 (1940).
1382. EINHAUSER, K.: Münch. med. Wschr. **1940**, 875.
1383. GALINDO, L., V. M. AREAU, D. S. STEVENSON and E. S. COLON RIVERA: Amer. J. clin. Path. **27**, 84 (1957).
1384. HEINTZEN, P., u. H. J. ROHWEDDER: Z. Kreisl.-Forsch. **46**, 817 (1957).
1385. KLEIN, G.: Zbl. Path. **90**, 14 (1953).
1386. LOOGEN, F., u. R. RIPPERT: Z. Kreisl.-Forsch. **50**, 580 (1961). — 1387. LOWE, J. B., J. C. P. WILLIAMS, D. ROBB and D. COLE: Brit. Heart J. **21**, 101 (1959).
1388. POWELL, S. J.: Amer. Heart J. **55**, 518 (1958).
1389. SKAPINKER, S.: Arch. Surg. **63**, 629 (1951). — 1390. SWYER, A. J., H. I. MANS and P. ROSENBLATT: Amer. J. Dis. Child. **79**, 111 (1950).

Sachverzeichnis

Abgang beider großen Gefäße aus dem re. Ventrikel 75, 133
Ableitung
—, epicardial 6, 57, 103, 104, 193, 194
—, intracardial 6, 14, 24, 45, 56, 57, 70, 72, 78, 104, 105, 106, 109, 112, 113, 117, 123, 128, 131, 135, 141, 164, 168, 193, 200, 205
—, oesophageal 6, 38, 98, 113
Amylnitrit 13, 21, 72, 84, 138, 143, 199
Anämie 228, 234, 242, 248
Aneurysma des Sinus Valsalvae 52, 207 ff., 228, 234, 240, 246, 254, 256
—, rupturiert 145, 207 ff., 262
Aneurysma dissecans 254
Anomalie der großen Körpervenen 185, 223 ff., 246, 276
Aorta bicuspida 15, 16, 22, 25, 28 f., 31, 42, 46, 49, 145, 151, 221, 228
Aortenatresie 29 ff., 150, 201, 212, 215, 272, 276
Aortenbogen
—, Anomalien des 40, 48 ff., 90, 276
—, doppelter 48, 145, 276
—, hohe Rechtslage 40, 68, 77, 86, 192
—, Syndrom 16, 274
—, vollständige Unterbrechung 48 ff., 201, 228, 242, 258
Aorteninsuffizienz 16, 21, 23, 25, 26, 29, 46, 49, 51, 72, 75, 76, 78, 195, 209, 210, 230, 248, 254, 260, 264, 270
— bei Ventrikelseptumdefekt 129 f., 258, 260
Aortenisthmusstenose 16, 22, 28, 29, 31 ff., 74, 90, 120, 133, 145, 148, 151, 166, 168, 171, 201, 208, 221, 223, 228, 250, 252, 272
Aortenklappenschlußton 4, 16, 58, 72, 82, 84, 111, 115, 126, 137, 157, 172, 208
Aortensklerose 230
Aortenstenose 15 ff., 28, 31, 51, 79, 145, 149, 175, 184, 201, 228, 230, 248, 254
—, subvalvulär 15 ff., 49, 57, 58, 132, 222, 228, 238, 242, 252
—, supravalvulär 15 ff., 96, 228, 252
—, valvulär 15 ff., 31, 33, 42, 46, 49, 58, 228, 238, 252
Arteria pulmonalis
—, Abgang von der Aorta 206
—, Aplasie 90 ff., 234, 276
—, Hypoplasie 68, 90 ff., 234
—, Stenose 94 ff., 218, 250, 272
—, Verschluß einer 75
Arteriitis 252
Arteriosklerose 252
Atrioventricularblock 228, 242, 248

Bard-Curtillet-Syndrom 97
Blalocksche Operation 80, 81, 82, 168, 187
Brocksche Operation 59, 80, 82

Canalis atrioventricularis communis 78, 98, 119, 120 ff., 144, 150, 171, 185, 232, 240, 246, 256
Cor biloculare 114, 150, 169, 184 ff., 224, 234, 258
Coronargefäßanomalien 75, 171, 208, 221 ff., 242, 246, 276
Cor pseudotriloculare 30
Cor triatriatum 152 ff., 234, 240, 246, 258, 264
Cor triloculare biatriatum 114, 150, 171, 180, 184 ff., 213, 221, 223, 234, 258
Cor triventriculare 185, 187

Distanzgeräusch 19, 30, 56, 127, 210
Ductus Botalli apertus 16, 22, 29, 31, 33, 39, 41, 42, 43, 47, 49, 58, 72, 74, 75, 77, 90, 95, 96, 114, 116, 120, 130, 133, 138, 145, 147, 150, 151, 166, 168, 171, 176, 177, 182, 188 ff., 203, 213, 219, 221, 223, 234, 256, 266, 270
Dünndarmcarcinoid 236, 260
Dysphagia lusoria 49

Ebstein-Syndrom 105, 156 ff., 165, 223, 240, 260, 264
eddy sounds = Wirbelstromtöne
Eisenmenger-Reaktion 77, 79, 82, 89, 90, 107, 112, 114, 115, 138 ff., 156, 176, 178, 184, 187, 206, 211, 234, 258
ejection click = Klick, frühsystolischer
Endocardfibroelastose 31, 42, 51, 145, 149, 151
Endocardkissendefekt 120 ff.
Endocardsklerose 10, 242, 248
Extraton
—, protodiastolisch 83, 105, 119, 127, 164
—, spätdiastolisch 164
—, systolisch 157, 158, 161

Fallotsche Fehlbildung 49, 52, 67 ff., 90, 114, 129, 150, 168, 178, 182, 187, 201, 221, 223, 232, 238, 258, 272
—, acyanotische = pink Fallot
— Bilogie 76
—, hypoxämischer Anfall bei 87, 88
—, Pentalogie 67 ff.
—, pink 76, 142
— Tetralogie 67 ff., 95, 142, 152
— Trilogie 52 ff., 73

Fistel
—, aortocardial 207 ff., 270
—, aortopulmonal 90, 203 ff., 207, 223, 234, 256, 266, 270
—, coronare arteriovenöse 207, 213 ff., 240, 262
—, periphere arteriovenöse 274
—, pulmonale arteriovenöse 216 ff., 250, 272
Foramen ovale 29, 30, 52, 68, 69, 86, 97, 152, 156, 166, 171, 221

Galopp
—, praesystolisch 6, 104, 116, 127, 146, 158, 161, 164, 167, 186, 208
—, protodiastolisch 6, 116, 150, 158, 161, 164, 167, 208
—, Summations- 6, 116, 158, 167, 172, 208
Geräusch
—, akzidentell 9 ff., 96, 216, 224, 228, 234, 242, 248
—, Austreibungsgeräusch 5, 8, 18, 24, 28, 33, 46, 51, 56, 72, 76, 89, 91, 103, 107, 108, 115, 117, 121, 127, 132, 135, 137, 141, 146, 159, 181, 189, 195, 222, 226
—, bandförmig 8, 56, 72, 76, 78, 83, 103, 112, 121, 127, 131, 137, 141, 168, 224
—, Carey-Coombs- 8, 137, 151
—, Crescendo- 8, 104
—, Crescendo-Decrescendo = Austreibungsgeräusch
—, Decrescendo- 5, 8, 11, 30, 35, 46, 72, 103, 114, 117, 122, 141, 146, 159, 161, 175, 178, 187, 195
—, diastolisch 5, 21, 30, 39, 51, 57, 62, 72, 78, 79, 89, 94, 96, 104, 117, 123, 128, 136, 142, 144, 146, 150, 151, 153, 159, 165, 168, 175, 182, 187, 193, 195, 202, 205, 207, 209, 214, 218, 224, 226, 236 ff.
—, diastolisches Intervall- 5, 8, 21, 24, 30, 39, 43, 47, 57, 58, 72, 86, 90, 104, 106, 113, 117, 123, 128, 132, 133, 136, 137, 141, 143, 146, 148, 151, 153, 155, 164, 176, 179, 182, 187, 193, 198, 200, 209
—, — Sofort- 8, 21, 23, 29, 39, 43, 46, 57, 62, 75, 76, 82, 89, 104, 106, 113, 117, 128, 129, 136, 141, 153, 155, 168, 176, 179, 182, 187, 200
—, Gibson- 189
—, Graham-Steell- 62, 76, 104, 106, 113, 115, 129, 141, 153, 199, 201
—, Hin-und-Her- 189
—, kontinuierlich 5, 8, 23, 31, 39, 40, 41, 43, 45, 47, 51, 58, 72, 73, 77, 80, 81, 82, 86, 91, 96, 97, 105, 116, 130, 148, 168, 176, 182, 187, 189, 196, 200, 205, 206, 208, 209, 214, 216, 218, 219, 245 ff.
—, Mammarica- 274
—, Maschinen- 189
—, musikalisch 11, 18, 57
—, praesystolisch 5, 8, 104, 113, 117, 128, 136, 141, 146, 151, 153, 155, 156, 159, 164, 193, 198, 225
—, Rivero-Carvallo- 8, 57, 104, 114, 119, 159, 164, 182
—, spätsystolisch 12, 33, 46, 85, 128, 186

Geräusch
—, Spindel- = Austreibungsgeräusch
—, systolisch 5, 18, 24, 28, 30, 31, 40, 41, 42, 50, 57, 60, 63, 71, 73, 78, 82, 83, 84, 86, 87, 89, 91, 92, 95, 97, 103, 106, 112, 117, 121, 127, 135, 141, 144, 146, 148, 150, 151, 153, 154, 158, 164, 165, 168, 173, 181, 186, 193, 197, 202, 204, 206, 208, 213, 217, 219, 222, 224, 226, 227 ff.
—, Zug-im-Tunnel- 189

Herzton
—, erster 3, 16, 30, 32, 37, 49, 52, 59, 70, 88, 92, 95, 98, 117, 121, 125, 139, 145, 150, 151, 153, 155, 157, 164, 165, 166, 172, 180, 185, 188, 203, 208, 213, 217, 221, 224, 225
—, zweiter 4, 16, 30, 32, 42, 46, 49, 53, 59, 70, 73, 88, 92, 95, 98, 115, 117, 121, 125, 134, 135, 137, 139, 142, 146, 148, 150, 151, 153, 155, 156, 157, 164, 165, 166, 172, 180, 185, 188, 200, 203, 208, 213, 217, 221, 224, 225
—, dritter 5, 14, 17, 32, 49, 54, 70, 101, 121, 126, 129, 134, 135, 136, 137, 139, 153, 157 161 173, 178, 181, 186, 188, 197, 203, 208, 217, 221, 224
—, vierter = Vorhofton
—, fünfter 5, 6
Herzwandaneurysma, chronisches 225, 264
Herzwanddivertikel 225 f., 242, 262
Hyperthyreose 228, 234, 242, 248
Hypertonie, arterielle 29, 32, 40, 46, 230, 250
—, pulmonale 47, 59, 82, 94, 95, 107, 109, 112, 114, 120, 126, 133, 136, 138, 139, 146, 148, 151, 154, 156, 172, 188, 194, 197, 199, 202, 226, 258
Hypoplasie
—, Aorta 15, 30, 150, 184, 221, 228
—, Art. pulmonalis 166, 184, 276
—, linke Herzkammer 149, 152, 154
—, rechte Herzkammer 105, 156, 163ff, 166, 262, 266
—, Tricuspidalklappe 163

Ivemark-Syndrom 120

Kanonenton 172
Klick
—, diastolisch = protodiastolischer Extraton
—, frühsystolisch 4, 5, 17, 25, 28, 30, 32, 49, 53, 55, 60, 66, 70, 78, 84, 86, 91, 92, 104, 106, 111, 115, 121, 127, 139, 167, 173, 179, 181, 194, 197, 200, 217
—, mesosystolisch 6, 194
—, spätsystolisch 5, 6

Lutembacher-Syndrom 105, 116 ff., 145, 154, 232, 264

Marfan-Syndrom 16, 42, 46, 208, 254
Mitralinsuffizienz 106, 117, 119, 120, 121, 122, 133, 150 ff., 175, 208, 246, 248, 270
—, relativ 21, 46, 178, 199, 222, 224
Mitralklappe
—, Atresie 30, 59, 78, 105, 149 f., 201, 276

Mitralklappe
—, Doppelung 120, 150
—, dreiseglig 120, 150
—, Schlußton 3, 98, 108, 125, 185
Mitralöffnungston 5, 7, 22, 55, 105, 117, 146, 153, 155, 156, 193
Mitralsegel, abnorm inserierend 15, 132, 150
Mitralstenose 21, 43, 47, 59, 78, 105, 113, 117, 119, 145 ff., 152, 154, 156, 201, 223, 225, 236, 246, 248, 262, 264
—, relativ 22, 24, 39, 47, 72, 132, 133, 136, 161, 168, 179, 183, 187, 193, 195, 199, 205, 206, 225, 266
—, supravalvulär 145
Morbus Osler-Weber-Rendu 217, 220
Myocardiopathie 15, 222, 244
Myocarditis 242
Myxom 156

Nachsegment 3
Nennfrequenz 2
Nonnensausen 116, 274
Noradrenalin 13, 20, 53, 62, 72, 81, 84

Ostium atrioventriculare commune = Canalis atrioventricularis communis
— primum-Defekt 97, 106, 120 ff., 150, 266
— secundum-Defekt 97 ff., 119, 123

Pericardiales Reiben 9, 105, 159
Pottsche-Operation 80, 82
Pseudocoarctation 49 ff., 228, 252
Pseudotruncus aortalis 73 ff., 179
— pulmonalis 29, 179
Pulmonalatresie 69, 73 ff., 75, 86, 88, 166, 213, 215, 224, 272
Pulmonaldilatation, idiopathische 92 ff., 232
Pulmonalinsuffizienz 31, 57, 62, 72, 76, 83, 88 ff., 94, 96, 113, 133, 134, 136, 144, 155, 168, 179, 187, 195, 199, 200, 202, 226, 258
Pulmonalklappe
—, abnorme Klappenzahl 86, 88 ff., 151, 232, 256
—, Defektbildung 88 ff., 145, 256
—, Fehlen der 75 f., 88 ff., 134, 256
—, Schlußton 4, 53, 55, 58, 66, 72, 78, 82, 83, 84, 86, 88, 92, 95, 97, 99, 106, 110, 134, 137, 139, 146, 153, 156, 157, 166, 173, 208, 213
Pulmonalstenose 5, 16, 19, 22, 49, 51 ff., 78, 79, 87, 88, 89, 94, 97, 99, 105, 129, 163, 166, 171, 173, 177, 184, 185, 201, 211, 213, 232
—, infundibuläre 15, 51 ff., 69 ff., 97, 120, 131, 142, 166, 175, 238
— mit Ventrikelseptumdefekt 51, 52, 67 ff., 76 f.
—, relativ 53, 59, 93, 112, 154, 178, 187
—, subinfundibulär 52
—, supravalvulär 94
—, valvulär 51 ff., 69, 97, 120, 175
Pulmonalvenenstenose 156, 201
Pulmonalvenentransposition 29, 95, 97, 114 ff., 145, 152, 171, 177, 223
—, partiell 77, 98, 108, 114 ff., 138
—, total 98, 105, 108, 114 ff., 224, 272

Rechtsschenkelblock 5, 81, 83, 90, 98, 108, 109, 119, 124, 157
Schallfrequenz 2
Schleifenbildung der Aorta 49 ff.
Singulärer Ventrikel = Cor triloculare biatriatum
Sinus venosus-Defekt 97 ff., 114
Spaltung des 2. Herztones 4, 5, 10, 16, 22, 30, 32, 53, 58, 59, 62, 65, 70, 73, 77, 78, 83, 88, 92, 94, 95, 97, 98, 106, 108, 109, 110, 115, 117, 121, 125, 137, 139, 146, 153, 155, 157, 166, 172, 180, 185, 188, 200, 208, 213, 217
—, fixierte 53, 90, 99, 106, 108, 109, 110, 117, 121, 137, 186
—, paradoxe 5, 16, 20, 24, 32, 139, 173, 188
Stenose der Aorta abdominalis 31, 41
— der Aorta ascendens 31, 40
— der Aorta thoracica 31, 40 f.
Swansche Operation 59
Takayashu-Syndrom 274
Taussig-Bing-Komplex 172, 173, 175
Taussig-Snellen-Albers-Syndrom 114
Tonsegment 3, 4
Transposition der großen Gefäße 49, 78, 105, 114, 129, 133, 138, 150, 151, 156, 166, 171 ff., 184, 221, 223, 234, 240, 258, 276
—, komplett 166, 167 ff.
—, korrigiert 167 ff., 246
—, partiell 166, 167 ff.
Tricuspidalatresie 78, 105, 114, 120, 163, 166 ff., 171, 223, 238, 258, 266, 272
Tricuspidalinsuffizienz 30, 121, 122, 145, 160, 161, 165, 208, 238, 244
—, relativ 57, 62, 72, 117, 122, 154, 222, 244
Tricuspidalklappenöffnungston 105, 162, 164
Tricuspidalklappenschlußton 3, 53, 66, 98, 108, 109, 185, 188
Tricuspidalstenose 75, 161, 163 ff., 262, 266
—, relativ 30, 57, 62, 113, 115, 119, 136, 155, 183, 200, 262
Truncus art. communis 30, 49, 86, 114, 129, 133, 179 ff., 184, 223, 242, 262, 272
Turner-Syndrom 42
Vena cardinalis caudalis persistens 223 ff., 276
— — cranialis persistens 223 ff., 276
Ventrikelseptumdefekt 19, 22, 31, 42, 49, 51, 76, 78, 89, 90, 95, 114, 121, 124 ff., 145, 149, 150, 163, 166, 171, 173, 177, 180, 201, 208, 213, 215, 221, 223, 238, 258, 266
—, Verschluß eines 143
Ventrikelzahl, abnorm 184 ff.
Ventriculoatrialer Septumdefekt 144
Vorhofseptumdefekt 22, 29, 31, 49, 52, 53, 58, 68, 69, 77, 90, 94, 95, 97 ff., 114, 115, 116, 117, 119, 125, 138, 145, 149, 152, 156, 163, 166, 176, 177, 201, 213, 224, 225, 232, 240, 256, 260
Vorhofton 5, 6, 14, 17, 25, 32, 55, 66, 70, 78, 101, 106, 117, 127, 141, 158, 160, 162, 164, 171, 173, 178, 181, 183, 184, 186, 189, 200, 203, 208, 217, 221, 223, 224
Vorsegment 3, 4
Wirbelstromtöne 180, 191, 194

MIX
Papier aus verantwortungsvollen Quellen
Paper from responsible sources
FSC® C105338

If you have any concerns about our products,
you can contact us on
ProductSafety@springernature.com

In case Publisher is established outside the EU,
the EU authorized representative is:
**Springer Nature Customer Service Center GmbH
Europaplatz 3, 69115 Heidelberg, Germany**

Printed by Libri Plureos GmbH
in Hamburg, Germany